LES

GRANDS ÉCRIVAINS

DE LA FRANCE

NOUVELLES ÉDITIONS

PUBLIÉES SOUS LA DIRECTION

DE M. AD. REGNIER

Membre de l'Institut

CHARTRES. — IMPRIMERIE DURAND
Rue Fulbert, 9.

MÉMOIRES

DE

SAINT-SIMON

TOME XXX

MÉMOIRES

DE

SAINT-SIMON

NOUVELLE ÉDITION

COLLATIONNÉE SUR LE MANUSCRIT AUTOGRAPHE

AUGMENTÉE

DES ADDITIONS DE SAINT-SIMON AU JOURNAL DE DANGEAU

et de notes et appendices

PAR A. DE BOISLISLE

Membre de l'Institut

AVEC LA COLLABORATION DE L. LECESTRE

ET DE J. DE BOISLISLE

TOME TRENTIÈME

PARIS
LIBRAIRIE HACHETTE

BOULEVARD SAINT-GERMAIN, 79

1919

MÉMOIRES

DE

SAINT-SIMON

J'ai répandu en divers endroits, suivant que les occasions s'en sont offertes, les caractères des personnages de tous états qui ont eu à entrer dans les matières que j'expose, pour la nécessité ou la curiosité de les bien connoître. C'est donc de ces caractères dont il faut se souvenir pour ceux qu'on voit entrer et figurer sur la scène, et avoir présentement recours à ceux du duc de Noailles, p. 1561, de Canillac, 1563[1], de l'abbé Dubois, 1545[2], de Nocé, 1597[3], d'Effiat, 1562[4], de Stair, 1526[5], même de Rémond, [1763[6]], enfin du maréchal d'Huxelles, [380][7]. (Suite de 1716.) Cabale qui, par intérêts particuliers, attache pour toujours le Régent à l'Angleterre.

On a vu en son lieu le commencement du projet d'Écosse[8], le voyage secret du Prétendant pour aller s'embarquer en Bretagne, et comme il échappa aux assassins de Stair par l'esprit et le courage de la maîtresse de la

1. Ces pages du manuscrit de Saint-Simon correspondent à notre tome XXVI, p. 355 et 362.

2. *Ibidem*, p. 280. — 3. Tome XXVII, p. 116.

4. Saint-Simon s'est trompé de chiffre ; il aurait dû mettre *1565*, qui correspond à la page 372 de notre tome XXVI.

5. *Ibidem*, p. 186-188.

6. Saint-Simon a laissé en blanc ce chiffre ainsi que le suivant ; ici c'est la page 261 de notre tome XXIX.

7. Notre tome XI, p. 40 et suivantes.

8. Tome XXIX, p. 258.

poste de Nonancourt, enfin l'audace avec laquelle cet ambassadeur se fit rendre les scélérats qui avoient manqué leur coup et qui avoient été arrêtés à Nonancourt[1]. Ce projet d'Écosse avoit été résolu avec le feu Roi et avec le roi d'Espagne, qui en voulurent bien faire les frais. La mort de Louis XIV fut, dans cette circonstance, un des plus grands malheurs du roi Jacques III[2]. La mémoire de ce monarque étoit trop[3] récente, lors du voyage secret du Prétendant pour s'aller embarquer en Bretagne, pour que la France parût changer de sentiment. On le laissa donc faire, mais sans dessein d'aucun secours, à moins d'y être forcé par une révolution subite dans la Grande-Bretagne. L'éclat du fait de Nonancourt ayant rendu l'embarquement suspect en Bretagne, Bolingbroke[4], qui avoit lors la conduite et le secret des affaires du Prétendant, qui étoit son secrétaire d'État caché à Paris, lui fréta un vaisseau en Normandie, où le Prétendant vint s'embarquer, non en Normandie, mais à Dunkerque, où on avoit fait passer le vaisseau[5].

On a vu encore, en parlant de Stair sur la fin de 1715, que ce ministre anglois ne perdoit pas son temps à Paris, et les liaisons utiles à ses vues pour l'avenir qu'il y avoit faites[6]. Les moindres, qu'il ne négligeoit pas, le conduisirent à de plus importantes. Rémond, bas intrigant, petit savant, exquis débauché, et valet à tout faire, pourvu qu'il fût dans l'intrigue et qu'il pût en espérer quelque chose, avoit beaucoup d'esprit, et, à force de s'être fourré dans le monde par bel esprit et débauche raffinée, il le connoissoit fort bien, et s'attacha de bonne heure à l'abbé Dubois, qui savoit faire usage de tout, et à Canillac. Il les captiva tous deux par ses respects et ses adulations, l'abbé

1. Tome XXIX, p. 274-282.
2. Il y a *Jacq. II*, par erreur dans le manuscrit.
3. Avant *trop*, Saint-Simon a biffé *lors*. — 4. Tome XX, p. 353.
5. C'est ce qui a été dit dans le tome XXIX, p. 281, note 1.
6. *Ibidem*, p. 263 et suivantes.

par l'intrigue, le marquis par le même goût d'obscure débauche grecque, et par l'admiration de son esprit et de sa capacité. Ravi de se faire de fête, il leur vanta le génie supérieur de Stair; à Stair tout l'usage qu'il pouvoit tirer d'eux auprès de M. le duc d'Orléans; il fit à chacun, comme en étant chargé, des avances mutuelles[1], et il fit si bien qu'il les mit en commerce, d'abord de civilité par estime réciproque, qui se tourna bientôt en commerce d'affaires.

Canillac, comme on l'a vu, avec tout son esprit avoit fort peu de sens. Un lumineux, qui éblouissoit à force de frapper singulièrement bien sur les ridicules, tenoit chez lui la place du jugement, et un flux continuel de paroles, qu'une passion conduisoit toujours, et l'envie plus qu'aucune autre, noyoit son raisonnement et le rendoit presque toujours faux[2]. Stair, bien instruit par Rémond, n'oublia ni respects ni prostitutions; c'étoit le foible de Canillac. Les cajoleries continuelles de Stair le gagnèrent; il ne put résister au plaisir de sentir le caractère d'ambassadeur ployer devant son mérite, et l'audace du personnage s'humilier devant lui; à son tour il admira son esprit, sa capacité, ses vues. La brouillerie ouverte de Stair avec tout le gouvernement du feu Roi fut un autre attrait très puissant pour Canillac, qui haïssoit les gens en crédit et en place, le feu Roi et tous ceux qu'il y avoit mis. Stair prit grand soin de le cultiver et de le séduire, et bientôt Canillac ne vit plus rien que par ses yeux. Son union avec le duc de Noailles lui fit souhaiter celle de Stair avec lui. Noailles, qui l'avoit conquis par la même voie qui avoit si bien réussi à Stair, avoit pour maxime de ne le contredire jamais et de l'admirer toujours; ainsi la connoissance fut bientôt faite, et de là les raisonnements politiques entre eux.

1. *Mutuelles* est en interligne, au-dessus de *reciproques*, biffé.

2. Voyez ci-après, p. 205-206, les bons mots que lui lâchait Brancas sur ses défauts.

Pour l'abbé Dubois, la liaison fut bientôt faite ; il ne la souhaitoit pas moins que Stair. Stanhope étoit secrétaire d'État et ministre confident du roi Georges[1]. Il avoit autrefois passé quelque temps à Paris ; il y avoit vu Dubois chez Mme de Sandwich[2], qui fut beaucoup d'années de suite en France, et qui étoit en galanterie avec l'abbé. Lui et Stanhope firent grande amitié de voyageur et de débauche ; l'abbé le fit connoître à M. le duc d'Orléans, qui le vit familièrement depuis, et l'admit en quelques-unes de ses parties. Stanhope et Dubois se firent faire souvent des compliments par Mme de Sandwich, depuis le retour de Stanhope en Angleterre. Il se trouva à la tête des troupes angloises en Espagne[3], lorsque M. le duc d'Orléans et l'abbé Dubois y étoient, où d'armée à armée ils eurent tout le commerce que put permettre l'état d'ennemis. On a vu en son lieu combien le prince et son abbé comptoient sur ce général anglois, dans ce que j'ai rapporté de l'affaire d'Espagne de M. le duc d'Orléans[4]. Un autre Stanhope avoit succédé à celui-ci au commandement des troupes en Espagne, dont la[5] catastrophe à [Brihuega[6] a] été marquée en son temps[7], et le lord Stanhope, connu de l'abbé Dubois et de M. le duc d'Orléans, étoit devenu secrétaire d'État. Dubois, à qui l'ambition et le goût de l'intrigue ne laissoit point de repos, bâtissoit en esprit sur ses anciennes liaisons avec Stanhope. Il vou-

1. Jacques Stanhope : tome XVIII, p. 49, note 6.
2. Tome XXIX, p. 262.
3. Les mots *en Espagne* ont été ajoutés en interligne.
4. Tout cela a été raconté plus en détail en 1709 : tome XVIII, p. 50 et 64.
5. Avant *la,* Saint-Simon a biffé *j'ay marq[ué]*.
6. Ce nom est resté en blanc dans le manuscrit.
7. Le Stanhope, qui commandait les troupes anglaises en Espagne en 1709 et qui fut fait prisonnier à Brihuega, est celui qui devint secrétaire d'État. Mais Saint-Simon, ayant rencontré en Espagne en 1721 un autre Stanhope, Guillaume (tome XVIII, p. 49, note 7), qui y était alors ambassadeur, s'est figuré que c'était celui-là qui avait éprouvé la « catastrophe » à laquelle il fait allusion.

loit pour cela même tourner M. le duc d'Orléans vers le roi Georges ; il n'étoit pas alors en situation auprès de lui d'y réussir ; il desiroit d'apprivoiser Stair pour se procurer des occasions de parler d'affaires au Régent, et de lui faire valoir leur ancienne connoissance avec Stanhope, et Stair souhaitoit[1] pour le moins autant que Dubois de se familiariser avec lui pour se procurer accès personnel auprès de M. le duc d'Orléans, et lui faire passer par l'abbé Dubois, qu'il s'imaginoit en être à portée, quoiqu'il n'y fût point du tout encore, des choses qui feroient plus d'impression d'une autre bouche que de la sienne. Rien n'alloit mieux à leurs vues communes, mais réciproquement ignorées, que l'union que Rémond avoit procurée, de concert avec Dubois, de Stair et de Canillac, et de celle que celui-ci avoit faite du ministre anglois avec Noailles.

Le triumvirat[2] étoit déjà formé entre Noailles, Canillac et Dubois, comme je l'ai expliqué sur la fin du règne du feu Roi[3]. Dubois, pour ses vues cachées, n'oublia rien pour confirmer Canillac dans son infatuation pour Stair, et pour y jeter le duc de Noailles. Celui-ci, toujours pris par les nouveautés, et qui étoit homogène à M. le duc d'Orléans par l'enchantement des voies détournées, eut une forte raison, et peut-être deux, pour se livrer à cette complaisance. Il sentoit la sécheresse des finances, et tous les embarras de joindre les deux bouts, et il voyoit une grande épargne à refuser tout secours au Prétendant et à faire échouer une entreprise qu'il auroit fallu soutenir devenant heureuse, et peut-être soudoyer longtemps et fortement. L'autre raison, que j'imagine peut-être, me regardoit. Nous avions vécu trop longtemps confidemment ensemble pour qu'il pût ignorer que j'étois parfaitement jacobite, et très persuadé de l'intérêt de la France à don-

1. Avant *souhaittoit*, Saint-Simon a biffé *desiroit*.
2. Il écrit *trionvirat*.
3. Tome XXVI, p. 365-367.

ner à l'Angleterre une longue occupation domestique, qui la mît hors d'état de songer au dehors et d'empiéter encore le commerce d'Espagne et le nôtre, et que nous n'en avions pas un moindre à n'avoir plus affaire à un roi d'Angleterre, s'il étoit possible, qui par ses États et ses intérêts en Allemagne étoit plus Allemand qu'Anglois, et toujours en crainte, en brassière, et, tant qu'il pouvoit, en union avec l'Empereur. Peut-être lui étoit-il revenu que Stair m'avoit tourné inutilement par M. de Lauzun[1], qui aimoit à voir les étrangers, et qui[2], malgré tout ce qu'il devoit et tout ce qu'il étoit à la cour de Saint-Germain, aimoit tous les Anglois, voyoit fort Stair, mangeoient l'un chez l'autre, et n'avoit pu me résoudre à répondre aux[3] avances qu'il me faisoit pour Stair, et à son empressement de nous joindre à dîner ensemble, que par de simples compliments, tels qu'ils ne se peuvent refuser.

Pensant comme je faisois sur l'Angleterre, je ne pouvois goûter une liaison avec son ambassadeur, dont l'audace et la conduite me repoussoient d'ailleurs, bien plus encore depuis l'affaire de Nonancourt. Noailles put donc comprendre que, avec le secours de Canillac et les manéges de Dubois, il ne seroit pas difficile de tourner le Régent vers le roi Georges, et que, en venant à bout, il ne seroit pas difficile de me rendre suspect à cet égard, et d'entamer la confiance générale dont Son Altesse Royale m'honoroit, en lui persuadant de me faire un mystère de son union avec l'Angleterre. Quoi qu'il en soit de ces
[*Add. St-S. 1338*] raisons, Noailles s'embarqua avec Stair tout aussi avant que ses deux amis Canillac et Dubois, et ils persuadèrent M. le duc d'Orléans de se conduire à cet égard par une maxime purement personnelle, conséquemment détestable. Cette maxime étoit que le roi Georges étoit un usurpateur de la couronne de la Grande-Bretagne, et, si

1. Il n'avait pas encore raconté cette particularité.
2. Ce *qui* a été ajouté en interligne.
3. Avant *aux*, il y a *autrem[t]*, biffé, dans le manuscrit.

malheur arrivoit au Roi, M. le duc d'Orléans seroit aussi usurpateur de la couronne de France; conséquemment même intérêt en tous les deux, et raison de se cultiver l'un l'autre, de se conduire au point de se garantir ces deux couronnes mutuellement, et de ne jamais faire aucun pas qui pût le moins du monde écarter de ce grand objet; en quoi, ajoutoient-ils, le prince françois gagnoit tout pour assurer son espérance, tandis que l'Anglois, en possession, par cela même n'y gagnoit presque rien, d'autant plus qu'il n'avoit affaire qu'à un Prétendant sans biens, sans États, sans secours, au lieu que, le cas avenant, M. le duc d'Orléans auroit pour compétiteur un roi d'Espagne établi et puissant, et par mer et par terre limitrophe de tous les côtés de la France[1].

1. Dubois, dans ses *Mémoires secrets*, publiés par M. de Sevelinges (tome II, p. 392), s'est efforcé de répondre aux accusations que devait provoquer sa politique: « Il ne manquera pas d'écrivains, dit-il, qui prétendront que M. le duc d'Orléans avoit pour but secret, dans la négociation de la Triple alliance, l'assurance de ses droits éventuels à la couronne. Je ne prévois pas moins distinctement qu'on lui en fera un crime. Admettons le fait; j'y consens; mais voyons où seroit le crime. Le salut de la France et la tranquillité de l'Europe forcèrent Louis XIV et Philippe V de souscrire aux Renonciations exigées par leurs ennemis. Mais ces renonciations, en leur donnant même une latitude qu'elles n'ont peut-être point, ne donnèrent pas au duc d'Orléans un nouveau droit à la couronne. Elles en rapprochèrent simplement la perspective pour lui, et il perdit, en échange, le droit qu'il avoit au trône d'Espagne; car on exigea qu'il y renonçât. Or je demande si ce prince n'étoit pas autorisé à se ménager la faculté de faire revivre ses prétentions, si l'occasion s'en présentoit. Pense-t-on qu'en pareille occurrence la branche espagnole oubliât les siens à l'égard de la France. Il se trouvera aussi des gens qui nous accuseront de nous être laissés séduire par Georges Ier, empressé d'enlever à son concurrent une protection aussi puissante que celle de la France. Cette supposition, je l'avoue, auroit quelque ombre de fondement, si ce n'étoit pas nous qui avions fait les premières ouvertures, démarches, il faut le dire, auxquelles il n'a d'abord été répondu qu'avec une extrême froideur. Je voudrois bien que Messieurs de Paris ne se figurassent pas que, dans tout ceci, les ministres de Georges ont été plus fins que des renards, et moi plus niais qu'un oison. »

M. le duc d'Orléans avala ce poison présenté avec tant d'adresse par les personnes sur l'esprit[1], la capacité et l'attachement personnel desquels[2] il croyoit devoir compter, qui toutefois lui prouvèrent bien dans la suite que leur esprit étoit faux, leur capacité nulle, leur attachement vain[3] et uniquement relatif à eux-mêmes. Ce prince n'avoit que trop de pénétration pour apercevoir le piège, et le prodige est ce qui le séduisit : ce fut le contour tortueux de cette politique, et point du tout le desir de régner[4]. Je m'attends bien que, si jamais ces *Mémoires* voient le jour, cet endroit fera rire, en décréditera les autres récits, et me fera passer pour un grand sot si j'ai cru persuader mes lecteurs, ou pour un imbécile si je l'ai cru moi-même. Telle est pourtant la vérité toute pure, à laquelle je sacrifie tout ce qu'on pensera de moi. Quelque incroyable qu'elle paroisse, elle ne laisse pas d'être vérité. J'ose avancer qu'il y en a beaucoup de telles ignorées dans les histoires, qui surprendroient bien si on les savoit, et qui ne sont ignorées que parce qu'il n'y en a presque aucune qui soit écrite de la première main. Cette vérité-ci[5], et plusieurs autres que j'ai vues, m'en persuadent, qui sont trop peu importantes à l'histoire de ce temps pour que je les aie écrites, et d'autres encore, dont j'ai inséré ici les principales, que j'ai sues de mon père, et qui sont demeurées dans l'oubli, ou qui de Louis XIII, à qui elles appartiennent, ont été transportées au cardinal de Richelieu. Je le répète, et je le dois à la vérité qui règne uniquement dans ces *Mémoires*, comme on le voit sur M. le duc d'Orléans lui-même par

M. le duc d'Orléans n'a jamais desiré la couronne, mais le règne du Roi et par lui-même.

1. L'article *l'* a été répété deux fois, à la fin de la page 1790 du manuscrit et au commencement de la page 1791.
2. Il y a bien *desquels*, au masculin, et plus loin, *eux-mesmes*.
3. *Vain* est en interligne au-dessus de *faux*, biffé.
4. Il répétera encore ceci plus loin, p. 281.
5. Il avait d'abord écrit *celle-cy* ; il a corrigé *celle* en *cette* et ajouté *vérité* en interligne.

le portrait que j'en ai donné, jamais ce prince n'a desiré la couronne ; il a très sincèrement souhaité la vie du Roi ; il a plus fait, il a desiré qu'il régnât par lui-même, comme on le verra dans la suite. Jamais de lui-même il n'a pensé que le Roi pût manquer, ni aux choses qui pouvoient suivre ce malheur, qu'il regardoit sincèrement comme tel, et pour lui-même, si jamais il arrivoit. Il ne faisoit que se prêter aux réflexions qui là-dessus lui étoient présentées, incapable entièrement d'y penser de lui-même, ni aux mesures à prendre sur la considération que cela étoit possible. Je ne dirai pas que, le cas arrivant, il eût abandonné le droit que lui donnoit la renonciation réciproque, garantie de toute l'Europe ; mais j'ajoute en même temps que la possession de la couronne y eût eu la moindre part, et que l'honneur, le courage, sa propre sûreté l'auroit eue toute entière : encore une fois, ce sont des vérités que ma très parfaite connoissance, ma conscience et mon honneur m'obligent à rapporter[1].

Pour achever de suite la matière de cet engagement, qui éclaircira tout ce que j'aurai à rapporter de ses suites, ces Messieurs ne réussirent pas entièrement dans leur projet à mon égard, si mon soupçon sur le duc de

1. A l'étranger, tant en Angleterre qu'à Madrid ou qu'à Vienne, on croyait au contraire le Régent animé de tout autres sentiments, et l'on basait sur cette croyance une foule d'intrigues. Le 20 août 1716, le maréchal d'Huxelles écrivait au comte du Luc, ambassadeur à Vienne, au sujet des ambitions de l'Empereur en Italie, et il ajoutait (vol. *Autriche* 116, fol. 69, communication de M. Hyrvoix de Landosle) : « Comme les ministres de l'Empereur ont cru qu'un grand moyen de faire réussir ce dessein seroit de persuader Mgr le duc d'Orléans par la considération d'un intérêt que S. A. R. est bien éloignée d'envisager, ils n'ont pas oublié de lui proposer, comme le prix de ce que l'Empereur attendoit de sa part, les secours de ce prince pour soutenir ses droits, si le Roi venoit à mourir... Mais je puis vous assurer que S. A. R., uniquement occupée du bien solide de l'État, a fait connoître, en ce rencontre comme en plusieurs autres, que ce qui la regarde en particulier n'entre pour rien dans ses délibérations sur ce qui a rapport aux intérêts du Roi et au bien du royaume... »

Noailles, a été véritable. Le Régent ne put me cacher longtemps l'inclination supérieure qu'il avoit prise pour l'Angleterre. Je l'approuvai jusqu'à un certain point, pour entretenir la paix, dont l'épuisement de la France et un temps de minorité avoient tant de besoin, et pour retenir le trop dangereux penchant du roi Georges vers l'Empereur ; mais je ne pus approuver des dispositions à aller plus loin.

Je propose au Régent l'indissoluble et perpétuelle union avec l'Espagne* comme le véritable intérêt de l'État, dont la maison d'Autriche et les Anglois sont les ennemis essentiellement naturels.

Je répétai au Régent ce que je lui avois souvent dit, et ce que j'avois plus d'une fois opiné au conseil de régence, que l'intérêt essentiel de l'État étoit la plus solide et la plus inaltérable union avec l'Espagne, que la même maison, et encore presque au premier degré, unissoit, et qu'aucune prétention ni intérêt véritable ne divisoit, dont trois choses confirmoient l'évidence : l'exemple de la maison d'Autriche, qui n'avoit bâti cette formidable grandeur, si longtemps près de la monarchie universelle, que par l'union de ses deux branches, que nul effort n'avoit jamais pu séparer; l'extrême frayeur conçue par toute l'Europe d'un fils de France devenu roi d'Espagne, cause unique de la dernière guerre qui a tant coûté à toutes ses puissances; enfin l'avantage infini à tirer pour cette union et pour la mutuelle grandeur de la contiguïté des terres et des mers des deux monarchies, qui leur procure réciproquement des facilités que la nature avoit refusées aux deux branches d'Autriche, dont elles auroient[1] bien su grandement profiter ; que la politique de cette habile maison devoit être en ce point le modèle de la nôtre, et le pôle dont rien, pour spécieux qu'il fût, ne nous devoit faire perdre la vue la plus fixe ; que, cette maxime posée, il falloit compter sur deux choses, et se roidir contre toutes les deux fort diversement, l'une les brouillards d'intérêts particuliers des personnages de cette cour et de celle de Madrid, les fantaisies du roi et de la reine

1. *Auroient* corrige *auroit*.

* Les mots *l'Espagne* corrigent *la Fra[nce]*.

d'Espagne, les travers de leur ministère, qu'il falloit esquiver, flatter, cajoler; surtout ne se jamais fâcher; faire revenir à raison avec patience, douceur, amitié; captiver ces têtes qui influoient; se persuader que les cours de Vienne et de Madrid s'étoient souvent donné réciproquement les mêmes embarras domestiques, sans qu'ils aient jamais éclaté ni qu'ils les aient refroidies l'une pour l'autre en ce qui étoit affaires, que nous ne devons pas moins faire qu'elles à cet égard, ni en espérer un moindre succès; enfin, imiter la sagesse des familles particulières, qui ont leurs humeurs, leurs dépits, leurs défauts, mais qui[1] n'en laissent rien apercevoir au dehors, et qui présentent toujours à l'opinion publique une union qui fait leur force, leur crédit, leur considération ; l'autre, qu'il falloit se bien attendre à tous les ressorts que la politique des autres puissances ne se lasseroit[2] point de faire successivement jouer pour parvenir à jeter du froid, puis de la division entre les deux couronnes ; que la paix, qui enfin avoit terminé la longue, ruineuse et sanglante guerre causée par la succession d'Espagne, n'en avoit pas éteint l'extrême jalousie, ni par conséquent amorti le moins du monde la passion de les brouiller et de les désunir; que toutes regardoient ce point comme le but de leur plus grand intérêt et comme un ouvrage auquel leur concert et leur politique ne devoit jamais se lasser de travailler; que pour cela tous les partis spécieux, toutes les propositions éblouissantes, toutes les perspectives de crainte et de danger, seroient sans cesse employés dans l'une et l'autre cour, même des réalités qui, jusqu'à un certain point, seront offertes et réputées à gain d'être acceptées, sachant bien quel grand intérêt à en retirer ; que le moyen de déconcerter tant de suite est d'en avoir soi-même à tenir les yeux bien ouverts, et de refuser toute espèce d'avantage, quelque considérable

1. Ce *qui* a été ajouté en interligne.
2. Il y a *lasseroient,* au pluriel, par mégarde dans le manuscrit.

qu'il pût être offert, qui pourroit entraîner de la division avec l'Espagne ; se rendre inaltérable sur ce point capital ; se mettre avec l'Espagne sur un pied d'assez de confiance pour s'entre-communiquer toutes ces diverses tentatives, et en profiter pour resserrer de plus en plus l'étroite et indissoluble union ; que cette conduite avoit été celle des deux branches d'Autriche depuis Charles V jusqu'au prédécesseur de Philippe V ; que c'est ce qui avoit porté leur puissance à un si haut point, et une leçon à prendre dans nos deux branches sans s'en écarter jamais ; enfin que la facilité en étoit d'autant plus grande, qu'il n'y avoit rien à craindre pour la sûreté des courriers, et parce que le roi d'Espagne avoit le cœur entièrement françois.

J'ajoutai, parce que le Régent et moi étions tête à tête, comme il arrivoit presque toujours, que, après le paquet de son affaire d'Espagne[1], et sa réconciliation[2], de plus dans sa position personnelle par rapport aux Renonciations, rien ne lui tourneroit personnellement plus à bien ou à mal en France et dans le reste de l'Europe, ni avec plus de suites et de conséquences, que de tenir avec l'Espagne la conduite que je proposois, ou une différente. J'appuyai sur ce que, à Rome, qui dans ces temps-là étoit encore le centre des affaires, et dans toutes les autres cours, les intérêts des deux branches d'Autriche avoient sans cesse été les mêmes, et jusque dans l'intérieur domestique des affaires de l'Empire ; que nulle puissance ne pouvoit toucher à l'une que l'autre n'intervînt incontinent comme commune en tout et partout, ainsi qu'il avoit paru en toutes les guerres et en tous les traités particuliers et généraux, jusque là que le reste de l'Europe s'étoit depuis longtemps déprise[3] de songer à les

1. En 1709 : tome XVIII, p. 45-81.
2. Tome XXVI, p. 169 et suivantes.
3. Il y a bien *deprise.* au féminin dans le manuscrit, s'accordant avec *Europe* et non avec *reste.*

désunir, et n'avoit plus pensé qu'à se soutenir contre elles ; que c'étoit là le modèle que nous avions à suivre si nous voulions prospérer dedans et dehors et nous élever jusqu'au point de devenir les dictateurs de l'Europe, comme il étoit arrivé à la maison d'Autriche, même après avoir tacitement renoncé à la monarchie universelle, où elle avoit enfin senti qu'elle ne pouvoit atteindre.

Je suppliai ensuite le Régent de se souvenir que les véritables ennemis de la France étoient la maison d'Autriche et les Anglois ; que la[1] connoissance qu'il avoit de l'histoire ne lui présentoit autre chose, dans toute sa suite, que cette haine et cette jalousie d'une couronne qui seule pouvoit arrêter leur ambition ; que cette passion avoit pris un nouvel accroissement par la compétence[2] de Charles V et de François Ier, et par les vains efforts de Philippe II, du temps de la Ligue ; et depuis, à l'égard de l'Angleterre, par la haine irréconciliablement personnelle du feu Roi pour le prince d'Orange, et par le dépit de ce dernier de n'avoir pu l'amortir par vingt ans de soumissions, lequel s'étoit tourné en rage[3], de laquelle[4] on avoit senti les effets pour toute l'Europe, dont il avoit excité toutes les puissances ; enfin par son invasion d'Angleterre, par la protection que le feu Roi avoit prise de Jacques II et de sa famille, en dernier lieu par sa reconnoissance de Jacques III[5], nonobstant le traité solennel de Ryswyk, et les conjonctures où il l'avoit faite, dont le roi Guillaume avoit bien su se servir dans toute l'Europe, et, tout mourant qu'il étoit, l'unir contre la France, et porter à cette occasion la haine des Anglois jusqu'à la rage ; que si une intrigue de femmes, et de la cour de la

1. Avant *la,* il a biffé *les.*
2. Au sens de compétition, comme dans le tome III, p. 242.
3. Tome XXVIII, p. 53-54 et 57.
4. *De laquelle* est en interligne, au-dessus de *dont,* biffé.
5. Tome IX, p. 288 et 291-298.

reine Anne [1], avoit sauvé la France des derniers malheurs par sa séparation d'avec ses alliés, et les traités de paix qui en furent la suite, et elle l'instrument, il falloit bien distinguer une cabale de cour, qui y trouva son intérêt pour s'élever sur la ruine de ses ennemis, qui auparavant avoient tout pouvoir en Angleterre, d'avec la nation, et même la totalité de la cour.

D'ailleurs la médaille avoit tourné [2] par la mort d'Anne et l'arrivée de son successeur en Angleterre, qui avoit chassé tous ceux à qui nous devions la paix, remis en place ceux qu'Anne en avoit ôtés [3], et abandonné nos amis à la fureur des whigs, et aux procédures d'un parlement furieux de cette paix, que la cour excitoit encore contre eux [4]. De cet exposé je conclus qu'il étoit insensé de se proposer de lier avec l'Angleterre une amitié véritable, qui ne seroit jamais que frauduleuse et traîtresse, jamais offerte ou acceptée que dans l'unique vue de diviser la France d'avec l'Espagne, et d'en profiter; que de se rabattre à l'espérance de nouer au moins cette amitié de roi à roi, c'étoit encore un leurre fort grossier, qui ne pouvoit tirer nulle force de celle qui avoit été entre le feu Roi et Charles II; qu'outre que Charles II étoit son cousin germain, qu'il avoit la reine sa mère établie en France depuis les premiers [5] de Charles Ier, et Madame, sa sœur, épouse de Monsieur, qui avoit la confiance et l'amitié personnelle des deux rois, dont elle avoit été le lien tant qu'elle avoit vécu, et dont la mémoire leur étoit toujours demeurée chère, on n'avoit pas laissé d'avoir grand besoin de soutenir cette amitié par beaucoup d'argent, et

1. La disgrâce de lady Marlborough en 1711 : tome XXII, p. 234.

2. Voyez aux Additions et Corrections la définition de cette locution.

3. Saint-Simon avait d'abord écrit *qu'Anne avoit osté de place*; il a biffé les deux derniers mots, écrit *en* en interligne avant *avoit*, et ajouté à *osté* le signe du pluriel.

4. Tome XXVI, p. 185 et 186.

5. Saint-Simon a passé ici un mot; il faut suppléer *malheurs* ou un mot analogue. Henriette de France était passée en France en 1648.

par tout le crédit de la duchesse de Portsmouth[1], dont Charles II étoit possédé, et qui étoit françoise au point de tout confier aux ambassadeurs de France et de se gouverner uniquement par eux[2]; et si[3], malgré une amitié si bien cimentée, vit-on les Anglois forcer la main à leur roi, et le réduire malgré lui à se déclarer contre la France et s'unir à ses ennemis, dans une conjoncture qui fit abandonner au Roi ses vastes conquêtes des Pays-Bas[4]; qu'il y avoit donc bien loin d'un roi d'Angleterre tel que Charles II d'avec le roi Georges, qui ne devoit tout ce qu'il possédoit de grand qu'à l'Empereur, qui l'avoit fait électeur[5], et qui favorisoit son occupation des duchés de Bremen et de Verden[6], en pleine paix, sur la Suède, mais sans lui en donner l'investiture pour le contenir par là ; et aux Anglois, au feu roi Guillaume, au protestantisme et aux whigs, qui de tous les Anglois haïssent le plus la France, qui n'ont jamais voulu de paix, qui font le procès aux ministres de la reine Anne pour l'avoir procurée, et qui ont été remis par Georges dans toutes les grandes, médiocres et petites charges et emplois dans toute la Grande-Bretagne, par Georges, dis-je, qui sent que les whigs sont son appui en Angleterre, et l'Empereur pour ses États et ses prétentions d'Allemagne, et qui, par de si puissants intérêts, est radicalement incapable[7] d'aucune véritable ni durable liaison avec la France ; enfin, que de telles barrières étoient insurmontables par leur nature, bien différente des petits intérêts particuliers des deux cours de France et d'Espagne, des travers de leurs ministres, des fantaisies de Leurs Majestés Catholiques, d'un roi d'Espagne oncle paternel du Roi, dont le cœur est tout

1. Louise-Renée de Penancoët de Keroualle : tome V, p. 56.
2. Déjà dit dans le tome XI, p. 343-346. — 3. Au sens de cependant.
4. En 1673, après la guerre de Hollande.
5. Par la paix de Ryswyk en 1698 : tome VI, p. 446.
6. Tome XXIX, p. 268. Ici Saint-Simon écrit *Ferden*.
7. *Incapape* corrigé en *incapable*.

françois, et dont l'autorité et le pouvoir est despotique dans sa monarchie, et ne connoit ni formes, ni tories, ni whigs, ni parlements, et dont la religion est la même que la nôtre, et les intérêts homogènes aux nôtres contre toutes les puissances qui n'ont rien oublié pour le détrôner, en particulier les maritimes, rivales jusqu'au transport[1] du commerce de toutes les autres et singulièrement de celui d'Espagne, et du nôtre par notre union avec elle; enfin que, quelque intimité que, par impossible, on pût supposer entre la France et l'Angleterre, on[2] ne pouvoit jamais opérer, pour l'utilité et la grandeur de la première, rien d'approchant de celle qu'il étoit visible qui résulteroit de celle de deux rois si proches, et de même maison, et de deux si puissantes monarchies si parfaitement limitrophes, qui n'ont aucuns intérêts opposés, et de même religion.

Le Régent, qui m'avoit écouté avec grande attention, n'eut rien à opposer à la force naturelle de ces raisons. Il convint des principes et des faits. Il m'assura aussi que son dessein étoit de se lier tant qu'il pourroit avec l'Espagne, mais que ce n'étoit pas une résolution à laisser pénétrer trop avant à l'Espagne même, gouvernée par une reine ambitieuse et par un ministre très dangereux, qui tournoient le roi d'Espagne tout comme ils vouloient, et très capables d'abuser de cette connoissance, encore moins la trop montrer à l'Angleterre et aux autres puissances, qui s'en refroidiront pour nous, redoubleroit[3] leur jalousie et leurs efforts pour nous diviser d'avec l'Espagne, et leur persuaderoit de ne nous jamais considérer que comme ennemis; que ce[4] ménagement étoit

1. Au sens de jusqu'à l'excès. « *Transport*, disait le *Dictionnaire de l'Académie* de 1718, se dit figurément des passions pour en marquer l'excès, la violence, la vivacité. »

2. *On* est en interligne, au-dessus d'*elle*, biffé.

3. Ce mot, mal écrit, surcharge d'autres lettres illisibles.

4. Il avait d'abord écrit *cela estoit*; il a biffé le second mot et la syllabe *la*.

d'autant plus nécessaire que je n'ignorois pas que la grande maxime de la cour de Vienne, surtout depuis la paix de Ryswyk, étoit une liaison indissoluble avec les puissances maritimes, laquelle avoit été pareillement fondée entre l'Angleterre et la Hollande par le roi Guillaume, que la jalousie du commerce n'avoit pu altérer depuis, et qui trouvoient leur compte dans l'alliance de l'Empereur pour nous l'opposer, lequel étoit le maître de l'Empire, et de le faire armer sans autre cause que sa volonté et son intérêt particulier.

Je convins avec le Régent de la solidité de la précaution qu'il se proposoit, pourvu que ce ne fût que précaution et qu'il convînt aussi de la nécessité de suivre les maximes que je venois de lui proposer. Il m'assura beaucoup que c'étoit sa ferme intention, et la conversation finit de la sorte, en me remontrant avec combien de mystère et de mesures il devoit aider le Prétendant débarqué en Écosse, et cacher les secours qu'il lui donneroit sous les plus épaisses ténèbres, à moins d'un succès rapide et inespéré.

Stralsund pris ; le roi de Suède échappé et passé en Suède.

Il m'apprit en même temps que les Danois et les Prussiens avoient enfin pris Stralsund, qu'ils assiégeoient depuis longtemps[1], mais que le roi de Suède, qui depuis son retour de Bender s'étoit jeté dedans, avoit échappé à leur vigilance et étoit passé en Suède[2].

1. La *Gazette* du 11 janvier 1716 (p. 15) annonça que les Suédois avaient demandé à capituler le 22 décembre, et celle du 18 donna les détails de la capitulation (p. 26-27 ; voyez aussi la *Gazette d'Amsterdam,* nos I et II).

2. Charles XII quitta Stralsund secrètement sur un petit bâtiment, dans la nuit du 21 au 22 décembre, et arriva sans accident en Suède le 26 (*Gazette,* p. 27 ; *Dangeau,* tome XVI, p. 297). — M. Émile Bourgeois, dans l'article qu'il a consacré aux emprunts faits par Saint-Simon aux Mémoires manuscrits de Torcy (*Revue historique,* 1905, tome LXXXVII, p. 262), a pensé que Saint-Simon avait pris dans ces Mémoires la mention de la prise de Stralsund, qui s'y trouve en effet notée très brièvement (ms. Franç. 10670, p. 156). Mais notre auteur peut bien dire la vérité en racontant qu'il a connu cet événement par

Traité de commerce avantageux à l'Angleterre signé à Madrid.

Le[1] traité qui se négocioit l'année dernière entre le roi d'Angleterre et le roi d'Espagne venoit d'être signé à Madrid[2] et, par la satisfaction extrême qu'on en témoignoit à Londres, sembloit promettre la plus grande liaison entre les deux monarques. Monteleon, ambassadeur d'Espagne à Londres, comptoit d'en augmenter sa considération personnelle et sa fortune, et y fondoit de grandes espérances pour le service du roi d'Espagne, non seulement présentement, mais au cas qu'il arrivât en France des choses sur lesquelles Leurs Majestés Catholiques et leurs ministres qui n'étoient pas Espagnols tenoient toujours leurs yeux ouverts[3]. C'étoit de quoi Stanhope l'entretenoit souvent pour engager l'Espagne à prendre avec l'Angleterre des engagements plus étroits, dans le mécontentement où Stair entretenoit sa cour sur les secours et la protection qu'il mandoit que le Régent accordoit au Prétendant, ignorant ou voulant bien ignorer que

le Régent. Le souvenir lui en aura été rappelé par la mention de Dangeau du 12 janvier, et les cinq lignes qu'il y consacre sont trop sommaires pour y trouver la preuve d'un emprunt à Torcy.

1. Saint-Simon, ainsi que nous l'avons déjà expliqué dans notre précédent volume (p. 257 et 294), va utiliser à nouveau les Mémoires manuscrits de Torcy pour tout ce détail des négociations et des affaires étrangères; nous continuerons à renvoyer aux pages du ms. Franc. 10670 de la Bibliothèque nationale, dont il s'est inspiré et dont il avait une copie.

2. Voyez notre tome XXIX, p. 292; Torcy, p. 156 et suivantes. Le duc de Saint-Aignan, ambassadeur de France en Espagne, estimait que l'Angleterre avait donné beaucoup d'argent pour parvenir à ce traité, et qu'Alberoni en avait eu « la bonne part » (Procès-verbaux du conseil de régence, ci-après, appendice I, p. 403-404, séance du 22 janvier 1716, et la lettre de M. de Saint-Aignan du 6 janvier, dans le vol. *Espagne* 249 au Dépôt des affaires étrangères).

3. « Monteleon toujours attentif à se faire valoir, autant pour lui-même que pour le service du roi son maître, ...profitoit de la conjoncture pour augmenter sa considération et songeoit à prendre des liaisons particulières avec l'Angleterre, tant pour les intérêts présents du roi d'Espagne que pour les événements qui pourroient arriver un jour. » (Mémoires manuscrits de Torcy, p. 157-158).

l'Espagne n'en faisoit pas moins là-dessus que la France ; ce qui étoit caché même à Monteleon par sa propre cour[1]. Elle n'avoit point de vaisseaux en mer, ni de préparatifs pour en armer. La Hollande lui en avoit offert pour assurer le commerce des Indes; mais, contente de voir son offre acceptée, la République ne se pressoit pas, dans la vue d'obtenir à cette occasion quelques avantages pour son commerce[2]. Dans cet intervalle, l'Angleterre offrit aussi des vaisseaux à Monteleon, comme par reconnoissance de la manière dont le dernier traité venoit d'être signé. Monteleon se prévalut de ces démonstrations d'amitié pour s'éclaircir sur les liaisons secrètes qui l'inquiétoient entre le roi d'Angleterre et l'Empereur. Stanhope lui répondit, avec un air d'ouverture, que l'opposition qu'ils remarquoient de la France à leurs intérêts les avoit engagés pour faire des alliances, parce qu'ils n'avoient pas douté que l'Espagne ne suivît la France ; qu'il n'y avoit rien de conclu avec l'Empereur au préjudice de l'Espagne, et que, le traité de commerce venant d'être signé si à propos à Madrid avec l'Angleterre, elle n'écouteroit aucune proposition directe ni indirecte qui pût intéresser l'Espagne[3].

1. Torcy, p. 158-159.

2. « Le roi d'Espagne, n'ayant point de vaisseaux à la mer, nuls préparatifs pour en armer, comptoit sur la proposition faite par l'envoyé d'Hollande comme sur une chose assurée.... Les Hollandois, après leur première offre, marchoient plus lentement; contents d'avoir été écoutés, ils vouloient, avant que de s'engager, que le roi d'Espagne prît avec eux des engagements utiles à leur commerce » (Torcy, p. 159-160).

3. « Monteleon n'avoit pas manqué l'occasion de s'éclaircir avec Stanhope sur les liaisons secrètes que tout le monde croyoit formées entre l'Empereur et le roi de la Grande-Bretagne... Stanhope avoit répondu qu'il étoit vrai que son maître avoit pris des mesures pour faire des alliances, parce qu'il voyoit la France opposée à ses intérêts et qu'il ne doutoit pas que l'Espagne ne suivît les traces de la France ; que toutefois il n'y avoit rien de conclu avec l'Empereur au préjudice de l'Espagne, et que, le traité de commerce ayant été signé si à propos,

Alberoni a seul la confiance du roi et de la reine d'Espagne, fait la réforme des troupes. Revenus de la couronne d'Espagne.

Cette couronne, qui regardoit la Sicile comme pouvant un jour lui revenir selon les traités, prit vivement ses intérêts à Rome sur l'interdit fulminé contre ce royaume à l'occasion des pois chiches de l'évêque d'Agrigente[1]. Alberoni avoit seul la confiance du roi et de la reine d'Espagne. Il étoit seul chargé des réformes des troupes, des dépenses de la marine, de celles de la maison royale, et des principales affaires d'État. Il s'ouvrit à quelqu'un que le produit des revenus de 1716, qui devoient se toucher dans son courant, ne se montoient[2] qu'à seize millions[3], et les dépenses nécessaires de la même année à vingt et un millions, sans les extraordinaires qui pouvoient survenir. Il travailloit tous les soirs avec Leurs Majestés Catholiques sur la réforme des troupes. Il y fut résolu[4] qu'il ne seroit conservé que deux compagnies des quatre des gardes du corps, et d'autres détails de réforme dans les deux conservées, en quoi Alberoni comptoit épargner soixante mille pistoles par an, de dix bataillons des gardes n'en garder que deux, dont un espagnol, l'autre wallon[5]. Il comptoit que la réforme du seul état-major de ces régiments réduits à deux bataillons iroit à une épargne de quatre cent mille réaux par an[6]. Il résolut aussi, après la réforme exécutée, de lever six mille dragons, dont la moitié à pied, et de les laisser toujours dans la Catalogne. Les autres réformes[7], ainsi que les

l'Angleterre n'écouteroit aucune proposition capable de nuire directement ou indirectement à Sa Majesté Catholique » (*Ibidem*, p. 161).

1. Tome XXIX, p. 391 et suivantes.

2. Ainsi au pluriel dans le manuscrit.

3. Seize millions d'écus, dit Torcy, p. 171, dont tout ceci est la copie presque textuelle.

4. Tout ce qui suit, jusqu'à la fin du paragraphe, est le résumé, et parfois presque la copie, des pages 171 à 173 du manuscrit de Torcy.

5. Voyez plus loin, p. 32.

6. Torcy disait « quatre cent cinquante mille réaux ».

7. Avant *reformes*, Saint-Simon a biffé un premier *reform*[*es*], qui surchargeait *reglem*[ts].

règlements nouveaux pour les conseils et pour le palais, ne devoient venir qu'ensuite.

Lenteurs de l'échange des ratifications du traité de la Barrière et du rétablissement des électeurs de Cologne et de Bavière.

Cellamare, ambassadeur d'Espagne à Paris, n'étoit pas moins attentif que les ministres des autres puissances aux semences de division qui y éclatoient[1], et dont celles qui avoient signé la paix d'Utrecht avec tant de dépit espéroient des troubles et un renouvellement de guerre. L'accomplissement du traité de la Barrière mettoit du malaise entre elles[2]. La Hollande différoit d'en donner sa ratification avant que l'Angleterre eût fourni la sienne. Les Impériaux menaçoient d'en venir enfin aux voies de fait. Ceux qui étoient aux Pays-Bas[3] trouvoient que ces délais de les mettre en possession donnoient de la hardiesse aux peuples qui leur devoient devenir soumis de se mêler de trop d'informations. Ils avoient même secrètement consulté Bergeyck[4], dont j'ai si souvent parlé, sur les droits qu'on vouloit tirer d'eux, et avoient fait partir leurs députés pour aller porter leurs remontrances à Vienne. Surtout[5] les Impériaux et les Anglois ne goûtoient point la proposition de la neutralité des Pays-Bas faite par le Régent, à laquelle la Hollande paroissoit assez favorable. Une autre affaire occupoit l'Empereur. C'étoit l'entier rétablissement des électeurs de Cologne et de Bavière.

1. C'est-à-dire qui éclatoient à Paris et en France ; la lecture de la page 173 de Torcy ne laisse pas de doute à cet égard et énumère « l'opposition entre les princes du sang, la division entre les membres du clergé, l'animosité entre le Parlement et les ducs ».

2. Toute la fin de ce paragraphe est la paraphrase abrégée des pages 174 à 180 des Mémoires de Torcy.

3. Torcy disait : *le comte de Königsegg,* qui avait été le principal négociateur du traité du côté impérial.

4. Saint-Simon interprète mal. Ce sont les députés envoyés par les peuples des Pays-Bas à Vienne, qui consultèrent Bergeyck (Torcy, p. 176), et non pas les agents impériaux, comme on pourrait le croire.

5. Cette phrase n'est point prise dans le récit de Torcy ; mais il est question de cette proposition dans les lettres de M. d'Iberville des 18 et 19 janvier (vol. *Angleterre* 279).

L'électeur de Mayence[1], directeur de l'Empire[2], le sollicitoit ardemment pour contre-balancer l'autorité des protestants dans le collège électoral[3]. L'Empereur sentoit la nécessité d'y faire rentrer ces deux électeurs par leur accorder leur investiture; mais il leur excusoit ses délais sur ceux de la France à restituer quelques bailliages à l'électeur palatin, et à satisfaire d'autres particuliers qui se plaignoient à cet égard de l'inexécution des traités de Rastadt et de Baden. Cet aveu fut appuyé de l'espérance que l'Empereur leur donna de finir leur rétablissement, si la France demeuroit opiniâtre, pour les en détacher et faire retomber sur elle les délais de leurs desirs, ajoutant qu'il verroit après à trouver les moyens d'obliger la France à exécuter les traités[4]. Le Régent, instruit de cette malice, et qui avoit chargé le comte du Luc, ambassadeur de France à Vienne, de convenir des limites de l'Alsace[5], jugea sagement qu'il devoit ôter à l'électeur palatin l'occasion du recours à l'Empereur, et tout prétexte à Sa

1. Lothaire-François de Schönborn : tome XI, p. 133.

2. L'archevêque de Mayence était grand chancelier de l'Empire en Allemagne et à ce titre doyen perpétuel des électeurs; c'est ce que Saint-Simon veut dire en l'appelant « directeur de l'Empire ».

3. Le collège des électeurs ne comptait plus en 1716 que sept membres : trois catholiques, le roi de Bohême et les archevêques de Trèves et de Mayence, et quatre protestants, l'électeur palatin et ceux de Saxe, de Brandebourg et de Hanovre. En rétablissant les électeurs catholiques de Bavière et de Cologne, la majorité passait aux catholiques qui auraient cinq voix contre quatre. — Cette phrase ne vient pas de Torcy.

4. « Les ministres de l'Empereur laissèrent entendre aux électeurs de Bavière et de Cologne que, si les réponses de la France ne satisfaisoient pas S. M. Imp., elle finiroit au plus tôt avec la maison de Bavière, se réservant à chercher et à trouver les moyens suffisants pour obliger la France à satisfaire aux conditions de la paix, non seulement à l'égard de l'électeur palatin, mais encore à l'égard des autres particuliers qui se plaignoient de l'inexécution des traités de Rastadt et de Bade » (Torcy, p. 179).

5. Voyez les lettres du comte du Luc du 27 janvier et du 13 mars 1716 dans le volume *Autriche* 107 au Dépôt des affaires étrangères.

Majesté Impériale à l'égard des électeurs de Cologne et de Bavière, en faisant de lui-même justice au palatin. Les autres particuliers ne l'avoient pas de leur côté[1], ni la considération d'influer rien dans les affaires.

Semences de mécontentement entre l'Espagne et l'Angleterre.

Il se trouva bientôt[2] que la reconnoissance de l'Angleterre pour l'Espagne du dernier traité de commerce entre elles[3], où Philippe V s'étoit si légèrement désisté des articles qu'il avoit fait ajouter au traité de paix d'Utrecht, qui grevoient tant le commerce anglois, n'étoit qu'en paroles et en compliments. Ils ne cessèrent point d'insister injustement sur les prétentions qu'il leur plaisoit de former comme en conséquence de leur traité de l'*assiento* des nègres[4], en sorte que le roi d'Espagne se persuadoit que le roi Georges avoit pris des liaisons fortes avec ses ennemis, ce qu'Alberoni cherchoit à découvrir. Cela n'empêcha pas ce ministre de résoudre la réforme qu'il avoit fait agréer au roi d'Espagne. Ce prince, par ce plan, conservoit environ quarante-trois mille hommes et huit mille chevaux[5].

Alberoni tient le roi et la reine d'Espagne sous sa clé. Sa

Alberoni[6] avoit persuadé à la reine d'Espagne de tenir le roi son mari enfermé comme avoit fait la princesse des Ursins. C'étoit le moyen certain de gouverner un prince

1. C'est-à-dire : les autres particuliers n'avaient pas la justice de leur côté ; ce n'était de leur part que de « prétendus griefs », dit Torcy.
2. Saint-Simon continue à interpréter Torcy, p. 182-183.
3. Ci-dessus, p. 18.
4. Le mot *assiento*, en espagnol, veut dire convention, traité. L'*assiento* des nègres, c'est ce qu'on appelle en français la traite des nègres. Par l'article XII du traité de paix signé entre l'Espagne et l'Angleterre le 13 juillet 1713, la première avait autorisé pour trente ans la seconde à transporter des nègres dans les colonies espagnoles d'Amérique (Du Mont, *Corps diplomatique*, tome VIII, première partie, p. 393 et suivantes).
5. Torcy, p. 183-184.
6. Tout le paragraphe qui va suivre n'est plus pris aux Mémoires de Torcy. Comme notre auteur va le dire un peu plus loin, il semble que ce soit une réminiscence de ce qu'on lui raconta lors de son ambassade en Espagne en 1721.

jalousie sur le cardinal del Giudice, qu'il veut perdre, et du P. Daubenton, qu'il veut subjuguer. Quel est ce jésuite. Alberoni pointe au cardinalat et se mêle des différends avec Rome.

que le tempérament et la conscience attachoit également à son épouse, qui par là, comme sa première, le conduisoit toujours où elle vouloit, et le meilleur expédient, dès qu'il s'y abandonnoit lui-même, pour n'être pas contredite, et que le roi ne sût rien de quoi que ce fût que par elle et par Alberoni, qui étoit la même chose. Tous les officiers du roi, grands, médiocres et petits, furent donc écartés, les entrées et les fonctions auprès du roi ôtées. Il ne vit plus dans l'intérieur que trois gentilshommes de sa chambre, toujours les mêmes, et encore des moments de services[1], à son lever, et peu à son coucher, et quatre ou cinq valets, dont deux étoient François. Ces trois gentilshommes de la chambre étoient : le marquis de Santa-Cruz, majordome-major de la reine[2], très bien avec elle ; le duc del Arco[3], grand écuyer, grand veneur[4] et gouverneur de presque toutes les maisons royales, que le roi aimoit fort, qui ne ploya jamais sous Alberoni, qui ne put jamais l'écarter, qui n'étoit même point mal avec la reine, et dont l'esprit doux, sage et médiocre étoit d'autant moins à craindre qu'il se bornoit à ses emplois, et ne se vouloit mêler de rien[5]. Il étoit ami intime du marquis de Santa-Cruz, qui avoit beaucoup d'esprit et de politique, et qui haïssoit les François. Le troisième étoit Valouse[6], écuyer particulier de M. le duc d'Anjou en sortant de page[7], qui l'avoit suivi en Espagne, et qui étoit premier écuyer[8]. C'étoit un honnête homme, mais fort

1. Ce mot est bien au pluriel dans le manuscrit.

2. Tome XXV, p. 158-159.

3. Alphonse Manrique de Lara : tome VIII, p. 167.

4. Il était grand veneur, mais seulement premier écuyer : tome XXVI, p. 173, note 7.

5. Voyez son portrait dans le tome XXVI, p. 172.

6. Hyacinthe Boutin, marquis de Valouse : tome VII, p. 345.

7. C'est-à-dire que, dès sa sortie du corps des pages, il avait été nommé écuyer du jeune duc d'Anjou.

8. Il n'était que simple écuyer du roi ; il ne devint premier qu'en 1721, après le duc del Arco : tome XXVI, p. 174, note 3.

borné, qui mouroit de peur de tout, qui étoit toujours bien avec qui gouvernoit, aimé du roi, bien avec tout le monde, attaché au grand écuyer, et incapable de se vouloir mêler de la moindre chose. Je m'étendrai dans un plus grand détail sur cette clôture intérieure lorsque mon ambassade me donnera lieu de traiter particulièrement d'Espagne[1]; ce détail, fait ici, détourneroit trop. Il suffit de dire que le roi d'Espagne se laissa enfermer dans une prison effective et fort étroite, gardé sans cesse à vue par la reine en tous les instants du jour et de la nuit. Par là elle-même étoit geôlière et prisonnière : étant sans cesse avec le roi, personne ne pouvoit approcher d'elle, parce qu'on ne le pouvoit sans approcher du roi en même temps. Ainsi Alberoni les tint tous les deux enfermés, avec la clef de leur prison dans sa poche. Néanmoins il ne put d'abord exclure absolument le cardinal del Giudice, qui étoit grand inquisiteur, gouverneur du prince des Asturies, et qui végétoit encore dans les affaires, où il avoit eu autrefois une direction principale. Le jésuite Daubenton avoit aussi nécessairement, comme confesseur du roi, de fréquentes audiences. On aura tout dit de lui pour le faire bien connoître en faisant souvenir qu'il avoit été chassé de cette place, qu'il s'étoit retiré à Rome, qu'il y avoit été fait assistant du général de la Compagnie, et que c'étoit lui seul, et dans le dernier secret, qui sous les yeux du cardinal Fabroni[2] avoit fait la constitution *Unigenitus*[3]. Quand Mme des Ursins fit renvoyer le P. Robinet, trop homme de bien et d'honneur pour se maintenir dans la place de confesseur, Rome et les jésuites n'oublièrent rien pour y faire rappeler le P. Daubenton, qui la reprit[4], et qui y porta toute la con-

1. Saint-Simon n'apprit d'ailleurs tout cet intrinsèque de la cour que lors de cette ambassade.
2. Tome XIII, p. 248.
3. Déjà dit dans les tomes XXIII, p. 394-396, et XXIV, p. 101-103.
4. Tome XXVI, p. 168-169.

fiance personnelle du Pape, avec lequel il eut un commerce secret et immédiat de lettres, et qui n'étoit pas sans vues, sans projets et sans la plus sourde et forte ambition. Ces deux hommes incommodoient infiniment Alberoni, qui se résolut à perdre le cardinal, et à subjuger le jésuite, qu'il sentit trop de difficulté à faire chasser.

Ainsi[1] l'abbé Alberoni, simple ministre du duc de Parme à Madrid, s'y trouvoit en effet premier ministre tout-puissant. Ce grand crédit, et son incertitude, sur lequel étoit fondée sa puissance, lui fit lever les yeux jusqu'au cardinalat pour fixer sa fortune. Il songea donc à se procurer la nomination d'Espagne. Ceux qui l'approchoient de plus près lui faisoient leur cour de cette idée, et de le presser d'y travailler. Il en mouroit d'envie; mais il ne le pouvoit que par la reine, qui, dans ce commencement de ce[2] grand essor, n'ajustoit pas dans sa tête la bassesse de ce favori étranger avec la nomination du roi d'Espagne, au mépris de tous prétendants. Cette froideur déconcerta Alberoni, et il ne l'étoit pas moins du silence à cet égard qu'Aldrovandi, nonce à Madrid, observoit avec lui. On a vu que ce ministre du Pape y étoit plutôt souffert que reçu[3]; la nonciature étoit toujours fermée depuis les démêlés des deux cours et la reconnoissance forcée de[4]

1. Ici reprennent les emprunts au manuscrit de Torcy; mais, pour ce qui va suivre, Saint-Simon développe. Voici le texte qu'il interprète (Torcy, p. 184-185): « Son crédit (d'Alberoni) augmentant chaque jour, on le regardoit non seulement comme premier ministre, mais encore comme étant à la veille de parvenir au cardinalat par la nomination d'Espagne. Il n'osoit cependant se livrer encore à cette idée, et, quoique pressé par les exhortations flatteuses que ses amis lui faisoient de profiter d'une conjoncture heureuse et d'un moment précieux pour lui, la froideur de la reine sur cet article et le silence du ministre du pape à Madrid l'intimidoient et déconcertoient ses espérances. »

2. Ce mot *ce*, inutile, a été ajouté en interligne.

3. Tome XXIX, p. 284.

4. La première lettre de *forcée* surcharge un *d*, et *de* surcharge un *p*.

l'Empereur comme roi d'Espagne par le Pape[1]. Sa Sainteté prétendoit différentes choses de la cour de Madrid, entre autres la dépouille des évêques d'Espagne, et Aldrovandi profitoit doucement et finement de l'ambition du ministre et du confesseur, pour avancer peu à peu les affaires de son maître[2].

Aubrussel, jésuite françois, précepteur du prince des Asturies. Dégoût del Giudice. Fâcheux propos publics sur la reine et Alberoni, qui prend un appartement dans le palais

Les dégoûts accueillirent de plus en plus le cardinal del Giudice. Daubenton en profita pour donner au prince des Asturies un précepteur de sa Compagnie, qu'il fit venir de Paris[3]. Giudice n'en fut instruit que deux jours avant son arrivée. On resserra beaucoup le prince des Asturies en même temps sur les chasses et sur les promenades, dont il n'eut plus la liberté[4]. Ce dépit, qu'on voulut faire à ses dépens à Giudice qu'il aimoit fort, tourna en fort mauvais discours, et fort publics, sur les desseins qu'on prêtoit à la reine et à son confident[5]. Cet hardi[6] Italien,

1. En 1709 : tome XVII, p. 213-216.

2. Mémoires de Torcy, p. 185-186.

3. Ce jésuite était le P. de Laubrussel, que Saint-Simon ne nomme que dans la manchette, en orthographiant son nom *Aubrusselle*. Ignace de Laubrussel, né à Verdun le 27 septembre 1663, entra dans la Compagnie en mai 1679, professa à Pont-à-Mousson et à Strasbourg, puis devint recteur de ce dernier collège. Il était provincial de Champagne, lorsqu'il fut désigné comme précepteur du prince des Asturies. Lors du mariage de celui-ci, il devint confesseur de la princesse, et Saint-Simon le connut à Madrid pendant son ambassade de 1721 ; il en reparlera alors avec éloge (suite des *Mémoires*, tome XVIII de 1873, p. 178). Il mourut dans une résidence d'Espagne le 9 octobre 1730.

4. Saint-Simon résume faussement Torcy, qui disait (p. 186-187) : « Le roi d'Espagne étant passé du Retiro au Palais, il falloit suppléer aux promenades ordinaires du jeune prince, et le roi, qui n'avoit pas permis qu'il sortît du Retiro, trouva bon que, les jardins manquant au Palais, on le menât promener hors de la ville ; mais en même temps S. M. ordonna qu'il sortiroit par un endroit écarté, en sorte qu'il pût éviter le concours du monde sur son passage et que personne ne pût lui parler. »

5. *Ibidem*, p. 187.

6. On a vu, dans le tome XIX, p. 273, ligne 13, que Saint-Simon n'aspire pas l'*h* dans les mots *hardi* et *hardiesse*.

et se fait rendre compte en premier ministre.

ébloui d'une situation si flatteuse, voulut la faire éclater de plus en plus, à Rome pour s'y faire compter et favoriser ses vues, à Madrid pour s'y faire redouter par la montre extérieure de son pouvoir. Il se fit donc donner la commission secrète de conférer et de travailler avec le confesseur sur les différends avec Rome, qui jusqu'alors en étoit chargé seul[1], et en même temps[2], ce qui étoit sans exemple, un appartement au palais, près de celui de la reine, où les secrétaires des finances, de la guerre et de la marine eurent ordre d'aller travailler avec lui, sans la participation du Conseil, sur toutes les affaires de leurs départements, et de ne faire aucune expédition sans les lui communiquer ; un reste de considération mourante du cardinal del Giudice en excepta le seul Grimaldo[3]. En cet état, Alberoni ne doutoit de rien. Il comptoit d'autant plus sur le rétablissement des finances que le roi d'Espagne étoit le seul monarque qui n'eût point de dettes, parce qu'il n'avoit pas eu le crédit d'en contracter[4]. Il s'assuroit sur les compliments des ministres d'Angleterre[5], qui ne tenoient à Madrid qu'un secrétaire fort malhabile et sans expérience[6], et sur ceux de Ripperda, qui lui succéda depuis, lors ambassadeur d'Hollande à Madrid, qui n'avoit ni estime ni considération dans sa république[7], qui, se

Anglois et Hollandois veulent chasser les François des Indes. Brocards sur Alberoni.

1. Torcy, p. 194.

2. Après ce mot *temps*, il y a dans le manuscrit un *un*, qui termine la page 1794 du manuscrit et le septième portefeuille ; avec la page 1795 commence le huitième.

3. Mémoires de Torcy, p. 194-195. — Joseph Grimaldo, secrétaire d'État : tome VIII, p. 156. Amelot lui reconnaissait du bon sens et de l'activité, de la modestie et du désintéressement, et le croyait partisan décidé de l'union des deux couronnes.

4. « Alberoni croyoit le rétablissement des finances du roi d'Espagne d'autant plus facile, que, faute d'avoir eu du crédit pour emprunter, ce prince se trouvoit sans dettes après la guerre » (Torcy, p. 196).

5. Toute cette longue phrase, qui termine ce paragraphe, est le résumé des pages 196-198 des Mémoires de Torcy.

6. Paul Methuen : ci-après, p. 112.

7. Une lettre de M. de Saint-Aignan du 10 février (vol. *Espagne* 249) raconte de lui diverses extravagances.

croisant d'ailleurs, s'unissoient pour chasser les François des Indes, et s'en flattoient par la persuasion où ils étoient que le roi d'Espagne s'éloignoit de plus en plus de la France, et par la facilité d'Alberoni à passer aux Anglois des articles si favorables au dernier traité de commerce qu'il se disoit hautement qu'il en avoit reçu force guinées[1], que les moins mal intentionnés l'accusoient de grossière ignorance, et qu'on l'appeloit publiquement par dérision le comte-abbé, par allusion au comte-duc d'Olivarès[2], qui avoit eu sous Philippe III la même autorité que celui-ci exerçoit sous Philippe V[3].

Friponneries de Stair. Haine des Anglois pour la France. L'Empereur tenté d'attaquer l'Italie. Crainte de l'Italie de l'Empereur et des Turcs.

La cour de Londres, inquiète des mouvements domestiques, croyoit avoir intérêt à former des liaisons avec l'Espagne, et caressoit Monteleon, son ambassadeur. Wolkra, envoyé de l'Empereur[4], s'en aperçut, et les fit craindre à Vienne comme peu compatibles avec celles de ces deux cours, tandis que Stair ne s'occupoit qu'à aigrir les ministres d'Angleterre contre le Régent, dont il interprétoit sinistrement toutes les actions, et lui en supposoit même pour assister puissamment le Prétendant, sur lequel Stanhope se laissa emporter à plus que des plaintes amères[5]. Les deux partis qui divisoient l'Angleterre s'ani-

1. Sur cette monnaie anglaise, voyez aux Additions et Corrections.

2. Gaspard de Guzman : tome XI, p. 249.

3. C'est sous Philippe IV, de 1621 à 1643, qu'Olivarès fut principal ministre, et non pas sous Philippe III. L'erreur vient de Torcy, qui avait écrit dans une correction en partie autographe de son manuscrit : « Le public, le méprisant dans l'exercice des fonctions de premier ministre, le nommoit par dérision le comte-abbé comme renfermant en sa personne toute l'autorité que le comte-duc d'Olivarès avoit eue en Espagne sous le règne de Philippe 3e. »

4. Othon-Christophe, comte de Wolkra : tome XXIX, p. 291.

5. Torcy, p. 198-201. C'est dans une conversation avec l'ambassadeur de Sicile que Stanhope se plaignit amèrement de la conduite du Régent, et ce diplomate dut écrire à sa cour le résumé de son entretien. Saint-Simon n'a pas reproduit le long passage des Mémoires de Torcy où celui-ci utilise la lettre de l'ambassadeur, dont il avait eu connaissance au cabinet noir de la poste.

moient également contre la France : les tories l'accusoient d'ingratitude par son indifférence pour le Prétendant ; les whigs au contraire, de manquer aux paroles données à l'entrée de la Régence en soutenant ce prince de tout son pouvoir, sur quoi ils s'emportèrent violemment et tinrent dans la Chambre des communes les discours les plus vifs là-dessus. L'Espagne à cette occasion étoit aussi louée que la France blâmée, et on redoubloit les protestations d'amitié à Monteleon[1]. On savoit que l'Empereur étoit pressé par plusieurs de ceux qui l'approchoient de plus près, même par quelques-uns de ses ministres, de porter la guerre en Italie. Ils lui représentoient qu'il n'en retrouveroit jamais une occasion si favorable, par l'extrême foiblesse de tous les princes d'Italie, qui n'avoient même aucune préparation de défense ; et c'étoit ce nouvel incendie que Monteleon se crut en situation de prévenir par l'Angleterre. L'Empereur goûtoit plus ce projet d'Italie qu'il ne s'en laissoit entendre. Il étoit armé ; mais les Turcs, enflés de la conquête de la Morée[2] et de leurs victoires sur les Vénitiens, le tenoient en respect, tandis que l'Italie craignoit également une invasion de l'Empereur ou une du Turc, approché d'elle par la Morée[3].

Traité de la Barrière conclu. Le Régent propose la neutralité des Pays-Bas, les Anglois un renouvellement d'alliance

Le traité de la Barrière venoit enfin d'être conclu sous la médiation et la garantie de l'Angleterre[4], où on ne se contraignoit pas de laisser entendre que, dès que les mouvements d'Écosse seroient finis, la France verroit éclore des desseins que les divisions domestiques avoient suspendus. La proposition de la neutralité des Pays-Bas que le Régent avoit faite, et qui avoit été assez goûtée en

1. Torcy, p. 203-205.

2. Ce pays, cédé aux Vénitiens par le traité de Carlowitz en 1699, n'était pas resté longtemps en leur possession : les Turcs les en avait chassés entièrement dans la campagne de 1715.

3. Résumé des pages 205 à 209 des Mémoires de Torcy.

4. Il y a ici en marge dans le manuscrit, d'une écriture ancienne qui n'est pas celle de Saint-Simon : *1715, 9bre 15.*

Hollande, étoit également suspecte à l'Empereur et à l'Angleterre. Aussitôt donc qu'elle vit l'affaire de la Barrière finie, elle proposa aux Hollandois un projet de renouvellement de leurs anciennes alliances, avec une garantie réciproque en cas d'agression[1]. En même temps Stair eut ordre de travailler auprès du ministre de Sicile à Paris[2] pour engager son maître dans une ligue contre la France, à quoi il n'épargna pas ses soins[3]. On découvroit sans cesse les mauvaises intentions de l'Angleterre, et de nouveaux motifs de l'occuper et de souhaiter le succès de l'entreprise du Prétendant[4].

aux Hollandois dangereux à la France, et y veulent attirer le roi de Sicile.

Pendant ces diverses intrigues, que le Régent conduisoit de l'œil pour en éviter les dangers et en tirer, s'il se pouvoit, quelque avantage, le Pape mouroit de peur du Turc. Il s'adressa à l'Espagne et au Portugal pour obtenir du secours, et, au milieu de ses rigueurs pour la France, il n'eut pas honte de lui en faire demander aussi par Bentivoglio, qui n'oublioit rien pour la brouiller et y mettre le schisme[5]. La vérité étoit que jamais les princes d'Italie ne furent plus foibles ni plus divisés, et la république de Venise étoit brouillée avec la France sur l'affaire des

Le Pape implore partout du secours.

1. Torcy, p. 209-210, sauf la phrase sur la proposition de neutralité des Pays-Bas, qui ne s'y trouve pas.

2. C'était Charles-Philippe Perrone di San-Martino, baron de Quarto, né le 8 juin 1653, gouverneur d'Ivrée, gentilhomme de la chambre du duc de Savoie; nommé envoyé extraordinaire en France en juillet 1713, il fut remplacé en juin 1716 par le marquis d'Antremont de Bellegarde (*Gazette*, p. 288, 300 et 360) ; il mourut le 17 avril 1719.

3. Les ministres anglais faisaient passer des subsides au roi de Sicile : une lettre chiffrée de M. d'Iberville du 13 février fait connaître que son ambassadeur à Londres a reçu quarante-cinq mille livres sterling en lettres de change, qu'il s'est empressé de faire passer en Italie; une autre lettre du 24 février porte la somme totale à quatre-vingt-dix mille livres sterling (vol. *Angleterre* 279).

4. Pages 210-211 des Mémoires de Torcy, qui utilisent évidemment une lettre de l'ambassadeur de Sicile à son maître.

5. Torcy. p. 216.

Ottobons[1], et avec l'Espagne pour avoir reconnu l'Empereur en qualité de roi de cette monarchie[2].

Situation et ruses d'Alberoni. Plaintes et disgrâces que cause sa réforme des troupes.

Les plaintes contre l'administration d'Alberoni étoient infinies : il étoit chargé de tout ; il ne pensoit qu'à sa fortune et ne remédioit à rien. Il est vrai qu'il ne pouvoit suffire au poids qui l'accabloit[3], et que sa jalousie ne lui en permettoit pas le partage, ni même le soulagement. Il falloit exécuter la réforme projetée ; il en craignoit le moment et les cris qu'elle exciteroit contre lui. Il éloigna les officiers de Madrid, et engagea le roi à écrire de sa main tout le plan de la réforme, pour lui donner, disoit-il, plus de poids, en effet, s'il l'eût pu, pour se cacher et la faire passer pour son ouvrage[4]. Elle parut à la fin de janvier[5], et souleva non-seulement les intéressés, mais leurs parents et leurs amis. Le duc de Popoli, capitaine de la compagnie des gardes du corps italienne[6], parla fortement en faveur des deux compagnies des gardes du corps réformées, et des officiers qu'on réformoit dans les deux que l'on conservoit. Le duc d'Havré, colonel du régiment des gardes wallonnes[7], en avoit [fait] autant sur les bataillons qu'on en réformoit, et ces deux seigneurs avoient déclaré au roi d'Espagne que, en conservant une aussi foible garde, il les mettoit hors d'état de pouvoir répondre de sa personne, et le marquis de Bedmar, chargé des affaires de la guerre les avoit fort soutenus, et le prince Pio[8] cria tant qu'il put de Barcelone, où il com-

1. Tome XIX, p. 20-22. — 2. Tome XIII, p. 446.

3. Mémoires de Torcy, p. 218.

4. Cette phrase vient aussi de la même source, p. 195.

5. Le duc de Saint-Aignan en parle dans deux lettres du 28 janvier : vol. *Espagne* 249.

6. Rostaing Cantelmi : tome VIII, p. 301. Nous l'avons vu nommer capitaine de cette compagnie en 1703 (tome XI, p. 323).

7. Jean-Baptiste-François-Joseph de Croÿ (tome XXIV, p. 93) ; il avait succédé en 1710 à son père dans cette charge.

8. François Pio de Savoie y Cortereal ; voyez sa notice ci-après aux Additions et Corrections.

mandoit en Catalogne[1]. Il est pourtant vrai que les Espagnols, qui n'avoient jamais vu de compagnies ni de régiments des gardes à leurs rois avant celui-ci, et qui étoient fâchés de le[2] voir armé et par là plus autorisé, avoient habilement flatté l'épargne d'Alberoni pour le confirmer à faire cette réforme. Le duc d'Arcos[3] et le marquis de Mejorada[4] en furent les principaux instigateurs. On remarqua plusieurs grands qui ne venoient presque jamais au palais s'y rendre assez fréquemment, n'y parler à pas un étranger, et on s'aperçut que cette faction espagnole mouroit d'envie du rappel des exilés, et de se délivrer de tous ces étrangers, Italiens, Wallons, Irlandois, etc. Ils s'assembloient là-dessus entre eux, et ils entretenoient des correspondances secrètes avec les Espagnols retirés à Vienne, même avec quelques-uns qui entroient dans les conseils de l'Empereur[5].

Le duc de Saint-Aignan s'en mêle mal à propos.

Le duc de Saint-Aignan, touché du préjudice que le service du roi d'Espagne souffroit, lui représenta fortement qu'une résolution de cette conséquence, et dans la conjoncture des grands armements de l'Empereur et des dispositions visibles de l'Angleterre, n'auroit pas dû être prise sans la participation de la France. Il proposa une suspension de trois mois, et, quoique en effet il n'eût reçu aucun ordre là-dessus, il fit entendre qu'il ne parloit pas de son chef. Cette représentation réussit fort mal et demeura sans réponse ; mais le prince de Cellamare eut ordre d'exposer au Régent le plan de la réforme, de

1. Ce qui précède, depuis *et le m^is de Bedmar,* a été ajouté en interligne et sur la marge. — Tout cela est pris à Torcy, p. 218-219, sauf ce qui est dit du prince Pio, qu'on ne retrouve que plus loin, p. 232. Des copies des protestations des commandants des gardes espagnoles et wallonnes sont dans le vol. *Espagne* 249, fol. 53 et 61.

2. Les mots *de le* sont en interligne, à la suite de *d'en,* biffé, et au-dessus d'un premier *de le,* également biffé.

3. Joachim Ponce de Léon : tome VIII, p. 136.

4. Pierre-Gaëtan Fernandez de Angulo : tome XII, p. 432.

5. Torcy, p. 220-221.

lui faire entendre qu'elle ne tomboit que sur les états-majors, que le nombre de troupes demeuroit le même, parce qu'elles n'étoient pas complètes, et de demander un ordre du Roi au duc de Saint-Aignan de s'abstenir de se mêler du détail et de l'intérieur du gouvernement d'Espagne, comme lui-même, de sa part, ne s'étoit point mêlé du changement fait dans le gouvernement à la mort du Roi, ni de la réforme des troupes que le Régent avoit réglée[1]. On attribuoit moins les démarches de Saint-Aignan à des ordres reçus de les faire qu'à des liaisons particulières avec des seigneurs et des dames du palais intéressés pour leurs parents[2], et [à] son intimité avec Hersent[3], *guardaroba* du roi d'Espagne[4], homme d'esprit, de conduite, de mérite, que le Roi avoit donné à son petit-fils[5] en partant de France. C'étoit un homme d'honneur, haut sans se méconnoître, fort au-dessus de son état par ce qu'il valoit, très bien et librement avec le roi d'Espagne, qui se faisoit compter, qui avoit des amis considérables, et qui prenoit grand part à cette réforme parce qu'il avoit ses deux fils capitaines[6] dans le régiment des

Hersent père ; son caractère, son état.

1. Tout ceci est tiré des Mémoires de Torcy, p. 221-223. Dans les extraits des procès-verbaux du conseil de régence qu'on trouvera ci-après à l'appendice I, on verra que, le 9 février, il avait été ordonné à l'ambassadeur de faire « une représentation mesurée » au roi d'Espagne sur les inconvénients de la réforme, « après toutefois en avoir parlé à l'abbé Alberoni » ; mais que, avant cette date, Saint-Aignan s'en était entretenu avec l'abbé, qui lui avait répondu que l'Espagne ne se mêlait pas de ce qui se passait en France et qu'il s'étonnait que celle-ci s'ingérât dans les affaires d'Espagne ; cependant la conversation avait fini par des excuses de l'abbé pour ses « vivacités » (lettre de M. de Saint-Aignan du 3 février : vol. *Espagne* 249).

2. Torcy, p. 223 ; mais tout ce qui suit sur Hersent et ses deux fils ne vient point de cette source.

3. Gaspard Hersent : tome VII, p. 345.

4. C'est-à-dire, premier valet de garde-robe : voyez tome XI, p. 250-251.

5. Avant *avoit* Saint-Simon a biffé *luy*, et ajouté après *à son petit-fils* en interligne.

6. Avant *Cap^es^*, il y a *tous*, biffé.

gardes wallonnes, qui avoientde l'honneur et de la valeur et qui y étoient considérés[1].

Alberoni[2] s'aigrit d'autant plus fortement contre le duc de Saint-Aignan, qu'il mouroit de peur des menaces publiques des réformés, qui ne se prenoient qu'à lui de leur malheur, et qui ne le menaçoient pas moins que de le pendre à la porte du palais, et les moins emportés de le rouer de coups de bâton. Il[3] se résolut donc à un coup d'éclat. Il fit exiler le duc d'Havré, donner le régiment des gardes wallonnes au prince de Robecq[4], et ôter la place de dame du palais de la reine à sa femme, fille de la duchesse Lanti[5], sœur de la princesse des Ursins, qui l'y avoit mise. Ils se retirèrent en France et dans leurs terres. Le[6] marquis de la Vère, lieutenant-colonel et officier général, frère du prince de Chimay[7], et grand nombre

1. Hersent avait amené ses trois fils en Espagne : l'aîné, lieutenant aux gardes wallonnes, avait été tué à Saragosse ; le second et le troisième étaient aussi dans le même régiment, et de ceux-là le premier eut la survivance de son père (*Mémoires du marquis de Franclieu*, p. 62). Saint-Simon trouva ce dernier en fonctions en 1721, lorsqu'il alla en Espagne : suite des *Mémoires*, tome XVIII de 1873, p. 151. L'autre revint en France, comme notre auteur va le dire un peu plus loin.

2. Ici reprend l'emprunt aux Mémoires manuscrits de Torcy, p. 223-224.

3. Tout ce qui va suivre ne vient plus de Torcy ; mais Saint-Simon l'a trouvé dans le *Journal de Dangeau*, au mois d'octobre, p. 473, 477 et 481, et dans la correspondance de Madrid du 29 septembre (*Gazette*, p. 498). Notre auteur anticipe donc beaucoup sur les événements.

4. Charles de Montmorency : tome XXIV, p. 70. Ce seigneur mourut le 15 octobre 1716, et le régiment fut donné au marquis de Richebourg dont il a été parlé dans notre précédent volume, p. 189.

5. Marie-Anne-Césarine Lanti della Rovere, duchesse d'Havré (tome VI, p. 34), fille de Louise-Angélique de la Trémoïlle-Noirmoutier, duchesse Lanti (tome III, p. 2).

6. Ceci, ainsi que l'aventure du fils d'Hersent, n'est plus emprunté à Dangeau ; Saint-Simon dut apprendre ces détails en Espagne même, en 1721.

7. Alexandre-Gabriel-Joseph de Hennin d'Alsace, marquis de la Vère (tome XXIV, p. 94), frère de Charles-Louis-Antoine, prince de Chimay, qui fut gendre de notre auteur.

d'officiers distingués de ce régiment, du nombre de ceux qui n'avoient pas été réformés, quittèrent, et le cadet des fils d'Hersent[1], qui avoit été un des députés de ce corps à Alberoni[2], fut arrêté et conduit à Ségovie, et très resserré en prison, puis exilé, après envoyé dans un cachot à Merida[3], sous de fausses accusations qu'Alberoni ne voulut jamais être jugées, et[4] sans que jamais son père pût l'en faire sortir. Il trouva enfin, au bout de plusieurs mois, la liberté, par la disgrâce d'Alberoni[5], de gagner le Portugal et de repasser en France, où il a servi depuis. Son père ne le pardonna pas à Alberoni.

Le Prétendant échoue en Écosse et revient. L'Espagne lui refuse tout secours. Caressée par l'Angleterre, aigrie contre la France. Impostures de Stair pour l'aigrir encore plus. Soupçons réciproques des puissances principales. Adresse

Ce ministre[6], voyant les affaires du Prétendant tourner mal en Écosse, arrêta les secours d'argent qu'il avoit commencé à lui faire payer[7]. Monteleon, apprenant les plaintes générales et les soupçons des secours fournis au Prétendant, contenus dans la harangue du roi d'Angleterre au Parlement, eut hardiment là-dessus une explication avec Stanhope, qui l'assura de la satisfaction du roi Georges de la conduite du roi d'Espagne à cet égard et de son desir de la reconnoître, jusqu'à promettre de ne prendre jamais d'engagements[8] contraires à ses intérêts, à quoi il ajouta de grandes plaintes contre la France sur le Prétendant. L'Espagne étoit toutefois inquiète de l'opinion générale qu'il y avoit une ligue secrète formée entre

1. Ci-dessus, p. 35, note 1.

2. Écrit *Aberoni*, par mégarde.

3. Ville de l'Estrémadure espagnole, sur la Guadiana.

4. Ce qui précède, depuis *puis exilé*, a été ajouté en interligne et sur la marge.

5. Les mots *la liberté par la disgrâce d'Alberoni* sont en interligne au-dessus de *le moyen de se sauver*, biffé.

6. Nous reprenons le résumé des Mémoires de Torcy, p. 225 et suivantes.

7. Ces subsides passaient par le canal de l'ambassadeur d'Espagne en France, qui les remettait à la reine douairière d'Angleterre. Philippe V les avait limités à cent cinquante mille écus, dont le tiers seulement avait été versé.

8. Écrit *enagem*[ts], dans le manuscrit.

de Stanhope pour brouiller la France et l'Espagne et pour gagner le roi de Sicile à son point.

l'Empereur et l'Angleterre[1], tandis que les ministres impériaux n'étoient pas moins agités d'une nouvelle union entre l'Espagne et l'Angleterre, depuis le traité de commerce signé avec l'Angleterre à Madrid[2], et n'étoient pas en moindre soupçon des dispositions intérieures de la Hollande, qui n'étoit pas sans en avoir aussi de l'Empereur, sur l'exécution du traité de Barrière, et si alarmée des bruits répandus d'une prochaine rupture de l'Angleterre avec la France, qu'elle s'excusoit déjà d'y entrer sur l'épuisement où la dernière guerre l'avoit mise[3]. Le Prétendant avoit repassé la mer avec le duc de Mar[4]; le roi Georges paroissoit plus affermi que jamais, et Stair n'oublioit rien pour l'animer contre la France, jusqu'aux plus grossiers mensonges, tels que celui-ci : Le secrétaire d'Angleterre à Madrid eut ordre de confier au roi d'Espagne que le Régent avoit voulu faire entendre à Stair que l'Espagne en avoit fait plus que la France en faveur du Prétendant, mais que le roi d'Angleterre avoit tant de confiance en l'amitié et en la bonne foi du roi d'Espagne, qu'il l'avertissoit des soupçons que le Régent tâchoit de lui inspirer[5]. En même temps les Anglois cherchoient à concilier et à attacher le roi de Sicile à l'Empereur[6]. Les ministres anglois, qui desiroient le renouvellement de la guerre avec la France, ne laissoient pas d'y être embarrassés dans la crainte domestique du mécontentement général des peuples d'Angleterre, et de ce qui fumoit encore en Écosse. Ils craignoient encore l'effet que pro-

1. Iberville en parle dans sa lettre du 16 janvier (vol. *Angleterre* 279).

2. Torcy, p. 228-229; ci-dessus, p. 18. — 3. Torcy, p. 237.

4. En février 1716, Dangeau enregistrait des nouvelles de plus en plus mauvaises de l'expédition du Prétendant (p. 324 et 325); le 24, il annonça son débarquement à Gravelines, le 26 sa présence aux environs de Paris, et le 13 mars son arrivée à Commercy (p. 326, 327 et 337). C'est dans le *Journal* que Saint-Simon prend le titre de duc qu'il donne maintenant au comte de Mar; voyez ci-après, p. 345, note 6.

5. Nouvel emprunt aux Mémoires de Torcy, p. 235.

6. *Ibidem*, p. 236.

duiroient enfin en France les plaintes sans fin de leur ambassadeur, et ses mémoires menaçants présentés coup sur coup au Régent[1]; ils n'en étoient que plus déterminés à rechercher l'amitié de l'Espagne, et tous les moyens de semer la division entre elle et la France[2]. Stanhope, pour confirmer la confidence qu'il avoit fait faire au roi d'Espagne, montra à Monteleon une lettre de Stair qui rapportoit les termes suivants, qu'il prétendoit avoir entendus du Régent, et qu'il lui dit : *Enfin, Monsieur, vous voilà amis de l'Espagne ; cependant je vous assure que le roi d'Espagne a fait pour le Prétendant ce que moi je n'ai pas voulu faire.* Monteleon répondit que ce propos lui paroissoit incroyable, qu'il y soupçonnoit plus de malice que de vérité, néanmoins qu'il en rendroit compte au roi son maître, et qu'il prioit Stanhope d'en écrire à l'agent d'Angleterre à Madrid[3]. Toutefois il ne laissa pas de recevoir assez d'impression de cette confidence pour se resserrer beaucoup avec d'Iberville[4], que le Régent tenoit à Londres, avec ordre de lui communiquer tous ses ordres et de le consulter sur tout, quoique[5]

1. Dangeau en annonce un le 14 février (p. 321).

2. Torcy, p. 229-240.

3. Saint-Simon copie ici presque textuellement Torcy. Voici le récit de celui-ci : « Stanhope fit voir au marquis de Monteleon l'article d'une lettre de Stair, qui rapportoit les termes mêmes dont il prétendoit que M. le duc d'Orléans s'étoit servi pour lui faire entendre que le roi d'Espagne avoit assisté le Prétendant. Suivant cette lettre, S. A. R. lui avoit dit : *Enfin, Monsieur, vous voilà amis de l'Espagne* ; *cependant je vous assure que le roi d'Espagne a fait pour le Prétendant ce que moi je n'ai pas voulu faire.* (Suivent des développements que Saint-Simon passe.) Monteleon répondit que, quoiqu'il vît le fait rapporté par Stair, la chose lui paroissoit cependant incroyable, qu'il y soupçonnoit plus de malice que de vérité, que cependant il en rendroit compte au roi son maître et qu'il prioit Stanhope d'en écrire aussi à l'agent d'Angleterre à Madrid. »

4. Nous avons déjà rencontré ce diplomate dans le précédent volume, p. 290 .

5. Avant *quoyque,* il y a un *et,* biffé.

d'ailleurs ils fussent amis, et de se prendre de plus en plus aux cajoleries de Stanhope, qui l'assuroit, ainsi que les ministres allemands du roi d'Angleterre, que, quoi qu'en publiassent les bruits publics, ils ne vouloient point de guerre avec la France, mais conserver un bon pied de troupes et de vaisseaux[1].

En même temps ils ne se lassoient point de travailler à unir le roi de Sicile à l'Empereur par un traité. Après avoir été longtemps, eux et Trivié, ambassadeur de Sicile à Londres[2], à qui parleroit le premier, Stanhope s'étendit sur le préjudice que la Sicile causoit à la maison de Savoie, et montra ainsi à dessein que le premier article qui seroit demandé par l'Empereur seroit la cession de cette île. Trivié, qui n'avoit point douté de ce projet, cria bien haut, mais en ministre d'un prince foible, qui pourtant ne veut pas se laisser dépouiller; il en prit occasion de s'éclaircir de la situation de l'Angleterre avec l'Empereur, sur quoi Stanhope répondit qu'elle en étoit fort recherchée, mais qu'il n'y avoit rien de conclu entre eux[3]. Les menaces angloises de rompre avec la France, en traitant avec l'Empereur, aboutirent pourtant à suspendre une levée ordonnée de seize régiments, et l'armement de douze vaisseaux de guerre[4], et à écrire dans toutes les cours pour leur demander de refuser tout asile et retraite au Prétendant dans leurs États. Le roi d'Espagne refusa retraite et secours à ce malheureux prince, à qui il en avoit assez libéralement fourni dans

1. Résumé des pages 242 à 245 des Mémoires de Torcy.

2. Nous n'avons pu identifier ce personnage.

3. Torcy, p. 245-248.

4. Saint-Simon interprète mal Torcy, (p. 249-250) et le sens de sa phrase est inadmissible. Torcy, après avoir parlé des négociations entre l'Angleterre et l'Empereur, remarquait que les ministres anglais, voyant le parti du Prétendant abattu, devenaient moins soupçonneux, et il ajoutait: « La preuve de la continuation de la paix étoit la résolution prise [par eux] de suspendre la levée de seize régiments et l'armement de douze navires de guerre. »

l'espérance de succès. Cellamare en parla au Régent, qui approuva cette dernière résolution de l'Espagne à cet égard, qui n'étoit pas en état de se brouiller, ni de soutenir une guerre contre l'Angleterre, qui cultivoit toujours Sa Majesté Catholique et avoit toujours fait semblant d'ignorer qu'elle eût secouru le Prétendant[1].

Triste opinion générale de l'Espagne. Ombrages d'Alberoni; promet un grand secours au Pape.

Les étrangers s'apercevoient et déploroient même le mauvais état de l'Espagne et de son gouvernement; ils regardoient le roi d'Espagne comme le plus foible de ceux qui avoient porté cette couronne, Alberoni comme maître à baguette[2], uniquement attentif à s'enrichir et à s'élever, très indifférent aux intérêts de l'État qu'il gouvernoit. Ils avoient beaucoup rabattu de l'opinion qu'ils avoient prise de l'esprit et des talents de la reine. Sa nourrice[3], qu'elle avoit fait venir de Parme depuis quelques mois, alarmoit infiniment Alberoni, qui ne vouloit partager la confiance avec personne. Il n'étoit guères moins inquiet sur le P. Daubenton, aussi ambitieux et plus pénétrant que lui[4], et tous deux cherchoient à se concilier la faveur de Rome. Vers le milieu de février, Alberoni déclara au nonce que le roi d'Espagne secourroit le

1. Résumé des pages 251 à 253 de Torcy.

2. Au sujet de cette qualification, M. Ém. Bourgeois, dans le travail que nous avons eu occasion de citer plusieurs fois (*Revue historique*, t. LXXXVII), a dit (p. 263) que Saint-Simon s'était contenté de changer « maître à férule » en « maître à baguette ». Ce n'est point tout à fait exact. Voici la phrase de Torcy : « [Les étrangers] déploroient la situation du roi et de la reine d'Espagne, tous deux sous la férule d'Alberoni. Ce nouveau ministre, commandant à baguette, etc... »

3. Tome XXIX, p. 287.

4. Dans une lettre du 16 mars 1716 (vol. *Espagne* 250, fol. 57), le duc de Saint-Aignan trace ainsi un des côtés du caractère d'Alberoni : « Il est si peu le maître de son naturel imprudent et emporté, que sa dissimulation échouera toujours dans une conversation un peu longue, où quelqu'un qui sera au fait de son caractère voudra s'attacher à exercer sa vivacité. Je crois qu'il connoît là-dessus son foible; car il évite autant qu'il le peut les entretiens avec ceux à qui il est bien aise de dérober la connoissance de ses dispositions. »

Pape, contre l'invasion qu'il craignoit des Turcs, de six vaisseaux de guerre, quatre galères, douze bataillons faisant huit mille hommes, les officiers compris, et de quinze cents chevaux; que ces troupes seroient sous les étendards du Pape, commandées[1] par deux lieutenants généraux qui obéiroient au général de Sa Sainteté, lesquelles seroient aux frais du Pape dès qu'elles lui seroient livrées armées et les cavaliers montés. Le roi d'Espagne se chargeoit des frais de la marine, et, quant au transport des troupes de Barcelone à Civita-Vecchia[2], il comptoit que ce seroit par les vaisseaux d'Espagne et de Portugal. Le rare est qu'Alberoni parloit en même temps aux ministres d'Angleterre et de Hollande pour[3] avoir des vaisseaux[4], et qu'ils en promettoient en doutant fort que l'intérêt du commerce de Levant permît à leurs maîtres d'en fournir[5].

Triste et secrète entrevue du Prétendant et de Cellamare. Berwick et Bolingbroke mal avec le Prétendant, qui prend Magny. Quel est Magny. Violents

Le roi Jacques, caché près de Paris, hors d'espérance de tout secours de la part du Régent, essaya encore de toucher l'Espagne; il obtint avec peine de Cellamare une entrevue secrète avec lui dans un coin du Bois de Boulogne[6]. Là il lui fit une peinture vive et touchante de sa situation, de son embarras sur le lieu de sa retraite et sur les moyens de subsister, rejeta le mauvais succès de son entreprise sur la conduite suspecte de Bolingbroke, qu'il venoit de destituer de sa place de secrétaire d'État, et se plaignit amèrement du duc de Berwick, qui n'avoit

1. Il y a *commandés* dans le manuscrit; mais c'est un lapsus de Saint-Simon : le texte de Torcy porte *commandées*.

2. Port des États de l'Église sur la côte de Toscane, entre Livourne et l'embouchure du Tibre. — Sur ces secours, il faut voir les lettres de M. de Saint-Aignan des 10 et 24 février dans le vol. *Espagne* 249.

3. Avant p^r, Saint-Simon a biffé *qui en promettoi[ent]*.

4. Il demandait ces vaisseaux au nom du pape, qui les noliserait contre les Turcs.

5. Tout ce paragraphe a pour source les pages 253 à 256 des Mémoires de Torcy.

6. Près du château de Madrid, disait Torcy (p. 266).

offices de l'Angleterre partout contre tout secours et retraite à ce prince. Fausses souplesses à l'Espagne jusqu'à se liguer avec elle pour empêcher l'Empereur de s'étendre en Italie, et secourir le roi d'Espagne en France, si le cas d'y exercer ses droits arrivoit.

jamais voulu passer en Écosse. Il pria Cellamare de ne leur rien confier de ses affaires, mais d'en conférer seulement avec Magny[1], qu'il avoit choisi. C'étoit un choix bien étrange, comme on le verra dans la suite. Ce Magny étoit fils de Foucault, conseiller d'État distingué et riche, qui avoit eu le crédit de le faire succéder[2] en sa place intendant de Caen. Il y avoit fait tant de sottises qu'il n'y pût être soutenu[3], et de dépit et de libertinage avoit vendu sa charge de maître des requêtes, et s'étoit fait introducteur des ambassadeurs[4], où il ne put durer longtemps. Jacques témoigna à Cellamare que sa retraite à Rome seroit fort préjudiciable à ses affaires en Angleterre ; qu'il n'espéroit plus que le duc de Lorraine voulût le recevoir[5] ; laissa entrevoir, mais sans insister, son desir de l'être en Espagne, dit qu'il ne voyoit qu'Avignon, mais qu'en quelque lieu que ce fût il auroit grand besoin de secours, tant pour lui que pour ceux qui avoient tout perdu pour le suivre. Il finit par demander cent mille écus au roi d'Espagne. Cellamare s'en tira le plus honnêtement qu'il put, mais sans engagement, dont il comprenoit les conséquences[6]. Georges demandoit formellement à toutes les puissances de l'Europe de refuser tout secours et toute retraite à son ennemi et à ses adhérents. Stair venoit de faire cette demande au Régent par un mémoire très fort[7], et l'agent d'Angleterre étoit chargé du même

1. Nicolas-Joseph Foucault de Magny : tome XIII, p. 438.

2. *Succeder* a été ajouté en interligne.

3. Déjà raconté dans nos tomes XIII, p. 437-438, et XVIII, p. 115-116.

4. Nous l'avons vu succéder en cette qualité au baron de Breteuil en octobre 1715 : tome XXIX, p. 120.

5. D'après Torcy, qui tenait probablement ces renseignements de Cellamare lui-même, le prince énuméra les divers pays d'Europe, où il pourrait tenter de se retirer : Rome, Suède, Cantons suisses, Lorraine, Espagne et Avignon.

6. Comparez pour tout ce qui précède, depuis le commencement du paragraphe, les pages 265 à 268 des Mémoires manuscrits de Torcy.

7. Dangeau n'a pas mentionné ce mémoire ; mais il en est assez lon-

office auprès du roi d'Espagne. La cour d'Angleterre étoit d'autant plus vive là-dessus qu'elle connoissoit la mauvaise disposition des peuples et la haine du sang qu'elle avoit répandu ; ce qui l'engagea à entretenir dans les trois royaumes jusqu'à trente-cinq mille hommes et quarante vaisseaux de guerre. Dans cette situation douteuse, le ministère anglois chercha de plus en plus à s'assurer l'Espagne. Les flatteries et les confidences ne furent pas épargnées, jusqu'à montrer de la jalousie de la puissance de l'Empereur en Italie, et[1], enclins[2] à se liguer avec l'Espagne pour l'empêcher de s'y étendre, à lui confier que l'Angleterre avoit refusé un traité proposé par l'Empereur, parce qu'il y vouloit stipuler qu'elle lui garantiroit la Toscane[3], à la flatter de l'attention à ne rien faire à son préjudice, enfin à leurrer le roi d'Espagne de ses secours dans les cas qui pourroient arriver en France, qui donneroient lieu à ses grands droits[4].

Rien ne pouvoit être plus agréable à la cour d'Espagne que l'alliance que le roi d'Angleterre lui proposoit. Le but véritable du secours offert au Pape étoit d'avoir un corps de troupes en Italie pour tâcher, suivant les événe- But du secours d'Espagne* au Pape, Le roi et la reine d'Espagne

guement parlé dans le procès-verbal de la séance du conseil de régence du 11 mars: ci-après, appendice I. Le mémoire lui-même daté du 9 mars, et la réponse qu'y fit le Régent ont été imprimés dans les *Mémoires de Lamberty*, tome IX, p. 386-389, et dans la *Gazette d'Amsterdam*, Extraordinaire xxx. Le Régent, au lieu de remettre sa réponse à Stair, l'envoya à M. d'Iberville à Londres avec mission de la donner en mains propres à Stanhope (lettres d'Iberville des 23 et 26 mars: vol. *Angleterre* 280). Stair avait précédemment remis une autre requête dont les *Mémoires de Lamberty* donnent le texte, tome IX, p. 364-366 ; voyez aussi le vol. *Angleterre* 279.

1. *Et* est en interligne au-dessus de *à s'en monstrer*, biffé.

2. Et eux, les Anglais, enclins etc.

3. Qu'elle garantirait à l'Empereur la succession de la Toscane après la mort du Grand-Duc, qui n'avait pas d'enfants.

4. Saint-Simon condense dans cette fin de paragraphe les pages 268 à 274 de Torcy, parfois d'une façon peu compréhensible.

* Les mots *d'Esp.* ont été ajoutés en interligne.

ne perdent point l'esprit d retour, si m alheur arrivoit en France. Alberoni les y confirme ; ses ombrages, ses manèges, son horrible duplicité.

ments, d'y regagner quelque chose de ce qu'elle y avoit perdu ; et, si le Pape, dans la crainte de se rendre suspect, refusoit un si grand secours, il devoit être donné aux Vénitiens qui en demandoient aussi à l'Espagne[1]. Mais ce qui toucha le plus la reine et Alberoni, pour ne pas dire le roi d'Espagne, ce fut la corde de ses grands droits en France adroitement pincée par Stanhope[2], qui produisit le plus doux son à leurs oreilles. Quelque intérêt qu'Alberoni parût avoir de préférer l'Espagne, qu'il gouvernoit sans obstacle, à la France, où il ne pouvoit espérer la même autorité qu'après bien des concurrences et de dangereux travaux, il ne laissoit pas d'être véritable qu'il exhortoit sans cesse le roi d'Espagne à n'abandonner pas le trône de ses pères, si le roi son neveu venoit à manquer, et qu'il n'appuyât ses raisons de tous les artifices et de toutes les lettres vraies ou fausses qu'il disoit qu'il recevoit de France. Il n'inspiroit pas ce desir à la reine avec moins d'application, et on peut avancer avec confiance qu'il y réussit fort bien auprès de l'un et de l'autre[3]. Quelque bien établi qu'il fût en toute confiance et en toute autorité[4], il étoit alarmé des Italiens, des Parmesans surtout et de la nourrice[5]. Il n'oublioit rien pour les faire renvoyer sous prétexte de la dépense qu'ils causoient, et, la reine s'étant souvenue de quelques-uns qu'elle eut envie de faire venir, et à plus d'une reprise, il l'empêcha toujours à son insu, par le moyen du duc de Parme, qui le craignoit et le ménageoit beaucoup[6]. Il ne

1. Torcy, p. 277-278.

2. Saint-Simon avait commencé par écrire *par les A[nglois]* ; il a biffé *les* et surchargé l'*A* par la première lettre de *Stanhope*.

3. Paraphrase de Torcy, p. 278-281.

4. Le 24 février, M. de Saint-Aignan note qu'il paraît moins en faveur auprès de la reine (vol. *Espagne* 249).

5. « La nourrice de la reine, quoique sotte, impertinente, intéressée, lui faisoit ombrage, disait Torcy (p. 284) ; il travailloit à la renvoyer en Lombardie ». Il a déjà été parlé d'elle dans le tome XXIX, p. 287, et ci-dessus, p. 40.

6. Torcy, p. 283-285.

perdoit point d'occasion de vanter au roi et à la reine la nécessité et l'utilité de ses conseils, et, sur l'avis donné par l'Angleterre du prétendu discours du Régent à Stair sur le Prétendant, rapporté ci-dessus[1], Alberoni fit souvenir le roi d'Espagne du conseil qu'il lui avoit donné à la mort du Roi son grand-père de ne se pas fier au Régent, mais de se conduire avec lui comme s'il devoit être son plus grand ennemi[2]. En même temps il faisoit écrire à Son Altesse Royale que Leurs Majestés Catholiques étoient parfaitement contentes[3] de ses sentiments, et que lui, Alberoni, n'oublioit rien pour maintenir une parfaite intelligence entre les deux couronnes[4]. L'union de l'Espagne et de l'Angleterre, qui se resserroit toujours, inquiéta enfin l'ambassadeur d'Hollande à Madrid, qui comprit que les Anglois y trouvoient leur compte, et que ce ne pouvoit être qu'au préjudice du commerce des Provinces-Unies. Par cette considération il pressa ses maîtres de gagner les Anglois de la main, en se hâtant d'achever la négociation commencée avec l'Espagne pour lui fournir des vaisseaux[5].

Inquiétude de Ripperda.

Le roi d'Espagne avoit protesté contre la bulle qui révoquoit le tribunal de la monarchie en Sicile[6]. Le roi de Sicile, qui craignoit quelque secrète intelligence entre le Pape et l'Empereur pour le[7] dépouiller de cette île, pressoit le roi d'Espagne de s'employer plus fortement à Rome pour ses intérêts. Son ministre s'adressoit toujours au cardinal del Giudice, qui n'avoit plus que le nom de premier ministre, qui ne se contraignit pas de lui ré-

Crainte du roi de Sicile. Liberté de discours du cardinal del Giudice.

1. Ci-dessus, p. 38.
2. Copie presque textuelle de la page 285 de Torcy.
3. Il y a *contents* dans le manuscrit, parce que Torcy avait mis : *le roi et la reine d'Espagne.*
4. Torcy, p. 285-286. — 5. *Ibidem*, p. 286-287.
6. Dans le tome XXIX, p. 391 et suivantes, le sujet de ce différend entre le pape et le nouveau roi de Sicile a été exposé et commenté.
7. *Le* corrige *l'en*.

pondre qu'il n'avoit rien à espérer de la foiblesse d'un aussi mauvais gouvernement, qui, aussi bien que celui de France, ne se soucioit que de demeurer en paix[1].

Étrange scélératesse de Stair confondue par elle-même.

Stair commit en ce même temps une scélératesse complète : il manda faussement au roi son maître que la France armoit puissamment pour le rétablissement du Prétendant, avec tous les détails des ports, des vaisseaux et des troupes. Ce bel avis mit l'alarme en Angleterre ; les fonds publics y baissèrent aussitôt. Le roi d'Angleterre étoit près d'aller[2] au Parlement demander des subsides pour la guerre inévitable avec la France et pour la sûreté de l'Angleterre. Monteleon, qui sentit l'intérêt que l'Espagne avoit d'empêcher la rupture de l'Angleterre avec la France, parla si ferme et si bien à Stanhope, qu'il l'arrêta tout court ; que ce ministre, voyant ensuite clairement[3] que cet avis n'avoit point d'autre fondement que la malignité de celui qui l'avoit donné, changea tout à coup de système. Il avoit commencé à proposer[4] à Monteleon une union entre l'Angleterre et l'Espagne pour la neutralité de l'Italie, et même pour la garantie au roi de Sicile de ce qu'il possédoit en vertu du traité d'Utrecht ; il sentoit le mécontentement universel qui fermentoit dans toute la Grande-Bretagne du gouvernement, et l'importance de l'affranchir de l'inquiétude des secours que la France et l'Espagne pourroient donner au Prétendant ; il revint donc à souhaiter que la France entrât dans l'union dont on vient de parler, et se porter[5] en même

1. « Le cardinal del Giudice ne dissimuloit pas que le seul plan du conseil de Madrid, aussi bien que du conseil de France, étoit de demeurer en repos, et, suivant l'expression du cardinal, de digérer le ventre au soleil » (Torcy, p. 289).

2. *D'aller* corrige *de d[emander]*.

3. Saint-Simon a ajouté ici le mot *veu* en interligne, comme s'il y avait eu *ayant* et non *voyant*.

4. Les mots *commencé à* sont en interligne, au-dessus de *souvent*, biffé, et *proposer* corrige *proposé*.

5. Saint-Simon a voulu dire *se portât*.

temps pour garante de la succession à la couronne de la Grande-Bretagne dans la ligne protestante, conformément aux actes du Parlement[1]. Aussi[2] la scélératesse de Stair et cet infatigable venin qui lui faisoit empoisonner les choses les plus innocentes, et controuver les plus fausses pour brouiller la France avec l'Angleterre, fit un effet tout opposé à ses intentions, et cette époque fut le commencement du chemin de[3] l'union tant souhaitée par l'abbé Dubois entre la France et l'Angleterre, et la base première de la grandeur de cet homme de rien, qui en sut très indignement profiter pour l'État, et très prodigieusement pour sa fortune. Stair présenta un mémoire de différents griefs, qui, excepté les secours à refuser au Prétendant, n'étoient pas grand chose[4]. Le mémoire fut répondu de manière qu'on en fut content en Angleterre ; ce qui fit tomber la pensée qu'on y avoit eue de prendre le roi d'Espagne pour médiateur de ces petits différends.

Faux et malin bruit répandu sur les Renonciations.

Un[5] autre bruit aussi malicieux fut répandu en même temps à Paris, dans le dessein sans doute d'examiner l'impression qu'il feroit. On parloit d'un traité fort secret, signé par le prince Eugène et le maréchal de Villars, qui seuls en avoient eu la conduite, qui annuloit les renonciations du roi d'Espagne à la couronne de France, et qui en ce cas assuroit celle d'Espagne au roi de Sicile[6].

1. Tout ce qui précède est le résumé des pages 289 à 292 de Torcy. Ce qui va suivre, au contraire, a une autre source, et ne semble être que des raisonnements de Saint-Simon lui-même.

2. Il y a *Ausy* ou *Ansy* dans le manuscrit; faut-il lire *Aussy* ou *Ainsy* ?

3. Les mots *du chemin de* sont en interligne au-dessus de *de*, biffé.

4. Mémoire du 7 avril (vol. *Angleterre* 280, fol. 158).

5. Ici reprend la paraphrase des Mémoires de Torcy; ce paragraphe correspondant aux pages 293-294 de son manuscrit.

6. Le *Journal de Buvat* (tome I, p. 122-124) enregistre assez longuement ce bruit ; il donne les trois points de l'article secret : 1° retour de Philippe V en France pour succéder à Louis XV ; la France recevrait alors le comté de Nice et la Savoie ; 2° abandon par le roi Victor-

Ce bruit étoit fomenté avec soin ; le Régent n'en prit pas la plus légère inquiétude ; mais on remarqua [que] Leurs Majestés Catholiques parurent depuis bien plus attentives à tout ce qui pouvoit regarder cette succession.

Propositions très captieuses contre le repos de l'Europe faites par l'Angleterre à la Hollande, qui élude sagement.

Le roi d'Angleterre[1], toujours inquiet de sa situation domestique, fit deux propositions aux Hollandois, l'une de fortifier et de rendre plus nombreuse la garantie de la succession au trône de la Grande-Bretagne dans la ligne protestante, l'autre de s'expliquer sur l'alliance défensive à faire entre l'Empereur, l'Angleterre et les États-Généraux. Ils répondirent sur le premier qu'ils verroient avec plaisir la garantie fortifiée par d'autres princes, et qu'ils étoient disposés à entrer avec Georges dans le concert de la manière dont ce projet pourroit s'exécuter. La seconde leur parut très délicate pour le repos de l'Europe, et en particulier sur les intérêts du roi d'Espagne. Ils se tinrent d'autant plus réservés que Walpole[2] montroit plus de chaleur sur cette affaire à la Haye, et que le résident de l'Empereur[3] cabaloit ouvertement dans le même esprit à Amsterdam. Ils ne songèrent donc[4] qu'à éluder et à gagner du temps, et répondirent

Amédée de la Sicile et de toutes ses possessions d'Italie en échange de la couronne d'Espagne et des Indes ; 3° attribution à l'Empereur de la Sicile, du royaume de Naples et du Piémont. Buvat raconte que l'Empereur donna connaissance de ce traité au comte du Luc, qui s'empressa d'en faire part au Régent. Celui-ci aurait alors vivement réprimandé le maréchal de Villars de lui avoir caché cette convention. — Il est inutile de dire qu'il n'y avait aucun fondement à tout cela, et qu'il n'y en a point trace dans la correspondance du comte du Luc ; mais le bruit en courut aussi en Espagne (lettre de M. de Saint-Aignan du 17 juin vol., *Espagne* 251).

1. Ce paragraphe correspond aux pages 295 à 297 des Mémoires de Torcy, et dans ce manuscrit tout ce passage est écrit de la main même du ministre.

2. Horace Walpole (tome XV, p. 199) était alors envoyé d'Angleterre en Hollande.

3. C'était le baron de Heems (*Gazette*, p. 216).

4. *Donc* a été ajouté en interligne.

qu'ils en délibèreroient, et en diroient après plus particulièrement leur pensée.

Frayeur égale du Pape de l'Empereur et du Turc.

Le grand armement des Turcs obligeoit cependant l'Empereur à se préparer tout de bon à n'être pas prévenu, et jetoit l'Italie dans l'effroi. Le Pape, sans défense et sans moyens, sollicitoit des secours de France et d'Espagne[1]; en même temps il craignoit encore plus l'Empereur. Il savoit que ce prince ne consentiroit jamais, sous quelque prétexte que ce pût être, de laisser entrer des troupes françoises ou espagnoles en Italie; ainsi le Pape refusa celles qui lui furent offertes, et demanda des vaisseaux et des galères, dont l'Empereur ne pouvoit prendre d'ombrage[2].

Stanhope propose nettement à Trivié de céder à l'Empereur la Sicile pour la Sardaigne.

Quelque[3] satisfaction que la cour d'Angleterre eût témoignée de la réponse du Régent au mémoire de Stair, dont on vient de parler[4], l'animosité nourrie par cet ambassadeur se manifestoit encore. Le roi de Sicile, qui n'avoit pu tirer aucune protection du roi d'Espagne à Rome[5], qui lui-même avoit plusieurs grands démêlés avec cette cour, en chercha en Angleterre pour son accommodement avec l'Empereur, qui étoit toujours suspendu. Trivié, son ambassadeur à Londres, y employa Monte-

1. Les correspondances envoyées de Rome, de Naples et de Venise à la *Gazette* pendant les mois de janvier, de février et de mars, se font l'écho des craintes qu'on avait en Italie d'une attaque des Turcs. Le Pape avait écrit des brefs à tous les princes chrétiens pour leur demander des secours (p. 89), et il avait accordé à l'Empereur une levée de décimes sur les biens ecclésiastiques des états d'Autriche (p. 114).

2. Mémoires de Torcy, p. 298-299.

3. Tout le long paragraphe qui commence et qui est relatif aux intrigues de Stanhope avec l'ambassadeur de Sicile est le résumé des pages 312 à 323 des Mémoires de Torcy. Ce ministre devait utiliser pour ce récit les correspondances interceptées du marquis de Trivié et peut-être celles de l'ambassadeur d'Espagne Monteleon.

4. Ci-dessus, p. 47.

5. A propos de l'affaire du « tribunal de la monarchie »: tome XXIX, p. 391 et suivantes; voyez ci-dessus, p. 45.

leon auprès de Stanhope, parce qu'il l'en voyoit toujours fort caressé, et le ministre anglois entra en matière avec le piémontois. Ce dernier fut étrangement surpris quand après les compliments et les préfaces ordinaires, il entendit Stanhope lui déclarer que la Sicile arrêteroit toujours tout accommodement, lui[1] vouloir persuader après que cette île étoit à charge à la maison de Savoie, enfin revêtir le personnage de ministre de l'Empereur, et lui proposer en échange la Sardaigne pour conserver à son maître la dignité royale[2]. Trivié répondit qu'il ne pouvoit négocier sur une condition qu'il étoit sûr que son maître n'accepteroit jamais. Stanhope entreprit de lui démontrer la facilité que l'Empereur avoit de se rendre maître de la Sicile, lui dit que l'affaire seroit déjà faite si le roi d'Angleterre eût seulement consenti à le laisser agir ; qu'il s'y étoit opposé jusqu'alors, et tout nouvellement encore. Trivié pria Stanhope de se souvenir qu'il n'y avoit que cinq ou six mois qu'il lui avoit dit qu'il ne tenoit qu'à la France et à l'Espagne que l'Angleterre n'eût moins de déférence pour l'Empereur, d'où il lui demanda pourquoi donc ils déféroient tant à la cour de Vienne. Stanhope répliqua que les choses étoient changées ; qu'alors ils avoient lieu de croire que le Régent vouloit vivre en parfaite intelligence avec le roi d'Angleterre, mais que depuis ils ne le pouvoient regarder que comme un ennemi caché, incapable de repos, toujours prêt à exciter des troubles dans la Grande-Bretagne, à y faire tout le mal qu'il pourroit à la maison régnante, dont le remède étoit à former une ligue contre elle, où le roi de Sicile entrât, pour terminer par là ses différends avec l'Empereur. Il ajouta qu'il n'y auroit point de guerre en Hongrie cette année, mais ailleurs ;

Stanhope emploie jusqu'aux menaces pour engager la Savoie contre la France. But et vues de Stanhope. Préférence du roi Georges de ses états d'Allemagne à l'Angleterre cause de ses ménagements pour l'Empereur. Conseil de Vienne et celui de Constantinople divisés sur la guerre.

1. *Luy* surcharge *avec*.

2. A Londres on prétendait que les premières ouvertures de cet échange venaient du roi de Sicile lui-même (lettre d'Iberville du 16 avril : vol. *Angleterre* 280).

n'oublia rien pour persuader Trivié des grands avantages que le roi de Sicile retireroit[1] d'une guerre contre la France, étant soutenu d'aussi puissants alliés; lui fit valoir le service que l'Angleterre lui avoit rendu en arrêtant l'Empereur jusqu'alors sur la Sicile; lui déclara que, si le roi de Sicile hésitoit encore, le roi d'Angleterre ne pourroit plus empêcher l'Empereur d'exécuter ses projets. Trivié tâcha inutilement de lui rendre suspecte pour l'Angleterre même la puissance de la maison d'Autriche. Stanhope vouloit susciter de puissants ennemis à la France, et n'en trouvoit point de plus dangereux à porter la guerre dans l'intérieur du royaume que le duc de Savoie par sa situation. Il craignit en même temps que les ministres de France et d'Espagne[2], que Trivié voyoit souvent, ne traversassent son projet, et mit tout en œuvre pour les lui rendre suspects. Monteleon, bien qu'amusé par l'apparente confiance et les caresses de Stanhope, et par l'espérance d'une ligue défensive de l'Espagne avec l'Angleterre et la Hollande, avoit pénétré qu'il se traitoit une alliance défensive entre ces deux dernières puissances et l'Empereur, et que la conclusion n'en étoit arrêtée que par l'espérance de l'Angleterre de rendre cette ligue offensive. Néanmoins les affaires domestiques de l'Angleterre ne lui permettoient pas de songer tout de bon à l'offensive. Le ministre impérial à Londres[3] s'en plaignit et embarrassa. Le roi d'Angleterre ne regardoit point sa couronne comme un bien solide; ses États d'Allemagne l'occupoient bien autrement[4]; par cette raison il vouloit

1. Écrit *retireoit*, par mégarde. — 2. Iberville et Monteleon.
3. Le comte de Wolkra.
4. Torcy disait avec plus de détail (p. 323): « Le roi Georges étoit persuadé qu'il ne devoit regarder comme biens solides que ses états héréditaires; que ceux que la fortune lui avoit donnés au-delà de la mer étoient très casuels; que leur conservation dépendroit toujours du caprice d'une nation inconstante, attentive à tenir ses rois dans sa dépendance et principalement occupée à ne jamais dépendre elle-même de leur volonté. »

plaire à l'Empereur, et le mettre en état d'agir lorsque l'intérêt commun des puissances, engagées dans la dernière ligue contre Louis XIV et Philippe V, demanderoit qu'elles se réunissent et reprissent les armes. Il prenoit tous les soins à lui possibles pour détourner le Grand Seigneur de faire la guerre à l'Empereur, que le grand vizir et le prince Eugène vouloient, que presque tous les ministres impériaux, sur tous les espagnols, craignoient, et que le mufti détournoit. Le prince Eugène prétendoit que, si l'Empereur différoit à attaquer les Turcs lorsqu'il le pouvoit avec avantage, il le seroit lui-même par eux l'année suivante avec un grand désavantage[1].

Escadres angloise et hollandoise vont presser le siège de Wismar.

Cette attention prépondérante du roi d'Angleterre pour ses États d'Allemagne l'occupoit fort de la guerre du nord et de chasser les Suédois de ce qui leur restoit dans l'Empire. De toutes leurs anciennes conquêtes ils n'avoient conservé que Wismar[2]. Il fut donc résolu en Angleterre d'envoyer vingt vaisseaux presser la reddition de cette place, auxquels les Hollandois en joignirent douze des leurs. C'étoit bien plus qu'il n'en falloit pour accabler les Suédois dans la réduction déplorable où ils étoient; mais le gouvernement d'Angleterre faisoit toujours semblant de craindre un secours que le Régent n'étoit ni en volonté ni en pouvoir de donner[3]. Ce n'étoit pas que les ministres anglois et allemands pussent douter de ses intentions; mais il étoit de l'intérêt de ce ministère de maintenir les alarmes d'une guerre prochaine avec la France, pour continuer d'obtenir des subsides du Parlement, qu'il

Nouvelles scélératesses de Stair. Intérêt du ministère anglois de toujours craindre la France pour tirer des subsides du Parlement.

1. Copie presque textuelle des pages 324 et 325 des Mémoires de Torcy.

2. Ville du duché de Mecklembourg, au fond d'une baie de la mer Baltique, à peu de distance de Lübeck, de Rostock et de Schwerin; elle avait été cédée à la Suède par les traités de Westphalie. Elle était assiégée par les troupes danoises, prussiennes et hanovriennes depuis le mois de décembre 1715; nous la verrons capituler ci-après, p. 113.

3. Torcy, p. 325-326.

auroit refusés dans une paix bien assurée[1]. Ainsi, bien servis par Stair pour continuer les défiances et les jalousies, il leur mandoit faussement que le Régent lui avoit promis de chasser tous les Anglois rebelles et qu'il manquoit à sa parole, et leur suggéroit de solliciter Son Altesse Royale de poursuivre le Prétendant jusque dans Avignon, et d'obliger le Pape à l'en faire sortir s'il s'y vouloit retirer[2]. En même temps ils ne pouvoient ignorer les secours que l'Espagne avoit donnés à cet infortuné prince; mais, résolus de l'ignorer, ils n'épargnoient aucunes assurances de l'amitié et de l'union la plus intime avec elle. Le roi d'Angleterre déclara qu'il se croyoit comme[3] engagé par le traité d'Utrecht à garantir la neutralité de l'Italie, et qu'il étoit disposé à former de nouvelles liaisons avec le roi d'Espagne pour la maintenir, et de plus pour confirmer et renouveler toutes alliances précédentes[4]. Monteleon profita de tant d'empressement extérieur pour parler à Stanhope de la triple alliance proposée par l'Angleterre entre elle, l'Empereur et la Hollande, dont Walpole avoit depuis peu présenté le projet aux États-Généraux[5]. Stanhope[6] ne put désavouer un fait public; mais il assura Monteleon que ce projet n'avoit rien de contraire aux traités de paix, aux intérêts du roi d'Espagne ni au renouvellement proposé entre l'Angleterre et l'Espagne des anciennes alliances, ni à prendre avec elle un nouvel engagement pour la neutra-

Continuation d'avances infinies de l'Angleterre à l'Espagne. Monteleon en profite pour s'éclaircir sur la triple alliance proposée par l'Angleterre avec l'Empereur et la Hollande. Souplesse de Stanhope.

1. Après le paragraphe des Mémoires de Torcy dont cette phrase est le résumé (p. 326-327), commence dans ce manuscrit, avec la page 328, le second trimestre de l'année 1716.

2. Les six derniers mots ont été ajoutés en interligne.

3. L'abréviation *co*[e] est en interligne, au-dessus d'un second *croyo[it]*, biffé.

4. Mémoires de Torcy, p. 328-329.

5. Voir ci-après, à l'appendice I, l'extrait de la séance du 1er avril du conseil de régence, et, dans le vol. *Angleterre* 280, la lettre de M. d'Iberville du 2 avril.

6. Écrit ici *Stanthope*.

lité de l'Italie. Il lui fit valoir le refus de l'Angleterre à d'autres propositions que l'Empereur lui avoit faites, et finit par beaucoup d'aigreur et de plaintes contre la France, qu'il dit chercher à négocier avec l'Angleterre, laquelle ne l'écouteroit point qu'elle n'eût des preuves de sa sincérité, et qu'elle ne sût ce que le Prétendant deviendroit et ceux qui suivoient sa fortune. Stanhope tiroit ainsi avantage de la disposition de la France à conserver la paix, et de ce qu'elle avoit agréé les offres que lui avoit faites Duyvenwoorden[1] de travailler au rétablissement d'une parfaite intelligence entre elle et l'Angleterre, laquelle en même temps recherchoit le roi d'Espagne, au point que Monteleon lui manda qu'il dépendoit de Sa Majesté Catholique de faire seule une alliance avec l'Angleterre ou d'y faire comprendre la France[2].

Crainte domestique du ministère anglois, qui veut rendre les parlements septénaires.

Parmi tant de mouvements contraires et de propositions trompeuses, les ministres d'Angleterre étoient fort occupés au dedans. Leur parti whig, qui avoit triomphé des tories par la mort de la reine Anne et la faveur de Georges son successeur, craignoit la vengeance de la tyrannie qu'il avoit si cruellement exercée, si le parti opprimé, soutenu du mécontentement général du gouvernement, reprenoit le dessus. Le Parlement, rendu triennal, n'avoit plus qu'une année à durer, il étoit de

1. Adrien, baron de Wassenaer de Duyvenwoorden, né en 1669, était entré de bonne heure dans la diplomatie et avait été mêlé aux négociations relatives à la succession de Charles II d'Espagne; envoyé plus tard à Londres comme chargé d'affaires de Hollande, il quitta ce poste en avril 1716 (*Gazette*, p. 213), revint alors en Hollande, où nous le verrons mêlé activement aux négociations des années 1717 et 1718. Il mourut subitement le 15 décembre 1721 (*Gazette* de 1722, p. 24). Il était président de la chambre des comptes de Hollande, drossart de Bréda et grand bailli de Hulst. — Saint-Simon écrit *Duywenworde*.

2. Mémoires de Torcy, p. 330-332. Il est souvent question dans les lettres de M. d'Iberville des efforts du plénipotentiaire hollandais pour établir une entente intime entre la France et l'Angleterre (vol. *Angleterre* 279 et 280).

l'intérêt des ministres de le prolonger encore de quelques années, en quoi s'accordoit celui de la chambre basse, dont les membres continués épargnoient les brigues et l'argent d'une autre élection. Celle des seigneurs y étoit opposée, parce que, ne craignant point de changement pour elle, la plupart en desiroient dans celle des communes contre le gouvernement présent; mais, en Angleterre comme dans les autres pays, ce n'étoit plus le temps des seigneurs. Les ministres et les principaux de leurs amis des communes travailloient donc de concert à cette grande affaire, qui absorboit presque toute l'application des ministres, parce que les[1] autres affaires n'étoient que celles de l'État[2] et que celle-ci étoit la leur même, et la plus importante à la conservation de leurs places et de leur autorité. C'étoit aussi la principale du roi d'Angleterre. Leur projet étoit de faire passer un acte de prolongation du Parlement pour quatre années; mais ils vouloient être certains d'y réussir avant de le présenter[3].

Le Régent ne peut être dépris de

Quelque[4] soin que prît Stair de cacher ses scélératesses en France, de voiler et d'affoiblir celles dont il ne[5]

1. *Les* est répété deux fois, à la fin d'une ligne et au commencement de la suivante.

2. Le mot *de* corrige *du*, et *l'* surcharge une lettre qui semble être un *P*.

3. Mémoires de Torcy, p. 332-334. Dangeau parle de cette affaire le 28 avril et le 5 mai (p. 370-371 et 374). Il y eut en effet de fort longues discussions, dont les correspondances de la *Gazette* se sont fait l'écho (p. 188, 203, 215-216, 227). Enfin le 27 avril, les Communes adoptèrent la prolongation pour quatre années du Parlement en fonctions, et les Lords approuvèrent le lendemain cette décision (*Gazette*, p. 237; lettres de M. d'Iberville du 2 et du 27 avril dans le volume *Angleterre* 280 au Dépôt des affaires étrangères). Voyez ci-après, p. 118.

4. Saint-Simon quitte les Mémoires de Torcy et n'écrit plus que d'après lui-même; il les reprendra plus loin, p. 106.

5. Les mots *dont il ne* sont en interligne, au-dessus de *qu'il n'y*, biffé.

l'Angleterre. Scélératesse de Stair et de Bentivoglio. Sa foiblesse à leur égard; comment conduite.

pouvoit dérober la connoissance, il n'évita pas[1] d'y passer pour un brouillon qui y abusoit de son caractère, et d'y être fort haï, à quoi son air audacieux ajoutoit encore; mais il fut heureux au Palais-Royal; ce triumvirat, qu'il avoit captivé, auroit cru se faire tort de revenir à son égard sur soi-même. Dubois, à toute reste[2], vouloit percer par l'Angleterre, parce qu'il ne s'en voyoit pas d'autre moyen; Noailles, qui avoit compris de bonne heure que cet homme-là, tôt ou tard, reprendroit auprès de M. le duc d'Orléans, s'étoit fait un principe de se le dévouer tandis qu'il avoit besoin de lui, de ne le jamais contredire, d'être toujours prêt à l'aider en tout pour le retrouver après à son tour, et Canillac, incapable de la même souplesse, mais sans aucun jugement, demeuroit dans son premier engouement, nourri par les déférences et les admirations de Stair pour lui[3]. Longepierre[4], fade savantasse[5], mais dont les louanges avoient épris le duc de Noailles[6], insinué chez Stair par Rémond[7], et Rémond lui-même, trouvoient leur compte à se mêler des messages des uns aux autres et s'en croyoient importants, tellement que le Régent eut beau voir clair dans la conduite de Stair et de ses maîtres, il n'eut pas la force de secouer cette pernicieuse maxime des deux usurpateurs qu'on lui avoit inculquée[8], ni de résister aux discours continuels de ces trois hommes, qui de concert, tantôt ensemble, tantôt séparément, le tenoient toujours en haleine et mettoient un obstacle continuel à tout ce qui n'étoit pas dans leurs vues par rapport à Stair

1. Saint-Simon avait d'abord écrit *il ne put éviter*; il a biffé *put*, corrigé *éviter* en *n'évita*, ajouté *pas* en interligne, mais oublié de biffer *ne* avant *put*.

2. Tome XX, p. 292. — 3. Voyez tome XXIX, p. 270.

4. Hilaire-Bernard de Requeleyne, baron de Longepierre: tome X, p. 5.

5. « Terme d'injure, qui se dit d'un homme qui affecte de paroître savant, mais qui n'a qu'un savoir confus » (*Académie*, 1718).

6. Tome XXVI, p. 373.

7. Tome XXIX, p. 261 et suivantes. — 8. Ci-dessus, p. 6-7.

et à l'Angleterre. J'eus souvent des prises là-dessus avec le Régent. Si j'avois moins connu sa foiblesse, j'aurois souvent espéré le faire changer de boussole[1]; mais je n'étois qu'un contre trois, dont l'assiduité successive renversoit aisément tout ce que j'avois dit, démontré, même persuadé, et le Régent, contre son gré flottant, étoit toujours raccroché par eux. Il s'en dédommageoit par des brocards sur eux, auxquels Dubois étoit accoutumé, et dont Noailles ne faisoit que secouer les oreilles[2], mais dont l'orgueil de Canillac étoit souvent blessé. Le Régent le laissoit bouder, rioit, et quelquefois après le caressoit, tant son jargon important l'avoit accoutumé à le considérer. Stair et Bentivoglio étoient deux têtes brûlées[3] qui, pour leur fortune, n'avoient rien de sacré, et ne travailloient qu'à culbuter la France, et, si l'un des deux étoit plus corrompu, plus noir, plus scélérat que l'autre, c'étoit assurément Bentivoglio; tous deux imposteurs publics assez pris sur le fait, assez connus, assez déshonorés jusque dans leurs propres cours, où ils avoient perdu croyance, pour qu'elles ne pussent refuser leur rappel s'il étoit demandé avec quelque force. Mais, si Stair en étoit à l'abri par ses trois protecteurs déclarés, Bentivoglio n'en avoit pas de moins bons. Effiat, sans croire en Dieu, lui étoit vendu, et il imposoit à son maître. La foiblesse de ce prince craignoit le maréchal de Villeroy et les cardinaux de Rohan et Bissy, ses ardents et très intéressés protecteurs. Je parle des cardinaux; car le maréchal, ce n'étoit que par sottise d'habitude du feu Roi. Ainsi le Régent, sous le nom et le caractère de nonce du Pape et d'ambassadeur d'Angleterre, conserva près de lui les deux plus grands et plus dangereux boute-feu[4], et les deux plus grands ennemis

1. Locution figurée qui n'était pas mentionnée dans le *Dictionnaire de l'Académie*.

2. Tome VIII, p. 274. — 3. Déjà rencontré, tome XVIII, p. 274.

4. Tome XX, p. 339. Saint-Simon écrit *boutte-feux*, comme *l'Académie* de 1718.

que la France et sa personne pussent avoir. On en verra quelques traits de cet infâme nonce, qui n'étoit point honteux d'entretenir une fille de l'Opéra[1], dont il eut deux filles qui y entrèrent depuis, si publiquement connues pour telles, qu'on ne les nomma jamais que la Constitution et la Légende[2]. Si j'avois grossi ces *Mémoires* de ce qui s'est passé en détail sur la Constitution pendant la Régence et la nonciature de Bentivoglio, ce n'est point employer un terme trop fort que dire, et dans toute son étendue, que les cheveux se dresseroient dans la tête à la lecture de la conduite véritable et journalière de Bentivoglio. Il étoit encore soutenu par l'ancien évêque de Troyes, qui avoit pensé tout différemment autrefois, mais que son ami le maréchal de Villeroy, les Rohans et la cabale avoit su retourner, et qui s'en croyoit plus à la mode d'une part, plus compté de l'autre.

Le parti de la Constitution n'oublie rien pour me gagner, jusqu'à une tentation horrible.

Ce parti, dès aussitôt après la mort du Roi, avoit travaillé à me gagner, du moins à ne m'avoir pas contraire. Il n'ignoroit pas mes sentiments par le P. Tellier, à qui je ne les avois pas cachés; on a vu en leur temps ce qui s'est passé là-dessus entre lui et moi[3]. Le cardinal de Bissy, et quelque temps après le prince et le cardinal de Rohan, tous deux ensemble, m'en parlèrent. Je répondis civilement et modestement. Je dis que je n'étois point évêque, et aussi peu docte ou docteur; je me battis en retraite[4] de la sorte. Cela ne les contenta pas. Le duc de la Force, de tout temps livré aux jésuites à l'occasion de sa conversion, en effet pour plaire au feu Roi, et s'en approcher s'il eût pu, étoit par même raison initié avec

1. Déjà dit dans le tome XXVII, p. 27.

2. Les mots *la Légende* ont été ajoutés par une autre main dans un blanc laissé par Saint-Simon. — Il a été parlé de l'aînée de ces deux filles dans notre tome XXVII, p. 27, note 1. Quant à la seconde, le passage du *Journal de Barbier* cité alors dit qu'on l'appelait *le Bref*.

3. Tome XXIV, p. 107-119.

4. Locution déjà rencontrée dans le tome VII, p. 350.

les cardinaux de Rohan et de Bissy et les chefs accrédités de leur parti. Ils me le détachèrent pour faire un dernier effort. Ce n'étoit pas que j'eusse levé aucun étendard[1] sur cette affaire ; je me contenois même tout à fait dans les bornes où doit s'arrêter un homme en situation de parler et de dire son avis au conseil de régence, ou en particulier au Régent ; mais ils savoient, dès le temps du feu Roi, sur quoi compter là-dessus par la raison que je viens de dire, et ils étoient alarmés de ma liaison avec le cardinal de Noailles. La Force argumenta avec moi sur le fonds de la matière. Il savoit, et débitoit bien ce qu'il savoit ; mais, comme la politique étoit sa religion, et que, pour persuader, il faut être persuadé soi-même, ce n'est pas merveille s'il n'y put réussir avec moi. A bout enfin de raisons et de raisonnements, il se jeta sur l'intérêt présent et futur du Régent de ménager Rome, les jésuites, le grand nombre des évêques, et s'étendit beaucoup là-dessus. Mais, comme la politique et l'intérêt ne peuvent jamais être mis en la place de la religion et de la vérité, sa politique fut aussi vaine avec moi que sa doctrine. Ne sachant plus que faire, il en vint à un argument *ad hominem*, dont j'ai su depuis que ceux qu'il servoit, et lui-même, avoient tout espéré. Il me dit qu'il avouoit qu'il ne me comprenoit point, et qu'il ne pouvoit allier mon esprit avec ma conduite ; que j'étois ennemi du duc de Noailles sans mesure, sans ménagement, sans pouvoir être adouci par tout ce qu'il ne se lassoit point d'employer pour cela ; que je m'en piquois même ; que je lui rompois en visière à tous moments en plein conseil de régence, et partout où je le pouvois rencontrer ; et que, tandis que je ne me cachois pas du desir que j'avois de le perdre, j'en négligeois le moyen sûr que j'en avois en main, et que j'étois l'ami et le soutien du cardinal de Noailles. Je demandai à la Force quel étoit donc ce moyen sûr de perdre le duc de Noailles, et je

1. « On dit *lever l'étendard* pour dire se faire chef de faction » (*Académie*, 1718).

l'assurai qu'il me feroit grand plaisir de me l'apprendre. « Perdre, me répondit-il, son oncle, et il ne tient qu'à vous en vous tournant au parti contraire. L'oncle perdu, le neveu tombe nécessairement avec lui, et vous êtes vengé. » L'horreur me fit monter la rougeur au visage. « Monsieur, lui répondis-je vivement, est-ce ainsi que se traitent des affaires de religion ? Persuadez-vous bien une fois pour toutes, et le dites nettement à vos amis, que, quelque certain que je pusse être de la chute totale et sans retour du duc de Noailles en arrachant seulement un cheveu de la tête de son oncle, il seroit de ma part en pleine sûreté. Non, Monsieur, encore une fois, ajoutai-je avec indignation, j'avoue qu'il n'est rien d'honnête à quoi je ne me portasse pour écraser le duc de Noailles, mais de le tuer à travers du corps du cardinal[1] de Noailles, il vivra et régnera plutôt deux mille ans. » Le duc de la Force me parut confondu, et depuis cette réponse ils n'ont plus songé à me gagner. Je n'en voulus rien dire au cardinal de Noailles ni à personne qui pût le lui rapporter.

Conduite du duc de Noailles avec moi, et de moi avec lui.

Il est vrai que ma conduite avec le duc de Noailles alloit peut-être jusqu'à abuser des involontaires remords d'un aussi grand coupable à mon égard[2]. Nous ne nous rencontrions qu'en nos assemblées sur nos affaires du Parlement, que ses trahisons, et la jalousie ou la sottise de quelques autres, finirent bientôt, et dont, avant leur fin, mes propos directs et publics le bannirent[3], sans qu'il osât jamais me répondre un mot ; mais à la dernière il dit au duc de Charost, près duquel il étoit assis, que je le poussois de façon que je l'obligerois d'en avoir raison l'épée à la main : raison, il ne l'a ni eue ni même demandée, et

1. Les mots *du Card* surchargent *de son o[ncle]*.

2. Saint-Simon a parlé à plusieurs reprises de la manière dont il vivait avec le duc de Noailles : tomes XXVII, p. 237 et suivantes, et XXIX, p. 208-211, et il y reviendra souvent.

3. Voyez ci-après, à l'appendice IV, p. 432-433, ce qui est dit de la présence du duc de Noailles dans ces assemblées.

l'épée est demeurée doucement dans son fourreau[1]. Partout il me saluoit d'une façon très marquée ; je le regardois un peu hagardement[2], et passois sans m'incliner le moins du monde, et de part et d'autre cela se répétoit sans jamais y manquer, partout où nous nous rencontrions ; quelque accoutumé qu'on y fût, c'étoit un spectacle. Si je passois près de lui, il se rangeoit aussitôt sans que je daignasse y prendre garde, et jamais nous ne nous parlions qu'en Conseil sur les affaires, et tout haut devant tout le monde, sèchement et laconiquement de ma part, de la sienne avec toute la politesse, je n'oserois dire l'air de respect, l'onction et la circonspection qu'il y pouvoit mettre.

Il vint une fois au conseil de régence un jour de conseil d'État[3], sous prétexte d'une affaire de finance pressée. Le Conseil étoit un peu commencé. Il fit dire au Régent qu'il étoit à la porte ; il le fit entrer. Je me levai, parce que tout le Conseil se leva ; il s'assit au-dessous de moi, tout près de moi, et se mit à débiter ce qui l'amenoit, qui n'étoit pas grand chose. Comme il achevoit, je dis à l'oreille au comte de Toulouse, que je joignois de l'autre côté, que le duc de Noailles avoit pris ce prétexte pour tenter de demeurer au Conseil. « Je le croirois bien comme vous, me répondit-il en souriant. — Oh bien ! répliquai-je, nous allons voir ; laissez-moi faire. » Tout ce qui regardoit la finance achevé, le duc de Noailles demeura, et, après quelques moments d'intervalle, M. le duc d'Orléans regarda le maréchal d'Huxelles[4] et luidit : « Allons, Monsieur, continuons. » Monsieur de Troyes lisoit les

1. Déjà dit dans le tome XXIX, p. 210-211.

2. Adverbe qui n'est admis par aucun lexique. Le *Littré* ne cite que le présent exemple de notre auteur.

3. Il veut dire évidemment : un jour de conseil pour les affaires étrangères, qui étoient les matières qui se traitaient spécialement sous Louis XIV dans le conseil d'État proprement dit, où n'entraient que les ministres d'État.

4. Président du conseil des affaires étrangères, ce qui confirme que c'étoit bien un conseil de régence pour ces matières.

dépêches pour soulager le maréchal, parce qu'il avoit la voix et la prononciation bonne, et qu'il lisoit fort bien. Il commença ; au second mot, je l'interrompis et je lui dis : « Attendez donc, Monsieur ; voilà M. de Noailles qui n'est pas sorti[1]. » Et je me tourne tout de suite à regarder le duc de Noailles. Monsieur de Troyes se tut tout court, et tous les yeux regardoient. Je tournai un peu mon siège ployant, pour donner plus d'aisance à M. de Noailles pour sortir, qui, au bout de quelques moments de silence, voyant celui de Monsieur de Troyes et celui du Régent, me tourna le dos avec impétuosité, et, sans saluer personne, s'en alla. Je regardai M. le comte de Toulouse qui rioit, M. le duc d'Orléans qui ne sourcilla pas, et toute la compagnie qui me regardoit aussi, et qui rioit ou sourioit. Ce fut après la nouvelle qu'il avoit fait la tentative et que je l'avois chassé du Conseil. Le comte de Toulouse, M. du Maine, Monsieur le Duc, le maréchal de Villeroy et quelques autres, m'en parlèrent au sortir de la séance, et approuvèrent ce que j'avois fait, et moi je les blâmai de ne l'avoir pas fait eux-mêmes. J'en parlai après au Régent, qui n'osa me désapprouver, à qui je reprochai sa foiblesse, et lui demandai si, pour être du Conseil, il ne tenoit qu'à y entrer pour un moment sous quelque prétexte, et avoir après l'impudence d'y rester.

Une autre fois, que c'étoit de finance, et que le duc de Noailles y étoit, toujours auprès et au-dessous de moi, il se mit à pérorer sur la licence de vendre et de porter des étoffes défendues, sur le tort que cela faisoit aux manufactures du royaume, et s'étendit surtout avec une emphase merveilleuse sur l'abus de porter des toiles peintes, dont la mode l'emportoit sur toute règle et raison, et que les plus grandes dames et toutes les autres, à leur imitation

1. Le règlement du conseil de régence spécifiait que « les chefs ou présidents des conseils ne seroient dans le conseil de régence que pour les affaires de leurs conseils, et qu'ils en sortiroient dès qu'elles seroient finies » (tome XXIX, p. 98).

et à l'abri de leur exemple, portoient publique[ment] et impunément partout, avec le plus scandaleux mépris public des défenses et des peines portées et si souvent réitérées[1]; conclut enfin, avec le même feu d'éloquence, à remédier enfin à un si grand mal et si préjudiciable par des moyens efficaces, mais sans en expliquer ni en proposer aucun, apparemment pour en éviter la haine du beau sexe. On opina là-dessus, ou plutôt on verbiagea sans[2] rien dire plus que des mots. Quand ce fut à mon tour, je louai fort le zèle que témoignoit le duc de Noailles pour le soutien des manufactures de France et contre l'abus de porter des étoffes défendues. J'insistai particulièrement sur celui de porter des toiles peintes, et j'ajoutai même là-dessus à ce que le duc de Noailles en avoit dit. Je fis remarquer avec beaucoup de gravité toute l'importance d'arrêter une mode si générale, et un mépris des lois porté si loin par toutes les femmes de tous états; que cela ne se pouvoit sans une rigueur proportionnée au besoin, qui fût suivie, et qui fît exemple pour toutes: qu'ainsi mon avis étoit que, après avoir renouvelé les défenses, Mme la duchesse d'Orléans et Madame la Duchesse fussent mises au carcan, s'il leur arrivoit d'en porter[3]. Le sérieux du préambule et le sarcasme de la fin causèrent un éclat de rire universel, et une confusion au duc de Noailles qu'il ne put cacher le reste du Conseil, dont il montra en sortant qu'il étoit outré.

Je ne manquois guères les occasions de divertir ainsi à ses dépens moi et les autres, à quoi il ne pouvoit s'accoutumer. Nous remarquâmes, M. le comte de Toulouse et

1. La prohibition des étoffes étrangères en France n'était pas nouvelle: voyez l'anecdote racontée dans notre tome XXI, p. 112-113. Sur la prohibition des toiles peintes ou imprimées, voyez le tome III de la *Correspondance des contrôleurs généraux*.

2. Avant *sans*, il y a un second *la dessus*, biffé.

3. Ce fut dans la séance du 31 juillet 1717 que le duc de Noailles, dans un projet de déclaration pour la défense de ces étoffes, proposa, en cas de récidive, la peine du carcan pour les hommes et celle du fouet pour les femmes (ms. Franç. 23673).

moi, qu'il rapportoit les affaires de finances sans en apporter aucunes pièces, quoiqu'il y eût beaucoup de ces affaires qui étoient contentieuses. Cela lui donnoit lieu de dire ce qu'il vouloit sans crainte d'être contredit. Nous résolûmes de ne pas souffrir cet abus davantage. Dès le premier conseil pour finance, d'après cette résolution, j'interrompis le duc de Noailles, et lui demandai où étoient les pièces de l'affaire qu'il rapportoit. Il balbutia, se fâcha et ne sut que répondre. Je regardai la compagnie, puis le Régent, et, lui adressant la parole, je lui dis que, quelque confiance qu'on voulût bien avoir, il étoit fâcheux de juger sur parole, et qu'en mon particulier j'avois raisons[1] de n'être pas si confiant. Le feu monta au visage du duc de Noailles, qui voulut parler. Je l'interrompis encore, et lui dis que je ne proposois rien en cela qui ne fût en usage dans tous les tribunaux, et qui de plus ne fût à la décharge et au soulagement du rapporteur. Il voulut grommeler[2] encore ; je regardai le Régent en haussant fortement les épaules. Le comte de Toulouse dit qu'il ne voyoit pas quelle pouvoit être la difficulté d'apporter les pièces. Noailles, à ce mot, se tut, se mit la tête entre les épaules, continua son rapport, qu'il abrégea tant qu'il put, et, au conseil suivant pour finance, apporta un grand sac plein de papiers. Pour ses péchés, son rang le mettoit toujours auprès de moi, parce qu'alors il n'y avoit de pair entre nous deux que le maréchal de Villeroy, qui, par conséquent, ne pouvoit être de mon côté, les jours de finance non plus que les autres. Quand Noailles voulut parler : « Et les pièces ? lui dis-je. — Voilà mon sac où elles sont, me répondit-il. — Je le vois ce sac, répliquai-je, mais point du tout les pièces. Mettez donc sur la table celles de l'affaire dont vous voulez parler. » Il ouvrit son sac de colère, en prit les pièces, qu'il mit devant lui, et, tandis qu'il rapportoit, me voilà à les feuilleter et à me

1. Tel est bien le texte du manuscrit.
2. Écrit *gromeler* avec un signe d'abréviation sur l'*m*.

faire son évangéliste [1]. On [2] ne vit jamais un homme plus déconcerté, ni avec plus de volonté de ne le pas paroître ; car tout cela se démêloit en lui. Il ne se cachoit point après chez lui, où il revenoit bouffant et rempli de ces algarades, que je le désolois, et qu'il ne pouvoit plus y tenir ; et moi d'en rire et de le tenir en haleine. Il m'est souvent arrivé de le faire chercher dans les pièces la preuve de ce qu'il avançoit, de lire avec lui bas, tandis qu'il lisoit haut dans les pièces, comme me défiant de sa bonne foi, et n'étant pas fâché qu'on le vît, et de lui en donner le dégoût, sans que jamais M. le duc d'Orléans ait osé m'en rien dire, ni au Conseil ni en particulier. Il m'est arrivé aussi quelquefois de lui dicter l'arrêt tel qu'il venoit d'être prononcé, et de l'obliger de l'écrire sous ma dictée, en plein Conseil, et par-ci par-là de lui faire ôter ce qu'il y avoit mis, ou ajouter ce qu'il y avoit omis, et fait [3] changer les termes qu'il avoit substitués à ceux qui venoient d'être prononcés. En ces occasions, la rage lui sortoit par tous les pores ; son visage enflammé et furieux le déceloit, ainsi que toute son attitude et ses mouvements ; mais, de peur de pis, il se contenoit et ne disoit jamais que l'indispensable. Je lui volois dessus cependant comme un oiseau de proie, et, le Conseil fini, j'en riois avec les uns et les autres, qui, au parti [4] de là, ne gardoient pas le secret des procédés. Ils couroient le monde, et, comme Noailles n'y étoit ni aimé ni estimé, parce que son accès n'étoit ni facile ni doux, on en rioit. Il le savoit, car il vouloit tout savoir, et cela le mettoit d'autant plus au désespoir que la répétition de ces scènes étoit très fréquente [5].

1. Locution déjà rencontrée dans le tome IV, p. 136.
2. Avant *on*, il a biffé un premier *on*, qui surchargeait une S.
3. Et de lui avoir fait.
4. Il y a bien *parti* au participe dans le manuscrit, et non *partir* à l'infinitif, comme on l'emploie plus ordinairement.
5. Il a écrit par mégarde *frequentes* au pluriel, comme si cet adjectif se rapportait à *scènes*.

C'en est assez pour un échantillon ; la pièce ne vaut pas de s'y étendre davantage[1].

Le cardinal de Noailles bénit la chapelle des Tuileries. [Add. S^tS. 1339]

Je ne sais pourquoi il fut question, ce carême, de bénir la chapelle des Tuileries[2], où le feu Roi avoit toujours ouï la messe lorsqu'il avoit logé dans ce palais, et où le Roi l'entendoit tous les jours depuis son retour de Vincennes[3]. Cette bénédiction forma une question entre le cardinal de Noailles, ordinaire[4], et le cardinal de Rohan, grand aumônier. La même s'étoit, comme on l'a vu en son temps, présentée pour la chapelle neuve de Versailles entre le même cardinal de Noailles et le cardinal de Janson, grand aumônier[5]. Elle avoit été décidée en faveur du cardinal de Noailles, et la fut de même pour la chapelle des Tuileries, sur quoi le cardinal de Rohan fit des protestations.

Mort du duc d'Ossone.

Le duc d'Ossone mourut à Paris dans un âge peu avancé[6]. Il avoit été premier ambassadeur plénipotentiaire d'Espagne à Utrecht[7], et avoit demeuré avant et après assez longtemps aux Pays-Bas et en Hollande, où

1. Nous n'avons pas trouvé qu'aucune de ces anecdotes soit confirmée par des contemporains. Voyez aux Additions et Corrections.

2. La chapelle des Tuileries se trouvait au rez-de-chaussée, près du gros pavillon central, du côté du nord ; elle ouvroit sur le vestibule où prenait le grand escalier. Elle n'était pas achevée et n'avait aucune décoration artistique. La tribune du Roi était au-dessus de la porte d'entrée (Piganiol de la Force, *Description de Paris*, éd. 1765, tome II, p. 373-374). Plus tard, on plaça au-dessus de l'autel une belle copie de la Nativité du Corrège.

3. Les gazettes, pas plus que le *Journal de Dangeau*, n'indiquent la date de cette cérémonie. Ce dernier mentionne seulement au 30 mars (tome XVI, p. 352) les protestations du cardinal de Rohan dont va parler notre auteur, et c'est à ce propos que Saint-Simon avait fait l'Addition indiquée ci-contre.

4. C'est-à-dire, évêque diocésain.

5. Tome XIX, p. 385-386.

6. Dans la nuit du 2 au 3 avril 1716 : *Dangeau*, p. 354 ; *Gazette*, p. 180 ; *Gazette d'Amsterdam*, n°s XXIX, XXX et XXXII ; *Mercure* d'avril, p. 170-171 ; il n'avait que trente-huit ans.

7. Notre tome XXIII, p. 318 et 348.

ses dettes[1], des violences inconnues dans ces pays-ci[2], et de continuelles débauches[3], avoient fort obscurci sa naissance[4], sa dignité et son caractère. Le comte de Pinto, son frère[5],

1. C'était un seigneur très magnifique ; il avait la passion des opéras, qu'il faisait jouer en toutes occasions sur son propre théâtre (lettre de Mme des Ursins à Mme de Maintenon, recueil Bossange, tome IV, p. 376). Pour son entrée à Paris en mai 1713, il s'était fait fabriquer un carrosse de cristal (*Gazette d'Amsterdam*, n° XLII).

2. En juillet 1702, il avait brutalisé un huissier dans l'antichambre même du roi d'Espagne et battu le mari de la nourrice de la reine (*Mémoires de Sourches*, tome VII, p. 326-327 ; *Mémoires de Noailles*, éd. Michaud et Poujoulat, p. 120 ; *Mémoires de Louville*, tome I, p. 290-291 ; Combes, *la Princesse des Ursins*, p. 284-285). Louville écrivait de Naples la même année que c'était « une peste » et qu'il attirait à lui tous les scélérats. D'après le baron de Breteuil, son séjour à la cour de France en 1712-1713 fut marqué par toutes sortes d'inconvenances ; mais il combla les filles d'Opéra. « J'aime bien ce duc d'Ossone, écrivait alors Mathieu Marais (*Mémoires*, tome I, p. 146), qui est ici à filer l'amour espagnol avec une petite fille de l'Opéra, à qui il a donné pour vingt mille écus de pierreries, un carrosse et quatre beaux chevaux, deux mille pistoles d'Espagne pour se divertir, deux cent mille francs pour placer, un coffre plein de petites joies, dont la première est une écharpe de cent pistoles, de la vaisselle d'argent des plus belles façons, une maison de cinq cents écus qu'il loue, qu'il lui meuble, une maison de campagne qu'il lui achète, etc. »

3. Sa dernière maîtresse fut une actrice, la Maugis (*Gazette de la Régence*, publiée par Éd. de Barthélemy, p. 95). Madame (*Correspondance*, recueil Brunet, tome II, p. 67) raconte une amusante anecdote à son sujet. Il lui laissa dix-sept mille livres de rente ; mais elle se retira peu après au couvent des Bénédictines anglaises (*Gazette d'Amsterdam*, n° XLI).

4. La *Gazette d'Amsterdam* de 1714, Extraordinaire LXXXVI, a relevé la longue énumération de ses titres dans le traité de la paix d'Utrecht.

5. Joseph Acuña Pacheco y Tellez-Giron, né le 25 mai 1685, d'abord titré comte de Pinto, duc d'Osuna en 1716, était premier lieutenant de la compagnie espagnole des gardes du corps et en passa capitaine en juillet 1725 ; il était grand chambellan du Roi et lieutenant général lorsqu'il fut envoyé à Paris comme ambassadeur extraordinaire en septembre 1721 ; il eut promesse à son départ d'un collier de chevalier du Saint-Esprit, mais ne fut reçu qu'en avril 1729 ; devenu colonel du

succéda à sa grandesse et à son titre[1]. Leur maison est Acuña y Giron[2]. L'ambassadeur à Utrecht étoit gendre du duc de Frias, connétable de Castille[3], de la maison de Velasco[4].

Entreprises du Grand Prieur, à la fin arrêtées; se plaint de moi inutilement. Je l'empêche d'entrer dans le conseil de régence*. [Add St S. 1340]

Le Grand Prieur, dont on a vu en son lieu le caractère et la conduite[5], étoit, comme on l'a vu aussi, revenu aussitôt après la mort du Roi[6], considéré, même respecté de M. le duc d'Orléans, qui avoit toujours été le jaloux admirateur d'une si continuelle uniformité d'impiété, de débauches et d'effronterie, en faveur desquelles il lui passoit tout le reste[7]. Le Grand Prieur lui imposoit au dernier point, quoique méprisé et abandonné de tout le monde, et réduit à souper tous les soirs avec des bandits sans état et sans nom[8]. A l'abri du duc du Maine, il faisoit le prince du sang tant qu'il pouvoit, et cela ne lui étoit pas difficile, par le peu et l'espèce de gens qu'il voyoit. Il se hasarda, par le même appui, d'aller à l'ado-

régiment des gardes espagnoles et lieutenant général en octobre 1727, il mourut à Madrid le 18 mars 1733, à quarante-neuf ans.

1. Il y eut quelques difficultés à cette succession, puisqu'il ne put se couvrir que le 30 mai 1720 (*Gazette*, p. 294).

2. Il a déjà été parlé de cette maison dans nos tomes X, p. 205, et XXII, p. 172; Saint-Simon y reviendra avec plus de détails dans la suite des *Mémoires* (tome XVII de 1873, p. 323-324).

3. C'est en 1694 que le duc d'Osuna avait épousé Marie-Remigilde de Velasco y Benavidès (tome VIII, p. 190, note 1), fille de Joseph de Velasco, duc de Frias (*ibidem*, p. 58).

4. Velasco est une maison de ricos-hombres de Castille, dont le chef fut créé grand d'Espagne et duc de Frias par Ferdinand et Isabelle: voir la suite des *Mémoires*, tome XVIII de 1873, p. 15-16, et Imhof, *Grands d'Espagne*, p. 39-40.

5. Son portrait a été fait dans notre tome XIII, p. 297-300.

6. Tome XXIX, p. 136. — 7. Tome XXVI, p. 284.

8. Le Régent ne détestait pas sa compagnie (*Dangeau*, p. 451); le 23 juillet 1716, il alla même à une grande fête que le Grand Prieur lui donna à Clichy (*Mercure* de juillet, p. 197-202; *Dangeau*, p. 419).

* Cette manchette ne se trouve pas, dans le manuscrit, placée au commencement du paragraphe; elle a été inscrite cinq lignes plus loin, en tête de la page 1803.

ration de la croix après les princes du sang, le vendredi saint, à l'office, où le Roi étoit[1]. Le maréchal de Villeroy y fut surpris, et s'en plaignit au Régent, qui glissa. Encouragé par le succès de l'entreprise, il en tenta d'autres, tant qu'enfin les princes du sang d'une part, et les ducs de l'autre, s'en fâchèrent, et que le duc d'Orléans lui défendit d'en plus hasarder[2]. Je pense qu'il s'en prit à moi ; car un jour M. le duc d'Orléans me dit, avec assez d'embarras, que le Grand Prieur avoit remarqué que j'affectois de vouloir passer devant lui au Palais-Royal, qui étoit le seul lieu où je le rencontrois quelquefois, et qu'il s'en étoit plaint à lui. Je demandai au Régent ce qu'il lui avoit répondu, et tout de suite j'ajoutai que je n'avois point de ces petitesses-là, mais que, puisque le Grand Prieur croyoit voir ce qui n'étoit pas, et qu'il s'avisoit de le trouver mauvais et de s'en plaindre, je lui ferois dire vrai, et lui montrerois partout que je le précédois et le devois précéder, et aussitôt après je changeai de discours. En effet, quelques jours après, je trouvai le Grand Prieur au Palais-Royal. Il me salua froidement ; car nous n'avions jamais eu aucun rapport ensemble ; moi plus sèchement et plus courtement encore ; et, quand il fut question de passer, dont je m'étois mis à portée, j'entrai. Je remarquai qu'il mit quelqu'un entre lui et moi pour entrer après. Il n'osa rien dire, et je n'en ouïs plus parler. Mais, quelque temps après, je sus qu'il faisoit tous ses efforts pour entrer au conseil de régence et y précéder les ducs[3]. J'en fis honte au Régent, et lui demandai quel talent, hors l'escroquerie, et pis, la poltronnerie et la

1. Saint-Simon trouve cela dans Dangeau, p. 359, et c'est à ce propos qu'il a fait l'Addition indiquée ci-contre.

2. C'est ce que nous verrons en 1717 : suite des *Mémoires*, tome XIII de 1873, p. 291-292.

3. Cette tentative ne dut se produire qu'à la fin de 1716, et, comme elle n'a pas été mentionnée par Dangeau, Saint-Simon oubliera d'en parler en son temps et n'y reviendra qu'en 1719 (suite des *Mémoires*, tome XVI de 1873, p. 184-189).

plus infâme débauche, il trouvoit dans le Grand Prieur pour l'admettre dans le gouvernement, et quelle réputation lui-même espéroit d'un tel choix. La négative peu assurée et l'embarras du Régent me déclarèrent tout ce qu'il y avoit à craindre de sa foiblesse et de sa vénération pour le Grand Prieur. Je parlai aux maréchaux de Villeroy et d'Harcourt, qui étoient du conseil de régence; au maréchal de Villars, qui y venoit quand il s'agissoit des affaires de la[1] guerre; à d'autres encore; puis, de concert avec eux, je déclarai au Régent que, s'il faisoit à l'État, au conseil de régence, à lui-même, l'ignominie d'y faire entrer le Grand Prieur, et aux ducs l'injustice de le leur faire précéder, il pourroit le même jour disposer des places qu'il nous avoit données en ce conseil et dans tous les autres, et compter que, sans ménagement aucun, nous nous expliquerions sur un si bon choix, et sur l'insulte que de gaieté de cœur nous recevrions de sa main, que nous éprouvions déjà si équitable et si bienfaisante à l'égard du Parlement, dont apparemment la séance au Conseil lui sembleroit plus utile que le travail, l'avis et l'attachement de ses serviteurs. J'ajoutai que toutes ces mêmes paroles dont je me servois m'étoient prescrites, et tous les lui disoient exactement par ma bouche. L'étonnement du Régent et son embarras le tinrent quelque temps en silence. J'y demeurai aussi. Il essaya de tergiverser. Je lui dis que cela étoit inutile; que notre parti étoit bien pris, et sans retour; qu'il étoit maître de faire ce qu'il lui plairoit là-dessus, mais qu'il ne l'étoit pas d'empêcher notre retraite, nos discours et l'éclat qu'il causeroit. Il foiblit, et me chargea enfin de dire aux ducs qu'il n'y avoit jamais pensé, et que le Grand Prieur n'entreroit point dans le Conseil, quoiqu'il l'en eût fort pressé. Il n'ajoutoit pas qu'il avoit dit au Grand Prieur qu'il l'y feroit entrer, et il craignoit ses reproches, et encore plus notre éclat. Cette courte conversation termina les espé-

1. Ce *la* a été ajouté en interligne.

rances du Grand Prieur, dont il ne fut plus question depuis.

Mort de la duchesse de Béthune; son état. [Add. StS. 1341]

La duchesse de Béthune[1] mourut à Paris assez vieille[2]. Elle étoit fille du surintendant Foucquet, et mère du duc de Charost. C'étoit une femme de beaucoup de mérite et de vertu, d'esprit très médiocre, toute sa vie fort retirée, et qui avoit toujours paru fort rarement à la cour. On a vu en son lieu comment le malheur de son père fit la solide fortune de son mari, et comme le quiétisme fit son fils capitaine des gardes du corps[3]. Elle étoit dès sa jeunesse dans cette doctrine, et alloit toutes les semaines, tête à tête avec M. de Noailles, entendre un M. Bertau à Montmartre, qui étoit le chef du petit troupeau qui s'y assembloit, et qu'il dirigeoit[4]. Elle et le duc de Noailles étoient bien jeunes, et néanmoins ces voyages réglés tête à tête passoient sans scandale. Ces assemblées grossirent, firent du bruit; la doctrine parut au moins très suspecte; on les dissipa, et le docteur Bertau fut vivement tancé. Le Noailles, qui vit l'orage appuyé de la cour, ne se crut pas destiné au martyre; il tourna sa dévotion plus humainement, et abandonna pour toujours ce petit troupeau, dont il avoit été une des brebis choisies. Mme de Béthune fut plus fidèle à la doctrine et au docteur, tellement que, bien des années après, cette même doctrine ayant reparu avec plus d'art et de brillant avec Mme Guyon[5], elle les

1. Marie Foucquet: tome II, p. 335.

2. Elle mourut le 14 avril, à soixante-quinze ans: *Gazette*, p. 204; *Mercure* d'avril, p. 171-173; *Journal de Dangeau*, p. 362-363, avec l'Addition indiquée ci-contre.

3. Tout cela a été longuement raconté dans le tome XXII, p. 102-121.

4. Saint-Simon a déjà parlé du prêtre Bertau, ou plutôt Berthod, et des réunions de Montmartre, dans le tome XXI, p. 302-303, ainsi que de la passion de Mme de Béthune pour Mme Guyon et pour Fénelon.

5. Il semble que l'abbé Berthod fut le premier initiateur de Mme Guyon dans les pratiques du mysticisme, et cela expliquerait que Mme de Béthune ait été mise de bonne heure en relations avec elle; une autre raison encore était que son frère le comte de Vaux avait épousé la fille de Mme Guyon.

joignit bientôt l'une à l'autre, et fit de Mme de Béthune la disciple la plus estimée et la plus favorite de Mme Guyon[1], et de là l'amie intime de l'archevêque de Cambray, et de MM. et de Mmes de Chevreuse et de Beauvillier, et des duchesses de Guiche et de Mortemart. Nulle tempête ne les sépara de leur prophétesse ni de leur patriarche, et c'est ce qui a comblé la fortune des Charosts, par les routes qui ont été remarquées en leur temps, en sorte que le malheur du père de Mme de Béthune, dont M. Colbert fut le principal instrument pour se revêtir de sa dépouille, et celui de sa prophétesse, qui fit et qui rendit intime cette fille de Foucquet avec les filles de Colbert qui l'avoit perdu, ont fait des Charosts tout ce que nous les voyons, sans[2] que la duchesse de Béthune soit presque jamais sortie de son oratoire[3].

Mort de l'abbé de Vassé, du* chevalier du Rozel et de Fiennes, lieutenants généraux. [*Add. St S. 1342*]

L'abbé de Vassé, duquel j'ai suffisamment parlé à propos du refus qu'il fit de l'évêché du Mans[4], mourut fort vieux en même temps[5], ainsi que le chevalier du Rozel[6], lieutenant général, commandeur de Saint-Louis, excellent homme de guerre et très galant homme, dont j'ai parlé plus d'une fois[7]; et[8] Fiennes, lieutenant général assez

1. Voyez la *Correspondance de Fénelon*, tome VII, p. 60-61, 76 et 177.

2. Tout ce dernier membre de phrase a été ajouté après coup sur le blanc resté à la fin du paragraphe et sur la marge.

3. Dangeau dit qu'elle n'avait pas paru à la cour depuis longtemps et qu'elle était dans une grande dévotion.

4. Louis-François, abbé de Vassé : tome XXIII, p. 30.

5. Dangeau annonce sa mort le 11 avril (p. 361). Il était presque voisin de Saint-Simon, puisqu'il habitait dans la rue Saint-Guillaume une maison qu'il avait achetée à vie du président Tambonneau.

6. Alexis-François : tome I, p. 236. Il mourut à Saumur, où il s'était retiré, au commencement d'avril ; Dangeau en parle le 17 (p. 364).

7. Notamment quand il lui acheta son régiment de cavalerie (tome I, p. 282-283) et à propos de l'affaire d'Audenarde (tome XVI, p. 191-192 et 224-225).

8. Cet *et* est en interligne, au-dessus d'*ainsy que*, biffé.

* Avant *du*, il a biffé un *et*.

distingué[1], qui étoit gendre d'Estampes, chevalier de l'Ordre et capitaine des gardes de feu Monsieur[2]. Le père de Fiennes s'appeloit M. de Lumbres, mort aussi lieutenant général[3]. C'étoient des gentilshommes fort ordinaires devers la Flandre, qui n'étoient rien moins que de la maison de Fiennes, éteinte depuis longtemps[4].

Mort de Valbelle et de Rottembourg, et du duc de Perth.

Valbelle mourut aussi fort vieux, fort riche et point marié[5]; il s'étoit distingué à la guerre par des actions heureuses et brillantes, d'une grande valeur, et avoit quitté depuis longtemps, pour n'avoir pas été avancé comme il avoit espéré de l'être; c'étoit un très honnête homme, mais que j'ai vu longtemps traîner à la cour sans savoir pourquoi, où il ne bougeoit de chez M. de la Rochefou-

1. Maximilien-François, comte de Fiennes: tome XVII, p. 382. Il mourut le 26 avril: *Gazette,* p. 216; *Mercure* de mai, p. 265-266; *Dangeau,* p. 369.

2. Il avait épousé en décembre 1700, Louise-Charlotte d'Estampes, qui ne mourut que le 23 février 1752, et qui était fille de Charles d'Estampes, marquis de Mauny, dit le marquis d'Estampes: notre tome XXIII, p. 15.

3. Maximilien de Fiennes, comte de Lumbres (on avait imprimé jusqu'à présent *Lambres,* quoique le manuscrit porte clairement *Lumbres*), avait d'abord été au service d'Espagne; il passa à celui de France en 1677 et leva un régiment de cavalerie; nommé brigadier en 1678, puis maréchal de camp en mars 1690, il céda son régiment à son fils, prit part à la campagne de Fleurus, et quitta alors le service; il mourut en juillet 1714.

4. Contrairement à ce que dit Saint-Simon, les Fiennes comtes de Lumbres se rattachaient à cette antique maison de Flandre, dont la terre patrimoniale était une des douze baronnies du comté de Guines et qui avait fourni un connétable de France au quatorzième siècle; ils descendaient de la branche du Bois, détachée à la même époque du tronc principal (*Histoire généalogique,* tome VI, p. 167 et suivantes, et *Nobiliaire des Pays-Bas,* éd. 1760, tome II, p. 92-93).

5. Côme III, marquis de Valbelle, commandait un escadron des gardes du corps et se distingua au passage du Rhin, à la prise de Maëstricht et à la bataille de Seneffe; il passa ensuite à la compagnie des chevau-légers de la garde, et quitta le service peu après par dépit de n'être point fait brigadier; il mourut le 29 avril 1716, à soixante-seize ans (*Dangeau,* p. 373; *Gazette,* p. 228).

cauld et de peu d'autres maisons[1]; et Rottembourg, maréchal de camp, en Alsace[2]. Il étoit gendre du feu maréchal Rosen[3], et père de Rottembourg, dès lors envoyé du Roi en Prusse[4], qui s'est fait depuis beaucoup de réputation en diverses ambassades, et est mort chevalier de l'Ordre, très riche, sans avoir été marié[5]. Le duc de Perth[6], attaqué depuis longtemps de la pierre, fut taillé fort vieux à Saint-Germain, et en mourut[7]. Il étoit grand chancelier d'Écosse lors de la révolution d'Angleterre. Il signala sa fidélité; il fut gouverneur du roi Jacques III[8], et Jacques II l'avoit fait en France duc[9] et chevalier de la Jarretière[10].

1. Dangeau dit qu'il menait une vie très retirée et très particulière et qu'il laissa tout son bien à son neveu Valbelle, officier des gendarmes.

2. Il veut dire : mourut aussi, en Alsace. — Nicolas-Frédéric, comte de Rottembourg, d'abord capitaine de cavalerie au régiment de Rosen en 1674, devint en 1682 mestre-de-camp du même régiment, passa brigadier en avril 1691 et maréchal de camp en janvier 1696 ; il mourut le 20 avril 1716, à soixante-dix ans (*Gazette*, p. 240 ; *Dangeau*, p. 383 ; *Mercure* de mai, p. 256-262).

3. Il avait épousé le 13 novembre 1682 Anne-Jeanne, fille de Conrad, maréchal de Rosen (tome II, p. 142), qui lui donna en dot son régiment de cavalerie. Celui-ci ayant été réformé en 1684, Rottembourg disait qu'il voulait aussi rendre la fille, puisqu'il n'avait plus le régiment (*Mémoires de Sourches*, tome II, p. 302).

4. Conrad-Alexandre : tome XXV, p. 187.

5. Il mourut le 4 avril 1735, dans sa cinquante-deuxième année (*Mercure* d'avril, p. 820-823).

6. Jacques Drummond : tome VIII, p. 98.

7. Il mourut le 11 mai 1716, non pas « fort vieux », mais âgé seulement de soixante-sept ans (*Gazette*, p. 240 ; *Gazette d'Amsterdam*, nº XLI ; *Dangeau*, p. 379).

8. Tome XII, p. 450.

9. En 1696, et Louis XIV lui avait confirmé ce titre en 1701.

10. Très lié avec les bénédictins Mabillon et Ruinart, il s'était fait agréger au tiers-ordre de Saint-Benoît, et l'on a encore des lettres qu'il leur écrivait (Bibliothèque nationale, mss. Franç. 19 639, fol. 230-239, 19 656, fol. 48-65, et 19 666, fol. 172-180 ; Emm. de Broglie, *Mabillon*, tome II, p. 291-293).

La Vieuville se remarie.

La Vieuville[1], qui venoit presque de perdre sa femme, dame d'atour de Mme la duchesse de Berry[2], épousa en troisièmes noces une Froullay, veuve de Breteuil, conseiller au Parlement[3].

Forte scène entre le prince et la princesse de Conti.

Il y avoit souvent des scènes entre M. et Mme la princesse de Conti, laquelle[4] ne s'en contraignoit guères[5], et qui lui disoit devant le monde qu'il n'avoit que faire de vouloir tant montrer son autorité sur elle, parce qu'il étoit bon[6] qu'il sût qu'il ne pouvoit pas faire un prince du sang sans elle, au lieu qu'elle en pouvoit faire sans lui. Ils se querellèrent à soupé[7] à l'Isle-Adam[8]. La chose alla fort loin[9]. Crèvecœur, qui avec ce beau nom n'étoit

1. René-François : tome XIX, p. 341.

2. Tome XXIX, p. 45.

3. Marie-Thérèse de Froullay, d'une autre branche que celle du maréchal de Tessé, née en 1660, avait épousé le 10 septembre 1686 Claude le Tonnelier de Breteuil, baron d'Écouché, conseiller à la grand chambre du Parlement, dont elle fut la seconde femme et qui la laissa veuve le 17 avril 1698 ; il avait alors soixante-quinze ans. Elle se remaria le 20 avril 1716 à M. de la Vieuville ; veuve pour la seconde fois le 9 juin 1719, elle ne mourut que le 19 juin 1740 à près de quatre-vingts ans (*Gazette*, p. 318).

4. *Laquelle* est en interligne, au-dessus de *qui*, biffé.

5. Il ne semble pas qu'à cette époque la princesse eût une mauvaise conduite ; il n'en fut pas de même plus tard. Elle eut une longue liaison bien connue avec le beau comte d'Agénois (notre tome XII, p. 504), et on lui attribua de nombreux amants.

6. Les mots *il estoit bon* sont en interligne, au-dessus de *elle vouloit bien*, biffé.

7. Il y a bien ainsi *soupé* dans le manuscrit.

8. Cette terre, qui venait des Montmorency, était passée aux Conti en 1661, et le père du prince actuel s'y était retiré lors de sa disgrâce de 1685. En 1707, il y avait joint, par échange avec M. Chamillart, évêque de Senlis, le prieuré de Saint-Godegrand (O^1 52, fol. 95). Le domaine passa en 1783 aux mains du comte de Provence ; le château a aujourd'hui complètement disparu. On trouve des documents relatifs au domaine aux Archives nationales, cartons R^3 13-14, 32-34, 37, 82, 85 et 86.

9. Saint-Simon trouve la mention de cette querelle dans Dangeau, p. 363-364. De pareilles scènes se renouvelèrent souvent, si bien qu'en

qu'un assez plat gentilhomme, et sa femme[1], qui étoient à eux[2], s'y trouvèrent mêlés et si offensés qu'ils furent sur-le-champ chassés, et qu'ils s'en allèrent à pied coucher où ils purent[3]. Cette aventure fit grand bruit sur le prince et la princesse.

1721 la princesse dut se séparer de son mari, au moins temporairement (*Journal de Buvat*, tome II, p. 320; *Mémoires de Mathieu Marais*, tome II, p. 206; *Journal de Barbier*, tome I, p. 121). Madame écrivait justement en 1716 (*Correspondance*, recueil Brunet, tome I, p. 227): « Le prince de Conti est certainement fort laid et d'une humeur et d'une figure très désagréables. Le visage n'est pas ce qu'il y a de plus laid; mais il est fort petit et contrefait d'une façon effroyable. Il est toujours distrait, et cela lui donne un aspect tout effaré, comme s'il n'était pas dans son bon sens. Lorsqu'on s'y attend le moins, il tombe sur sa canne comme une grenouille. On y était si habitué chez le feu Roi que, lorsqu'on l'entendait tomber, on disait: « Ce n'est rien; c'est le prince de Conti qui tombe. » Sa femme n'est pas aussi éprise de lui qu'il l'est d'elle, et c'est en effet chose impossible; mais elle est adroite... et le gouverne absolument... Sa mère est jalouse de n'avoir plus de crédit sur son fils;... cela occasionne beaucoup de querelles;... aussi sont-ils tous ensemble comme chiens et chats. »

1. Louis-Gaston de Crévecœur, dit le marquis de Crévecœur, d'une ancienne famille de Normandie, avait épousé le 17 juin 1705 Henriette de Lancy-Raray, fille de Gaston-Jean-Baptiste de Lancy, marquis de Raray; il se remaria en 1731 avec Marie-Françoise de Lionne, fille de Jean de Lionne, seigneur de Servon en Brie, et mourut le 21 mai 1741, sans enfants (Bibliothèque nationale, ms. Franç. 29768, dossier bleu CRÈVECŒUR).

2. Mme de Crévecœur avait été choisie comme dame d'honneur de la princesse de Conti en juillet 1713, et son mari comme gentilhomme de la chambre du prince en août 1714 (*Dangeau*, tomes XIV, p. 438, et XV, p. 214).

3. *Journal de Dangeau*, p. 363-364 et 370. Mme de Crévecœur était une protégée de la princesse de Conti seconde douairière (voyez ci-après, p. 80, note 5) qui lui constitua le 11 avril 1717, sans doute comme dédommagement de la perte de sa place, une rente de cinq cents livres, qu'elle racheta le 7 décembre 1719 par le versement du capital de dix mille livres (Bibliothèque nationale, ms. Franç. 27416, fol. 152); en janvier 1720, cette princesse voulut la prendre comme dame d'honneur, mais dut y renoncer devant l'opposition de son fils (*Dangeau*, tome XVIII, p. 206).

Mme la duchesse de Berry, qui vivoit de la façon qui a été expliquée[1], voulut apparemment pouvoir passer des nuits d'été[2] dans le jardin de Luxembourg en liberté. Elle en fit murer les portes, et ne conserva que celle de la grille du bas de l'escalier du milieu du palais[3]. Ce jardin, de tout temps public, étoit la promenade de tout le faubourg Saint-Germain, qui s'en trouva privé. Monsieur le Duc fit ouvrir aussitôt celui de l'hôtel de Condé, et le rendit public en contraste[4]. Le bruit fut grand et les propos peu mesurés sur la raison de cette clôture. Elle se trouva aussi importunée des deuils. Les marchands d'étoffes en saisirent le moment, et la prièrent d'obtenir de M. le duc d'Orléans de les abréger; ce qu'il fit avec sa facilité ordinaire[5], de façon qu'on porte le deuil de tout ce qui n'est point parent, tant il y [a] d'éloignement, même souvent d'incertitude, et qu'on ne le porte presque plus des plus proches, avec la dernière indécence. Mais comme le mauvais dure toujours plus que le bon, ce retranchement des deuils est l'unique règlement de la Régence qui subsiste encore aujourd'hui. Cela arriva à

Mme la duchesse de Berry mure les portes du jardin du Luxembourg et fait abréger les deuils. Elle est la première fille de France qui souffre dans sa loge les dames d'honneur des princesses du sang, et fait la Haye gentilhomme de la manche du Roi. [*Add. St-S. 1343*]

1. Tome XXIX, p. 376 et suivantes.

2. Avant *d'esté*, Saint-Simon a biffé *libres*.

3. Dangeau annonce cela le 27 avril (p. 370): « Mme la duchesse de Berry fait condamner toutes les portes par où on entroit dans le jardin du Luxembourg, hormis celle de Madame la Princesse. Ces portes fermées affligent fort ce quartier-là et feront diminuer le louage des maisons, qui est déjà fort diminué dans Paris depuis la chambre de justice. » Il y a une chanson à ce propos dans le *Chansonnier historique* d'Émile Raunié, tome II, p. 41.

4. Toute cette phrase a été ajoutée après coup par Saint-Simon, parce qu'il n'avait pas trouvé la nouvelle dans le *Journal de Dangeau*. La *Gazette de la Régence*, publiée par Éd. de Barthélemy, l'annonce en mai (p. 81).

5. La question fut portée devant le conseil de régence, qui régla que les deuils officiels de cour seraient réduits de moitié (*Dangeau*, p. 393), et c'est à ce propos que Saint-Simon a fait l'Addition indiquée ci-contre. Voyez les procès-verbaux du conseil de régence (ms. Franç. 23672. fol. 71), au 20 juin, quoique Dangeau dise le 10.

l'occasion de celui de la reine mère de Suède[1]. Elle fut [*Add. St-S. 1344*] aussi, avec toute sa gloire, la première fille de France qui ait permis aux dames d'honneur des princesses du sang d'entrer dans sa loge et de s'y mettre derrière leur princesse[2]. Il est vrai que ce fut dans sa petite loge à l'Opéra ; mais ce fut un pied pris qui, sur ce léger fondement, a su depuis se soutenir.

Vittement sous-précepteur du Roi.

Les nouveaux goûts de cette princesse lui firent chercher à récompenser les anciens, pour s'en défaire honnêtement. Vittement[3], qui avoit été lecteur des princes père et oncles du Roi, et on a vu en son temps par quelle occasion[4], fut nommé sous-précepteur du Roi[5]. A cette occasion[6], Mme la duchesse de Berry voulut que la

1. Nous avons vu la mort de cette princesse dans le précédent volume, p. 336. La réduction des deuils n'eut aucun rapport avec cette mort ; mais Saint-Simon le dit parce que, dans le *Journal*, à la suite de la mention de cette réduction, il lit cette phrase : « On a donné part au Roi de la mort de la reine grand-mère du roi de Suède ; il y a déjà plusieurs mois qu'elle est morte. On reprendra l'effilé pour quelques jours, pour montrer qu'on le porte pour elle ».

2. La duchesse avait pris la petite loge occupée auparavant par le maréchal de Villars et l'avait fait accommoder (*Dangeau*, p. 364 ; notre tome XXIX, p. 375). Le 24 avril, Dangeau insère cette mention (p. 368) : « Mme la duchesse de Berry alla à l'Opéra ; sa nouvelle loge est accommodée. Elle y avoit avec elle Mlle de Charolois, Mmes de la Vallière et de la Vrillière, et derrière Mlle de Charolois étoit la marquise de Jaucourt, qui tient la place de dame d'honneur de Mlle de Charolois. On avoit dit que Mme la duchesse de Berry ne vouloit point que les dames d'honneur des princesses fussent dans sa loge ; elle a été bien aise de désabuser le public et de faire voir qu'elle les y reçoit quand il y a place ». C'est ce qui a engagé Saint-Simon à écrire alors l'Addition indiquée ci-contre, sur cette nouvelle « entreprise ». La princesse avait déjà emmené dans sa loge à la Comédie une dame non titrée (*Dangeau*, p. 337).

3. Jean, abbé Vittement : tome V, p. 157.

4. A cause de sa belle harangue sur la paix de Ryswyk : *ibidem*, p. 157-158.

5. Provisions du 22 avril : reg. O[1] 60, fol. 59 v° ; voyez aussi O[1] 274, fol. 87 v°, et 275, fol. 38 ; *Journal de Dangeau*, p. 365.

6. Dangeau annonce les deux nominations le même jour ; mais on

Haye[1], qui avoit perdu la charge qu'elle lui avoit fait donner chez M. le duc de Berry[2], eût une place de gentilhomme de la manche, qui vaut six mille [livres] par an[3]. Le Roi en avoit deux, et il n'y en avoit jamais eu davantage[4]; ce troisième fit donc difficulté. Pour la lever, on souffla à la duchesse de Ventadour d'en demander une quatrième[5], moyennant quoi la Haye passa; et le Roi en eut quatre[6].

Elle achète la Meute d'Armenonville, qui en est bien récompensé. Mme la princesse de Conti première douairière achète Choisy.

Elle acheta, ou plutôt le Roi pour elle, une petite maison à l'entrée du Bois de Boulogne[7], qui étoit jolie avec tout le bois devant et un beau et grand jardin derrière, qui appartenoit à la charge de capitaine des chasses de Boulogne et des plaines des environs. Catelan[8], qui l'étoit, l'avoit fort accommodée, et avoit vendu à Armenonville[9]; cela s'appelle la Meute, que le Roi a prise depuis et fort augmentée[10]. Armenonville fut payé grassement[11], conserva

ne saisit pas pourquoi Saint-Simon les rapproche. Si M. de la Haye était un « ancien goût » de Mme de Berry, l'abbé Vittement, honnête homme et saint prêtre, s'était toujours tenu fort à l'écart de la princesse.

1. Louis Bérault de la Haye : tome XX, p. 215.
2. Celle de chambellan : tome XXIV, p. 258.
3. Provisions du 22 avril : reg. O¹ 60, fol. 58, et O¹ 274, fol. 91.
4. Dangeau fait aussi cette remarque (p. 365).
5. Une quatrième charge.
6. Les quatre gentilshommes furent, outre M. de la Haye, M. de Villefort d'Haussy (tome XX, p. 305), le chevalier de Pezé et le marquis d'Arcy. Leurs provisions, du même jour, sont toutes ensemble dans le registre O¹ 60, fol. 57 v° et 58.
7. La duchesse de Berry cherchait depuis plusieurs mois une maison à acheter : elle avait pensé à la Planchette, près du pont de Neuilly, au château de la Marche qui appartenait à Desmaretz, à Champs-sur-Marne et à Villévrard (*Dangeau*, p. 265, 322, 362 et 379). Elle se décida enfin pour la Muette.
8. Théophile Catelan : tome XIII, p. 130 et 602.
9. En 1705 : *ibidem*.
10. Louis XV la gardera à la mort de la duchesse de Berry.
11. Dangeau parle de l'acquisition le 28 mai (p. 387) et annonce le 2 juin la conclusion de l'affaire (p. 390) ; il ajoute : « Je ne sais point ce que Mme la duchesse de Berry lui donne ; je sais seulement que

la capitainerie, eut quatre cent mille livres de brevet de retenue sur sa charge de secrétaire d'État[1], dont il n'avoit pas payé davantage au Chancelier, et presque tout le château de Madrid[2] et tous ses jardins pour sa maison de campagne, réparés à son gré aux dépens du Roi, et son fils[3] en survivance de cet usage et de la capitainerie[4]. Mme la princesse de Conti première douairière[5] acheta aussi Choisy de la succession de Mme de Louvois[6]; c'est la même[7] que le Roi acheta aussi de la sienne, et où il a fait et fait encore tous les jours tant d'augmentations et d'embellissements[8].

M. d'Armenonville dit qu'il est fort content du marché ». La princesse s'empressa de faire meubler la maison et y donna un grand dîner dès le 2 juillet (*Dangeau*, p. 403 et 407 ; voyez aussi le *Journal de Buvat*, tome I, p. 153).

1. Le brevet de retenue de quatre cent mille livres sur la charge de secrétaire d'État semble tout à fait indépendant de la cession de la Muette ; il fut expédié le 11 mai (reg. O[1] 60, fol. 68 ; *Dangeau*, p. 378).

2. Tome XVIII, p. 378. — 3. M. de Morville : tome XII, p. 194.

4. Les conditions réelles du marché furent fixées par un brevet expédié le 11 juin (reg. O[1] 60, fol. 81 v°) : le Roi confirma la capitainerie à M. d'Armenonville et la survivance à son fils, confirma aussi le brevet de retenue de vingt-cinq mille livres accordé sur la charge le 28 octobre 1705, et l'augmenta de cent mille livres pour tenir compte à M. d'Armenonville des embellissements qu'il avait faits à la Muette. Des lettres patentes furent expédiées dans le courant de l'année pour incorporer au domaine royal le château et les jardins. Voyez *Le Château de la Muette*, par le comte de Franqueville.

5. C'est ainsi qu'on appelait la fille du Roi et de Mlle de la Vallière, depuis le mariage du jeune duc de Bourbon en 1713, la mère de celui-ci prenant alors le nom de « seconde douairière ».

6. On a vu dans le tome I, p. 126, que la Grande Mademoiselle avait laissé ce château à Monseigneur, mais que le Roi le lui fit échanger en 1695 avec Mme de Louvois contre celui de Meudon (tome II, p. 283-284). La princesse de Conti le paya cinquante mille écus (*Dangeau*, p. 354 et 363 ; *Journal de Buvat*, tome I, p. 154 ; *Pièces justificatives de l'histoire de la maison de Nicolay*, tome I, n° 409).

7. Tel est bien le texte du manuscrit ; Saint-Simon sous-entend *maison*.

8. Louis XV acheta Choisy à la fin de 1739 (*Journal de Barbier*,

M. le duc d'Orléans acheta six cent mille [livres], pour le chevalier d'Orléans[1], la charge de général des galères du maréchal de Tessé[2], qui y gagna deux cent mille livres[3], et fit donner par le Roi à M. le comte de Charolois une pension de soixante mille livres[4]. Ç'avoit toujours été la pension la plus forte, qui ne se donnoit presque jamais qu'au premier prince du sang[5]. Je dis presque jamais, parce que je n'en sais d'exemple avant la Régence que celui de Chamillart, quand le Roi le renvoya comme malgré lui[6]. Le Régent prodiguoit ainsi les grâces à des gens qu'il ne gagnoit pas, et qui s'en moquoient de lui[7] : témoin la Feuillade, Tessé et tant d'autres.

M. le duc d'Orléans achète pour le chevalier d'Orléans la charge de général des galères, donne au comte de Charolois 60 000# de pension, fait revenir les comédiens italiens.

Il avoit eu la complaisance de faire venir une troupe [Add. St-S. 1345]

édition Charpentier, tome III, p. 205), et il y fit des séjours réguliers avec ses favorites, Mme de Mailly, la duchesse de Châteauroux et Mme de Pompadour. Les *Mémoires d'Argenson* signalent des embellissements et des constructions nouvelles jusqu'en 1752 (tomes II, p. 283; VI, p. 5, et VII, p. 123, 127 et 139).

1. Jean-Philippe, plus tard grand prieur de France : tome IX, p. 280. Le Régent négociait en même temps l'admission de ce jeune homme dans l'ordre de Malte ; on trouvera dans le registre KK 1323 des Archives nationales, fol. 181 v° et suivants, les lettres qu'il adressa le 15 juin au Pape, au grand maître de Malte et au cardinal de la Trémoïlle pour obtenir les dispenses nécessaires, et au fol. 172 v° un mémoire sur les formalités à observer pour sa réception.

2. *Dangeau*, p. 390 ; *Buvat*, tome I, p. 148.

3. Il y gagna deux cent cinquante mille livres ; car, lorsqu'il avait acquis cette charge en 1712 après la mort du duc de Vendôme, il n'avait payé à la duchesse que les trois cent cinquante mille livres du brevet de retenue (notre tome XXIII, p. 176). C'est Crozat qui fit l'avance des fonds au Régent ; il devait se rembourser peu à peu sur les revenus de la charge, qui montaient à cinquante mille francs par an.

4. *Dangeau*, p. 383, avec une Addition de Saint-Simon, qui trouvera place ailleurs. Le brevet, du 22 mai, est dans le registre O[1] 60, fol. 76.

5. Saint-Simon fait erreur : la pension de premier prince du sang était de cent cinquante mille livres, comme il l'a dit lui-même en 1701 (tome VIII, p. 361).

6. Tome XVII, p. 439.

7. Tel est bien le texte du manuscrit.

de comédiens italiens, à la persuasion de Rouillé[1], conseiller d'État, dont j'ai parlé plus d'une fois[2], et qui faisoit tout dans les finances. On a vu en son temps que le feu Roi les avoit chassés pour avoir joué à découvert Mme de Maintenon, sous le nom de *la Fausse prude*[3]. Ces comédiens revinrent donc, desquels Rouillé fut le protecteur, et le modérateur de leurs pièces, et, pour qu'il le demeurât indépendamment des premiers gentilshommes de la chambre[4], ils n'eurent point la qualité de comédiens italiens du Roi, mais de M. le duc d'Orléans[5], qui fut à leur première représentation[6], où tout le monde accourut, dans la salle de l'Opéra[7]. Ils jouèrent quelque temps sur ce théâtre, en attendant qu'on leur eût raccommodé leur hôtel de Bourgogne[8], où ils étoient quand le feu

1. Ce fut au commencement de 1716 que Rouillé fit demander au duc de Parme de la part du Régent d'autoriser Louis-André Ricoboni à former parmi les comédiens italiens de sa cour une troupe qui viendrait jouer en France. François Farnèse y consentit, et Ricoboni réunit sept hommes et quatre femmes, qui acceptèrent des règlements approuvés par le duc qui leur imposaient des conditions de décence et de bonne tenue. Arrivés en France au début de mai, ils furent en mesure dès le 18 de jouer l'*Heureuse surprise,* qui eut beaucoup de succès (*Journal de Dangeau,* p. 381 et 388; *Journal de Buvat,* tome I, p. 146; É. Campardon, *Les Comédiens du Roi de la troupe italienne,* tome I, Introduction, p. XXV-XXVII, et tome II, appendice, p. 231). Voyez ci-après aux Additions et Corrections.

2. Tome XXIX, p. 64-65 et 367-369.

3. Tome IV, p. 124 et suivantes.

4. Qui avaient juridiction sur les théâtres et divertissements du Roi (*État de la France,* 1712, tome I, p. 148).

5. C'est en effet le Régent qui approuva leurs statuts (É. Campardon, *Les Comédiens italiens,* tome II, p. 235-237).

6. Écrit par mégarde *repesentation.* — 7. Au Palais-Royal.

8. L'ancien hôtel des ducs de Bourgogne, dont l'entrée se trouvait rue Mauconseil, près des Halles, fut loué, dès 1548 par les confrères de la Passion, et c'est là où fut joué pour la première fois la farce de Maître Patelin. Plus tard les comédiens italiens, venus en France sous Henri III, y alternèrent leurs représentations avec celles des comédiens français. Ceux-ci s'étant transportés sur la rive gauche en 1680, les italiens occupèrent seuls l'hôtel de Bourgogne.

Roi les chassa. La nouveauté et la protection les mirent fort à la mode[1]; mais peu à peu les honnêtes gens se dégoûtèrent de leurs ordures, et ils tombèrent. Ils sont demeurés jusqu'à présent, et jouent toujours à l'hôtel de Bourgogne.

Berwick va commander en Guyenne au lieu de Montrevel, qui va en Alsace et qui s'en prend à moi. Berwick fait réformer sa patente et n'est sous les ordres de personne, contre la tentative du duc du Maine. [Add. StS. 1346]

Le maréchal de Montrevel commandoit toujours en Guyenne : il y escroquoit et prenoit tant qu'il pouvoit, et faisoit toutes sortes de sottises. C'étoit un homme fort court, fort impertinent, tout au maréchal de Villeroy et au bel air de la vieille cour[2], et fort peu sûr par conséquent pour M. le duc d'Orléans. Il étoit à Paris et sur le point de s'en retourner à Bordeaux. Le maréchal de Berwick eut le commandement de Guyenne, et Montrevel celui d'Alsace, où il ne pouvoit pas être dangereux[3]. Quant le Régent l'eut déclaré, Montrevel vint lui dire qu'il seroit toujours content de tout ce qu'il lui ordonneroit, et ajouta : « Mais, Monsieur, le public en sera-t-il content pour moi ? — Oui, Monsieur, lui répondit le Régent, il le sera; je vous en réponds. » Ces sortes de fatuités, destituées comme celle-ci de tout mérite, n'alloient point au Régent, qui d'un mot prompt et court les mettoit au net dans tout leur ridicule. Montrevel fut outré. Tout vieux qu'il étoit, il étoit fou d'une Mme de Léglise, femme du conseiller du parlement de Bor-

1. Ils furent en effet d'abord fort à la mode, si bien que la Comédie française se trouva abandonnée par une partie du public (*Dangeau*, p. 408 et 414 ; *les Correspondants de la marquise de Balleroy*, tome I, p. 92-93, 125 et 131). Voltaire dans une lettre de 1716 plaisante cette vogue injustifiée (*Correspondance*, édition Garnier, tome I, p. 43) : « J'entends dire, écrit-il,

> Que tout Paris est enchanté
> Des attraits de la nouveauté ;
> Que son goût délicat préfère
> L'enjouement agréable et fin
> De Scaramouche et d'Arlequin
> Au pesant et fade Molière. »

2. Voyez son portrait dans le tome XI, p. 49-52.
3. Dangeau annonce la nouvelle le 12 avril, jour de Pâques (p. 362).

deaux[1], et, depuis tant d'années que le feu Roi l'y avoit mis, il avoit là toutes ses habitudes. Il imagina que c'étoit moi qui l'avois fait déplacer. Il en fit partout ses plaintes, et me les envoya faire par Biron. Le maréchal de Montrevel et moi n'avions pas ouï parler l'un de l'autre depuis le règlement que le feu Roi avoit fait entre nous et dont j'ai parlé en son temps[2], depuis lequel il n'avoit osé se mêler de quoi que ce soit du gouvernement de Blaye; ainsi rien qui me fût plus indifférent[3] que son commandement en Guyenne. Je n'avois pas pensé un moment à lui, et M. le duc d'Orléans ne m'en parla qu'après qu'il l'eut résolu. Je répondis donc à Biron qu'il pouvoit assurer Montrevel que, depuis que nous n'avions plus rien de commun, ni à démêler ensemble, je n'avois pas songé s'il étoit au monde, que je n'avois su son déplacement que lorsque M. le duc d'Orléans me l'avoit appris, et qu'il pouvoit s'ôter de la tête que j'y eusse la moindre part, parce que rien au monde ne m'étoit plus indifférent, depuis que le feu Roi avoit confirmé et réglé ma très parfaite indépendance, qui ne me pouvoit plus être troublée. Je ne sais si Biron osa lui rendre fidèlement ma

1. Jean de Léglise avait été reçu conseiller au Parlement le 10 décembre 1688. Voyez ci-après aux Additions et Corrections.

2. Tome XXIII, p. 297-304. Nous avions dit alors (p. 302, note 3) que nous n'avions pas retrouvé le texte du règlement intervenu entre Saint-Simon et Montrevel à propos du gouvernement de Blaye. Depuis lors, M. Delavaud a bien voulu nous communiquer la copie qu'il avait prise naguère de ce document dans un recueil manuscrit d'ordonnances royales conservé à la Bibliothèque du ministère de la marine, manuscrit nº 73, tome V, fol. 134-136. Nous lui exprimons ici notre gratitude pour cette intéressante communication. On trouvera la teneur de ce réglement ci-après, appendice II, et l'on remarquera que, contrairement aux dires de Saint-Simon (tome XXIII, p. 302), il n'a que douze articles et non pas vingt-cinq. Malgré cette différence, on ne peut douter que ce ne soit le règlement dont il s'agit, puisque l'article v, cité par notre auteur dans ses *Écrits inédits,* tome III, p. 23, est textuellement l'article v de la pièce retrouvée par M. Delavaud.

3. Écrit *indéfferent.*

réponse ; mais il continua à se plaindre de moi, et moi à me moquer de lui. Nous verrons bientôt qu'il ne sortit point de Paris, et qu'il mourut de peur ou de rage[1]. L'affaire du duc de Berwick ne fut pas si tôt consommée. Il s'aperçut que sa patente pour commander en Guyenne le soumettoit aux ordres du comte d'Eu[2], qui, comme devenu prince du sang, prétendoit faire de Paris les fonctions de gouverneur de Guyenne. Cela s'étoit évité avec Montrevel, qui avoit été envoyé du vivant du duc de Chevreuse, et avant qu'il fût question des dernières apothéoses de ces bâtards ; d'ailleurs point d'exemple à l'égard des princes du sang sur les maréchaux de France, commandants dans leurs gouvernements ; mais c'étoit[3] le temps des entreprises, surtout des princes du sang et des bâtards comme tels. Berwick renvoya la patente. Le Régent en brassière, amateur du poison des *mezzo termine*[4], qui toujours désespèrent celle[5] qui a raison, et ne contente pas celle qui a tort, fit ce qu'il put pour concilier les choses. Berwick, sans s'en embarrasser, ne mollit point, dit qu'il ne connoissoit point de milieu entre être ou n'être pas aux ordres d'un autre, se renferma à déclarer qu'il n'avoit point demandé ce commandement, et qu'il ne l'accepteroit point à une condition nouvelle et déshonorante. Quelque mouvement que les bâtards, et même, pour ce fait particulier, que les princes du sang se pussent donner, parce qu'il les regardoit également, il en fallut passer par où le maréchal voulut[6]. Le Régent comptoit sur lui dans une province jalouse, et si proche de l'Espagne : la patente fut réformée ; il n'y fut pas fait la

[*Add. St-S. 1347*]

1. Ci-après, p. 220.
2. Second fils du duc du Maine, qui avait ce gouvernement depuis 1712 : tome XXIII, p. 226.
3. Avant *c'estoit* il a biffé un premier *c'estoient*, corrigé en *c'estoit*.
4. Tome XXIX, p. 103. — 5. La partie.
6. Dangeau mentionne longuement ces difficultés : p. 364, 388, 392, 395, 402, 404, 405 et 408.

moindre mention du comte d'Eu. Les maréchaux de France, qui avoient doucement laissé démêler la fusée[1] à leur confrère, furent fort contents, lui beaucoup davantage, et le rare fut que M. du Maine, y ayant perdu sans réserve tout ce qu'il avoit prétendu, voulut paroître content aussi[2].

Le Parlement s'oppose au rétablissement des charges de grand maître* des postes et de surintendant des bâtiments. Ses vues, sa conduite, ses appuis; vue et intérêts de ses appuis. Je me dégoûte d'en parler au Régent; je lui en prédis le succès et je reste là-dessus dans le silence.

Le Parlement persistoit à ne vouloir point enregistrer les deux édits d'érection de grand maître des postes et de surintendant des bâtiments[3]. Il prétendoit que, ayant été supprimées[4], et la suppression enregistrée avec clause de ne pouvoir être rétablies, ils[5] les devoient rejeter. Ce n'étoit pas que cela intéressât ni eux ni le peuple en aucune manière, encore moins, s'il se pouvoit, l'État; mais cette compagnie vouloit figurer, se rendre considérable, faire compter avec elle; elle ne le pouvoit que par la lutte, et de propos délibéré elle n'en perdoit aucune occasion[6]. Elle avoit sondé le Régent, puis tâté ; les succès répondoient de sa foiblesse. Il étoit environné d'ennemis qui lui imposoient, et qui, avec bien moins d'esprit et de lumières que lui, le trompoient et s'en moquoient, et qui s'étoient liés avec le Parlement, qui avoit les bâtards à lui et qui tenoit les princes du sang en mesure. Tels étoient : le maréchal de Villeroy, à qui les conversations sur les *Mémoires* du cardinal de Retz et de Joly[7], qui étoient lors

1. Tome XV, p. 372.

2. Dangeau disait seulement que les princes du sang n'étaient point mécontents du maréchal.

3. Tome XXIX, p. 122 et 321.

4. Que ces charges ayant été supprimées.

5. Les conseillers du Parlement.

6. Nous verrons la suite de cette affaire un peu plus loin, p. 166, 198 et 210.

7. C'est sous la date de 1717 que furent publiés pour la première fois en sept volumes in-12 les *Mémoires du cardinal de Retz,* suivis de ceux *de Guy Joly*; mais ils avaient paru dès l'année précédente comme le prouve ce passage d'une lettre de Madame du 14 octobre

* Les mots *de G. M*e ont été remis en interligne au-dessus d'un premier *des,* biffé.

fort à la mode, et que tout le monde se piquoit de lire, avoient tourné la tête, et qui vouloit être comme le duc de Beaufort, chef de la Fronde, roi des Halles et de Paris, l'appui du Parlement; d'Effiat, son ami et du duc du Maine, à qui de longue main il avoit vendu son maître[1] et qui trouvoit son compte à figurer et à négocier entre son maître et le Parlement; Bezons, plat robin[2], quoique maréchal de France, qui s'étoit mis sous la tutelle d'Effiat; Canillac, par les prestiges du feu président de Maisons, et que sa veuve, qui cabaloit encore tant qu'elle pouvoit chez elle, entretenoit toujours[3], avec autorité sur son esprit quoiqu'elle n'en eût point[4], et il[5] lui rendoit compte de ce qu'il pompoit[6] du Régent sur le Parlement; le duc de Noailles, qui l'avoit flatté par ses trahisons, qui, pour les rendre complètes, en avoit fait peur au Régent, et qui lui-même en mouroit de frayeur sur son administration des finances, uni d'ailleurs avec d'Effiat par Dubois, trop petit garçon encore pour oser les contredire, et Noailles, ravi[7] de partager les négociations avec le Parlement, et de voir naître du trouble pour se rendre nécessaire; Huxelles enfin, ami intime du premier président, et dont le thème auprès du Régent étoit la nécessité de l'intelligence avec le Parlement pour le pouvoir contenir sur les matières de la Constitution et de Rome; un Broglio[8], un Nocé, d'autres petits compagnons, instruits par les autres ou par leurs

1716 (recueil Brunet, tome I, p. 272): « Les moines de Saint-Mihiel ont en original les Mémoires du cardinal de Retz, et les ont fait imprimer. On les vend à Nancy », etc. Saint-Simon les avait dans sa bibliothèque, n° 770 du *Catalogue* de vente.

1. Déjà dit plusieurs fois, en dernier lieu tome XXIX, p. 270-271.

2. Écrit *robbin*. — « Terme de mépris dont on se sert en parlant des gens de robe » (*Académie*, 1718).

3. *Toujours* est en interligne, au-dessus d'*encore*, biffé.

4. Voyez le portrait de cette dame dans le tome XXIV, p. 328.

5. *Il* est en interligne, au-dessus de *qui*, biffé.

6. Tome XVII, p. 162. — 7. Avant *ravy*, il a biffé *d'ailleurs*.

8. Charles-Guillaume, marquis de Broglie, que notre auteur a compté parmi les roués du Régent: tome XXIX, p. 384.

propres liaisons à placer leur mot à propos. Ainsi, tantôt sur une matière, tantôt sur une autre, cette lutte se multiplia, se fortifia, s'échauffa, et conduisit, comme on le verra, les choses au bord du précipice.

Je m'étois dépité à cet égard par une infinité de raisons ; la défiance et la foiblesse du Régent se réunissoient contre tout ce que je lui pouvois dire là-dessus[1]. Je lui déclarai à la fin que je me lavois les mains de tout ce qui lui pouvoit arriver de la misère de sa conduite avec le Parlement, de l'audace des entreprises de cette compagnie, de la friponnerie de gens qui l'environnoient, qui avoient mis le grappin[2] sur lui, qu'il combloit d'amitiés, de confiance, de grâces, et qui étoient ses ennemis et le vendoient à leurs intérêts, à leurs vues et au Parlement. J'ajoutai[3] que je ne lui parlerois de ma vie de rien qui eût rapport au Parlement, et que je saurois mettre à leur aise ses soupçons sur la haine qu'il me croyoit contre le Parlement, mais que je lui prédisois, et le priois de s'en bien souvenir, qu'il n'iroit pas loin sans que les choses n'en vinssent entre lui et cette compagnie à un point[4] qu'il se verroit forcé de lui abandonner toute l'autorité et tout l'exercice de la Régence, ou d'avoir recours à des coups de force très dangereux. Je lui tins exactement parole ; on verra en son temps ce qui en arriva.

Law dit Las. Sa banque ; mon avis là-dessus, tant au Régent en particulier

Il avoit alors une affaire à éclore, dont on se servit beaucoup pour le rendre si docile à l'égard du Parlement. Un Écossois de je ne sais quelle naissance[5], grand joueur et grand combinateur[6], et qui avoit gagné fort

1. *Là-dessus* ajouté en interligne.

2. Tome XVI, p. 262.

3. Les premières lettres de *j'ajoustay* corrigent un *que* suivis d'une autre lettre effacée du doigt.

4. Les mots *à un point* ont été ajoutés en interligne et *à un* corrige *et au*.

5. Jean Law de Lauriston (tome VIII, p. 75) était fils d'un orfèvre-changeur d'Édimbourg.

6. Ce mot n'était pas admis (pas plus que maintenant) par le *Dic-*

gros en divers pays où il avoit été, étoit venu en France dans les derniers temps du feu Roi. Il s'appeloit Law; mais, quand il fut plus connu, on s'accoutuma si bien à l'appeler Las, que son nom de Law disparut[1]. On parla de lui à M. le duc d'Orléans comme d'un homme profond dans les matières[2] de banque, de commerce, de mouvement d'argent, de monnoie et de finances; cela lui donna curiosité de le voir. Il l'entretint plusieurs fois, et il en fut si content qu'il en parla à Desmaretz comme d'un homme de qui il pourroit tirer des lumières. Je me souviens aussi que ce prince m'en parla dans ce même temps. Desmaretz manda Law, et fut longtemps avec lui à plusieurs reprises; je n'ai point su ce qui se passa entre eux, ni ce qui en résulta, sinon que Desmaretz en fut content, et prit pour lui quelque estime[3]. M. le duc d'Orléans après cela ne le vit plus que de loin à loin; mais, après les premiers débouchés des affaires qui suivirent la mort du Roi, Law, qui avoit fait au Palais-Royal des connoissances subalternes et quelque liaison avec l'abbé Dubois, se présenta de nouveau devant M. le duc d'Orléans, bientôt après l'entretint en particulier, et lui proposa des plans de finance. Il le fit travailler avec le duc de

qu'au conseil de régence. Elle y passe et au Parlement.

tionnaire de l'Académie de 1718. Nous l'avons déjà rencontré dans notre tome XVIII, p. 9.

1. Sur la prononciation du nom de Law, que certains nommaient *Laou* et d'autres *Las*, on peut voir les *Mémoires de Mathieu Marais*, tome I, p. 356; le *Journal de Barbier*, tome I, p. 7 et 131; la *Correspondance de Madame*, recueil Jæglé, tome III, p. 40, et recueil Brunet, tome II, p. 151 et 261 note; le *Journal de Pierre Narbonne*, p. 85; les *Archives de la Bastille*, tome XII, p. 106; Al. Beljame, *La prononciation du nom de Law* dans les *Études romanes dédiées à Gaston Paris*, 1890, et l'*Intermédiaire des chercheurs et des curieux*, tomes XX, p. 737, et XXI, p. 77, 208, 238 et 268.

2. *La matiere* corrigé en *les matieres*.

3. Les relations de Law avec Desmaretz avant la mort de Louis XIV sont certaines; on connaît des lettres de lui à ce contrôleur général en 1707, en 1713 et en 1714. Il proposa sa banque; mais Desmaretz n'y voulut pas consentir (*Journal de Pierre Narbonne*, p. 85).

Noailles, avec Rouillé, avec Amelot, ce dernier pour le commerce. Les deux premiers eurent peur d'un intrus de la main du Régent dans leur administration, de manière qu'il fut longtemps ballotté, mais toujours porté par M. le duc d'Orléans. A la fin, le projet de banque plut tant à ce prince qu'il voulut qu'il eût lieu. Il en parla en particulier aux principaux des finances, en qui il trouva une grande opposition. Il m'en avoit souvent parlé, et je m'étois contenté de l'écouter sur une matière que je n'ai jamais aimée, ni par conséquent bien entendue[1], et dont la résolution me paroissoit éloignée. Quand il eut tout à fait pris son parti, il fit une assemblée de finance et de commerce, où Law expliqua tout le plan de la banque qu'il proposoit d'établir. On l'écouta tant qu'il voulut. Quelques-uns, qui virent le Régent presque déclaré, acquiescèrent ; mais le très grand nombre s'y opposa[2]. Law ne se rebuta point. On parla à la plupart un peu françois[3] à l'oreille. On refit à peu près la même assemblée, où, en présence du Régent, Law expliqua encore son projet[4]. A cette fois peu y contredirent, et foiblement[5]. Le duc de Noailles n'avoit osé soutenir la

1. Déjà dit dans le tome XXVII, p. 32.

2. C'est le 24 octobre 1715 que cette proposition fut discutée dans une séance extraordinaire du conseil des finances et finalement rejetée (*Journal de Dangeau*, p. 209, 211, 212 et 220 ; *Gazette d'Amsterdam*, n°s LXXXVIII et XC). Nous donnerons ci-après à l'appendice III le procès-verbal de cette séance d'après le registre des délibérations du conseil conservé dans les papiers du duc de Noailles à la Bibliothèque nationale, ms. Franç. 6 930, fol. 46 ; une autre copie de ces procès-verbaux existe aux Archives nationales, dans les papiers du Contrôle général des finances, carton G^7^ 1849. Un mémoire de Rouillé sur ce sujet, daté du 21 octobre, est dans le ms. de la Bibliothèque Mazarine n° 2342, p. 255-262.

3. Locution déjà rencontrée dans notre tome XV, p. 100.

4. Cette seconde proposition était très différente de la première, ainsi qu'on le verra par l'extrait du procès-verbal du conseil de régence que nous donnons plus loin, p. 92, note 1.

5. Conseil de finances du 1er mai 1716 (*Dangeau*, p. 372) ; on en trouvera le procès-verbal ci-après à l'appendice III.

gageure, comme eût voulu le maréchal de Villeroy, qui alloit toujours à contrecarrer M. le duc d'Orléans, sans autre raison ; car il n'entendoit ni en finances, ni en autres affaires ; aussi n'opinoit-il jamais au Conseil qu'en deux mots, ou, si très rarement il vouloit dire plus sur une affaire qu'il savoit qu'on y devoit traiter, il apportoit une petite feuille de papier, et, quand ce venoit à lui d'opiner, mettoit ses lunettes, et lisoit tout de suite les cinq ou six lignes qui étoient écrites. Je ne l'ai jamais vu opiner autrement, et de cette dernière façon quatre ou cinq fois au plus. La banque passée de la sorte, il la fallut proposer au conseil de régence. M. le duc d'Orléans prit la peine d'instruire en particulier chaque membre de ce conseil, et de lui faire doucement entendre qu'il desiroit que la banque ne trouvât point d'opposition. Il m'en parla à fond ; alors il fallut bien répondre. Je lui dis que je ne cachois point mon ignorance ni mon dégoût de toute matière de finance, que néanmoins ce qu'il venoit de m'expliquer me paroissoit bon en soi, en ce que, sans levée, sans frais, et sans faire tort ni embarras à personne, l'argent se doubloit tout d'un coup par les billets de cette banque, et devenoit portatif avec la plus grande facilité ; mais qu'à cet avantage je trouvois deux inconvénients : le premier de gouverner la banque avec assez de prévoyance et de sagesse pour ne faire pas plus de billets qu'il ne falloit, afin d'être toujours au-dessus de ses forces, et de pouvoir faire hardiment face à tout, et payer tous ceux qui viendroient demander l'argent des billets dont ils seroient porteurs ; l'autre, que ce qui étoit excellent dans une république ou dans une monarchie où la finance est entièrement populaire comme est l'Angleterre, étoit d'un pernicieux usage dans une monarchie absolue, telle que la France, où la nécessité d'une guerre mal entreprise et mal soutenue, l'avidité d'un premier ministre, d'un favori, d'une maîtresse, le luxe, les folles dépenses, la prodigalité d'un roi ont bientôt épuisé une banque, et ruiné tous les porteurs de billets, c'est-à-dire culbuté le royaume. M. le duc d'Orléans en convint, mais en même temps me soutint qu'un roi auroit un intérêt si grand et si essentiel à ne jamais toucher ni laisser toucher ministre, maîtresse ni favoris à la banque, que cet inconvénient [Add. St-S. 1348] capital ne pouvoit jamais être à craindre. C'est sur quoi nous disputâmes longtemps sans nous persuader l'un l'autre, de façon que, lorsque, quelques jours après, il proposa la banque au conseil de régence, j'opinai tout au long comme je viens de l'expliquer, mais avec plus de force et d'étendue, et je conclus à rejeter la banque comme l'appât le plus funeste dans un pays absolu, qui dans un pays libre seroit un très bon et très sage établissement. Peu osèrent être de cet avis; la banque passa[1]. M. le duc d'Orléans me fit de petits reproches, mais doux, de m'être autant étendu. Je m'en excusai sur ce que je croyois de mon devoir, honneur et conscience, d'opiner suivant ma persuasion, après y avoir bien pensé, et de m'expliquer suffisamment pour bien faire entendre mon avis, et les raisons que j'avois de le prendre. Incontinent après, l'édit en fut enregistré au Parlement sans difficulté[2]. Cette compagnie savoit quelquefois com-

1. Conseil de régence du 2 mai (*Dangeau*, p. 373. Voici comment l'affaire fut enregistrée dans le procès-verbal du conseil (ms. Franç. 23 672, fol. 54 v°) : « M. le duc de Noailles, président du conseil de finances, a rapporté un projet de déclaration portant pouvoir au sieur Law d'établir une banque différente de la première qui avoit été proposée, en ce que celle dont il est question sera purement volontaire et qu'on ne change rien à la perception ordinaire des revenus du Roi, Mgr le duc d'Orléans se réservant seulement la faculté d'y nommer un inspecteur qui aura une des trois clefs de la caisse, et cette affaire a passé. » Et au fol. 63 : « M. l'évêque de Troyes a rapporté extraordinairement, dans la séance du conseil de régence tenue le mardi 19 mai après midi pour la guerre, la marine et les provinces, des lettres patentes contenant le règlement pour la banque générale accordée au sieur Law et sa compagnie ; elles ont été approuvées. »

2. Le privilège royal accordé à Law pour la fondation d'une banque générale est daté du jour même du conseil de régence où il fut accordé,

plaire de bonne grâce au Régent, pour se roidir après contre lui avec plus d'efficace.

Le Régent me met malgré moi en commerce réglé avec Law, qui dure jusqu'à sa chute. Vue de Law à mon égard.

Quelque temps après, pour le raconter tout de suite, M. le duc d'Orléans voulut que je visse Law, qu'il m'expliquât ses plans, et me le demanda comme une complaisance. Je lui représentai mon ineptie en toute matière de finance ; que Law auroit beau jeu avec moi à me parler un langage où je ne comprendrois rien ; que ce seroit nous faire perdre fort inutilement notre temps l'un à l'autre. Je m'en excusai tant que je pus. Le Régent revint plusieurs fois à la charge, et à la fin l'exigea. Law vint donc chez moi. Quoique avec beaucoup d'étranger dans son maintien, dans ses expressions et dans son accent, il s'exprimoit en fort bons termes, avec beaucoup de clarté et de netteté. Il m'entretint fort au long sur sa banque, qui en effet étoit une excellente chose en elle-même, mais pour un autre pays que la France, et avec un prince moins facile que le Régent. Law n'eut d'autre solution à me donner à ces deux objections que celles que le Régent m'avoit données lui-même, qui ne me satisfirent pas. Mais, comme l'affaire étoit passée, et qu'il n'étoit plus question que de la bien gouverner, ce fut principalement là-dessus que notre conversation roula. Je lui fis sentir, tant que je pus, l'importance de ne pas montrer assez de facilité pour qu'on en pût abuser avec un régent aussi bon, aussi facile, aussi ouvert, aussi environné. Je masquai le mieux que je pus ce que je voulus lui faire entendre là-dessus, et

2 mai, et il fut enregistré au Parlement le 4 (Archives nationales X[1A] 8432, fol. 434 v°, et 8715, fol. 230). On y joignit le 20 mai le règlement dont il a été parlé ci-dessus, complété par un édit relatif aux billets payables au porteur, et ces deux pièces furent enregistrées le 23 mai (*ibidem*, fol. 257 et 260 v°) ; le 25 juillet, déclaration sur les endossements des billets de la banque générale (X[1A] 8716, fol. 103 v°). Tous ces documents furent imprimés. En même temps que le privilège, des lettres de naturalité furent accordées au « sieur Jean Law de Laurestenne » et enregistrées au Parlement le 26 mai (X[1A] 8715, fol. 266 v°).

j'appuyai surtout sur la nécessité de se tenir en état de faire face sur-le-champ, et partout, à tout porteur de billets de banque qui en demanderoit le payement, d'où dépendoit tout le crédit ou la culbute de la banque. Law en sortant me pria de trouver bon qu'il vînt quelquefois m'entretenir; nous nous séparâmes fort satisfaits l'un de l'autre, dont le Régent le fut encore plus. Law vint quelques autres fois chez moi; il me montra beaucoup de desir de lier avec moi. Je me tins sur les civilités, parce que la finance ne m'entroit point dans la tête et que je regardois comme perdues toutes[1] ces conversations. Quelque temps après, le Régent, qui me parloit assez souvent de Law avec grand engouement, me dit qu'il avoit à me demander, même à exiger de moi une complaisance; c'étoit de recevoir réglément une visite de Law par semaine. Je lui représentai[2] la parfaite inutilité de ces entretiens, dans lesquels j'étois incapable de rien apprendre, et plus encore d'éclairer Law sur des matières qu'il possédoit, auxquelles je n'entendois rien. J'eus beau m'en défendre; il le voulut absolument; il fallut obéir. Law, averti par le Régent, vint donc chez moi. Il m'avoua de bonne grâce que c'étoit lui qui avoit demandé cela au Régent, n'osant me le demander à moi-même. Force compliments suivirent de part et d'autre, et nous convînmes qu'il viendroit chez moi tous les mardis matin sur les dix heures, et que ma porte seroit fermée à tout le monde tant qu'il y demeureroit. Cette visite ne fut point mêlée d'affaires. Le mardi matin suivant, il vint au rendez-vous, et il y est exactement venu ainsi jusqu'à sa déconfiture[3]. Une heure et demie, très souvent deux heures, étoit le temps ordinaire de nos conversations. Il

1. Il avait d'abord écrit *perdu celuy de*; il a corrigé *perdu* en *perdues* et mis *touttes* en interligne au-dessus de *celuy de*, biffé.

2. *Representay* corrige *repren*[*tay*].

3. « *Déconfiture* se dit figurément de la ruine entière des affaires d'un négociant ou d'un homme d'affaires » (*Académie*, 1718).

avoit toujours soin de m'instruire de la faveur que prenoit sa banque en France et dans les pays étrangers, de son produit, de ses vues, de sa conduite, des contradictions qu'il essuyoit des principaux des finances et de la magistrature, de ses raisons, et surtout de son bilan [1], pour me convaincre qu'il étoit bien plus qu'en état de faire face à tous porteurs de billets, quelques sommes qu'ils eussent à demander. Je connus bientôt que, si Law avoit desiré ces visites réglées chez moi, ce n'étoit pas qu'il eût compté faire de moi un habile financier; mais qu'en homme d'esprit, et il en avoit beaucoup, il avoit songé à s'approcher d'un serviteur du Régent qui avoit la plus véritable part en sa confiance, et qui de longue main[2] s'étoit mis en possession de lui parler de tout et de tous avec la plus grande franchise et la plus entière liberté, de tâcher, par cette fréquence de commerce, de gagner mon amitié, de s'instruire par moi de la qualité intrinsèque de ceux dont il ne voyoit que l'écorce, et peu à peu de pouvoir venir au conseil à moi sur les traverses qu'il essuyoit, et sur les gens à qui il avoit affaire, enfin de profiter de mon inimitié pour le duc de Noailles, qui, en l'embrassant tous les jours, mouroit de jalousie et de dépit, lui suscitoit sous main tous les obstacles et tous les embarras possibles, et eût bien voulu l'étouffer. La banque en train et florissante, je crus nécessaire de la soutenir. Je me prêtai à ces instructions que Law s'étoit proposées, et bientôt nous nous parlâmes avec une confiance dont je

1. Le *Dictionnaire de l'Académie* donne cette définition de ce mot : « Livre où les marchands et les banquiers écrivent leurs dettes actives et passives. » Le *Dictionnaire de Trévoux* y ajoute celle-ci, qui se rapproche davantage du sens moderne : « On appelle aussi *bilan* ou *balance* l'arrêté ou la clôture de l'inventaire d'un marchand, où l'on a écrit vis à vis tout ce qu'il doit et tout ce qui lui est dû. » Saint-Simon écrit *billan.* — Law dressa son premier bilan le 22 décembre 1716, et on constata que le profit était de huit pour cent en moins de cinq mois (*Dangeau,* p. 510).

2. Ces trois mots ont été ajoutés en interligne.

n'ai jamais eu lieu de me repentir. Je n'entrerai point dans le détail de cette banque, des autres vues qui la suivirent, des opérations faites en conséquence. Cette matière de finance pourroit faire des volumes nombreux[1]. Je n'en parlerai que par rapport à l'historique du temps, ou à ce qui a pu me regarder en particulier. J'ai dit les[2] raisons, vers les temps de la mort du Roi, qui m'ont fait prendre le parti de décharger ces *Mémoires* des détails immenses des affaires des finances et de celles de la Constitution[3]. On les trouvera traitées par ceux qui n'auront eu que ces objets en vue beaucoup plus exactement, et mieux que j[e n]'aurois pu le faire, et que je n'aurois fait qu'[en] me détournant trop longuement et trop fréquemment de l'histoire de mon temps, que je me suis seulement proposée. Je pourrois ajouter ici quel fut Law. Je le diffère à un temps où cette curiosité se trouvera mieux en sa place[4].

Évêchés et autres grâces.

M. le duc d'Orléans donna l'évêché de Vannes[5] à l'abbé de Tressan, son premier aumônier[6]; celui de Rodez[7] à l'abbé de Tourouvre[8], à la prière du cardinal de Noail-

1. M. René Stourm, *Bibliographie historique des finances*, p. 67-75, a donné l'indication des principaux ouvrages qui ont étudié la banque de Law et ses opérations, tant à l'époque même que dans les temps modernes.

2. *Les* est en interligne, au-dessus de *mes* surchargé en *les*.

3. Tomes XX, p. 330-331, XXIII, p. 407, et XXIV, p. 119.

4. Saint-Simon fera le portrait du financier dans la suite des *Mémoires*, tome XVII de 1873, p. 163-165.

5. Cet évêché comptait cent quatre-vingt-dix paroisses et rapportait de vingt à trente mille livres.

6. Louis de la Vergne : tome XXII, p. 250. Dangeau annonce sa nomination le 8 mai (p. 375). Nous le verrons transférer à Nantes l'année suivante, avant d'avoir reçu ses bulles.

7. L'évêché de Rodez, très étendu, n'avait pas moins de cinq cents paroisses, et son titulaire jouissait de près de soixante mille livres de rente.

8. Jean-Armand de la Vove, abbé de Tourouvre, avait fait ses études au séminaire de Saint-Magloire ; il ne fut sacré que le 10 juillet 1718 et mourut dans son diocèse le 18 septembre 1733, à l'âge de soixante ans.

les[1], et celui de Saint-Papoul[2] à l'abbé de Choiseul[3] à la mienne, qui ne l'a su que plus de quinze ans après, et qui est présentement évêque de Mende[4]. Je ne lui avois jamais parlé, et personne ne m'avoit parlé de lui; mais je le savois homme de bien et pauvre. Le ressort qui me fit agir fut la mémoire du maréchal de Choiseul, dont il étoit neveu[5], tout jeune, lorsque j'en[6] entendis dire un jour au maréchal qu'il l'aimoit. La même raison me fit obtenir de M. le duc d'Orléans des assistances pécuniaires pour le chevalier de Pezeux, que je ne connoissois point[7],

1. C'est Dangeau qui dit: « il est fort aimé du cardinal de Noailles ».

2. Saint-Papoul, non loin de Castelnaudary, ancien monastère bénédictin érigé en 1317 par Jean XXII en évêché suffragant de Toulouse, n'avait guère qu'une cinquantaine de paroisses, mais rapportait vingt mille livres.

3. Gabriel-Florent de Choiseul-Beaupré, né en 1685, avait eu en 1706 l'abbaye de Tironneau, au diocèse du Mans, puis en 1714 celle de Sainte-Colombe-lès-Sens et une charge d'aumônier du Roi; il ne fut sacré évêque de Saint-Papoul que le 17 juillet 1718, passa à Mende en octobre 1723, résigna ses deux abbayes en 1758, et mourut le 7 juillet 1767, à quatre-vingt deux ans, laissant tout son bien à l'hôpital de sa ville épiscopale.

4. Il a été parlé de ce riche évêché dans le tome VI, p. 303. — Saint-Simon écrit *Mande*.

5. L'abbé de Choiseul n'était pas neveu du maréchal; il n'était même que son parent assez éloigné, appartenant à la branche de Beaupré, tandis que le maréchal était de celle de Francières.

6. Saint-Simon avait d'abord écrit *je luy*; il a corrigé *je* en *jen* (*sic*), biffé *luy* et ajouté plus loin *au M^l* en interligne.

7. Clériadus de Prat-Balaiseaux, chevalier puis vicomte de Pezeux, appartenait à une famille de Franche-Comté (Saint-Simon écrit *Peseu*); entré aux mousquetaires en 1685, il eut une compagnie dans un régiment de dragons en 1689, un régiment d'infanterie en 1695, et redevint colonel de dragons en 1702; passé brigadier en 1704 et maréchal de camp en 1709, il fut fait lieutenant général en mars 1718. En 1696, il avait remplacé le maréchal de Choiseul au gouvernement de Langres, et eut en mai 1724 celui de la citadelle de Lille; il s'en démit en février 1741 et mourut le 7 décembre 1742; on n'est pas d'accord sur son âge. Il avait épousé en 1731 son ancienne amie Mme Hulot, veuve d'un employé des fermes de Marseille, dont il n'eut

puis avancements, commandements et subsistances qui l'ont conduit, jusqu'à la fin de sa vie, à d'autres. Il le sut parce que cela ne se put cacher, et en[1] a toujours été reconnoissant, ainsi que Monsieur de Mende. Pezeux étoit fils d'une sœur du maréchal de Choiseul[2], dont je savois qu'il avoit fort aimé et aidé les enfants, à qui jamais je n'avois eu occasion de parler.

Arouet poète, depuis Voltaire, exilé.

Arouet[3], fils d'un notaire qui l'a été de mon père et de moi jusqu'à sa mort[4], fut exilé et envoyé à Tulle, pour des vers fort satiriques et fort impudents[5]. Je ne m'amu-

pas d'enfants. Nous ne savons quelles « assistances pécuniaires » Saint-Simon lui fit obtenir du Régent.

1. *Et en* surcharge *et a*.

2. Gabrielle de Choiseul, sœur du maréchal, avait épousé Charles-Emmanuel de Prat-Balaiseaux, seigneur de Pezeux, qui fut gouverneur et grand bailli de Langres.

3. François-Marie Arouet, né le 21 novembre 1694, fit ses études au collège de Louis-le-Grand, fut quelques années clerc chez un notaire, puis se lança dans la littérature ; les divers épisodes de sa vie sont assez connus, pour qu'il n'y ait pas lieu de les mentionner ici. Il mourut le 31 mai 1778. — Saint-Simon écrit *Aroüet* et *Arouet*.

4. Le père, François Arouet, né vers 1650, tint une étude de notaire dans la rue de la Calandre de 1675 à la fin de 1692, et la céda alors à Charles Le Roy ; il obtint en 1694 la charge de receveur des épices de la chambre des comptes, et mourut le 1er janvier 1722 ; il avait épousé le 7 juin 1683 Marguerite Daumart, fille d'un greffier criminel au Parlement. Il fut en effet le notaire de Claude de Saint-Simon, dont la seconde femme tint sur les fonts en 1685 son second fils, Armand (*Dictionnaire critique* de Jal, p. 1285) ; mais il ne fut jamais le notaire de notre auteur, puisqu'il avait vendu son étude avant que celui-ci eût succédé à son père.

5. *Dangeau*, p. 378. L'ordre d'exil à Tulle, daté du 7 mai, est dans le registre O[1] 60, fol. 65. La cause en fut de sanglantes épigrammes et des couplets contre le Régent et la duchesse de Berry (Raunié, *Chansonnier historique du dix-huitième siècle*, tome II, p. 38-40). Néanmoins Voltaire obtint de passer son exil au château de Sully-sur-Loire, près Gien, où le duc de Sully lui donna une fastueuse hospitalité. « Il seroit délicieux pour moi, écrivait-il alors à la marquise de Mimeure (*Correspondance*, édition Garnier, tome I, p. 35), de rester à Sully, s'il m'étoit permis d'en sortir. M. le duc de Sully est le plus aimable des hommes ; ...son château est dans la plus magnifique

serois pas à marquer une si petite bagatelle, si ce même Arouet, devenu grand poète et académicien sous le nom de Voltaire[1], n'étoit devenu, à travers force aventures tragiques[2], une manière de personnage dans la république des lettres, et même une manière d'important parmi un certain monde[3].

Un frère du roi de Portugal à Paris; va servir en

Le prince Emmanuel[4], qui n'avoit pas encore dix-neuf ans, dernier des frères du roi de Portugal[5], arriva à Paris[6], chez l'ambassadeur de sa nation[7], où il logea. Le roi

situation du monde.... Vous seriez peut-être bien étonnée, si je vous disois que, dans ce beau bois, nous avons des Nuits blanches comme à Sceaux. Mme de la Vrillière, qui vint ici pendant la nuit faire tapage avec Mme de Listenois, fut bien surprise d'être dans une grande salle d'ormes, éclairée d'une infinité de lampions et d'y voir une magnifique collation servie au son des instruments, et suivie d'un bal où parurent plus de cent masques habillés de guenillons superbes. » Il écrivait encore à un anonyme (*Ibidem*, p. 42): « Jouissez, Monsieur, des plaisirs de Paris, tandis que je suis, par ordre du Roi, dans le plus aimable château et dans la meilleure compagnie du monde. Il y a peut-être quelques gens qui s'imaginent que je suis exilé; mais la vérité est que M. le Régent m'a donné ordre d'aller passer quelques mois dans une campagne délicieuse, où l'automne amène beaucoup de personnes d'esprit et, ce qui vaut mieux, des gens d'un commerce aimable. »

1. Il prit ce nom en novembre 1718, lorsqu'il fit jouer son *Œdipe*. Voyez aux Additions et Corrections, ci-après.— Saint-Simon écrit *Volterre*.

2. La première de ces « aventures tragiques » est son emprisonnement à la Bastille en 1717, que notre auteur mentionnera dans la suite des *Mémoires* (tome XIV de 1873, p. 10), et il parlera alors de l'écrivain avec la même façon méprisante.

3. En 1746, à l'époque où écrit notre auteur, Voltaire a déjà beaucoup produit, et ses œuvres l'ont classé au premier rang des littérateurs contemporains; il s'est aussi occupé de diplomatie secrète et a contribué au traité d'alliance signé entre Louis XV et Frédéric II en mai 1744; c'est sans doute à cela que Saint-Simon fait allusion.

4. Emmanuel de Bragance, cinquième fils du roi Pierre II de Portugal, né le 3 août 1697.

5. Jean V: tome VIII, p. 109.

6. Dangeau annonce son arrivée le 16 mai (p. 380); voyez aussi la *Gazette d'Amsterdam*, n° XLIV.

7. C'était le comte de Ribeyra: tome XXVII, p. 191.

Hongrie. [Add. St-S. 1349]

son frère, dont la conduite étoit fort singulière, pour en parler plus que mesurément, l'avoit frappé dans un emportement. Le prince fut outré, et ne se crut plus en sûreté en Portugal[1]. On ne se mit nullement en peine de le recevoir, sous prétexte de l'incognito. L'Angleterre dominoit en Portugal, y trouvoit son compte pour son commerce, et pour cela le roi d'Angleterre complaisoit en tout au roi de Portugal. La considération des Anglois entra donc pour beaucoup dans le peu de cas qu'on fit ici du prince Emmanuel. M. le duc d'Orléans fut encore bien aise de s'épargner la dépense et l'importunité personnelle d'une réception convenable. Il aima donc mieux tout supprimer, jusqu'à la plus grande indécence. Ce prince ne vit ni le Roi, ni le Régent, ni les filles de France, ni les princes et princesses du sang. Il vécut à Paris tout comme un particulier, et n'y vit encore que mauvaise compagnie. Aussi s'en lassa-t-il bientôt, et, au bout de six semaines ou deux mois, partit malgré toutes les instances de l'ambassadeur de Portugal et s'en alla à Vienne, et servit volontaire en Hongrie avec beaucoup de valeur[2].

Mort de Mme de Courtomer

Le duc de la Force perdit sa sœur, Mme de Courtomer[3], de la petite vérole[4]. Le calvinisme avoit fait ce mariage[5],

1. Il s'était sauvé de Lisbonne presque seul le 4 novembre 1715, et avait gagné la Haye sur un bateau hollandais. Il y était resté depuis lors sous le nom de comte d'Outem.

2. Dès son arrivée en Hollande, on avait annoncé son intention d'aller à Vienne (*Dangeau*, p. 300). Il quitta Paris le 8 juillet, malgré les instances de l'ambassadeur, et se trouva au siège de Temeswar, où il fut légèrement blessé au commencement de septembre. Il revint à Paris en septembre 1718, puis repartit encore pour Vienne en janvier 1719 (*ibidem*, p. 411, 457 et 463, et tome XVII, p. 394 et 464).

3. Jeanne de Caumont, sœur de Henri-Jacques, duc de la Force (tome V, p. 298), avait épousé le 26 avril 1682 Claude de Saint-Simon, marquis de Courtomer, d'une famille différente de celle de notre auteur. Son fils avait été nommé récemment enseigne des gardes du corps de la duchesse de Berry (tome XXIX, p. 224).

4. Elle mourut le 9 mai (*Dangeau*, p. 376).

5. Les Courtomer étaient en effet zélés protestants comme les la

ainsi que celui de son père[1]. Mme de Villacerf[2] en mourut aussi[3] ; elle étoit Saint-Nectaire, et son mari avoit été premier maître d'hôtel de Mme la duchesse de Bourgogne[4].

et de Mme de Villacerf;

La comtesse d'Egmont[5] mourut à Bruxelles[6]. Elle étoit sœur du duc d'Arenberg, père de celui d'aujourd'hui[7] et de la princesse d'Auvergne, à qui le cardinal de Bouillon avoit fait épouser Mézy, son écuyer, pour devenir maître de ses biens, comme je l'ai rapporté en son temps[8]. Cette comtesse d'Egmont avoit d'abord épousé le marquis de Grana, gouverneur des Pays-Bas[9], dont le duc d'Arenberg son frère avoit épousé la fille[10], dont la comtesse d'Egmont étoit ainsi belle-mère et belle-sœur. Elle épousa ensuite le frère aîné du comte d'Egmont dernier de cette illustre maison d'Egmont[11], dont la mort a été

De la comtesse d'Egmont de Flandres; sa famille;

Force; mais le mari et la femme avaient abjuré en 1686 (*Dangeau*, tome I, p. 294); la marquise avait reçu en juillet 1688 une pension de deux mille livres, et ils avaient obtenu en 1690 la remise d'une rente de douze cents livres qu'ils avaient constituée naguère au temple de Charenton et qui avait été confisquée. Nous donnerons ci-après, aux Additions et Corrections, une lettre du maréchal de Boufflers sur la sincérité de leur conversion.

1. Son père, Jacques-Nompar de Caumont (tome II, p. 18) avait épousé Suzanne de Beringhen (tome V, p. 58), qui préféra passer en Angleterre et y mourir plutôt que de quitter le calvinisme.

2. Marie-Madeleine de Senneterre, demoiselle de Brinon : tome III, p. 27.

3. De la petite vérole, le 22 juin : *Dangeau*, p. 401.

4. Pierre-Gilbert Colbert : tome III, p. 26.

5. Marie-Thérèse d'Arenberg : tome XV, p. 274.

6. Elle mourut à la fin de mai (*Gazette d'Amsterdam*, n° XLVI). Saint-Simon prend la mention de sa mort dans le *Journal de Dangeau*, au 7 juin (p. 391), ainsi que la plupart des indications généalogiques qui vont suivre.

7. Philippe-Charles, duc d'Arenberg (tome XXII, p. 242), père de Léopold (tome XV, p. 288).

8. Tome XXII, p. 243 et suivantes.

9. Othon-Henri del Caretto : tome XV, p. 274.

10. Marie-Henriette del Caretto : tome XXII, p. 243.

11. Mlle d'Arenberg avait épousé Louis-Ernest, comte d'Egmont,

marquée en son temps, arrivée en Espagne[1], à qui Mme des Ursins, lors en France, duchesse de Bracciano, avoit fait épouser Mlle de Cosnac, nièce de l'archevêque d'Aix[2], qui étoit sa parente et logeoit chez elle[3]. Ces deux frères n'eurent point d'enfants.

De la maréchale de Bellefonds et de la marquise d'Harcourt. Le maréchal d'Harcourt en apoplexie, perd la parole pour toujours.

La maréchale de Bellefonds Foucquet, parente éloignée du surintendant[4], mourut fort âgée et fort retirée à Vincennes[5] ; et la marquise d'Harcourt[6], fille du duc de Villeroy, nouvelle mariée[7], toute jeune, à Paris, sans enfants, dont les deux familles furent fort affligées[8]. Peu de jours après, le maréchal d'Harcourt eut une nouvelle attaque d'apoplexie, qui lui ôta l'usage de la parole pour toujours[9].

Le Roi, revenant de l'Observatoire, visite

Le maréchal de Villeroy mena le Roi voir l'Observatoire[10]. Il étoit de tout temps ami du chancelier de Pontchartrain[11], retiré lors à l'Institution, c'est-à-dire dans une maison

mort en 1693 (tome XV, p. 274), dont le frère cadet était Procope-François, aussi titré comte d'Egmont (tome IV, p. 59).

1. En 1707 : tome XV, p. 272.

2. Marie-Angélique (tome II, p. 260), nièce du fameux Daniel de Cosnac, dont nous avons vu le mariage en 1697 (tome IV, p. 59).

3. Cette parenté a été expliquée au même endroit : p. 60, note 1.

4. Madeleine Foucquet, de la branche de Chalain : tome III, p. 211.

5. Elle mourut le 20 mai (*Gazette*, p. 288 ; *Dangeau*, p. 383).

6. Il avait d'abord écrit *de Villeroy* ; il a biffé *Villeroy*, mis *Harcourt* en interligne, mais laissé le *de*.

7. On a vu son mariage avec le fils du maréchal d'Harcourt, à la fin de l'année précédente (tome XXIX, p. 310).

8. Le 26 mai, Dangeau dit qu'elle est à l'extrémité ; elle mourut le 4 juin un peu avant minuit (*Dangeau*, p. 386 et 391 ; A. de Bonneval, *Lettres de la duchesse de Lorraine*, p. 9). Elle avait à peine dix-huit ans.

9. *Dangeau*, p. 397 et 398.

10. Il a été parlé de l'Observatoire dans le tome XXIII, p. 116. — « Le Roi alla à l'Observatoire, où l'on fit devant lui plusieurs expériences ; celles de l'aimant lui plurent fort, et il s'y amusa longtemps, » dit Dangeau le 10 juin (p. 393) ; qui ne parle pas de la visite à l'ex-chancelier.

11. Déjà dit tome XIV, p. 311.

joignante qui y avoit des entrées sans sortir[1]. Des Tuileries à l'Observatoire, il falloit nécessairement passer devant sa porte, et il étoit à Paris. Le maréchal se souvint que, les princes ses petits-[fils] allant voir Paris de Versailles, le Roi ordonna au duc de Beauvillier de les mener chez le vieux Beringhen[2], pour leur fair voir un homme qu'il aimoit, qui avoit fait une étrange fortune, et qui avoit su, sans rien quitter, faire justice à son âge en ne sortant plus de chez lui à Paris parmi ses amis et avec sa famille[3]. Villeroy, pour cette fois, pensa très dignement qu'il étoit bon de faire voir au Roi un homme qui, vert et sain, et en état de corps et d'esprit de figurer encore longtemps avec réputation dans le ministère[4] et dans la place de chancelier et de garde des sceaux sans dégoût et sans crainte, avoit su quitter tout pour mettre un sage et saint intervalle entre la vie et la mort, dans une parfaite retraite où il ne vouloit voir personne, et n'étoit plus du tout occupé que de son salut sans aucun délassement, et accoutumer le Roi à honorer la vertu. Il manda donc de l'Observatoire au chancelier de Pontchartrain qu'en repassant le Roi entreroit chez lui et lui feroit une visite. Rien de plus simple que de recevoir cet honneur extraordinaire, auquel il étoit bien loin de songer; mais Pontchartrain, solidement modeste et détaché, mit ordre d'être averti à

en passant le chancelier de Pontchartrain. [*Add. StS. 1350*]

1. Nous avons vu cette retraite en 1714: tome XXIV, p. 305 et suivantes.

2. Henri de Beringhen: tome I, p. 192.

3. Saint-Simon a déjà parlé (tome XI, p. 38-39) de la considération que le vieux Beringhen s'était conservé « auprès du Roi jusqu'à l'extrême vieillesse »; mais il n'a rien dit de cette visite des petits-fils de Louis XIV, pas plus que les *Mémoires de Sourches*. Un passage du manuscrit Nouv. acq. franç. 4529, p. 49, note que, le duc de Bourgogne étant venu à Paris en 1690, à l'occasion du service de la Dauphine, le duc de Beauvillier son gouverneur fit prévenir Beringhen de venir rendre ses devoirs au prince aux Tuileries; mais il n'est pas question de visite chez lui.

4. *Le* corrige *la* et la première lettre de *ministere* surcharge un *p*.

temps, et se trouva sur sa porte dans la rue[1] comme le Roi arrivoit chez lui. Il fit inutilement tout ce qu'il put pour empêcher le Roi de mettre pied à terre; mais il réussit, à force d'esprit, d'opiniâtreté et de respect, à faire que la visite se passa ainsi dans la rue, qui ne laissa pas de durer un quart d'heure jusqu'à ce que le Roi remonta en carrosse[2]. Pontchartrain le vit partir et rentra aussitôt dans sa chère modestie, où son parfait renoncement lui fit oublier aussitôt l'extraordinaire honneur de la visite, et la[3] pieuse adresse qui lui en avoit évité tout ce qu'il avoit pu. Tout le monde qui le sut l'admira, et loua fort aussi le maréchal de Villeroy d'une pensée si honnête et si convenablement exécutée.

Mme de Nassau remise en liberté.

Mme de Nassau[4], qui, pour d'étranges affaires avec son mari, avoit été longtemps à la Bastille, puis dans un couvent à Rethel[5], eut permission de revenir à Paris chez le marquis de Nesle son frère[6], par le consentement de son mari[7].

Messieurs les Duc et prince de Conti ont la petite vérole.

Monsieur le Duc et M. le prince de Conti eurent la petite vérole à peu de distance l'un de l'autre[8], et Mme la duchesse d'Orléans accoucha d'une fille[9], qui est morte

1. La rue d'Enfer, où se trouvait l'entrée de l'Institution ou Noviciat de l'Oratoire.

2. Nous avons déjà dit que Dangeau ne mentionne pas cette visite; il en est de même pour la *Gazette* et le *Journal de Buvat.*

3. La conjonction *et* est en interligne au-dessus de *que* biffé, et *la* corrige *sa* ; plus loin, Saint-Simon a écrit *evités* au pluriel.

4. Charlotte de Mailly-Nesle : tome XX, p. 311.

5. Tout cela a été raconté en 1715 : tome XXVI, p. 211-213.

6. Louis III de Mailly : tome XV, p. 135.

7. Dangeau annonce cette mise en liberté le 20 juin (p. 400); mais l'ordre ne s'en trouve pas dans le registre de la Maison du roi.

8. Il y eut deux mois d'intervalle entre les deux maladies : le duc de Bourbon, fut attaqué le 24 juin, le prince de Conti le 25 août (*Dangeau,* p. 402, 403, 405, 410-411, et 435). Une chanson sur la convalescence du premier est dans le *Chansonnier historique,* par É. Raunié, tome II, p. 76.

9. Dangeau (p. 400 et 403) donne des détails précis sur la fin de la

princesse de Conti[1], dont elle a laissé un fils unique, appelé comte de la Marche[2].

Mort de l'électeur palatin.

L'électeur palatin Guillaume-Joseph mourut[3] à Dusseldorf[4] sans enfants; il étoit frère de l'impératrice épouse de l'empereur Léopold, de la reine de Portugal mère du roi Jean d'aujourd'hui, de la reine d'Espagne seconde femme de Charles II, qui a[5] été si longtemps à Bayonne, de la duchesse de Parme mère de la reine d'Espagne seconde femme de Philippe V, et de l'épouse de Jacques Sobieski, fils aîné du célèbre roi de Pologne[6]. Cet électeur ne laissa point d'enfants de ses deux femmes, l'une fille de l'empereur Ferdinand III[7], l'autre de Madame la Grande-

grossesse et sur l'accouchement, le 26 juin. « Par malheur elle n'accoucha que d'une fille, ajoute-t-il. Elle en avoit déjà cinq, et elle n'a qu'un fils, qui est M. le duc de Chartres. Elle en étoit fort affligée. M. le duc d'Orléans, qui en étoit pour le moins aussi affligé qu'elle, eut la force de se contraindre et de lui dire que, puisqu'elle se portoit bien et qu'elle avoit peu souffert, ils devoient être contents l'un et l'autre. » Les gazettes enregistrèrent la nouvelle sans commentaires (*Gazette de France*, p. 324; *Gazette d'Amsterdam*, n° LV).

1. Louise-Diane d'Orléans (tome XIV, p. 410), morte le 26 septembre 1736. On la nomma Mlle de Chartres, l'aînée de ses sœurs ayant pris le nom de Mlle d'Orléans ou de Mademoiselle tout court.

2. Louis-François-Joseph de Bourbon, né le 1er septembre 1734, titré comte de la Marche, puis prince de Conti à la mort de son père en 1776; il mourut à Barcelone le 10 mars 1814, sans postérité.

3. Jean-Guillaume-Joseph de Bavière-Neubourg (tome III, p. 303) mourut dans la nuit du 7 au 8 juin (*Dangeau*, p. 391 et 395; *Gazette*, p. 287, 300 et 311; *Gazette d'Amsterdam*, n° XLIV).

4. Capitale du duché de Berg, sur le Rhin, à quelques lieues de Cologne. Saint-Simon écrit *Dusseldorp*, et cette orthographe était fréquemment admise alors.

5. Les mots *qui a* surchargent un autre mot illisible.

6. Ces cinq sœurs étaient: Éléonore-Madeleine-Thérèse, impératrice (tome III, p. 305), Marie-Sophie-Élisabeth, reine de Portugal (tome VI, p. 239), Marie-Anne, reine d'Espagne (tome IV, p. 289), Dorothée-Sophie, duchesse de Parme (tome XXIV, p. 219) et Hedvige-Élisabeth-Amélie, princesse Sobieska (tome III, p. 305).

7. Marie-Anne-Josèphe, archiduchesse d'Autriche, fille de Ferdinand III et d'Éléonore de Gonzague, née en 1654, mariée le 25 octobre

Duchesse, morte en France, fille de Gaston frère de Louis XIII[1]. Charles-Philippe, son frère, gouverneur du Tyrol[2], lui succéda[3]. Il étoit veuf d'une[4] Radziwill[5], puis d'une Lubomirski[6], dont il n'eut point de garçons, et fit depuis un troisième mariage d'inclination si inégal qu'il n'en a jamais osé parler, et que les enfants qu'il en auroit ne succéderoient point[7]. Charles-Philippe étoit frère de l'évêque d'Augsbourg, tombé en enfance[8], et du grand maître de l'ordre Teutonique[9], dont on a parlé sur Trèves et Mayence, dont il eut les deux coadjutoreries[10].

Soupçons et propos publics contre la reine d'Espagne et Alberoni. Dégoût et licence del Giudice.

L'Espagne[11], mécontente à l'excès du gouvernement, qui étoit entièrement entre les mains de la reine et d'Alberoni, ne leur épargnoit ni ses soupçons ni ses discours; on n'y doutoit point qu'Alberoni n'eût tiré de grandes sommes des Anglois pour sa complaisance à leur passer l'*assiento* des nègres[12] et un traité de commerce aussi avantageux

1678 à l'héritier du duché de Neubourg, qui devint électeur palatin en 1685, morte le 14 avril 1689.

1. Anne-Marie-Louise de Médicis, fille de Côme III, grand-duc de Toscane, et de Marguerite-Louise d'Orléans, — fille du second mariage de Monsieur Gaston, — née le 11 août 1667, mariée le 29 avril 1691 à l'électeur palatin, morte le 18 février 1743.

2. Tome XX, p. 68.

3. Il ne vint dans ses nouveaux états qu'au printemps de 1717 (*Gazette* de 1716, p. 335, 370, 384, 455, 467, 515 et 552).

4. Le mot *d'une* corrige *de*; on avait lu jusqu'à présent *d'Anne*.

5. Il avait épousé le 24 juillet 1688 Louise-Charlotte Radziwill, née le 25 février 1667, veuve de Louis, marquis de Brandebourg, qui mourut en couches le 23 mai 1695. Saint-Simon écrit *Radzevill*.

6. Il se remaria le 15 décembre 1701 avec Thérèse-Catherine Lubomirska, morte le 6 janvier 1712, à vingt-sept ans.

7. Ni les gazettes ni les généalogies ne parlent de ce troisième mariage. Il semble que Charles-Philippe avait épousé secrètement la princesse Thérèse de Tour-et-Taxis, ce qui ne serait pas « si inégal ».

8. Alexandre-Sigismond de Bavière-Neubourg: tome XI, p. 163.

9. François-Louis: tome XX, p. 245. — 10. Tome XXIX, p. 399.

11. Saint-Simon reprend ici la paraphrase abrégée des Mémoires de Torcy, p. 337 et suivantes.

12. On a vu ci-dessus, p. 23, ce que signifiait cette expression. La

Triste état et emploi des finances. Dégoût d'Alberoni sur Hersent.

pour eux que celui dont il avoit procuré la signature ; et les chasses outrées par le froid de la fin de mars au pied des montagnes glacées de l'Escurial[1], où le prince des Asturies, si jeune et si délicat, suivoit[2] toujours le roi son père, y donnoient un vaste champ, d'autant plus que l'indiscrétion de Burlet, premier médecin du roi[3], sembloit préparer à quelque chose de funeste, en publiant que ce prince étoit fort menacé du même mal dont la reine sa mère étoit morte[4], quoiqu'il soit vrai qu'il n'en a jamais eu la moindre atteinte. Les vues d'Alberoni sur le cardinalat étoient devenues publiques. Les différends avec la cour de Rome demeuroient toujours au même état. Alberoni étoit accusé de les suspendre pour forcer le Pape à lui donner le chapeau[5]. Acqua-

vénalité d'Alberoni est confirmée par une lettre de M. de Saint-Aignan du 16 mars (vol. *Espagne* 250) ; voyez ci-dessus, p. 18, note 2.

1. Tome VII, p. 248.

2. Avant *suivoit*, il a biffé *y donnoient un*, qui va venir à la ligne suivante.

3. Le médecin Burlet était français ; il avait été envoyé de Paris en novembre 1707 à la demande de Mme des Ursins pour être premier médecin de Philippe V (lettre de Mme des Ursins à Mme de Maintenon, recueil Bossange, tome IV, p. 143 ; vol. *Espagne* 171, fol. 30). Un tableau de la cour d'Espagne en 1713 dit de lui qu'il « se mêleroit de tout, si on le laissoit faire ; il a de l'esprit, et S. M. C. se plaît à l'entretenir en public et en particulier » (*Recueil des Instructions aux ambassadeurs en Espagne*, tome II, p. 219). A la fin de l'année 1716, il fit solliciter du Régent des lettres de noblesse ; ce qui lui fut accordé (Affaires étrangères, vol. *Espagne* 253, fol. 240 et 243 ; ms. Franç. 23669, fol. 63).

4. Tomes XXI, p. 322-323, et XXIV, p. 177-180.

5. Voici le passage correspondant des Mémoires de Torcy p. 337-339), que Saint-Simon abrège en le remaniant ; ce sera un exemple très typique du procédé de notre auteur : « S. M. Cath. paroissoit alors uniquement occupée des plaisirs de la chasse, où elle passoit avec la reine des journées entières aux environs de l'Escurial, nonobstant la rigueur de la saison et le grand froid qu'il faisoit encore vers la fin du mois de mars. Le prince des Asturies, quoique d'un tempérament délicat et dans un âge encore tendre, suivoit le roi son père à ces fatigantes chasses. Les Espagnols, aimant ce jeune prince et

viva[1], qui d'ailleurs passoit pour un homme peu sûr, et qui pourtant avoit à Rome toute la confiance du roi d'Espagne, étoit abandonné aux volontés d'Alberoni, et son fidèle agent. Giudice, dont les dégoûts augmentoient à proportion[2] du crédit d'Alberoni[3], ne tenoit que des propos de retraite, et d'un mécontent qui ne ménage rien. Il est vrai que le désordre et l'épuisement des finances étoit extrême, que l'évêque de Cadix[4] qui les administroit avoit ordre de fournir tout l'argent qu'Alberoni lui demandoit, qui n'étoit libéral que de celui

mécontents du gouvernement, condamnoient de pareils divertissements au-dessus des forces d'un enfant, et l'opinion s'établissoit que ces chasses étoient moins un effet de complaisance pour le prince des Asturies que l'effet de quelque vue cachée peu honorable à la reine d'Espagne. On remarquoit même, de la part de ceux qui vouloient faire leur cour à cette princesse, une sorte d'affectation à répandre insensiblement que le mal dont la feue reine avoit été attaquée menaçoit aussi ses enfants, et, sous prétexte de zèle pour ces princes, Burlet, médecin du roi, étoit le premier à dire qu'il craignoit pour eux les mêmes infirmités dont on prétendoit que la reine leur mère étoit morte. Tout devenoit suspect aux Espagnols à cet égard sous le règne d'une princesse italienne, mais encore plus sous le ministère d'un homme tel qu'Alberoni, à qui, selon l'opinion publique rien ne coûtoit, lorsqu'il s'agissoit de sa propre élévation. Ses vues sur le cardinalat n'étoient plus cachées, et, comme les différends avec Rome demeuroient toujours au même état, on disoit hautement qu'Alberoni n'en suspendoit la conclusion que pour forcer le pape à lui donner le chapeau de cardinal à la recommandation du roi d'Espagne ».

1. François, cardinal Acquaviva : tome XXV, p. 92.

2. Saint-Simon avait d'abord commencé à écrire *propor* à la fin d'une ligne ; il a biffé ces deux syllabes pour remettre le mot tout entier au commencement de la ligne suivante.

3. M. de Saint-Aignan parle de leurs dissentiments dans une lettre du 24 février (vol. *Espagne* 249).

4. C'était depuis 1696 Alphonse de Talavera, de l'ordre des Franciscains, qui mourut dans le courant de 1717, d'après Gams, *Series episcoporum ;* au contraire la *Gazette* du 22 février 1716, p. 88, appelle cet évêque don Lorenço Armengual, et elle avait annoncé en mars 1715 (p. 137) son transfert de Girone à Cadix (voyez aussi p. 496). Sa nomination comme président du conseil des finances ne remontait qu'au mois d'août 1715 (*Gazette*, p. 400).

qui étoit nécessaire pour les voyages et les chasses, en quoi consistoient tous les plaisirs du roi d'Espagne[1]. Alberoni voulut retrancher sur la dépense de sa garde-robe. Hersent, qui en étoit chargé, et qui depuis l'affaire de la réforme ne pouvoit, comme on l'a vu[2], souffrir Alberoni, lui résista, parla au roi d'Espagne avec la liberté d'un ancien[3] domestique, et l'emporta si bien que les dépenses de la garde-robe, au lieu d'être retranchées, furent augmentées par ordre du roi[4].

Incertitudes d'Alberoni au dehors. Le Prétendant tire quelque secours de lui; se retire à Avignon faute d'autre asile.

Parmi ces occupations domestiques, qui n'étoient pas les moindres d'Alberoni, il étoit chargé de toutes celles du dehors; il négocioit seul avec les ministres que la Hollande et l'Angleterre tenoient à Madrid, et il entretenoit un commerce direct avec le pensionnaire d'Hollande, qui, plus versé que lui en affaires, lui fit accroire qu'il redoutoit autant que l'Espagne la puissance de l'Empereur, et qu'il étoit jaloux de celle de l'Angleterre. Alberoni leur[5] avoit proposé une ligue défensive; il craignoit en même temps que ces puissances n'en voulussent une offensive, qui, étant sûrement contre la France, ne pouvoit convenir à l'Espagne. En même temps il se ravisa sur le Prétendant; il crut de l'intérêt de l'Espagne de [ne] le pas abandonner absolument, et lui fit toucher quelque argent[6]. Ce malheureux prince avoit été à Commercy. Le duc de Lorraine l'y alla voir incontinent, et le pria civilement de sortir de ses États; ce qu'il ne tarda pas de faire, et, faute d'autre asile, alla à Avignon[7]. Le duc de Lorraine

1. Mémoires de Torcy, p. 339-341.
2. Ci-dessus, p. 34.
3. Après *ancien*, il y a *et aff. do*, biffé.
4. Torcy, p. 341; lettre de M. de Saint-Aignan du 17 juin (vol. *Espagne* 251).
5. Aux ministres de Hollande et d'Angleterre (Torcy, p. 342).
6. *Ibidem*, p. 343.
7. Il était arrivé à Commercy le 9 mars, après son retour d'Écosse; il en partit trois jours après, sans dire où il se retirait; on ne sut qu'un peu plus tard qu'il était allé à Avignon (*Dangeau*, p. 337 et 344).

dépêcha à Londres pour y faire valoir cette conduite, et on y fut content de lui.

Les puissances maritimes offrent des vaisseaux à l'Espagne; leur intérêt. Indiscrète réponse d'Alberoni. Plaintes. Frayeur de l'Italie du Turc et de l'Empereur. Alberoni trompe Aldrovandi, attrape les décimes et se moque de lui. Ses vues. Offres de l'Angleterre à l'Espagne contre la grandeur de l'Empereur en Italie.

Les puissances maritimes, bien informées du triste état de la marine d'Espagne, du secours de vaisseaux qu'elle avoit promis au Pape sans en avoir elle-même, et de son embarras pour faire partir la flotte des Indes, au départ de laquelle elles avoient grand intérêt, lui en offrirent. Alberoni répondit avec une singulière hardiesse que le roi d'Espagne ne manqueroit pas de vaisseaux, mais que, s'il en vouloit, c'étoit acheter, non pas emprunter ou[1] louer, et que, si l'argent lui manquoit, il donneroit des hypothèques sur les Indes. Une déclaration si indiscrète faite au secrétaire d'Angleterre à Madrid[2], qui avoit le dernier offert des vaisseaux, lui fit ouvrir les oreilles, et remontrer à Londres tout l'avantage d'un pareil moyen pour négocier directement aux Indes[3]. Le Pape en attendant mouroit de peur des Turcs. Sa crainte de l'Empereur lui avoit fait demander des vaisseaux au lieu de troupes, dont l'arrivée en Italie auroit blessé la cour de Vienne[4], et les Vénitiens, qui en desiroient[5] pour leur sûreté, y renoncèrent sur ce que l'Espagne ne leur en voulut envoyer que par terre[6]. Cependant le nonce[7] Aldrovandi se plaignoit de l'inutilité de son séjour à Madrid où il ne finissoit aucune affaire, et le roi de Sicile se plaignoit bien haut de n'être pas protégé fortement à Rome par l'Espagne pendant le besoin que cette cour avoit des forces du roi d'Espagne[8]. Ce

1. Les mots *emprunter ou* ont été ajoutés en interligne.

2. Paul Methuen : ci-après, p. 112. — Après *avoit,* Saint-Simon a effacé du doigt le mot *fait* ajouté par inadvertance en interligne.

3. Mémoires de Torcy, p. 344-345.

4. Déjà dit précédemment, p. 44.

5. *Desiroit* corrigé en *desiroient.*

6. Saint-Simon lit mal Torcy, qui disait (p. 347) : « à condition que ces troupes ne passeroient pas la mer », c'est-à-dire n'iroient pas servir en Dalmatie, en Morée ou à Corfou.

7. Le mot *Nonce* est en interligne, au-dessus d'un premier *Nonce,* biffé, qui surchargeait un mot illisible.

8. Torcy, p. 347.

besoin y parut si pressant, que le Pape accorda au roi d'Espagne les mêmes levées que les rois ses prédécesseurs et lui-même avoient faites sur le clergé d'Espagne, mais dont le temps étoit expiré. Le roi d'Espagne prétendoit de plus les sommes qu'il auroit levées depuis l'expiration du temps de cette permission. Rome s'en défendoit sur ce que la charge seroit trop pesante, toutefois sans refus positif. La concession alloit à quatre millions d'écus ; la prétention étoit de trois autres. L'intention du Pape étoit de terminer en même temps ses différends avec l'Espagne, et avoit laissé ce moyen à la discrétion d'Aldrovandi pour s'en servir à propos. Alberoni le sut si bien pomper[1] qu'il lui fit déclarer ses ordres, en l'assurant que rien n'avanceroit tant la conclusion de tout que cette grâce faite au roi d'Espagne, puis lui fit déclarer par le conseil que le roi ne devoit de remerciements au Pape que ceux de lui avoir fait justice, qui n'étoit pas une raison pour qu'il se relâchât sur les droits de sa couronne dans les différends qu'il avoit avec Rome. Ce fut ainsi qu'Alberoni se moqua d'Aldrovandi. Il vouloit se réserver le mérite de finir ces différends pour son cardinalat, et les laisser durer tant qu'il ne le verroit pas prochain[2]. Il étoit tellement maître, que tout s'adressoit à lui, et qu'il remplissoit à découvert le personnage de premier ministre. Il s'applaudissoit d'avoir la confiance des étrangers et de son commerce direct avec le pensionnaire d'Hollande et avec Stanhope. Ce dernier l'assuroit que l'Angleterre étoit prête à faire une ligue défensive avec l'Espagne pour la neutralité de l'Italie, et plus encore[3] si les ministres allemands ne détournoient le roi Georges de tout engagement capable de lui faire perdre l'occasion de profiter des dépouilles de la Suède[4].

1. Mot déjà rencontré dans le tome XVII, p. 162.
2. Tout cela est le résumé du récit de Torcy, p. 368-372.
3. Après ce mot, Saint-Simon a biffé *et plus encore,* répété une seconde fois par mégarde.
4. Torcy, p. 373-374.

Le secrétaire d'Angleterre à Madrid[1] donna les mêmes assurances à l'ambassadeur que le roi de Sicile[2] y tenoit.

L'Angleterre se plaint d'Alberoni et le dupe sur l'Empereur.

Avec toute cette intelligence entre l'Espagne et l'Angleterre, Alberoni, qui n'avoit pas pardonné au duc de Saint-Aignan de s'être voulu mêler de l'affaire de sa réforme des troupes[3], ne trouvoit pas meilleure celle qu'il voyoit entre cet ambassadeur et le secrétaire d'Angleterre, qui de concert agissoient pour l'intérêt des marchands françois et anglois, accablés d'injustices, qu'il n'étoit pas dans le dessein de faire cesser[4]. Sa lenteur à terminer ce qui restoit encore à régler sur l'*assiento* des nègres, quoique accordée, lui attiroit des plaintes du ministère d'Angleterre; il se détermina donc à leur faire une proposition sur l'envoi de leur vaisseau de permission[5], et sur le lieu et le temps de la tenue des foires aux Indes, et du débit des Anglois, qu'il crut convenir également aux intérêts de l'Espagne et de l'Angleterre[6], laquelle sembloit s'éloigner des dispositions qu'elle avoit témoignées d'union avec la France. Les Impériaux n'oublioient rien

1. Ce secrétaire était Paul Methuen, fils de l'ambassadeur anglais en Portugal mort en 1706. Né en 1672, il avait servi d'abord sous son père, puis il fut envoyé à Turin en 1705, et revint à Lisbonne remplacer son père jusqu'en 1708. Il fut élu alors député aux Communes, fut commissaire de l'amirauté en 1709, du Trésor en 1710, envoyé à Madrid en 1714 et revint en Angleterre en 1716, où il remplaça Stanhope comme secrétaire d'État pendant l'absence de celui-ci; il remplit ensuite diverses fonctions en Angleterre, et mourut le 11 avril 1757. — Saint-Simon écrit *Methwin*.

2. Il s'appelait le marquis de Montroux; la *Gazette* de 1716, p. 124, raconte sa première audience publique, le 20 février.

3. Ci-dessus, p. 33-34.

4. Mémoires de Torcy, p. 375-376. Il y a diverses pièces sur ces réclamations dans les volumes *Espagne* 249 à 251.

5. Le traité avec l'Espagne donnait aux Anglais la permission d'envoyer chaque année un seul vaisseau faire le commerce dans les ports de l'Amérique espagnole.

6. Cette proposition est bien plus clairement expliquée dans les Mémoires de Torcy, p. 377-379.

pour engager le roi Georges à favoriser leurs desseins[1] sur l'Italie, et Monteleon sut certainement qu'un bibliothécaire allemand du roi d'Angleterre travailloit à un traité pour établir les droits de la maison d'Autriche sur la Toscane[2].

Le roi d'Angleterre veut aller à Hanovre. Wismar rendu.

Le desir de revoir son pays et de s'assurer de son larcin sur la Suède[3] persuadèrent au roi Georges que l'Angleterre se trouvoit désormais assez calme pour qu'il pût faire un voyage à Hanovre[4]. Le Czar lui avoit fait part de ses projets. Le roi de Danemark[5] le pressoit de se déclarer comme roi d'Angleterre contre le roi de Suède, qui étoit entré en Norvège[6]. Enfin Wismar s'étoit rendu le 15 avril[7], qui restoit unique au roi de Suède au deçà de la mer.

Frayeur des Hollandois de l'Empereur.

Les Hollandois avoient une telle crainte de s'engager dans une nouvelle guerre, que Duyvenwoorden[8], leur ambassadeur à Londres, qui s'étoit offert pour moyenner une alliance entre la France, l'Angleterre et ses maîtres[9], s'en ralentit tout à coup, et que, les ministres de France et d'Espagne à Londres lui ayant demandé si les Hollandois souffriroient tranquillement que l'Empereur violât la neutralité d'Italie et s'en rendît le maître, il répondit nettement qu'ils ne feroient jamais rien qui pût déplaire à ce prince[10].

1. *Leurs* corrige *les*, et *dessein* est au singulier.
2. Mémoires de Torcy, p. 380.
3. Les duchés de Bremen et de Verden (tome XXIX, p. 268).
4. Ce voyage ne s'effectua que plus tard : ci-après, p. 247.
5. Frédéric IV : tome VI, p. 36.
6. Sur cette invasion inopinée de la Norvège par les troupes de Charles XII, voyez la *Gazette*, p. 171-172, 182-183, 195-196, etc., et la *Gazette d'Amsterdam*, n° XXVI-XXIX.
7. *Gazette*, p. 208, 218 et 231 ; *Gazette d'Amsterdam*, n°s XXXII et XXXIV ; voyez ci-dessus, p. 52.
8. Ci-dessus, p. 54.
9. Voyez notamment la lettre de M. d'Iberville du 9 avril dans le vol. *Angleterre* 280.
10. Mémoires de Torcy, p. 383-384.

Hauteurs partout des Impériaux. Vues et adresses des Hollandois.

L'incertitude[1] de la guerre d'Hongrie duroit toujours. L'Empereur, selon sa coutume, parloit haut partout par ses ministres : à la Porte, par la paix de Carlowitz[2], qui l'obligeoit à s'armer en faveur des Vénitiens, en effet parce qu'il craignoit que les Turcs ne s'étendissent dans la Dalmatie ; en France, que, si on secouroit le Pape de troupes, elles auroient plus affaire aux Impériaux qu'aux Turcs ; en Angleterre, des mépris de leur froideur ; en Hollande, beaucoup de mécontentement sur les prolongations de l'exécution du traité de la Barrière, quoiqu'ils la voulussent flatter ; c'est que, avant de finir, les États-Généraux vouloient s'assurer du terrain que l'Empereur leur céderoit, ce qui dépendoit du succès de la députation que la province de Flandres avoit envoyée à Vienne, qui[3] répandoit des listes des forces impériales à cent soixante-douze mille sept cent quatre-vingt-dix hommes, et qui essaya inutilement d'engager[4] le Régent à faire sortir de France le prince Ragotzi[5], qui, retiré aux Camaldules[6] dans la plus sincère dévotion, ne songeoit à rien moins qu'à travailler à troubler l'Empereur[7].

Hardiesse et scélératesse de Stair. Imprudence du Régent, sagesse de Cellamare.

Stair ne laissa pas de chercher encore à inquiéter sa cour sur la France par rapport au Prétendant, quoique lui-même vît bien qu'il n'y avoit rien à en craindre ; mais il prit un ombrage plus effectif de la marche de quarante bataillons en Languedoc et en Guyenne sous un

1. Ce paragraphe est le résumé des pages 385 à 388 du manuscrit de Torcy.

2. En 1699 : tome VI, p. 108.

3. Ce *qui* et le suivant se rapportent à la cour de Vienne.

4. Le commencement d'*engager* surcharge *le R.*

5. François-Léopold, prince Rakoczy ; tome VIII, p. 309. Nous l'avons vu se réfugier en France en 1713 : tome XXIII, p. 240. C'est le chargé d'affaires impérial Pentenrieder qui eut ordre de demander son expulsion (*Dangeau*, tome XVI, p. 359).

6. Les Camaldules de Grosbois : tome XI, p. 351.

7. Nous le verrons cependant, en 1717, quitter la France et gagner Constantinople pour lutter avec les Turcs contre les Impériaux (suite des *Mémoires*, tome XIV de 1873, p. 119-120).

Canal de Mardyck.

commandant qui tenoit de si près au Prétendant[1]. Il en parla au Régent, qui lui répondit que ces quarante bataillons n'étoient que dix, et n'étoient envoyés que pour la consommation des denrées[2]; que cela ne regardoit en rien l'Angleterre, à laquelle il étoit prêt de donner toutes sortes de sûretés pour le maintien d'une parfaite intelligence. Il ajouta un peu légèrement[3] qu'il étoit vrai aussi qu'il étoit bien aise d'avoir sur la frontière d'Espagne des troupes dont il fût assuré. Stair, accoutumé à tourner tout en poison, ne pouvant là-dessus alarmer l'Angleterre, fit à Cellamare confidence de ce propos[4], qu'il assaisonna de toutes les réflexions les plus propres à l'inquiéter et à aigrir l'Espagne. Heureusement il eut affaire à un homme sage, qui se contentoit d'avoir les yeux bien ouverts, mais qui le connoissoit, qui rabattit toutes ses réflexions par les siennes, et qui manda en Espagne que, si le Régent avoit eu des desseins, il ne se seroit pas privé, par la grande réforme qu'il avoit faite, des troupes nécessaires pour les exécuter. Stair, flatté de la réponse que le Régent lui avoit faite avec tant d'ouverture, espéra bientôt de parvenir à une explication formelle sur Dunkerque, qui étoit le point sensible des Anglois. Le roi Georges se proposoit de l'obtenir comme préliminaire essentiel du traité que la France proposoit. Walpole[5] voyoit que les États-Généraux, auprès desquels il étoit, desiroient, par crainte de toute apparence de guerre, qu'on prît des mesures avec la France, en même temps que leur alliance s'achèveroit avec l'Angleterre et l'Empereur, et le roi d'Angleterre pressoit la conclusion de cette alliance défensive; il assuroit les Hollandois que, dès qu'elle seroit signée, il

1. Le maréchal de Berwick, qui venait d'être nommé au commandement de la Guyenne: ci-dessus, p. 83-85.

2. « Pour consommer les denrées des provinces et pour y faire circuler l'argent », disait Torcy, p. 390.

3. Ce qualificatif est de Saint-Simon.

4. Torcy, p. 392. — 5. Ci-dessus, p. 48.

concourroit sûrement et honorablement avec la France pour la garantie réciproque de leurs successions, pourvu qu'elle consentît à dissiper toute inquiétude sur le Prétendant, et à mettre le canal de Mardyck[1] hors d'état d'y pouvoir naviguer[2].

Naissance d'un fils à l'Empereur.

La naissance d'un fils de l'Empereur[3] rehaussa encore le ton de ses ministres dans toutes les cours, qui ne s'en promettoient pas moins que la réunion de la monarchie d'Espagne à la maison d'Autriche sous le règne du père ou du fils, et qui osoient s'en expliquer tout ouvertement[4].

Folle catastrophe de Langalerie. [*Add. St-S. 1351*]

On a vu en son lieu[5] la désertion de Langalerie, lieutenant général en l'armée d'Italie[6], qui, recherché pour ses horribles concussions, passa aux ennemis, qui lui conservèrent son grade dans les troupes impériales, où il se distingua à l'attaque des lignes de Turin. Son père étoit lieutenant général[7], mais pour gentilhomme c'étoit bien tout au plus[8]. Celui[-ci] étoit gueux, pillard et fort borné, ambitieux et plein de son mérite. Il ne le crut pas suffisamment récompensé à Vienne, et se mit au service du

1. Il a été parlé des travaux du canal et du nouveau port dans le tome XXIV, p. 273-274.

2. Saint-Simon écrit *naviger*. — Tout ce paragraphe est le résumé des pages 390-392 de Torcy.

3. Léopold-Jean-Joseph-Antoine, etc. d'Autriche, né le 13 avril 1716 et mort le 4 novembre suivant. Sur sa naissance voyez la correspondance de Vienne dans la *Gazette*, p. 219-220, et le *Journal de Dangeau*, p. 367. La lettre de félicitation du Régent est dans le registre KK 1324, fol. 126.

4. Mémoires de Torcy, p. 399-400.

5. Tome XIII, p. 334 et suivantes.

6. Philippe de Gentils, marquis de Langalerie: *ibidem*, p. 334. Notre auteur reparle de lui, parce qu'il trouve dans les Mémoires de Torcy, p. 401-402, un article sur sa liaison avec le faux Linange, sur ses menées à Amsterdam et sur leur engagement avec un officier turc.

7. Henri-François de Gentils: *ibidem*.

8. Dans *les Aventures du marquis de Langalerie* (*Revue historique*, 1898, tome LXVI, p. 13-15), M. A. de Boislisle a montré que la famille de Gentils, originaire du Limousin, avait été anoblie en décembre 1515.

Czar, duquel il ne fut pas plus content[1]. Il se retira donc à Amsterdam, où son peu de fortune lui tourna le peu de tête qu'il avoit. Il se fit protestant, et subsista quelque temps des charités de cette ville. Un autre aventurier se joignit à lui sous un grand nom : il se faisoit appeler le comte de Linange, et disoit avoir servi dans la marine de France[2]. Ils s'engagèrent à un officier turc ou soi-disant, pour commander en chef, l'un par terre, l'autre par mer[3], pour établir une nouvelle religion et une nouvelle république aux dépens de la Porte et de l'Empereur[4], qui les fit arrêter et exécuter à mort[5].

Scélératesse ecclésiastique et temporelle de Bentivoglio. Situation et inquiétudes d'Alberoni.

Bentivoglio, non content de n'oublier rien pour embraser la France du feu de la discorde et du schisme, avertit le Pape que les huguenots recevoient toutes sortes de faveurs en France[6] ; que le Régent étoit près de conclure un traité de garantie mutuelle des successions de France et d'Angleterre avec les puissances maritimes, au préjudice du roi d'Espagne et du Prétendant, et de l'importance dont il étoit que le Pape le traversât efficacement[7]. Il n'oublia pas d'exciter Cellamare, qui avertit sa

1. Il a été établi dans le travail cité ci-dessus que Langalerie ne fut jamais au service du czar. Ayant abjuré le catholicisme, et le cerveau assez ébranlé, il vint à Amsterdam pour y recruter des adhérents à ses utopies politico-religieuses.

2. Cet aventurier s'appelait en réalité René-Godefroy-Louis-Ernest-Joseph Joumard ; ses aventures sont racontées dans le même travail, p. 267 et suivantes.

3. Cet officier turc prenait le nom d'Osman-Aga, et le traité qu'il signa avec les deux aventuriers fut publié par le *Mercure* dès août 1716, p. 231-238.

4. Torcy disait que leur projet était plutôt d'envahir l'État ecclésiastique.

5. Ce dernier renseignement ne vient point de Torcy. Langalerie, arrêté à Brême en juillet 1717 par ordre de l'Empereur, qui avait connaissance de ses menées, fut envoyé à Vienne et y fut condamné à la détention perpétuelle ; il semble qu'il se laissa mourir de faim, le 18 septembre 1717.

6. Ce qui précède est pris à Torcy, p. 407-408.

7. *Ibidem*, p. 416.

cour, laquelle[1], peu attentive aux affaires, excitoit par sa lenteur les plaintes du dehors et du dedans, qui retomboient à plomb sur Alberoni, dont l'autorité et la confiance étoient à un point unique, et les soupçons fort grands sur l'alliance prête à conclure entre les puissances maritimes et l'Empereur[2].

Parlements d'Angleterre rendus septénaires. Vue et conduite des ministres anglois et de la Hollande à l'égard de la France et de l'Empereur.

Le bill qui rendoit les parlements septénaires avoit enfin passé[3], et le roi d'Angleterre songeoit tout de bon à s'en aller à Hanovre. Quelque assurance qu'il reçût du Régent de la bonne intelligence qu'il vouloit conserver avec lui, il n'y vouloit point ajouter foi, et, quoique Stair même commençât à changer de langage et que les ministres anglois fussent persuadés, ils vouloient entretenir les alarmes de leur nation. Eux et les Hollandois sentoient leur foiblesse, et ne vouloient pas renouveler la guerre, ni prendre avec l'Empereur, qui s'en plaignoit, des engagements qui pussent les y conduire, tandis que, pour entretenir les Anglois dans leur animosité contre la France, ils laissoient exprès semer des bruits d'une guerre prochaine avec cette couronne, qui protégeoit toujours le Prétendant. La Hollande, plus franche, et qui n'avoit point ces intérêts particuliers à ménager, appuyoit sur un traité à faire avec la France, mais vouloient[4] auparavant conclure avec l'Empereur pour le ménager avec soin, malgré les contestations qu'ils avoient avec lui par rapport à l'exécution de leur traité de la Barrière[5].

1. *Laquelle* est en interligne au-dessus de *qui*, biffé.

2. Cette phrase est un résumé extrêmement condensé des pages 417 à 422 des Mémoires de Torcy.

3. Ci-dessus, p. 54-55; c'est le 27 avril que les Communes adoptèrent le bill de prolongation pour quatre ans du parlement en fonctions; les lords l'adoptèrent le lendemain (*Gazette d'Amsterdam*, nos XXXIV et XXXVI, Extraordinaires XXXIII, XXXV et XXXVI; lettre de M. d'Iberville du 7 mai dans le volume *Angleterre* 281).

4. Saint-Simon sous-entend *les Hollandois*.

5. Tout ce paragraphe est une interprétation assez vague des pages 426 à 430 de Torcy.

Alberoni, inquiet, se prête un peu à l'Angleterre ; ses haines, ses fourberies, ses adresses, son insolence.

Alberoni, de mauvaise humeur de voir l'Angleterre offrir à toutes les puissances de traiter avec elles[1], ne laissa pas de se charger de finir avec elle les difficultés qui restoient dans leurs derniers traités sur l'*assiento* des nègres et quelques points de commerce[2]. Il se moquoit des bruits répandus contre lui sur les présents pécuniaires[3], et tiroit avantage du profit des décimes que la pointillerie[4] du conseil d'État auroit laissé perdre[5]. Il regardoit le duc de Saint-Aignan comme le fauteur des plus fâcheux bruits qui couroient sur son compte, et le prince Pio, qui commandoit en Catalogne, comme son ennemi et l'ami des censeurs de son gouvernement[6]. L'arrivée de Scotti[7], de la part du duc de Parme, qu'il n'avoit pu

1. Alberoni disait que l'Angleterre offrait « à tout le genre humain » de conclure une ligue défensive avec elle (*ibidem*, p. 431).

2. C'est le 26 mai que furent réglés les derniers points restant à traiter; le texte de l'accord se trouve dans le volume *Espagne* 250, fol. 219, et M. de Saint-Aignan en fit part par une lettre du 12 juin (vol. *Espagne* 251).

3. Ci-dessus, p. 106.

4. Nous avons déjà rencontré ce mot, employé au pluriel, dans le tome XV, p. 382.

5. Le conseil était en effet d'avis de refuser les brefs qui autorisaient la levée des décimes, parce qu'ils n'étaient que temporaires, tandis que Philippe V les avait demandés à titre définitif (Torcy, p. 432-433). Alberoni jugeait qu'il valait mieux en profiter dès maintenant, quitte à aviser plus tard.

6. « Il avoit écrit sur le registre de ses vengeances le prince Pio, commandant en Catalogne. Il le louoit cependant; mais il ne pouvoit souffrir de le voir uni avec les censeurs du gouvernement » (Torcy, p. 433).

7. Annibal, marquis Scotti di Castelbocco, était gentilhomme de la chambre du duc de Parme, lorsqu'il fut chargé d'une mission temporaire en Espagne; retourné à Parme en 1716, il fut peu après renvoyé à Madrid et réussit à renverser Alberoni; devenu favori de la reine, en tant que Parmesan, il fut nommé gouverneur du dernier infant, chevalier de la Toison d'or en 1724, puis grand d'Espagne. La reine obtint pour lui le collier du Saint-Esprit en 1745; mais il fut disgracié l'année suivante. Notre auteur reparlera de lui dans la suite des *Mémoires* (tome XVIII de 1873, p. 210-211) et fera un portrait peu flat-

empêcher, lui avoit donné de grandes alarmes[1]. Pour le tenir de court et l'éclairer[2] de plus près, il l'avoit accablé d'amitiés et logé chez lui. Il se fit communiquer ses instructions, et s'en débarrassa le plus promptement qu'il put, avec des présents considérables qu'il lui procura et une pension de cinq cents pistoles du roi d'Espagne, avec quoi il s'en retourna à la cour de Parme[3]. En même temps il se faisoit de misérables mérites auprès du Régent d'avoir détourné de fâcheux avis donnés au roi d'Espagne sur le[s] troupes envoyées en Languedoc et en Guyenne sous le duc de Berwick[4], et l'exhortoit à une liaison parfaite avec le roi d'Espagne, et à une confiance entière en ses intentions et en sa probité[5].

Alberoni veut savoir à quoi s'en tenir avec l'Angleterre; ne tire de Stanhope que du vague, dont Monteleon voudroit que l'Espagne se contentât. Souplesses de l'Angleterre pour

En même temps, il voulut savoir enfin quels seroient les engagements[6] que l'Angleterre prendroit pour une ligue défensive, et les conditions qui lui seroient offertes pour y engager l'Espagne[7], surtout pour ce qui regardoit la neutralité de l'Italie. Stanhope entortilla sa réponse à [Monteleon[8]] de force compliments, se tint dans le vague, lui voulut persuader que la seule alliance défensive arrêteroit les Impériaux sur l'Italie, qu'en exprimer la neutralité dans le traité seroit s'exposer à en troubler le repos, qu'il n'étoit pas temps d'en faire une stipulation expresse, et de là se mit à charger les artifices des Impé-

teur de ce « grand et gros homme, fort lourd, dont l'épaisseur se montroit dans tout ce qu'il disoit et faisoit... et parfaitement incapable ».

1. Le marquis était arrivé à Madrid au commencement d'avril (*Gazette*, p. 209). Le duc de Saint-Aignan parle de sa mission dans ses lettres des 17 et 19 avril et 11 mai 1716 (vol. *Espagne* 250).

2. Au sens d'épier, comme dans notre tome III, p. 46.

3. Torcy, p. 434-435. — 4. Ci-dessus, p. 114-115.

5. Mémoires de Torcy, p. 435-436.

6. *Engagem^ts* est en interligne, au-dessus de *conditions*, biffé.

7. M. de Saint-Aignan écrivait le 19 avril que l'Espagne s'inquiétait du traité d'alliance qui se négociait entre la France, l'Angleterre et la Hollande et cherchait à y entrer (vol. *Espagne* 250); il y a aussi un mémoire sur ce sujet au folio 163 du même volume.

8. Il y a dans le manuscrit *à Stanhope*, par erreur.

riaux, et alléguer des propositions qu'ils avoient faites à l'Angleterre, qui n'avoit pas voulu y entrer. Il s'étendit[1] sur les avantages que l'Espagne tireroit de cette alliance défensive qui, en même temps, feroit renouveler les anciens traités ; enfin que, pour assurance de la neutralité de l'Italie, on conviendroit d'un article séparé, dans les termes les plus forts, qui seroit signé de part et d'autre. Monteleon, qui auroit voulu des engagements plus forts et plus précis, ne laissa pas de presser sa cour d'accepter ses offres, qui, tant que l'engagement dureroit, empêcheroient[2] l'Angleterre d'en prendre de contraires à l'Espagne, et qui étoit une ouverture pour des vues plus considérables au roi d'Espagne en cas d'un malheur en France[3]. En même temps, l'Angleterre n'oublioit rien pour que l'Espagne fût contente de sa conduite. Les menaces qu'un vice-amiral anglois[4] avoit faites à Cadix sur les injustices dont les marchands de sa nation se plaignoient furent désavouées, et la liaison là-dessus du secrétaire que l'Angleterre tenoit à Madrid[5] avec le duc de Saint-Aignan blâmée. Stanhope, en même temps qu'il accabloit Monteleon d'amitiés, de distinctions, d'apparente confiance, le trouvoit trop clairvoyant ; il demandoit son rappel comme d'un ministre vendu à la France, espion du Régent, et dépendant du dernier ministère françois qui gouvernoit en Espagne. C'étoit, en deux mots, tout ce qui pouvoit le plus aliéner de lui le soupçonneux Alberoni, à qui il écrivoit directement de tout avec tant d'art et de flatterie, qu'il lui persuadoit tout ce qu'il vouloit en se moquant de lui, jusque-là qu'Alberoni, sur la parole de Stanhope, étoit intimement assuré que

l'Espagne. Friponnerie et faussetés de Stanhope pour se défaire de Monteleon, qu'il trouvoit trop clairvoyant. Alberoni, dupe de Stanhope et même de Ripperda, ne songe qu'au chapeau. Triste état du gouvernement d'Espagne. Scandaleux pronostics du médecin Burlet sur les enfants de la feue reine.

1. Avant *s'estendit,* il y a *vanta,* biffé.

2. Il y a *empescheroit,* au singulier, dans le manuscrit.

3. D'après Torcy (p. 439), Monteleon disait que cette ligue proposée « pouvoit avancer les circonstances et les accidents des choses de ce monde », et ces mots sont soulignés dans le manuscrit de Torcy.

4. L'amiral Baker, d'après Torcy. — 5. Ci-dessus, p. 112.

jamais l'Angleterre ne permettroit aucun agrandissement de l'Empereur en Italie. Il étoit dans la même duperie sur les Hollandois, sur ce que leur ambassadeur Ripperda, qui avoit gagné sa confiance, et qui pourtant n'avoit ni crédit, ni considération, ni estime dans sa patrie, l'avoit assuré que ses maîtres déclareroient la guerre à l'Empereur s'il entroit en Italie. Le roi et la reine d'Espagne n'étoient du tout occupés que de la chasse, Alberoni uniquement de leur plaire et de son chapeau. Tel étoit le gouvernement de l'Espagne, et le ressort unique qui y conduisoit tout[1]. Les funestes et impertinents pronostics de Burlet sur la santé de tous les enfants de la feue reine continuoient à faire horreur et à donner lieu aux discours et aux bruits les plus scandaleux, et qui à la fin se trouvèrent les plus faux[2].

L'Angleterre tâche de détourner la guerre d'Hongrie. Artifices contre la France.

Le ministère anglois, persuadé qu'il étoit de l'intérêt de cette couronne que l'Empereur fût toujours libre de pouvoir attaquer la France, et qu'il n'y avoit d'alliance utile à l'Angleterre qu'avec l'Empereur, n'oublioit rien à Constantinople pour détourner[3] la guerre[4]. Le grand vizir répondit ambigûment, mais hautement, à l'ambassadeur d'Angleterre, consentant toutefois à ce que le roi d'Angleterre fût médiateur, s'il le vouloit être, qui y consentit aussitôt, et dépêcha à Venise, à Vienne et à Constan-

1. « C'est ainsi qu'Alberoni gouvernoit les affaires d'Espagne pendant que les princes qui avoient le plus d'intérêt à la bonne administration de la monarchie paroissoient absolument insensibles au bien de l'État. L'objet principal d'Alberoni étoit de se rendre agréable en flattant leur goût. Celui du roi étoit la reine ; elle et lui n'en avoient que pour la chasse. Le but d'Alberoni étoit le chapeau de cardinal. Et voilà les ressorts qui faisoient mouvoir la monarchie d'Espagne » (Torcy, p. 442).

2. Tout ce long paragraphe est la paraphrase des pages 437 à 443 des Mémoires de Torcy, et, dans le manuscrit original (Franç. 10 670), ces pages sont entièrement écrites de la main même du ministre.

3. Le commencement de *détourner* surcharge *em[pescher]*..

4. Ceci est confirmé par une lettre de M. d'Iberville du 21 mai (vol. *Angleterre* 281).

tinople au plus tôt. En même temps, persuadé que la France pénétroit leurs intentions, et feroit son possible pour empêcher les États-Généraux d'entrer dans l'alliance défensive qui leur étoit proposée par l'Empereur et les Anglois, il n'étoit rien que ces derniers ne fissent pour décrier la France en Hollande. Stair, toujours le même, empoisonnoit les réponses les plus gracieuses qu'il recevoit du Régent, et les démarches qu'il l'engageoit de faire à Rome pour faire sortir le Prétendant d'Avignon, et ne cessoit de prêter des desseins secrets à Son Altesse Royale, dont l'Angleterre devoit s'alarmer[1].

Ligue défensive signée entre l'Empereur et l'Angleterre, qui y veulent attirer la Hollande. Conditions. Prié gouverneur général des Pays-Bas. Juste alarme du roi de Sicile. Souplesses et artifices de l'Angleterre

Enfin le 3 juin le traité de ligue défensive fut signé entre l'Empereur et le roi d'Angleterre[2]. Les Hollandois n'y entrèrent pas encore ; mais l'Empereur se promettoit tout là-dessus de l'industrie de Prié[3], qu'il envoyoit en même temps gouverner en chef les Pays-Bas, et le roi d'Angleterre de son autorité en personne[4], à son passage pour aller à Hanovre[5]. Les conditions de ce traité ne furent pas d'abord toutes publiques ; mais on sut qu'il y avoit une promesse mutuelle de douze mille hommes, évalués en vaisseaux si l'Empereur l'aimoit mieux[6], et une garantie réciproque des possessions dont les deux parties jouissoient alors, et de celles qui pourroient leur accroître par voie de négociation[7]. En même temps le roi

1. Mémoires de Torcy, p. 491 à 495.

2. Le traité est daté du 25 mai ; le texte s'en trouve dans le *Corps diplomatique* de Du Mont, tome VIII, première partie, p. 477. Il n'en est rien dit dans les gazettes ; mais les lettres de M. d'Iberville des 4 et 8 juin en parlent avec quelque détail (vol. *Angleterre* 281).

3. Le marquis de Prié : tome XVI, p. 407.

4. C'est-à-dire « le roi d'Angleterre *se promettait tout là-dessus* de son autorité en personne ».

5. La lettre de Londres du 5 juin, insérée dans la *Gazette d'Amsterdam*, Extraordinaire XLVII, dit que le roi Georges avait l'intention de se rendre prochainement au Parlement « pour lui communiquer sa résolution d'aller faire un tour dans ses états d'Allemagne. »

6. C'est le sujet de l'article V.

7. Cette garantie mutuelle était stipulée par l'article II. Saint-Simon

pour calmer l'Espagne sur cette ligue. Alberoni change subitement d'avis et ne veut d'aucun traité.

d'Angleterre facilita à l'Empereur un emprunt à Londres de deux cent mille livres sterling, dont il se rendit comme garant[1]. Il n'étoit pas difficile de voir que la Sicile étoit l'objet qu'on se proposoit dans un traité qui laissoit à l'Empereur le choix de vaisseaux au lieu de troupes, et qui portoit une garantie réciproque des possessions non-seulement actuelles, mais de celles qui pourroient accroître par voie de négociation. Trivié en parla fortement à Stanhope; il n'en reçut que des reproches sur les ménagements[2] prétendus de sa cour pour le Prétendant, à quoi il en ajouta d'autres sur la conduite du roi de Sicile à l'égard de l'Empereur[3]. Parmi ces hauteurs, Stanhope alla chez Monteleon l'assurer que le gouverneur de la Jamaïque étoit rappelé pour quelques pirateries contre la flotte du Pérou qu'il avoit souffertes, et un autre envoyé en sa place, avec ordre de faire rendre aux Espagnols tout ce qui leur avoit été pris[4]. Il lui protesta que le traité n'engageoit qu'à une mutuelle défense en cas d'attaque des États actuellement possédés par les parties contractantes[5]; qu'il n'y avoit point d'article secret ni rien qui pût préjudicier aux intérêts de l'Espagne[6]. Monteleon avoit trop répondu de l'Angleterre pour n'en pas répondre jusqu'au bout. Il ne voulut pas qu'on crût en Espagne qu'il se fût laissé tromper. Il se trouva donc intéressé au dernier point à faire valoir les assurances que lui donnoit Stanhope pour véritables, et se plaignit à sa cour de la négligence qui l'avoit privée du fruit de traiter la première avec l'Angleterre, depuis tant de temps que cette couronne l'en pressoit. Alberoni, peu ferme dans ses

prend tous ces renseignements dans les Mémoires de Torcy, p. 495-496.

1. *Ibidem*, p. 496-497; voyez ci-après, p. 247.
2. Il y a ici dans le manuscrit un *de*, inutile.
3. Résumé des pages 497-498 de Torcy.
4. La *Gazette* parle de ce remboursement (p. 366).
5. Écrit *contractanctes*.
6. Ces assertions étaient conformes aux articles du traité.

principes, avoit changé d'avis ; sa chaleur pour l'Angleterre étoit refroidie ; il avoit pris opinion que le roi d'Espagne, retiré par la situation de l'Espagne dans un coin du monde[1], devoit demeurer quelque temps simple spectateur de ce qu'il s'y passeroit sans prendre d'engagement, et ne songer principalement qu'à remettre l'ordre dans le commerce des Indes et dans ses finances, et mettre à part quelques millions pour les occasions, chose d'autant plus aisée qu'il étoit le seul prince de l'Europe libre de toutes dettes, parce que dans les temps qu'il avoit eu besoin d'emprunter il n'en avoit pas eu le crédit[2]. Le roi d'Espagne ne dissimuloit point son mécontentement du traité de l'Angleterre avec l'Empereur[3].

Alberoni flatte le Pape, promet et montre. Envoie Aldrovandi subitement à Rome ajuster les difficultés entre les deux cours, en effet pour presser son chapeau.

Il fit redoubler les soins et la diligence à travailler à l'escadre destinée au secours du Pape, se relâcha de quelques demandes que le[4] conseil vouloit qu'il lui fît, et en obtint aussi quelques-unes. Alberoni vouloit plaire au Pape et avancer son cardinalat. Aldrovandi l'avoit habilement ménagé, malgré la tromperie qu'il en avoit essuyée, et le concert entre eux fut poussé si loin que ce nonce s'offrit d'aller lui-même aplanir les difficultés qui arrêtoient l'accommodement des deux cours. Alberoni fit un projet pour donner, l'année suivante, un plus grand secours au Pape, moyennant quelque imposition sur le clergé d'Espagne et des Indes, et en chargea Aldrovandi, qui partit subitement dans un carrosse du roi d'Espagne, qui le mena à Cadix, d'où il gagna l'Italie sur les vaisseaux de Sa Majesté Catholique[5]. On comprit aisément qu'Alberoni n'avoit pas oublié ses intérêts personnels dans

1. Torcy disait : « dans un coin de l'Europe ».

2. Déjà dit ci-dessus p. 28 ; mais cette répétition est le fait de Saint-Simon.

3. Tout ce qui précède, relatif aux relations anglo-espagnoles, résume les pages 498 à 501 du manuscrit de Torcy.

4. *Le* est en interligne, au-dessus de *son*, biffé.

5. Torcy, p. 501-502. Aldrovandi arriva à Rome le 3 août (*Gazette*, p. 415).

une démarche aussi singulière que l'envoi d'un nonce à Rome à l'insu de cette cour, et la curiosité étoit grande sur les secrets dont pouvoit être chargé un courrier aussi extraordinaire[1]. On crut que ce qui se passoit en France sur la Constitution avoit fait préférer la mer à Aldrovandi. Bentivoglio y souffloit le feu tant qu'il pouvoit, et tâchoit d'irriter le Pape de toutes les chimères dont il pouvoit s'aviser[2]. Comme il avoit des gens à lui dans le secret du Régent, il fut averti de tout le détail de la ligue qui se traitoit entre la France et l'Angleterre. Il se hâta d'en informer le Pape, en l'assaisonnant de tout le venin qu'il y put jeter. Il l'attribuoit au desir qu'il imputoit au Régent de venir à la couronne, faisoit peur au Pape de cette union avec les ennemis de l'Église, et l'exhortoit à les empêcher de la détruire en prenant des liaisons avec ceux qui pouvoient l'empêcher[3]. Cellamare avertit sa cour que la principale condition du traité étoit la garantie réciproque des successions aux couronnes de France et d'Angleterre, suivant la paix d'Utrecht; que de plus les ouvrages du canal de Mardyck cesseroient, et que le Prétendant sortiroit d'Avignon[4]. Il se plaignoit, aussi bien que Monteleon, de la négligence de l'Espagne, qui laissoit faire aux autres des liaisons qu'elle auroit pu prendre avant eux, et qui lui auroient été utiles[5].

Bentivoglio et Cellamare, l'un en méchant fou, l'autre en ministre sage, avertissent leurs cours du détail de la ligue traitée entre la France et l'Angleterre.

1. Torcy, p. 502-503.

2. Il prétendait particulièrement que le parti était pris en France de se séparer du saint-siège et que le procureur général Daguesseau était le promoteur de ce schisme; il exhortait le Pape à donner un chef au parti catholique en France, et lui insinuait que ce chef ne pouvait être que le roi d'Espagne (p. 504).

3. Pages 511 à 512 du manuscrit de Torcy.

4. Cette phrase est la copie exacte d'un passage de la page 514 de Torcy.

5. « Il se plaignoit quelquefois *à ses amis* de l'indolence de la cour d'Espagne, qui demeuroit dans l'inaction, tandis que les autres cultivoient des plantes qui pourroient leur être utiles à l'avenir » (*Ibidem*, p. 515).

Confidences de Stair à Pentenrieder. Quel était ce secrétaire impérial,

Pentenrieder, secrétaire de la cour impériale à Paris[1], ne pouvoit concilier l'alliance prête à se faire entre la France et l'Angleterre avec la ligue nouvellement signée entre l'Empereur et le roi Georges[2]. Stair lui faisoit confidence des ordres de sa cour, et des réponses qu'il recevoit du Régent, et il tenoit alors le traité pour conclu, parce qu'il sembloit que la signature ne dépendoit plus que de la sortie du Prétendant d'Avignon, et la garantie réciproque des successions sembloit à Pentenrieder incompatible avec l'engagement pris par l'Angleterre de soutenir les droits de l'Empereur. Pentenrieder[3] étoit une manière de géant qui avoit plus de sept pieds de haut[4],

1. Le nom de ce diplomate est orthographié de plusieurs manières, soit par les contemporains, soit par les historiens : *Pentendriedter, Pendtenriedter, Penterriedter, Penterridter, Benterritter, Bentenrieder*, etc. Saint-Simon écrit *Penterieder* et *Penterrider*. Nous adoptons l'orthographe de sa signature dans divers instruments diplomatiques insérés dans le *Corps diplomatique* de Du Mont : PENTENRIEDER. — Jean-Christophe, baron de Pentenrieder d'Adelshausen, avait été en 1714 secrétaire des plénipotentiaires impériaux à Rastadt et à Baden, et fut nommé en récompense conseiller aulique en janvier 1715 (*Gazette*, p. 76). Envoyé en France au commencement de 1716, il y resta jusqu'en 1720, ayant accompli en octobre 1717 une mission extraordinaire en Angleterre. Désigné en juillet 1720, comme un des plénipotentiaires impériaux au congrès de Cambray, il fut à la suite renvoyé en France et nommé comte de l'Empire (*Gazette* de 1725, p. 388). Choisi pour vice-chancelier en novembre 1726 (*Gazette* p. 592 et 603), il fut désigné comme troisième plénipotentiaire impérial au congrès de Soissons (août 1727), et mourut dans cette ville le 20 juillet 1728, avant l'ouverture des conférences, à l'âge de cinquante ans (*Gazette*, p. 360). Il était membre du conseil suprême de Flandres, et fut très regretté (*Mémoires de Mathieu Marais*, tome III, p. 569 ; *Journal de Barbier*, édition Charpentier, tome II, p. 46).

2. Tout ce paragraphe est le résumé des pages 515 à 520 des Mémoires de Torcy.

3. Ce portrait de Pentenrieder est intercalé ici par Saint-Simon et ne vient pas de Torcy.

4. Madame, dans sa *Correspondance* (recueil Jæglé, tome III, p. 57), raconte la peur que la haute taille de l'envoyé fit à un de ses chapelains qui ne le connaissait pas. Dans une autre lettre (recueil

avec un visage et une voix de châtré, comme on le croyoit être aussi, et la corpulence à peu près de sa taille, dont il étoit toujours honteux et embarrassé. Il avoit été petit scribe dans les bureaux de Vienne ; son esprit, très supérieur à son petit état, l'avoit conduit à être secrétaire de Sinzendorf, chancelier de la cour de Vienne[1] et ministre de conférence, qui est ce que nous appelons ici être ministre d'État et avoir les affaires étrangères[2]. Sinzendorf, fort content de lui, l'avoit poussé au secrétariat de quelques conseils, et enfin l'avoit fait employer dans l'Empire, puis dans les principales cours, et toujours avec grande satisfaction partout. Ce secrétaire, poli, fort en sa place, mais pétri des maximes et des hauteurs autrichiennes. sans avoir comme de soi rien que de très modeste et de mesuré[3], avec beaucoup de savoir, d'esprit, d'insinuation et de langage, remarquoit bien les ménagements réciproques de l'Espagne et de l'Angleterre, et le grand intérêt de la dernière à conserver les avantages qu'elle avoit obtenus de la première pour son commerce, et il réfléchissoit beaucoup sur l'espérance, qui se montroit trop en France, d'engager la Hollande à traiter séparément de l'Angleterre, si cette couronne ne finissoit point, fondée sur le mécontentement de la Hollande de la ligue conclue sans elle entre l'Angleterre et l'Empereur. On soupçonnoit que cette dernière

Considérations diverses.

Brunet, tome I, p. 347), on lit : « M. Pentenrieder est un galant homme qui sait vivre comme il faut et qui n'a point les rebutantes manières autrichiennes. Il ne parle point le dialecte autrichien, mais en bon allemand.... Il vint un géant à la foire Saint-Germain, qui vouloit se faire voir pour de l'argent ; mais, ayant rencontré M. Penrenrieder il dit : « Voilà qui est fait ; je n'irai pas me montrer à la « foire ; car en voilà un qui se montre pour rien. Je ne pourrois rien « gagner pour cette fois. » Et il s'en alla. M. Pentenrieder a plu ici à tout le monde. »

1. Philippe-Louis-Wenceslas, comte de Sinzendorf : tome VI, p. 245.

2. En allemand : *Konferenzminister*. — 3. *Mesuré* surcharge *poli*.

union, fondée sur l'intérêt commun de ces deux puissances, s'étendoit jusqu'à la garantie des États qu'ils pourroient acquérir par des traités [1], et que le Portugal y entroit en troisième, et on s'aperçut que, depuis la signature de ce traité, l'Angleterre ménagea moins le roi de Sicile. Elle n'avoit alors de considération que pour l'Empereur et l'Espagne, laquelle pouvant aisément entrer en défiance de ce traité avec l'Empereur, l'Angleterre eut grand soin de l'assurer qu'il ne la regardoit en aucune sorte, mais la France seulement; et Stair même, avec qui le Régent traitoit, ne s'en cachoit pas, dans le temps même que le Régent l'assuroit être en état et en volonté actuelle de faire sortir le Prétendant d'Avignon. En même temps tout fut en désordre dans les Pays-Bas, où il n'y avoit aucune sorte d'autorité ni de gouvernement, en attendant le marquis de Prié, nommé gouverneur général de ces provinces [2]. Il y vint un ordre de confisquer les biens de tous ceux qui étoient au service d'Espagne, et des menaces à tous ceux qui tenoient des [3] pensions, des emplois, des titres et des honneurs, tant du roi d'Espagne que de l'électeur de Bavière.

Manège infâme de Stair.

Dure hauteur de l'Empereur sur l'Espagne et la Bavière aux Pays-Bas.

Le roi de Prusse à Clèves.

Le voyage du roi de Prusse [4], si attentif à son agrandissement, inquiéta également les États-Généraux et la cour de Vienne. Ce nouveau monarque, aussitôt après la mort de l'électeur palatin [5], étoit allé à Clèves [6], ce qui leur fit craindre une entreprise sur Juliers, et à Vienne les forces

1. Cette supposition était exacte, ainsi que cela a déjà été dit ci-dessus, p. 123, note 7.

2. Les gazettes ne parlent pas de ces désordres, ni des mesures tyranniques prises par l'Empereur.

3. Ce *des* est répété deux fois, par mégarde.

4. Frédéric-Guillaume Ier, qui avait succédé à son père en février 1713.

5. Ci-dessus, p. 105.

6. La *Gazette* (p. 311) annonce son arrivée à Wesel le 12 juin, pour faire la revue des troupes de ses états de Clèves et de Gueldre (l'électeur palatin était mort le 8); mais il repartit dès le 28 pour retourner à Berlin (p. 335).

et les desseins de ce prince, et ses négociations avec la France.

Aldrovandi mal reçu à Rome, pénétré, blâmé. Avis au Pape sur le chapeau d'Alberoni.

Aldrovandi ne trouva pas à Rome ce qu'il y avoit espéré[1], quoique son bon ami Aubenton eût tâché de prévenir le Pape que son voyage n'étoit que pour concerter avec lui les moyens de lui procurer pour l'année suivante de plus grands secours d'Espagne, et pour lui rendre compte de sa négociation en ce pays-là. Le Pape, très mécontent de voir arriver son nonce sans avoir pu s'y attendre, trouva qu'il devoit rendre compte de sa négociation par ses dépêches, et comprit que les plus grands secours d'Espagne ne lui seroient offerts qu'à des conditions de grâces qu'il ne pourroit accorder. On jugeoit à Rome qu'Aldrovrandi vouloit obtenir le gouvernement de cette ville, et servir Alberoni pour le cardinalat. Ceux à qui le Pape s'ouvroit là-dessus, et qui ne vouloit lui accorder le chapeau que par la nomination d'Espagne, l'en détournoient; ils lui conseilloient de ne pas souffrir qu'Alberoni s'en adressât à autre qu'à Sa Sainteté, qui le devoit amuser par la cour de Parme, lui cacher à jamais ses véritables dispositions, et que, si elle ne pouvoit terminer ses différends honorablement avec l'Espagne que par ce chapeau, ce seroit alors bien fait de le jeter à Alberoni[2].

1. Mémoires de Torcy, p. 549 et suivantes.

2. Voici le passage des *Mémoires de Torcy* interprété par Saint-Simon dans cette fin de paragraphe : « Le pape ne vouloit entendre à cette promotion que supposé qu'Alberoni obtînt la nomination du roi d'Espagne ; mais S. S. ne pouvoit croire que cette grâce lui fût accordée. Ceux à qui elle s'ouvroit sur ce sujet avec le plus de confiance lui conseilloient de flatter Alberoni et de ne pas permettre qu'il pût espérer de parvenir en s'adressant à d'autres qu'à elle-même. Ils représentoient au pape que, quelque répugnance qu'il eût d'élever un tel sujet, il étoit de sa prudence d'empêcher que jamais il fût éclairci des dispositions où il étoit à son égard ; qu'il falloit au contraire l'entretenir dans ses idées d'ambition par le moyen de la cour de Parme, et qu'enfin, si quelque jour il devenoit nécessaire de jeter un

Cour d'Espagne déplorable. Jalousies et craintes d'Alberoni. Rassure la reine. Ce qu'il pense de son caractère. Bruits à Madrid fâcheux sur le voyage d'Aldrovandi. Demandes du roi d'Espagne au Pape.

Cet ambitieux voyoit avec un extrême dépit sa faveur s'ombrager par celle d'Aubenton, à qui le roi d'Espagne confioit plusieurs affaires du gouvernement et même des finances, et de la liaison de ce jésuite avec Mejorada[1]. Le roi et la reine s'étoient disputés et querellés[2]. On croit aisément les changements qu'on desire dans un gouvernement sans ordre et sans règle, et dans une cour ténébreuse, pleine de confusion, où la fausseté et la calomnie étoit ce qui approchoit le plus près de Leurs Majestés Catholiques, et où chacun se croyoit tout permis, et se promettoit tout des plus mauvaises voies, en sorte que les bruits les plus inquiétants se trouvoient les plus répandus. Alberoni commençoit à craindre. La reine l'avertit que le roi avoit beaucoup de soupçons contre lui, et qu'elle-même ne vouloit plus se fatiguer du gouvernement. Quelques représentations qu'Alberoni lui sût faire, elle ne les goûtoit point. Il la connoissoit incapable des affaires, susceptible de mauvais conseils, peu touchée de se conserver ceux qui lui donnoient de bons avis, prête[3] à les abandonner et à les oublier à la moindre difficulté qu'elle trouveroit à les soutenir, et facile à se laisser conduire par ceux qui l'environnoient[4]. Il redoutoit surtout deux hommes de rien que la reine avoit connus à Parme, et qu'elle vouloit toujours faire venir en Espagne, et il ménagea si bien le duc de Parme qu'il fit en sorte que ce prince les empêcha de sortir de ses États[5]. On avoit

chapeau pour terminer les différends avec l'Espagne, ce seroit bien fait de vendre à ce prix le cardinalat. »

1. Ci-dessus, p. 33.

2. « Les soupçons de la décadence d'Alberoni étoient autorisés par les bruits qui s'étoient répandus de quelque dispute domestique entre le roi et la reine » (Torcy, p. 552-553).

3. Avant *preste*, il a biffé *et*.

4. Cette phrase est prise textuellement dans Torcy, p. 554.

5. L'un était « un homme de Parme appelé Maggiali, pour qui la reine avoit eu un goût particulier pendant qu'elle étoit en Italie, et qui, depuis le passage de cette princesse en Espagne, avoit inutilement

pénétré à Madrid qu'Aldrovandi avoit emporté un mémoire de la main du roi d'Espagne, et là-dessus on bâtissoit des chimères en faveur des enfants de la reine au préjudice du prince des Asturies. Ce mémoire ne contenoit rien moins. Le roi d'Espagne y demandoit au Pape la moitié du *subsidio y excusado*[1], qui est une imposition sur le clergé dont il ne jouissoit pas depuis cinq ans, et le même aux Indes ; un délai de quelque temps de nommer aux vacances des archevêchés et des évêchés d'Espagne, pour en amasser les revenus et les employer à l'armement de mer que le Pape desiroit pour l'année suivante, ainsi que les libéralités que le clergé voudroit bien faire, suivant les brefs d'exhortation que sa Sainteté avoit envoyés, et remettre ces sommes au commissaire de la cruzade[2], qu'on comptoit devoir être suffisantes pour armer douze vaisseaux et six galères[3]. On peut réfléchir en passant sur la dureté du joug que le clergé exerce[4] sur les plus grands rois qui ont eu la foiblesse de se le laisser imposer, et qui ne peuvent le secouer que par des extrémités qui les séparent de l'Église, comme il est arrivé à la moitié de l'Europe, que Rome et leur clergé a mieux aimé perdre : Rome pour sa tyrannique domination, qui n'avoit de fondement que son usurpation contre les préceptes si formels

Courte réflexion sur le joug de Rome et du clergé.

sollicité la permission de se rendre à Madrid ». L'autre était un musicien nommé Sabadini, que le cardinal del Giudice poussait à appeler pour apprendre le clavecin au prince des Asturies. Tout ce qui précède est le résumé des pages 552 à 556 du manuscrit de Torcy.

1. Le mot *excusado* signifie le superflu ; quant à *subsidio*, pris absolument, c'est le nom d'un impôt prélevé sur le clergé avec l'autorisation du pape, pour aider à combattre les infidèles. Ci-après, p. 335.

2. On appelait *cruzade* le droit que le pape Jules II avait accordé en 1509 au roi d'Espagne de percevoir un impôt sur les biens du clergé pour faire la guerre aux mahométans. Il y avait un conseil particulier pour administrer les sommes qui en provenaient, et le chef de ce conseil portait le nom de commissaire de la cruzade.

3. Tout ceci vient de Torcy, p. 556-559.

4. Après *exerce* Saint-Simon a biffé *contre*.

de Jésus-Christ; le clergé pour son insolence et son indépendance[1].

Vues et mesures de l'Espagne sur ses anciens domaines d'Italie. Sage avis du duc de Parme. Fol et faux raffinement de politique d'Alberoni.

Il est vrai[2] que ces demandes ne méritoient pas pour courrier un nonce dépêché à l'insu du Pape, qui avoit eu tant de peine à le faire recevoir comme que ce fût à Madrid. On se persuada donc qu'il s'agissoit de former une ligue entre l'Espagne et les princes d'Italie, et même de prendre des mesures avec le Pape sur les événements qui pouvoient arriver en France. Le roi d'Espagne avoit toujours été entretenu dans le desir de recouvrer les États qu'il avoit cédés en Italie par la paix, beaucoup plus depuis son second mariage. Ce dessein ne se pouvoit effectuer que par une ligue[3] des princes d'Italie dont le roi de Sicile seroit le chef comme le plus puissant, et Villamayor, ambassadeur d'Espagne à Turin[4], avoit ordre d'y travailler sous l'inspection du duc de Parme. Ce prince, qui sentoit toutes les difficultés d'amener à ce point un souverain[5] aussi sage, aussi clairvoyant, aussi défiant, aussi mal prévenu d'estime pour le gouvernement d'Espagne, et aussi fortement[6] de crainte de la puissance et des desseins de l'Empereur, et dont toute la conduite inspiroit aussi peu de confiance, vouloit que l'Espagne, suivant sa première pensée, engageât l'Angleterre à faire une ligue

1. Cette « réflexion » est le propre de notre auteur.

2. Tout le paragraphe qui commence ici et va jusqu'à la prochaine manchette marginale est le résumé des pages 559 à 565 des Mémoires de Torcy.

3. Saint-Simon avait d'abord écrit *ne se pouvoit esperer que d'une ligue*; il a biffé *esperer que,* ajouté en interligne *effectuer que par,* puis biffé ce *par* pour le récrire après à la suite; mais il a oublié de biffer *d'*.

4. Ce marquis de Villamayor (qu'il ne faut pas confondre avec le portugais Fernand Tellez de Silva, comte de Villamayor) avait été ambassadeur à Turin en 1702-1704, et y avait été arrêté en même temps que Phélypeaux (notre tome XII, p. 129, note 2); il avait été renvoyé après la paix d'Utrecht auprès du nouveau roi de Sicile.

5. Le commencement de *Souverain* surcharge *Pr[ince]*.

6. Ces deux mots ont été ajoutés en interligne.

avec elle pour la neutralité de l'Italie, dont le premier intérêt étoit d'en[1] détourner la guerre. C'étoit aussi dans cette vue que l'Espagne avoit eu tant de facilité en accordant à l'Angleterre un traité de commerce si avantageux et l'*assiento* des nègres. Elle étoit sur le point d'en recueillir le fruit qu'elle s'en étoit proposé, quand tout à coup, et sans aucun changement de conjonctures, Alberoni changea lui-même d'avis tout à coup, et se mit à desirer que l'Empereur contrevînt à la neutralité de l'Italie, dans l'idée que les Impériaux ne pourroient exécuter leur projet si promptement que l'Espagne n'eût part aux mouvements de l'Italie, et que, s'il arrivoit alors que le roi d'Angleterre eût besoin de l'Espagne, il seroit facile d'obtenir par lui les avantages qu'elle pourroit desirer. C'étoit sur ce fondement ruineux et chimérique qu'Alberoni avoit rejeté l'alliance d'Angleterre pour la neutralité d'Italie, qu'il avoit tant souhaitée, et qu'il pouvoit alors conclure, et il[2] le devoit d'autant plus qu'il auroit par là contre-balancé celle que l'Angleterre venoit de signer avec l'Empereur. Telle étoit l'habileté et la capacité de ce ministre qui gouvernoit absolument l'Espagne. Il disoit à ses amis qu'il falloit bien vivre avec la France, écarter tout sujet d'ombrage et de jalousie, mais se tenir doucement et sans bruit en état d'agir quand le besoin et l'occasion le demanderoient[3], ou que, si le roi d'Espagne prenoit le parti d'abandonner des vues éloignées, il devoit tirer de ceux qui profiteroient de ce sacrifice[4] des enga-

1. *De* corrigé en *d'en*.

2. Le pronom *il* a été ajouté en interligne.

3. Le duc de Saint-Aignan raconte dans une lettre du 3 mai (vol. *Espagne* 250) une longue et curieuse conversation qu'il avait eue récemment avec Alberoni. Il s'était efforcé de le gagner à la politique française, sans avoir pu l'entamer; l'abbé s'était montré insolent et rageur, et avait éludé toutes les propositions de l'ambassadeur.

4. Saint-Simon avait d'abord écrit : *il devoit tirer de ce sacrifice à ceux qui en profiteroient*; il a biffé *sacrifice à ceux*, changé *ce* en *ceux*, et ajouté *de ce sacrifice* en interligne après *profiteroient*, mais

gements à soutenir ses droits en Italie. Alberoni ajoutoit à ces raisonnements des lamentations sur l'inaction du roi d'Espagne, tandis que le Régent n'oublioit rien pour se fortifier au cas qu'il arrivât en France ouverture à succession.

Manèges étranges du ministère anglois sur le traité à faire avec la France. Horreurs de Stair. Rare omission au projet communiqué de ce traité par les Anglois.

Les manéges[1] du ministère anglois étoient infinis sur ce traité avec la France[2]. Quoiqu'ils en sentissent la nécessité par rapport à la tranquillité intérieure de la Grande-Bretagne et à leurs vues au dehors, ils l'éludoient pour le prolonger, afin d'entretenir la défiance de leur nation à l'égard de la France, et de se conserver le prétexte d'avoir des troupes en Angleterre et des subsides du Parlement. Ainsi ils transférèrent[3] la négociation de Paris à la Haye, où ils firent communiquer le traité au Pensionnaire, à Duyvenwoorden qui revenoit de l'ambassade de Londres, et à l'ambassadeur de France[4], bien moins pour en faciliter la conclusion que pour intéresser les Hollandois dans les demandes de l'Angleterre. Stair, piqué de se voir enlever la conclusion d'une négociation commencée par lui et si avancée, se mit à déclamer contre les ministres de France, qui, à l'entendre, avoient changé toutes les dispositions si favorables que le Régent lui avoit témoignées, et ne cessa de mander au roi d'Angleterre de se défier de ce prince, qui ne vouloit que le tromper et favoriser[5] le

oublié de biffer *en*. — Voici le texte de Torcy (p. 565) : « qu'enfin, si le roi d'Espagne étoit résolu d'abandonner des vues éloignées, il devoit au moins tirer avantage du sacrifice qu'il feroit, et qu'il étoit de son intérêt d'engager ceux qui en profiteroient à soutenir un jour ses droits sur l'Italie. »

1. Ce paragraphe résume les pages 565 à 569 des Mémoires de Torcy.

2. Il est question de ce projet de traité dans une lettre de l'ambassadeur Iberville du 14 juin ; le 26, des pleins pouvoirs lui furent adressés pour le conclure (vol. *Angleterre* 281).

3. Le pronom *il* est au singulier, et *transférent* a été corrigé en *transférérent*.

4. Pierre-Antoine de Castagner, marquis de Châteauneuf : tomes IV, p. 136, et XXIII, p. 383.

5. Avant ce mot, il y a un *à*, biffé :

Prétendant. Le singulier de ce projet de traité envoyé à la Haye fut qu'il n'y étoit pas fait la moindre mention du traité d'Utrecht, ni des garanties réciproques des successions aux couronnes de France et d'Angleterre, deux articles néanmoins qui devoient être la base d'une alliance à faire pour maintenir le repos de l'Europe. On soupçonna que c'étoit l'effet des avantages obtenus par les derniers traités de commerce faits entre l'Espagne et l'Angleterre, que celle-ci ne vouloit perdre pour rien, et que c'étoit pour la même raison que Stanhope n'avoit pas témoigné le moindre chagrin à Monteleon, lorsque, après avoir vivement poursuivi la conclusion d'une alliance avec l'Angleterre, l'ambassadeur espagnol avoit cessé tout à coup d'en parler.

Fâcheuse situation intérieure de la Grande-Bretagne et de la cour d'Angleterre.

Les mécontents se multiplioient en Angleterre[1] ; la fermentation grande menaçoit[2] d'une révolution[3] ; la division de la famille royale étoit extrême. On a vu en son lieu[4] l'aventure de l'épouse du roi Georges[5] longtemps avant qu'il fût électeur et roi, et la catastrophe terrible du comte de Königsmarck[6]. Le roi Georges ne pouvoit souffrir le prince de Galles[7], qu'il ne croyoit pas son fils, et l'aversion étoit réciproque. Prêt à passer la mer, il laissoit ce prince régent avec toute l'apparence de l'autorité, sans aucune en effet par ses ordres et ses instructions secrètes, en sorte que le prince de Galles n'eut pas le pouvoir de conférer ni de changer les charges, ni de convoquer ou de

1. Les pages 571-572 du manuscrit de Torcy forment le canevas de ce paragraphe, moins ce qui regarde le rappel de l'affaire de Königsmarck, qui est ajouté par Saint-Simon.

2. Avant *menaçoit,* il y a un *et* biffé, dans le manuscrit.

3. Torcy ajoutait : « ou tout au moins d'un changement de ministres ».

4. Tome II, p. 252-253.

5. Sophie-Dorothée de Brunswick-Zell : *ibidem.*

6. Philippe-Christophe, comte de Königsmarck : *ibidem.*

7. Georges-Auguste de Brunswick-Hanovre, roi d'Angleterre en 1727 sous le nom de Georges II : tome XVII, p. 49.

séparer le Parlement[1]. Une telle limitation lui fit refuser la régence. Son père le menaça de faire venir d'Allemagne son frère l'évêque d'Osnabruck[2], et de la lui donner, ce qui engagea le fils à l'accepter. On étoit surpris avec raison que, dans une conjoncture où les Anglois eux-mêmes s'attendoient à voir chez eux les plus étranges scènes, le Régent préférât une alliance avec eux au parti de fomenter un feu qui pouvoit embraser l'Angleterre.

Vues du roi de Prusse.

La surprise étoit pareille de voir dans ces temps si critiques le roi Georges faire le voyage d'Allemagne. Lui et le roi de Prusse, son gendre[3], étoient inquiets des projets l'un de l'autre. Le dernier visoit à s'emparer des duchés de Berg et de Juliers, si l'électeur palatin venoit à manquer, parce que l'inégalité de son mariage[4] excluroit les enfants qu'il en pourroit laisser des fiefs et des dignités de l'Empire. Il comptoit que la France aimeroit mieux ces États entre ses mains qu'en la disposition de l'Empereur. Il sembloit aussi se détacher de l'intérêt de ses alliés, dont il n'approuvoit pas les entreprises sur le pays de Schonen[5]. Il auroit vu avec jalousie son beau-père réussir à faire stathouder d'Hollande l'évêque d'Osnabruck son frère[6], à quoi il craignoit qu'il ne travaillât, et, en même

1. Voyez une lettre de M. d'Iberville du 8 juin (vol. *Angleterre* 281).

2. Ernest-Auguste de Brunswick-Hanovre, né le 17 septembre 1674, élu évêque d'Osnabruck le 2 mars 1716, créé par le roi son frère duc d'York et d'Albany et comte d'Ulster en juillet de la même année et chevalier de la Jarretière, mort en 1721.

3. Le roi de Prusse Frédéric-Guillaume Ier avait épousé le 14 novembre 1706 Sophie-Dorothée de Brunswick-Hanovre, qui mourut en 1757.

4. Charles-Philippe : ci-dessus, p. 106, où il a été parlé de son mariage morganatique.

5. Ou de Scanie : tome XXIII, p. 383. Les troupes danoises et hanovriennes y préparaient une descente (*Gazette* de 1716, p. 364 et 389).

6. La charge de stathouder des cinq provinces, et non pas seulement de celle de Hollande, était vacante depuis la mort du roi Guil-

temps qu'il cultivoit bassement l'Empereur, il en étoit mécontent et déclaroit qu'il n'avoit aucune négociation avec lui. Pentenrieder profitoit de la mauvaise humeur de Stair et de ses confidences pour tenir les ministres impériaux avertis[1] de l'état de la négociation de la France avec l'Angleterre, qu'ils traversoient de tout leur pouvoir[2].

Mauvaise foi de Stair.

Stair en l'entamant n'avoit jamais eu dessein de la conclure. Ses protecteurs à Londres avoient trop d'intérêt à montrer toujours le fantôme du Prétendant secrètement appuyé des secours et des desseins de la France, pour conserver une armée en Angleterre et une source assurée de subsides. Ils n'avoient osé s'opposer de front à la négociation ; mais ils n'en vouloient pas la conclusion, et ils en étoient bien assurés entre les mains de Stair. Le transport de la négociation en Hollande leur fut donc, et à lui, également sensible, et Stair n'oublia rien pour la traverser[3].

Intrigues de la cour d'Angleterre.

La disgrâce du duc d'Argyle[4], favori et premier gentilhomme de la chambre du prince de Galles, retarda le départ du roi d'Angleterre[5]. Il fit demander à ce duc la démission de ses charges de général de l'infanterie[6], de colonel du régiment des gardes bleues[7], et de son gouvernement de Minorque, qu'il envoya sur-le-champ. Le roi avoit compté qu'après cet éclat le prince de Galles n'oseroit

laume III. Dès le courant de mai, le bruit de ce projet du roi Georges courait à Londres : lettre d'Iberville du 28 mai.

1. *Avertis*, oublié, a été remis en interligne.

2. Le paragraphe qui précède est la paraphrase des pages 572 à 575 des Mémoires de Torcy.

3. *Ibidem*, p. 576.

4. Jean Campbell, duc d'Argyll : tome XX, p. 354.

5. M. d'Iberville annonce dès le 28 mai cette disgrâce ; voir aussi sa lettre du 4 juin (vol. *Angleterre* 281).

6. A la fin de 1715 et au commencement de 1716, le duc avait commandé avec succès les troupes envoyées contre le comte de Mar et les rebelles d'Écosse qui soutenaient le Prétendant.

7. La *Gazette* (p. 359), en annonçant cette disgrâce, dit que le duc était « colonel du régiment royal de cavalerie » ; c'est Torcy qui dit « gardes bleues ».

ne pas demander au même duc la démission de sa charge de premier gentilhomme de sa chambre; non seulement il ne le fit pas, mais il se piqua d'honneur de le soutenir dans sa disgrâce. Le duc de Marlborough, qui végétoit encore parmi ses apoplexies[1], ennemi d'Argyle, et qui vouloit élever sur ses ruines Cadogan sa créature[2], poussoit le roi. On crut que la princesse de Galles[3] y entra aussi contre Argyle, confident des galanteries de son époux. Le comte d'Islay, frère d'Argyle[4], fut enveloppé dans sa disgrâce. Le prince de Galles se prit aux ministres de son père, jura leur perte, et résolut de se réunir aux tories. Stair, instruit de la situation intérieure de l'Angleterre, en craignit les suites et redoubla de mensonges et d'artifices pour empêcher le traité avec la France[5], laquelle auroit dû en être bien dégoûtée ; mais le Régent ne voyoit que par Noailles, Canillac et Dubois, lequel bâtissoit tous ses desseins personnels sur l'Angleterre, dont par conséquent il vouloit, à quelque prix que ce fût, l'alliance étroite avec la France, où il nous faut présentement retourner.

1. M. d'Iberville parle de sa mauvaise santé dans des lettres du 27 janvier et du 10 juin.

2. Guillaume Cadogan : tome XIV, p. 31.

3. Wilhelmine-Dorothée-Charlotte de Brandebourg-Anspach, née le 11 mars 1683, mariée le 12 septembre 1705, reine d'Angleterre le 22 juin 1727, morte le 1er décembre 1737. Elle était très bien disposée pour la France et témoignait beaucoup de bon vouloir à M. d'Iberville, qui parle fréquemment d'elle dans sa correspondance avec la cour de Paris.

4. Archibald Campbell, second fils du premier duc d'Argyll, né en juin 1682, avait été créé pair d'Écosse en 1706, sous le titre de comte d'Islay. En octobre 1743, il succéda à son frère comme duc d'Argyll, mais mourut sans postérité le 15 avril 1761. — Islay ou Ilay est une île d'Écosse, dans le sud du comté d'Argyll, vis-à-vis des côtes septentrionales d'Irlande. — Saint-Simon écrit *Isla*, comme Torcy.

5. Tout ce qui précède est le résumé des pages 577 à 580 des Mémoires de Torcy, que Saint-Simon va quitter momentanément ; il en reprendra la paraphrase ci-après, p. 223.

Assemblées d'huguenots dissipées. Le Régent tenté de les rappeler; me le propose.

Les huguenots, dont il étoit demeuré ou rentré beaucoup dans le royaume, la plupart sous de feintes abjurations, profitoient d'un temps qui se pouvoit appeler de liberté en comparaison de celui du feu Roi. Ils s'assembloient clandestinement d'abord et en petit nombre; ils prirent courage après sur le peu de cas qu'on en fit, et bientôt on eut des nouvelles d'assemblées considérables en Poitou, Saintonge, Guyenne et Languedoc[1]. On marcha même à une fort nombreuse en Guyenne, où un prédicant faisoit en pleine campagne des exhortations fort vives. Ils n'étoient point armés et se dissipè-

1. Saint-Simon prend ces nouvelles à Dangeau, qui écrivait dans son *Journal* le 4 juin (p. 390) : « Il y a eu quelques petits mouvements de religionnaires en Languedoc, mais qui n'ont eu aucune suite ». La *Gazette d'Amsterdam*, dans son extraordinaire LVI, insère cette lettre de Bordeaux du 26 juin : « Vers la fin du mois dernier, les protestants de Montauban, à l'exemple de ceux du Dauphiné et des Cévennes, s'assemblèrent pour prier Dieu dans les bois et dans la campagne ; ce qui étant venu à la connoissance de M. l'Intendant, il se transporta sur le lieu où il y avoit une de ces assemblées, laquelle se dissipa d'abord à son approche. Cependant M. l'Intendant en fit arrêter trois ou quatre; mais, comme ces gens n'avoient aucunes armes et qu'ils ne s'étoient assemblés que pour prier Dieu, on leur a accordé ensuite une amnistie avec ordre de ne plus faire à l'avenir de pareilles assemblées. Depuis, le bruit s'étant répandu, quoique sans fondement, qu'il étoit arrivé des ministres à Clérac, cela fit une telle impression sur le menu peuple, qu'ils n'ont pas discontinué, depuis dimanche passé il y eut huit jours, à faire des assemblées. La première fut à Lilord, la seconde dans le bois des Ausides, et ensuite dans tous les environs de Clérac. Sur quoi M. de Courson, intendant de la province, se transporta le 23 à Clérac avec une compagnie de dragons et une autre de cavalerie. A son arrivée, il trouva sur le cimetière ou aux environs une troupe d'un assez grand nombre d'hommes et de femmes, qui allèrent d'abord à sa rencontre en priant Dieu, chantant les psaumes et criant : Vive le Roi ! ce qui étoit bien différent de ce qu'on avoit publié que ces gens étoient armés et qu'ils étoient résolus de se défendre, de sorte que M. l'Intendant, qui avoit d'abord ordonné à ses troupes de faire feu, voyant que ces gens étoient sans armes, se contenta d'en faire arrêter neuf, et le consul de Tonneins en a fait amener deux ». Une autre lettre du 29 juin (*ibidem*), confirme ces renseignements.

rent d'abord ; mais on trouva tout près du lieu où ils s'étoient assemblés deux charrettes toutes chargées de fusils, de baïonnettes et de pistolets[1]. Il y eut aussi de petites assemblées nocturnes vers les bouts du faubourg Saint-Antoine[2]. Le Régent m'en parla, et à ce propos de toutes les contradictions et de toutes les difficultés dont les édits et déclarations du feu Roi sur les huguenots étoient remplies, sur lesquel[le]s[3] on ne pouvoit statuer par impossibilité de les concilier, et d'autre part de les exécuter à l'égard de leurs mariages, testaments, etc. J'étois souvent témoin de cette vérité au conseil de régence, tant par les procès qui y étoient évoqués, parce qu'il n'y avoit que le Roi qui pût s'interpréter soi-même dans ces diverses contradictions, que par les consultations des divers tribunaux au chancelier sur ces matières, qu'il rapportoit au conseil de régence pour y statuer[4]. De la plainte de ces embarras, le Régent vint à celle de la cruauté avec laquelle le feu Roi avoit traité les huguenots, à la faute même de la révocation de l'édit [de] Nantes[5], au préjudice immense que l'État en avoit souf-

1. Ceci est encore la reproduction de l'article de Dangeau du 3 juillet (p. 408). Il n'est point parlé de ces assemblées dans les procès-verbaux du conseil de régence, parce que ceux-ci n'enregistrent que les décisions prises, mais non point les nouvelles ou les correspondances communiquées au Conseil.

2. Les environs du faubourg Saint-Antoine avaient toujours compté beaucoup de protestants, à cause du voisinage du fameux temple de Charenton.

3. Il y a *remplies* au féminin dans le manuscrit, se rapportant à *déclarations*, et Saint-Simon a écrit par mégarde *lesquels*, quoique se rapportant à *contradictions* et *difficultés*.

4. Il est en effet assez fréquemment question dans les procès-verbaux du conseil de régence « pour les affaires du dedans du royaume » d'affaires relatives aux protestants ; voyez notamment dans le ms. Franç. 23665, les comptes-rendus des séances du 3 décembre 1715, 4 et 11 février, 31 mars, 19 mai, 21 juillet, 4 août, 30 novembre et 21 décembre 1716.

5. Saint-Simon avait d'abord écrit *la révocation de Nantes* ; il a ajouté *l'édit* en interligne, mais oublié le second *de*.

fert et en souffroit encore dans sa dépopulation, dans son commerce, dans la haine que ce traitement avoit allumée chez tous les protestants de l'Europe. J'abrège une longue[1] conversation où jusque-là je n'eus rien à contredire. Après bien du raisonnement très solide et très vrai, tant sur le mal en soi que sur la manière douce et sûre d'éteindre peu à peu le protestantisme en gagnant les ministres, en ôtant tout exercice de cette religion, en excluant de fait de tout emploi, quel qu'il fût, les huguenots[2], le Régent se mit sur les réflexions de l'état ruiné où[3] le Roi avoit réduit et laissé la France, et de là sur celle du gain de peuple, d'arts et d'argent et de commerce qu'elle feroit en un moment par le rappel si desiré des huguenots dans leur patrie, et finalement me le proposa. Je ne veux accuser personne d'avoir suggéré au Régent une telle pensée, parce que je n'ai jamais su de qui elle lui étoit venue ; mais, dans l'extrême desir où il n'avoit cessé d'être de s'allier étroitement avec la Hollande, surtout avec l'Angleterre, depuis qu'il étoit possédé par le duc de Noailles, Canillac et l'abbé Dubois, et où il étoit plus que jamais, les soupçons ne sont pas difficiles. Il croyoit par ce rappel flatter les puissances maritimes, leur donner la plus grande marque d'estime, d'amitié, de complaisance et de condescendance, tout cela paré de la persuasion de ranimer, d'enrichir, de faire refleurir le royaume en un instant[4].

1. Avant *longue*, il y a un *si*, biffé.

2. C'était là la théorie chère à Saint-Simon et qu'il a exposée plus longuement dans le *Parallèle des trois rois Bourbons* (*Écrits inédits*, tome I, p. 225).

3. Avant *où*, Saint-Simon a biffé *de la Fr*[*ance*].

4. Cette question du rappel des huguenots s'était déjà posée au conseil royal en 1697, et Mme de Maintenon, consultée par le Roi, avait rédigé, pour montrer les inconvénients de cette mesure, un mémoire qui a été publié en 1890 par Ch. Read dans le *Bulletin du Protestantisme français*, p. 393-409 ; voyez aussi le travail de M. P. Gachon, *Le Conseil royal et les Protestants en 1698* (*Revue historique*, 1904, tomes LXXXV, p. 252-270, et LXXXVI, p. 36-57 et 225-241).

Aveuglement du Régent sur l'Angleterre.

Stair, conduit et appuyé de trois si bons seconds, avoit eu l'adresse de voiler au Régent ce qui ne l'étoit à personne, ni à lui-même, quand il y vouloit faire réflexion, et de l'intimider sur les grands coups que l'Angleterre alliée, comme il le disoit, pouvoit faire à tous moments pour ou contre la France, et en particulier pour ou contre lui. Pour peu qu'on fût instruit de la situation intérieure de l'Angleterre, travaillée de toutes espèces de divisions et de fermentations, du mépris général[1] du gouvernement, du nombre infini de mécontents, de la jalousie de commerce et de puissance delà les grandes mers, qui ne laissoit que de beaux dehors entre la Hollande et l'Angleterre, de tout ce que notre union avec l'Espagne eût encore pu y influer à l'avantage commun des deux couronnes, la sujétion, les embarras, le malaise où les affaires du Nord, les usurpations sur la Suède, et tant d'autres choses qui y étoient relatives, tenoient le roi Georges par rapport à ses alliés du Nord et à l'Empereur, on voyoit à plein que la France n'avoit rien à craindre d'elle, aussi peu à en espérer; qu'au contraire c'étoit l'Angleterre qui avoit tout à craindre de la France, au dedans d'elle-même et au dehors, et que le Régent, s'il eût voulu, auroit pu y allumer un embrasement de longues années, dont la France auroit infiniment pu profiter en Europe et dans le Nouveau Monde, ou y faire naître[2] une révolution qui auroit aussi eu ses avantages pour elle, en opérant le renvoi de la maison d'Hanovre en Allemagne, d'où il ne lui auroit pas été aisé de remonter sur le trône dont les Anglois eux-mêmes l'auroient fait descendre. Une telle méprise dans un prince d'ailleurs si éclairé me faisoit gémir sans cesse sur l'État et sur lui, et chercher souvent et toujours inutilement à lui dessiller les yeux sur une duperie si grossière et si importante. Je lui avois plusieurs fois tiré de l'argent pour le Prétendant à l'insu

1. Le mot *g^l*, en abrégé, a été ajouté en interligne.
2. Le mot *naistre* a été ajouté en interligne.

de tous ses ministres; je ne m'étois pas tenu sur l'infâme affaire de Nonancourt[1], sur[2] les allures de Stair, ni sur le malheur du mauvais succès d'Écosse. Il me croyoit trop jacobite; il se persuadoit que ma haine pour Noailles et mon éloignement de Canillac m'en donnoit pour les Anglois, qu'ils portoient[3], et la défiance de ce prince, qui n'épargnoit pas même ses plus réitérées expériences, et qui gâtoit tout, presque autant que sa foiblesse et sa facilité, ôtoit toute la force à l'évidence de mes raisons.

Je détourne le Régent de rappeler les huguenots.

Je fus plus heureux à l'égard des huguenots. Je sentis à la préface qu'il employa, et dont je viens de parler, que son desir étoit grand, mais qu'il comprenoit[4] le poids et les suites d'une telle résolution, à laquelle il cherchoit des approbateurs, je n'ose dire des appuis. Je profitai sur-le-champ de cette heureuse et sage timidité, et je lui dis que, faisant abstraction de ce que la religion dictoit là-dessus, je me contenterois[5] de lui parler un langage qui lui seroit plus propre. Je lui représentai les désordres et les guerres civiles dont les huguenots avoient été cause en France depuis Henri II jusqu'à Louis XIII; combien de ruines et de sang répandu; qu'à leur ombre la Ligue s'étoit formée, qui avoit été si près d'arracher la couronne à Henri IV, et tout ce qu'il en avoit coûté en tout genre aux rois et à l'État, et pour les huguenots et pour les ligueurs, les uns et les autres appuyés des puissances étrangères, desquelles il falloit tout souffrir, tandis qu'elles nous méprisoient et savoient profiter de nos misères, au point qu'Henri IV n'a dû sa couronne qu'au nombre de ceux qui prétendoient l'emporter chacun pour

1. Tome XXIX, p. 274 et suivantes.
2. Avant *sur*, il y a un *ny*, biffé.
3. Que Noailles et Canillac soutenaient.
4. Il avait d'abord écrit *qu'il sentoit*; il a biffé le verbe, à cause de la répétition, et écrit en interligne *en comprenoit*, puis biffé cet *en* inutile.
5. *Contenterois* est en interligne, au-dessus de *conterois*, biffé.

soi : le duc de Guise[1], le fils du duc de Mayenne[2], le marquis du Pont[3], l'infante fille de Philippe II[4], et jusqu'au duc Charles-Emmanuel de Savoie[5], et ensuite à sa valeur et à sa noblesse. Je lui fis sentir ce que c'étoit, dans les temps les moins tumultueux et les plus supportables, que des sujets qui, en changeant de religion, se donnoient le droit de ne l'être qu'en partie, d'avoir des places de sûreté, des garnisons, des troupes, des subsides[6], un gouvernement particulier, organisé, républicain, des privilèges, des cours de justice érigées exprès pour leurs affaires, même avec les catholiques, une société de laquelle tous ses membres dépendoient, des chefs élus par eux, des correspondances étrangères, des députés à la cour sous la protection du droit des gens, en un mot, un État dans un État, et qui ne dépendoient du souverain que pour la forme, et autant ou si peu que bon leur sembloit; toujours en plaintes et prêts à reprendre les armes, et les reprenant toujours très dangereusement pour l'État. Je lui remis devant les yeux toutes les peines qu'ils avoient données à Henri IV dans ses années les plus florissantes, et après l'édit de Nantes, et les inquiétudes que lui avoit causées jusqu'à sa mort l'ingratitude et l'ambition du maréchal de Bouillon, depuis qu'il lui eut deux fois procuré Sedan, qui machina sans cesse contre lui et contre Louis XIII, et dont le but étoit de se faire le chef des huguenots de France, sous la protection déclarée d'une puissance étrangère[7], à quoi, au moins pour le nom et le

1. Charles Ier de Lorraine : tome II, p. 95.
2. Henri de Lorraine : tome XV, p. 2.
3. Henri, fils du duc Charles III de Lorraine et de Claude de France fille d'Henri II (tome IV, p. 332), porta le titre de marquis du Pont (Pont-à-Mousson) jusqu'à ce qu'il eût succédé à son père comme duc de Lorraine en 1608.
4. Isabelle-Claire-Eugénie : tome XV, p. 2.
5. Charles-Emmanuel Ier : tome I, p. 172.
6. Ces deux mots ont été ajoutés en interligne.
7. Déjà dit dans le tome XIV, p. 182 et 219-211.

commandement militaire, le duc de Rohan parvint depuis[1]. Je lui retraçai les travaux héroïques du Roi son grand-père, qui abattit enfin cet hydre[2] à force de courage, et qui a mis le feu Roi en état de s'en délivrer tout à fait et pour jamais, sans autre combat que l'exécution tranquille[3] de ses volontés, qui n'ont pu trouver la moindre résistance. Je priai le Régent de réfléchir qu'il jouissoit maintenant du bénéfice d'un si grand repos domestique, que c'étoit à lui à le comparer avec tout ce que je venois de lui retracer, que c'étoit de cette douce et paisible position qu'il falloit partir pour raisonner utilement sur une affaire, ou plutôt pour être convaincu qu'il n'étoit pas besoin d'en raisonner, ni de balancer s'il falloit faire ou non, dans un temps de paix où nulle puissance ne demandoit rien là-dessus, ce que le feu Roi avoit eu le courage et la force de rejeter avec indignation, quoi qu'il en pût arriver, quand épuisé de blés, d'argent, de ressources et presque de troupes, ses frontières conquises et ouvertes, et à la veille des plus calamiteuses extrémités[4], ses nombreux ennemis voulurent exiger le retour des huguenots en France comme[5] l'une des conditions sans laquelle ils ne vouloient point mettre de bornes à leurs conquêtes ni à leurs prétentions, pour finir une guerre que ce monarque n'avoit plus aucun moyen de soutenir[6]. Je fis après sentir au Régent un autre danger de ce rappel. C'est que, après la triste et cruelle expé-

1. Henri de Rohan : tome V, p. 215.

2. Saint-Simon fait ici *hydre* du masculin, quoique, en d'autres occasions, il ait mis ce mot du féminin : voyez notamment tome XX, p. 3 et 222.

3. *Tranquile* (*sic*) a été ajouté en interligne.

4. *Extremités* est en interligne au-dessus d'*extemités*, biffé.

5. L'abréviation *co*[e] surcharge *p*[r].

6. Dans les négociations préliminaires du traité d'Utrecht, les Hollandais soulevèrent peut-être la question des huguenots, mais sans insister ; les *Mémoires de Torcy*, édition Michaud et Poujoulat, p. 593, disent qu'ils « n'ont pas seulement été nommés ».

rience que les huguenots avoient faite de l'abattement de leur puissance par Louis XIII, de la révocation de l'édit de Nantes par le feu Roi, et des rigoureux traitements qui l'avoient suivie et qui duroient encore, il ne falloit pas s'attendre qu'ils s'exposassent à revenir en France sans de fortes et d'assurées précautions, qui ne pouvoient être que les mêmes sous lesquelles ils avoient fait gémir cinq de nos rois, et plus grandes encore, puisqu'elles n'avoient pu empêcher le cinquième de les assujettir enfin, et de les livrer pieds et poings liés à la volonté de son successeur, qui les avoit confisqués, chassés, expatriés. Je finis par supplier le Régent de peser l'avantage qu'il se représentoit de ce retour, avec les désavantages et les dangers infinis dont il étoit impossible qu'il ne fût pas accompagné; que ces hommes, cet argent, ce commerce, dont il croyoit en accroître au royaume, seroient hommes, argent, commerce ennemis et contre le royaume, et que la complaisance et le gré qu'en sentiroient les puissances maritimes et les autres protestantes, seroit uniquement de la faute incomparable et irréparable qui les rendroit pour toujours arbitres et maîtres du sort et de la conduite de la France au dedans et au dehors. Je conclus que, puisque le feu Roi avoit fait la faute beaucoup plus dans la manière de l'exécution que dans la chose même, il y avoit plus de trente ans, et que l'Europe y étoit maintenant accoutumée, et les protestants hors de toute raisonnable espérance là-dessus, depuis le refus du feu Roi, dans la plus pressante extrémité de ses affaires, de rien écouter là-dessus, il falloit au moins savoir profiter du calme, de la paix, de la tranquillité intérieure qui en étoit le fruit, et de gaieté de cœur, et moins encore dans un temps de régence, se rembarquer[1] dans les malheurs certains et sans ressource qui avoient mis la France sens dessus dessous, et qui plusieurs fois l'avoient pensé ren-

1. Il veut dire : ne pas se rembarquer.

verser depuis la mort d'Henri II jusqu'à l'édit de Nantes, et qui l'avoient toujours très dangereusement troublée depuis cet édit jusqu'à la fin des triomphes de Louis XIII à la Rochelle et en Languedoc. A tant et de si fortes raisons le Régent n'en eut aucunes à opposer qui pussent les balancer en aucune sorte. La conversation ne laissa pas de durer encore ; mais depuis ce jour-là il ne fut plus[1] question de songer à rappeler les huguenots, ni de se départir de l'observation de ce que le feu Roi avoit statué à leur égard, autant que les contradictions et quelques impossibilités effectives de la lettre de ces diverses ordonnances en rendirent l'exécution possible.

Mort de Breauté dernier de son nom.

Breauté[2] mourut jeune et sans alliance[3], en qui finit une des meilleures maisons de Normandie[4]. Il étoit fils du cousin germain[5] du gros Breauté, mort en 1708, dont j'ai parlé en son temps[6], que j'avois fort connu à l'hôtel de Lorge, lequel étoit fils du frère cadet de Pierre de Breauté, qui se rendit célèbre avant l'âge de vingt ans, par son combat de vingt-deux contre vingt-deux, sous Bois-le-Duc[7], où il acquit tant de gloire, et ses ennemis tant de honte par leurs supercheries, que Grobbendonck, gou-

1. *Plus*, oublié, a été écrit en interligne.

2. Alexandre-Charles, marquis de Breauté : tome XXIII, p. 52.

3. Dangeau annonce le 1er juillet (p. 407) sa mort, arrivée à Lisieux, après une longue maladie. Il était l'un des deux maîtres de la garde-robe du duc d'Orléans, comme Saint-Simon va le dire à la fin du paragraphe.

4. Il a été parlé de la maison et de la terre de Breauté dans le tome XVI, p. 422.

5. Saint-Simon va revenir sur son père quelques lignes plus loin.

6. François, marquis de Breauté, dont il a fait le portrait à l'occasion de sa mort dans le tome XVI, p. 421-425.

7. Déjà dit dans le même tome, p. 422. Mais Saint-Simon fait ici une erreur de généalogie : Pierre Ier de Breauté, mort à Bois-le-Duc, avait pour frère cadet Adrien III, mort en 1658, qui d'une Roncherolles eut Pierre II (*ibidem*, p. 423), père lui-même du François mort en 1708 ; celui-ci était donc le petit-fils et non le fils du frère cadet, etc., etc.

verneur de Bois-le-Duc[1], couronna en le faisant assassiner entre les portes de sa place en 1600[2]. Le père de Breauté de la mort duquel je parle, étoit mort assez jeune, en 1711[3], maître de la garde-robe de M. le duc d'Orléans, dont je fis donner la charge à son fils.

Mort de la Caunelaye, de Chalmazel et de Greder.

La Caunelaye et Chalmazel moururent en ce même temps, tous deux lieutenants généraux qui s'étoient fort distingués[4]. L'un avoit été capitaine aux gardes, et fort du grand monde ; il étoit gouverneur de Belle-Isle[5]. L'autre avoit commandé le régiment de Picardie avec grande estime et considération ; c'étoit la douceur et la vertu même ; il étoit fort vieux, et avoit le commandement de Toulon[6]. Chalmazel, premier maître d'hôtel de la Reine[7],

1. Antoine Schetz, baron de Wesemale et de Grobbendonck, gouverneur de Bois-le-Duc et de Louvain, ne mourut qu'en 1640. — Saint-Simon écrit *Grobendunck*.

2. Voyez l'article très détaillé du *Moréri*, dans la généalogie de BREAUTÉ, et l'*Histoire universelle d'Agrippa d'Aubigné*, édition de Ruble, tome IX, p. 437-438.

3. Charles-Claude, seigneur de Breauté, maître de la garde-robe du duc d'Orléans, mourut le 21 juillet 1711, à quarante-cinq ans.

4. François-Hyacinthe Thomas de la Caunelaye (tome XVI, p. 354 ; c'est par erreur qu'à cet endroit son nom a été orthographié *Caunelays* dans la note ; la Caunelaye est un écart de la commune de Plancoët, dans le département actuel des Côtes-du-Nord), mourut le 8 juillet d'après la *Chronologie militaire* de Pinard ; mais sa mort est certainement antérieure, puisque Dangeau l'annonce dès le 6 (p. 409). — Claude-Gabriel de Talaru, marquis de Chalmazel (c'est par erreur que dans le tome II, p. 301, note 2, il a été appelé Hubert-François, qui est le nom de son frère aîné) était mort à Toulon le 19 juin. — Ni l'un ni l'autre n'étaient lieutenants généraux : la Caunelaye avait le grade de maréchal de camp depuis 1704, et Chalmazel celui de brigadier depuis 1692.

5. Ce gouvernement rapportait de quinze à dix-huit mille livres ; mais il obligeait à résidence (*Dangeau*, tomes XII, p. 317, et XVI, p. 409 ; *Mercure* de juillet 1716, p. 236).

6. Le commandement de ce grand port valait à son titulaire quatorze mille livres chaque année, dont deux mille payées par la ville (*Dangeau*, tome VI, p. 470), quoiqu'il fût subordonné au gouverneur, qui était fréquemment le gouverneur de Provence.

7. Louis II de Talaru, marquis de Chalmazel, né en 1680, eut un régi-

est son neveu[1]. Des Fourneaux, homme de fortune, mais de valeur et de mérite, officier général et lieutenant des gardes du corps[2], eut le gouvernement de Belle-Isle[3]. Greder, lieutenant général fort estimé[4], mourut aux eaux de Bourbonne[5]. Il avoit un régiment allemand qui lui valoit beaucoup[6], et qui fut donné au neveu du baron Spaar, qui avoit longtemps servi en France, qui y fut depuis ambassadeur de Suède, et qui y est mort sénateur, toujours le cœur françois, un des plus galants hommes et des mieux faits qu'on pût voir, avec l'air le plus doux et le plus militaire[7].

ment d'infanterie en 1719 et le gouvernement de Phalsbourg et de Sarrebourg en 1721; il fut envoyé extraordinaire en Saxe en 1733 et eut, la même année, la survivance de la charge de premier maître d'hôtel de la Reine qu'avait Chamarande, son oncle maternel; il eut l'ordre du Saint-Esprit en 1749 et mourut le 31 mars 1763, à quatre-vingt-deux ans.

1. Il était petit-neveu et non neveu du Chalmazel mort en 1716.

2. Joseph-Bertrand Bigot des Fourneaux, entré aux gardes du corps en 1670, y était devenu successivement exempt en 1675, enseigne en 1698, et lieutenant en 1703; il avait eu le grade de brigadier en 1704, et celui de maréchal de camp en 1709; il fut pourvu du gouvernement de Belle-Isle par commission du 20 juillet 1716, à condition de quitter les gardes du corps. Il passa lieutenant général en mars 1719, non sans difficulté (*Dangeau*, tomes XVII, p. 400, et XVIII, p. 4), et mourut le 8 janvier 1722, à soixante-quatorze ans.

3. *Dangeau*, p. 415.

4. François-Laurent de Greder, lieutenant au régiment suisse de son père en 1676, y devint capitaine en 1679, et eut en septembre 1686 le régiment d'infanterie allemande de Fürstenberg, ce qui fit qu'on l'appela « Greder-allemand » pour le distinguer de son frère, qui avait un régiment suisse et qu'on appelait « Greder-suisse ». Devenu maréchal de camp en janvier 1696 et lieutenant général en octobre 1704, il conserva néanmoins son régiment jusqu'à sa mort, comme on y était autorisé pour les troupes étrangères à la solde de France. Il mourut le 16 juillet 1716. Rigault avait fait son portrait en 1691.

5. Dangeau raconte que, parti très malade, il ne put prendre les eaux qu'un seul jour (p. 413-414).

6. Ce régiment de Greder-allemand avait été levé en 1668 par le comte Guillaume-Égon de Fürstenberg; il est devenu de nos jours le 62e régiment d'infanterie.

7. Il a été parlé de cet ambassadeur, Éric-Axelsson, comte de Spaar,

Mort de l'archevêque de Tours; sa naissance et son mérite. [Add. S^t^S. 1352]

L'archevêque de Tours[1] mourut aussi à Paris, où les affaires de la Constitution l'avoient retenu malgré lui[2]. Il étoit un des prélats de France le plus estimé pour son savoir, sa vertu, sa résidence et son application épiscopale. Il avoit été longtemps auditeur de rote avec beaucoup de réputation, et connoissoit parfaitement la cour de Rome. C'étoit un homme doux et d'esprit, fort attaché aux libertés de l'Église gallicane, étroitement[3] uni au cardinal de Noailles dans l'affaire de la Bulle, qui y perdit un excellent conseil et un ferme appui, en un mot un vrai gentilhomme de bien et d'honneur et un excellent et courageux évêque[4]. Il s'appeloit Ysoré d'Hervault, de maison ancienne et bien alliée, et qui avoit eu en divers temps des emplois distingués[5]. Il étoit issu de germain du

qu'on francisait en *Sparre*, dans le tome XIV, p. 28. Il était arrivé en France comme ambassadeur de Suède au commencement de 1715 et en partit en août 1717 (*Dangeau*, tomes XV, p. 345, 349 et 400, XVI, p. 385 et 511, et XVII, p. 42 et 149). Son neveu était Charles-Magnus, titré aussi comte de Spaar; pourvu du régiment de son oncle dès juillet 1716, il devint brigadier en 1720 et céda alors son régiment au futur maréchal de Saxe.

1. Mathieu Ysoré d'Hervault : tome I, p. 286.

2. Il mourut dans la nuit du 8 au 9 juillet; il avait soixante-huit ans : voyez deux mentions dans le *Journal de Dangeau*, p. 410, et la *Gazette*, p. 336.

3. Avant *estroitem^t^*, il a biffé *uni* surchargé en *estroi*.

4. La *Gazette* fait son éloge, et la *Gazette d'Amsterdam*, n° LVII, en a reproduit les termes; mais cette dernière ajoute (Extraordinaire LIX) : « L'archevêque de Tours qui est décédé depuis peu étoit un des plus forts opposants à la Constitution. Lorsqu'il étoit à Rome auditeur de rote, le Pape, qui n'étoit alors que cardinal, lui ayant dit un jour que, si jamais il étoit pape, il ne tarderoit guère à détruire les prétendus droits de l'église gallicane, ce prélat lui répondit : « Je serai peut-être « alors quelque chose dans l'église de France, et vous me trouverez « à votre chemin pour les défendre ». Ce prélat rapporta ceci dans la première assemblée qui se tint à Paris sur la Constitution ».

5. La famille Ysoré, qui possédait depuis le quatorzième siècle la seigneurie de Pleumartin, restée encore aujourd'hui dans la possession de ses descendants, était originaire d'Anjou. Sa généalogie commence au douzième siècle; mais un article du *Mercure* de février 1703,

duc de Beauvillier[1], qui, malgré la différence de sentiments, en faisoit grand cas et l'aimoit fort.

Mort de la Porte, premier président du Parlement de Metz, à qui Chasot succède.

La Porte, premier président du parlement de Metz[2], mourut à quatre-vingt-six ans[3]. Il avoit été premier président du parlement de Chambéry[4]. Il étoit du pays[5], et s'attacha à la France quand le maréchal Catinat prit la Savoie[6]. Il eut divers emplois; le feu Roi l'aimoit et le considéroit[7]. Chasot[8], président à Metz, eut sa place[9]; il

p. 41-43, la fait remonter jusqu'au temps de Charlemagne. On comptait parmi ses membres des chambellans de Louis XI et de Charles VIII, un vice-amiral de Guyenne et gouverneur de Blaye au seizième siècle, ce qui devait toucher particulièrement notre auteur, et des lieutenants de Roi de Touraine. Des documents généalogiques existent à la Bibliothèque nationale, dossiers bleus, n° 9556. Saint-Simon écrit *Isoré*.

1. La parenté entre eux était plus éloignée d'un degré: deux des filles du célèbre Jean Babou de la Bourdaisière avaient épousé, l'une Marie, Claude de Beauvillier, l'autre Madeleine, Honorat Ysoré d'Hervault, et elles se trouvaient bisaïeules, l'une du duc de Beauvillier, l'autre de l'archevêque.

2. Joseph de la Porte, d'abord second président de la chambre des comptes de Grenoble dès 1672, devint en avril 1692 premier président du Sénat de Nice, d'où il passa comme premier président au parlement de Metz en juillet 1696.

3. Dangeau annonce sa mort le 16 juillet (p. 414).

4. Ce n'est pas au *Journal* que Saint-Simon prend cette indication, qui est erronée. Il n'y avait pas de parlement à Chambéry, mais un sénat (voyez notre tome XII, p. 223) comme dans le comté de Nice, et c'est sans doute avec ce dernier que Saint-Simon fait confusion.

5. M. de la Porte était peut-être savoyard, car ses deux terres de la Porte et d'Aiguebelle sont situées dans ce pays; mais il s'était établi en Dauphiné par son mariage avec la fille de l'ambassadeur Ennemond Servien, et il y possédait la terre d'Eydoche.

6. Encore une assertion fausse, dont Dangeau n'est pas responsable.

7. Le 1er février 1715 il avait prononcé dans sa compagnie une harangue en l'honneur de Louis XIV (*Gazette d'Amsterdam*, Extraordinaire xv).

8. Bénigne Chasot, baptisé à Metz le 14 décembre 1662, succéda à son père en 1688 comme président à mortier au parlement de Metz, devint premier président en 1716 et mourut au commencement de décembre 1728. Saint-Simon écrit *Chaseaux*, et Dangeau *Chazeaux*.

9. *Dangeau*, p. 414; *Gazette*, p. 360.

étoit neveu du célèbre Bossuet, évêque de Meaux[1]. M. le duc d'Orléans, je ne sais par où, avoit pris anciennement de l'amitié pour lui, et, comme il étoit assez pauvre et point marié, il lui donna peu après une fort bonne abbaye dans Metz[2].

Anecdote curieuse sur Mlle de Chausserais.

Le maréchal de Villeroy mena promener le Roi chez Mlle de Chausserais[3], qui s'étoit fait donner, puis fort ajuster et accroître une petite maison au Bois de Boulogne, tout près du château de Madrid[4], dont les promenades étoient charmantes, et où elle amusa le Roi de mille choses qu'elle avoit curieusement rassemblées ; car elle étoit fort riche, et avoit en tout un goût exquis. Quoique j'aie parlé ailleurs de cette singulière fille et de son caractère[5], il s'en faut bien que j'en aie tout dit. Elle avoit plu au feu Roi autrefois, et en petit étoit devenue une autre Mme de Soubise[6]. Il y paroissoit encore bien moins au dehors ; mais les particuliers étoient plus intimes, quoique moins utiles pour elle, parce qu'elle n'étoit pas dans une position à cela, sans famille, et à peu près sans nom[7]. Le Roi et elle s'écrivoient souvent, et souvent il la faisoit venir à Versailles, sans que personne s'en doutât, ni qu'on sût ce

1. Il était fils d'Isaac Chasot et de Marie Bossuet, sœur de l'évêque.

2. Bénigne Chasot avait épousé le 15 octobre 1703 Jeanne Maclot ou Maquelot, et en eut deux fils, dont l'un lui succéda à Metz ; mais, sa femme étant morte au commencement de 1719, il prit le petit collet, ce qui lui permit de recevoir en novembre de la même année le prieuré de la Culture-Sainte-Catherine, au diocèse de Paris (*Dangeau*, tome XVIII, p. 147), puis de l'échanger en janvier 1720 contre la riche abbaye de Saint-Arnoul de Metz, qui rapportait plus de vingt-cinq mille livres.

3. Le lundi 13 juillet (*Dangeau*, p. 412) ; mais la *Gazette*, p. 346, ne parle que d'une visite à la duchesse d'Orléans et d'une promenade au Cours.

4. Notre tome XVIII, p. 378, note 2.

5. En 1710, dans le tome XVIII, p. 377-382.

6. Voyez le travail de M. Tornezy dans les *Mémoires de la Société des Antiquaires de l'Ouest*, deuxième série, tome XIV (1891), p. 299.

7. Il rappellera plus loin, p. 160, quelle étoit sa famille.

qu'elle y faisoit. Le prétexte étoit de venir voir la duchesse de Ventadour et Madame. Blouin étoit celui par qui passoient les lettres et les messages, et qui l'introduisoit chez le Roi par les derrières dans le plus grand secret. Le Roi se plaisoit fort avec elle, parce qu'elle étoit fort amusante et divertissante quand il lui plaisoit, qu'elle avoit l'art de lui cacher son esprit, qui étoit son soin le plus attentif et le plus continuel, et qu'elle faisoit très bien l'ingénue et la personne indifférente, qui ne prenoit part à rien ni parti pour personne. Par cet[1] artifice elle avoit accoutumé[2] le Roi à ne se défier point d'elle, à se mettre à son aise, à lui parler de tout avec confiance[3], à goûter même ses conseils ; car ils en étoient là ensemble, et il est incroyable combien elle a su par là servir et nuire à quantité de gens, sans que le Roi s'aperçût qu'elle se souciât le moins du monde des personnes dont ils se parloient. Les ordres qu'il donna souvent en sa faveur aux contrôleurs généraux les uns après les autres, et qui l'enrichirent extrêmement, n'ayant rien d'elle, dont elle sut bien profiter pour se les rendre souples, sans toujours recourir au Roi, firent bien douter de quelque chose dans[4] l'intérieur du ministère et de la plus intrinsèque cour, mais non pas de toute l'étendue de sa faveur, qui a duré autant que la vie du Roi. Elle étoit amie du cardinal de Noailles, et, parmi bien de fort mauvaises choses, elle en avoit quelques bonnes. Les scélératesses qui se faisoient pour l'opprimer la révoltoient en secret. Elle avoit la force d'y[5] paroître au moins indifférente pour en découvrir davantage, et de cacher avec grand soin son amitié et son commerce avec le cardinal de Noailles. Le prince de Rohan, pour qui son frère n'avoit point de secret et qui étoit son conseil intime, ne

1. *Cette* corrigé en *cet*. — 2. Écrit *accousmé*, par inadvertance.

3. Voltaire dans le *Siècle de Louis XIV*, chapitre XXVI, parle aussi des confidences que lui faisait le Roi.

4. *Dans* est en interligne, ainsi que *et*, plus loin.

5. *De* corrigé en *d'y*.

bougeoit de chez la duchesse de Ventadour, le cardinal de Rohan aussi tant qu'il pouvoit. Ils la ménageoient infiniment pour leurs vues[1], et, comme on ne peut avoir moins d'esprit et de sens qu'elle en avoit, qui se réduisoit à l'air, à l'habitude, au langage et aux manières du grand monde et de la cour, dont elle étoit esclave, elle étoit aisément entrée dans tout avec eux par amitié, et par être touchée de leur confidence sur les affaires de la Constitution, qui étoit la grande, la supérieure, celle de tous les jours, et qui influoit puissamment sur toutes les autres en ce temps-là. Les Rohans, accoutumés à l'intimité qui étoit de tous les temps entre Mme de Ventadour et Mlle de Chausserais, et qui recevoient d'elle toutes sortes de flatteries, ne se cachoient point d'elle pour parler à Mme de Ventadour de leurs succès et de leurs projets. Ils eurent l'imprudence de parler devant elle de celui de faire enlever le cardinal de Noailles allant à Conflans[2], par ordre du Roi, et de l'envoyer tout de suite à Rome, qui n'attendoit que cela pour le déposer de son siège et le priver de la pourpre, mais qui autrement n'osoit entreprendre ni l'un ni l'autre[3], quoi que les cardinaux de Rohan et Bissy, le P. Tellier[4]

1. Déjà dit dans le tome XXIX, p. 351.

2. Le château de Conflans-l'Archevêque, près Charenton (tome II, p. 351).

3. Ce projet d'enlèvement du cardinal fut en effet conçu. L'abbé le Gendre, hostile au prélat, raconte dans ses *Mémoires* (p. 317-318), que, « n'y ayant plus d'espérance de le réduire, on ne songea qu'à le punir. La première idée fut de le faire mener à Rome. Il ne pardonna jamais à M. d'Argenson, alors lieutenant de police et qui est mort garde des sceaux, d'avoir offert à la cour de le faire enlever dans son palais et conduire au-delà des Alpes, sans qu'il en arrivât la moindre émotion à Paris. On dressa sur cela un mémoire où on citoit l'exemple de l'archevêque de Tolède, Barthélemy Caranza, qui, par ordre de Philippe II, roi d'Espagne, fut mené prisonnier à Rome, pour y être jugé par le pape, ou plutôt par l'Inquisition...... Louis XIV, irrité, étoit assez de cet avis, et tout se préparoit pour en venir à l'exécution ; Mme de Maintenon para le coup. »

4. Les mots *le P.* surchargent *et* s[*a*].

et toute leur cabale eût pu faire pour y déterminer le Pape[1]. C'étoit donc pour eux un coup de partie, quoique un parti forcé. La mine étoit chargée, où chacun devoit faire son personnage, et le Tellier le principal, qui avoit déjà commencé à en parler au Roi. Chausserais, de providence, fut le lendemain longtemps avec le Roi, qui avoit travaillé le matin avec le P. Tellier sur cette affaire. Elle trouva le Roi triste et rêveur ; elle affecta de lui trouver mauvais visage et d'être inquiète de sa santé. Le Roi, sans lui parler de l'enlèvement proposé du cardinal de Noailles, lui dit qu'il étoit vrai qu'il se trouvoit extrêmement tracassé de cette affaire de la Constitution ; qu'on lui proposoit des choses auxquelles il avoit peine à se résoudre ; qu'il avoit disputé tout le matin là-dessus ; que tantôt les uns et tantôt les autres le relayoient[2] sur les mêmes choses, et qu'il n'avoit point de repos. L'adroite Chausserais saisit le moment, répondit au Roi qu'il étoit bien bon de se laisser tourmenter de la sorte à faire chose contre son gré, son sens, sa volonté ; que ces bons Messieurs ne se soucioient que de leur affaire, et point du tout de sa santé, aux dépens de laquelle ils vouloient l'amener à tout ce qu'ils desiroient[3] ; qu'en sa place, content de ce qu'il avoit fait, elle ne songeroit qu'à vivre, et à vivre en repos, les laisseroit battre tant que bon leur sembleroit sans s'en mêler davantage, ni en prendre un moment de souci, bien loin de s'agiter comme il faisoit, d'en perdre son repos et d'altérer sa santé, comme il n'y paroissoit que trop à son visage ; que pour elle, elle n'entendoit rien ni ne vouloit entendre à toutes ces questions d'école ; qu'elle ne se

1. Les cinq derniers mots ont été ajoutés en interligne.

2. Le *Dictionnaire de l'Académie* ne donnait pas l'emploi de *relayer quelqu'un* au sens de se remplacer successivement auprès de lui ; cependant ce peut être une déformation de la locution *relayer une chaise de poste,* comme nous l'avons vu dans notre précédent volume, p. 278.

3. *Desiroient* est en interligne, au-dessus de *vouloient,* biffé.

soucioit pas plus d'un des deux partis que de l'autre ; qu'elle n'étoit touchée que de sa vie, de sa tranquillité, de sa santé, qu'il ne conserveroit jamais qu'en les laissant entre-battre[1] tant qu'ils voudroient, sans plus s'en embarrasser ni s'en mêler. Elle en dit tant, et avec un air si simple, si indifférent sur les partis, et si touchant sur l'intérêt qu'elle prenoit au Roi, qu'il lui répondit[2] qu'elle avoit raison, qu'il suivroit son conseil en tout ce qu'il pourroit là-dessus, parce qu'il sentoit que ces gens-là le feroient mourir, et que, pour commencer, il leur défendroit dès le lendemain de lui plus parler de quelque chose qui le peinoit au dernier point, à quoi ils revenoient sans cesse, qu'il avoit été tout sur le point de leur accorder malgré lui, et qu'il ne permettroit pas, et pour cela, comme le plus court[3], leur fermeroit dès le lendemain la bouche là-dessus pour toujours. Chausserais, ravie, et qui entendoit mieux de quoi il s'agissoit que le Roi ne le pouvoit imaginer, toujours pressante sur santé, vie, repos, confirma le Roi dans cette résolution, le piqua d'honneur d'être leur dupe et leur victime, et fit tant que le Roi lui donna parole positive d'exécuter si bien dès le lendemain ce qu'il venoit de projeter et de lui dire, sans s'en expliquer davantage avec elle, que la chose seroit rompue sans retour, et sans que pas un d'eux osât jamais lui en parler.

Elle avoit averti le cardinal de Noailles du danger qu'il couroit, et d'éviter de sortir de Paris, où il étoit adoré et où on n'auroit osé tenter de l'enlever, dont il y avoit déjà quelque temps qu'elle étoit informée par l'inconsidérée confiance de la duchesse de Ventadour, qui lui avoit appris le projet et ses machines, en y applaudissant, et ensuite par les Rohans même. Elle fut, au sortir de chez le Roi, passer sa soirée chez la duchesse de Ventadour ; elle y trouva la joie peinte sur son visage et sur celui des Rohans. Elle

1. Verbe que ne donne aucun lexique.
2. *Repondit* a été mis en interligne, au-dessus de *dit*, biffé.
3. Il y a au manuscrit *co^e plus le plus court*.

soupa, joua et se retira le plus tôt qu'elle put. Le lendemain, elle monta en chaise à quatre heures du matin, se mit à pied à distance, et par l'église de Notre-Dame entra dans un recoin de la cour de l'archevêché, où elle fit descendre le cardinal de Noailles par un petit degré ; car il se levoit toujours extrêmement matin. Ils entrèrent dans un méchant lieu nu et ouvert, où il n'y avoit rien, et où on n'entroit point, parce que cela n'alloit à rien ; et là lui conta sa conversation et son succès de la veille, et l'assura qu'il n'avoit plus de violence à craindre. Elle ne fut guères plus d'un quart d'heure avec lui, regagna sa chaise de poste et Versailles, d'où il ne parut pas qu'elle fût sortie. Elle alla dîner chez la duchesse de Ventadour, et y passa tout le jour et tout le soir pour tâcher à découvrir si le Roi lui avoit tenu parole : elle n'eut satisfaction que tout au soir. Le prince de Rohan vint avec un air triste et déconcerté, qu'il communiqua à sa belle-mère, qu'il tira à part un moment. Il ne joua point, et demeura seul à rêver dans un coin de la chambre. Chausserais, qui jouoit, et qui remarquoit tout avec sa lorgnette[1], quitta le jeu, l'alla trouver, et s'assit auprès de lui, disant qu'elle venoit lui tenir compagnie. Elle se garda bien de lui parler de rien, mais peu à peu conduisit la conversation sur la santé, les vapeurs, les tristesses involontaires, pour lui pouvoir parler de celle où elle le trouvoit. L'hameçon prit dans le moment. Il lui dit que ce n'étoit pas sans cause qu'il étoit triste ; de là à déclamer contre la foiblesse du Roi, qui plusieurs fois avoit été sur le point de consentir à l'enlèvement du cardinal de Noailles, qui, la veille au matin, en résistant là-dessus au P. Tellier, avoit été dix fois près[2] à lâcher la parole, s'étoit tout à coup ravisé, et ce matin avoit pris à part un moment le P. Tellier, et à quelque distance le cardinal de Rohan, leur avoit dit qu'il

1. Elle avait la vue fort courte, comme nous l'apprend le Chansonnier, ms. Franç. 12689, p. 231.

2. Il y a bien *près* et non *prest* dans le manuscrit.

avoit pensé et repensé à l'enlèvement qu'ils lui avoient proposé, et dont ils le pressoient sans cesse, et d'un ton de maître avoit ajouté qu'il vouloit bien leur dire qu'il n'y consentiroit jamais, et que de plus il leur défendoit d'y plus songer et de lui en jamais parler ; après quoi, sans laisser un instant d'intervalle, il avoit tourné le dos à l'un et à l'autre. De là le prince de Rohan à déclamer et à dire rage. Voilà Chausserais bien étonnée (car elle faisoit d'elle tout ce qu'elle vouloit) et bien appliquée à n'oublier aucun langage qui pût tirer du prince de Rohan les expédients, s'ils en imaginoient quelqu'un, qui pussent redresser l'affaire, et la conduite qu'ils y alloient tenir, et cependant se délectoit et se moquoit d'eux en elle-même. Elle eut une nouvelle joie de les découvrir effrayés du ton absolu que le Roi avoit pris, découragés et persuadés que ce seroit se perdre inutilement que de tenter plus rien sur cet enlèvement[1].

J'avoue ingénument que j'avois ignoré ces particuliers

1. Duclos raconte dans ses *Mémoires secrets* (édition Michaud et Poujoulat, p. 478) que le P. Tellier poussait le Roi aux mesures violentes et qu'il lui dit un jour « qu'il falloit faire enlever le cardinal de Noailles, le conduire à Pierre-Encise, et de là à Rome, où il seroit dégradé en plein consistoire, suspendre Daguesseau de ses fonctions et en charger Chauvelin, qui feroit le réquisitoire. Le Roi répugnoit à tant de violence ; mais le fougueux confesseur effraya son pénitent du grand intérêt de Dieu, et le projet fut au moment de s'exécuter. Tellier en douta si peu qu'il écrivit à Chauvelin pour lui détailler le plan de l'opération ; mais Chauvelin ayant été, ce jour-là même, attaqué de la petite vérole dont il mourut (en août 1715 : notre tome XXVI, p. 254), la lettre tomba en main tierce et il s'en répandit des copies. J'ai sous les yeux, dans le moment où j'écris, ce qu'on prétend être l'original de cette lettre, et j'avoue que la signature ne m'en paroît pas exactement conforme à celle des trois lettres de Tellier auxquelles je viens de la confronter au Dépôt des affaires étrangères. » Puis Duclos raconte comment Mlle de Chausserais fit échouer l'affaire, et en cela il doit piller Saint-Simon, quoiqu'il dise en tenir le récit d'un homme de confiance, qui était « un peu plus que l'ami de Mlle de Chausserais. » Voyez l'ouvrage du P. Bliard sur *le P. le Tellier*, p. 341 et suivantes, qui a étudié toute cette affaire.

du Roi, et cette confiance qu'il avoit prise en Mlle de Chausserais, conséquemment cette curieuse anecdote touchant le cardinal de Noailles. Son esprit, tout tourné à l'intrigue, n'en eut pas moins depuis la mort du Roi avec M. le duc d'Orléans, qu'on a vu en son lieu qu'elle avoit fort connu et pratiqué étant à Madame, et toujours depuis [1], et avec tous les personnages qui lui parurent mériter de s'en occuper. On dit que, quand le diable fut vieux, il se fit ermite [2]; aussi fit Mlle de Chausserais. Elle se mit dans la dévotion. Ses mœurs, sa vie, ses richesses l'effrayèrent. Elle ne sortit plus de son Bois de Boulogne, et n'y reçut presque plus personne, quelques instances que ses amis fissent pour la voir. On a vu en son lieu que sa mère, qui étoit Brissac, avoit épousé en premières noces le marquis de la Porte-Vezins, dont elle avoit eu des enfants, et en secondes noces, par amour, le sieur Petit, dont elle eut Mlle de Chausserais, qui fut longtemps, même après la mort de sa mère, à ne pouvoir être reçue chez ses parents [3]. Elle s'honoroit fort des la Porte, dont elle étoit sœur utérine, et dans sa retraite elle vit beaucoup l'abbé d'Andigné [4], qui leur étoit fort proche [5], homme de beaucoup de monde, de savoir et de piété, peu accommodé, fort retiré, ami intime de tout ce que faussement on traite de jansénistes, et demeurant à la porte des Pères de l'Oratoire de Saint-Honoré [6]. Elle lui a conté tout ce que je viens de rapporter, et bien d'autres choses, et lui a dit que toute

1. On a vu dans le tome XVIII, p. 377, qu'elle était très liée avec Mme d'Argenton, la maîtresse du duc.

2. Locution proverbiale que ne relevait pas l'*Académie* de 1718.

3. Tout cela a déjà été expliqué au tome XVIII, p. 379-380.

4. Louis-Henri d'Andigné, docteur de Sorbonne, prieur de Saugeron au diocèse de Saintes et chanoine de la cathédrale de Tours. Mlle de Chausserais le désigna comme un de ses exécuteurs testamentaires et lui légua deux mille livres de rente viagère.

5. Marthe de la Porte-Vezins avait épousé en 1618 Charles d'Andigné, seigneur de Rouetz, et lui avait porté la baronnie de Vezins.

6. Voyez une note sur ce couvent dans le tome XVII, p. 249.

son application et tout son savoir-faire auprès du Roi, et qui la mettoit avec lui dans une gêne continuelle, étoit de faire l'idiote, l'ignorante, l'indifférente à tout, et de lui procurer le bien-aise d'entière supériorité d'esprit sur elle ; que c'étoit uniquement par là qu'elle entretenoit sa faveur et sa confiance et qu'elle avoit moyen de le conduire souvent où elle vouloit ; mais que, pour y parvenir sans qu'il s'en aperçut et sans se démentir de toute sa conduite avec lui, il falloit un temps, des tours, une délicatesse et un art qui lui réussit souvent à bien des choses, dont elle en abandonnoit aussi d'autres, mais qui toutes lui faisoient suer sang et eau[1]. Elle consultoit fort cet abbé sur sa conscience, qui lui laissa brûler par scrupule des Mémoires très curieux qu'elle avoit faits, et dont elle lui montra quelque chose. Elle passa les dernières années de sa vie en macérations, en aumônes, en prières, vendit une infinité de bijoux pour en donner l'argent aux pauvres[2], et priva ses héritiers[3] de sa riche succession, à qui elle l'avoit franchement annoncé, et donna tout par testament à l'Hôpital général[4]. Bien des années après sa mort, je

1. « On dit figurément *suer sang et eau*, pour dire, faire de grands efforts, se donner beaucoup de peine, souffrir beaucoup » (*Académie*, 1718, au mot SANG).

2. Un article de son testament (ci-après) disait : « Si on ne trouve point de diamants chez moi au jour de mon décès, ce sera un signe que j'en aurai disposé, ainsi que de mes autres pierreries dont je me suis déja défaite, et on ne doit les demander à personne. »

3. Trois personnes seulement se portèrent comme héritiers : le duc de Biron, Charles-Armand de Gontaut, et sa sœur la marquise d'Urfé, cousins germains du côté maternel, et une dame de Saint-Georges, cousine du côté paternel.

4. Son testament, du 18 février 1733 (elle mourut le 24 mars), son inventaire après décès et le règlement de sa succession ont été publiés par Brièle, *Collection de documents pour servir à l'histoire des hôpitaux de Paris*, tome IV, p. 302-310. Outre divers legs particuliers à des amis, des rentes à ses domestiques, ou des charités spéciales, elle désignait pour ses légataires universels l'Hôtel-Dieu, l'Hôpital général et l'hôpital des Enfants trouvés, chacun pour un tiers, et désignait pour exécuteurs testamentaires M. Joly de Fleury, procureur général

connus par des amis communs cet abbé d'Andigné, qui nous conta tout ce que je viens d'écrire, parce que cela m'a semblé digne d'être arraché à l'oubli. Ce ne fut pas sans le quereller avec dépit d'avoir brûlé avec elle de si précieux Mémoires[1].

Mort de Cany ; sa charge de grand maréchal

Cany, fils unique de Chamillart, mourut à Paris, fort jeune, de la petite vérole[2], laissant plusieurs enfants tous en bas âge[3] de la sœur du duc de Mortemart[4]. Il fut

au Parlement, son vieil ami, M. Bellanger, avocat général à la cour des aides, et l'abbé d'Andigné. On trouva chez elle, avec un riche mobilier, des tableaux et une belle argenterie, cent soixante mille livres en espèces, dont six mille louis en or ; Mlle de Charolais acheta en bloc tous les meubles qui n'avaient pas été légués. L'actif net de la succession, legs et frais payés, dépassa deux cent vingt mille livres, que les trois hôpitaux se partagèrent également ; mais ils restaient chargés conjointement de payer six mille cinq cent cinquante livres de rentes viagères. — L'Hôpital général avait été créé par édit d'avril 1656 pour servir d'asile aux pauvres mendiants ; les terrains et bâtiments de la Salpêtrière lui avaient été affectés, ainsi que l'ancien château de Bicêtre ; il prit rapidement un développement considérable. Il était administré par un conseil de vingt-six directeurs, à la tête desquels étaient l'archevêque de Paris, les premiers présidents du Parlement, de la Chambre des comptes et de la cour des aides, le procureur général du Parlement, le lieutenant général de police et le prévôt des marchands.

1. Duclos semble douter qu'ils aient été complètement détruits : voyez la citation de ses *Mémoires secrets* faite dans l'appendice XXVII de notre tome VIII, p. 655.

2. Il mourut dans la nuit du 22 au 23 juillet, n'ayant que vingt-sept ans (*Dangeau*, p. 415, 418 et 419 ; *Gazette*, p. 372).

3. Le marquis de Cany laissait quatre enfants : 1° Louis-Michel (ci-après, p. 163, note 8) ; 2° Henri, abbé de Chamillart, grand vicaire du diocèse d'Évreux, qui eut l'abbaye de Saint-Sever en 1733, celle du Val-Roy en 1741, et celle de Toussaints, au diocèse de Châlons en 1768, et mourut en 1790 ; 3° Louis, chevalier de Courcelles, puis comte de Chamillart, qui s'établit en Périgord et s'y maria sur le tard, vers 1762 ; 4° une fille, Marie-Élisabeth, née le 8 février 1713, qui épousa le marquis de Talleyrand-Périgord, fut dame de la reine Marie Leczinska et mourut le 25 novembre 1788.

4. Nous l'avons vu épouser en 1708 Marie-Françoise de Rochechouart : tome XV, p. 363 et suivantes. Elle se remaria en 1722 au prince de Chalais (suite des *Mémoires*, tome XIX, p. 86-87).

regretté de tout le monde par la modestie avec laquelle il avoit supporté la fortune de son père et la sienne, son égalité dans leur disgrâce[1], son courage et son application à la tête du régiment de la Marine[2], dont il s'étoit fait beaucoup aimer, qui n'étoit pas chose aisée[3] avec ce corps[4]. Il avoit une pension particulière de douze mille livres et un brevet de trois cent mille livres sur sa charge de grand maréchal des logis de la maison du Roi, dont il ne jouissoit que depuis la mort de Cavoye[5], duquel[6] il avoit acheté la survivance[7]. Ce fut une grande affliction pour Chamillart et sa femme, qui étoient à Courcelles. M. le duc d'Orléans donna la charge et le même brevet de retenue en même temps au fils aîné, qui n'avoit que sept ans[8]. L'âge du Roi ne pouvoit de longtemps donner[9] beaucoup d'exercice à cette charge ; Dreux y fut commis jusqu'à ce que son neveu fût en âge. Ce fut bien la plus grand

des logis et son brevet de retenue donnés à son fils enfant.

Mort de la duchesse de la Feuillade.

1. Tome XVII, p. 443 et 463. — 2. Tome XIII, p. 95.

3. Saint-Simon avait d'abord écrit : *qui n'étoit pas peu de chose* ; il a ajouté *aisée* en interligne, mais en oubliant de biffer *peu de*.

4. Les *Mémoires de Berwick* (tome II, p. 75) confirment qu'il était « aimé des officiers de son régiment, qui n'avoient pas coutume de se soucier de leur colonel ; estimé de tout le monde par sa valeur, douceur et politesse ; en un mot, il ne paroissoit pas en lui qu'il eût jamais été secrétaire d'État. » Voyez aussi *Dangeau*, tome XVI, p. 418.

5. Tome XXIX, p. 342. — 6. *Dont* corrigé en *duquel*.

7. En 1709, par l'entremise personnelle du Roi (tome XVII, p. 439).

8. Louis-Michel Chamillart, né le 8 février 1709, fut titré d'abord marquis de Courcelles, puis porta le nom de comte ou marquis de la Suze, eut la charge de grand maréchal des logis de la maison du Roi par provisions du 31 juillet 1716, avec un brevet de retenue de trois cent mille livres (reg. O[1] 60, fol. 117 v° et 119 v°), entra aux mousquetaires en 1720, fut nommé lieutenant au régiment de la Marine en 1722 et eut une compagnie de cavalerie en 1727. Mestre-de-camp d'un régiment de dragons en 1731, il devint brigadier en janvier 1740, passa maréchal de camp en juin 1744 et lieutenant général en mai 1748. Il eut le gouvernement de Mont-Dauphin en 1764, et mourut le 27 août 1774. Il avait épousé en février 1748 Anne-Madeleine Chauvelin, fille du garde des sceaux.

9. *Donner*, oublié, a été ajouté en interligne.

douleur[1] qui pût arriver à Chamillart ; mais ce ne fut pas la seule. Six semaines après, la petite vérole prit à la duchesse de la Feuillade, qui l'emporta en trois jours[2], dans le dernier abandon de son mari, qui prétexta qu'il ne pouvoit se séquestrer du Palais-Royal, où alors on ne le voyoit presque jamais. Elle n'eut jamais d'enfants, non plus que la première femme[3] d'un si bon mari et d'un si honnête homme.

Mort de la jeune Castries et de son mari.

En ce même temps mourut la belle-fille [de M. et de Mme de Castries], fort belle, fort jeune, fort sage[4], et parfaitement au gré de la famille où elle étoit entrée et de tout le monde[5] ; et son mari, qui n'y étoit pas moins, et fils unique, sept semaines après[6], qui fut une affliction à M. et à Mme de Castries dont ils ne se consolèrent jamais. J'ai assez parlé d'eux à l'occasion de leur mariage pour n'avoir rien à y ajouter, sinon qu'ils ne laissèrent point d'enfants[7].

Mort d'une bâtarde non reconnue de Monseigneur.

La bâtarde non reconnue de Monseigneur et de la comédienne Raisin[8], que Mme la princesse de Conti avoit mariée depuis sa mort à M. d'Avaugour, qui étoit de Touraine, et non des bâtards de Bretagne[9], mourut aussi sans enfants[10].

Mariage

Le comte de Croÿ, fils du comte de Solre[11], épousa en

1. Il y a bien *grand* (*grd*) dans le manuscrit.

2. Elle mourut le 3 septembre, après trois jours seulement de maladie (*Dangeau*, p. 437, 438 et 439 ; *Gazette*, p. 444) ; elle n'avait que trente-trois ans.

3. Catherine-Thérèse Phélypeaux de Châteauneuf, morte en 1697 : tome IV, p. 253.

4. Mlle de Nollent, dont on a vu le mariage dans le précédent volume, p. 344 ; elle mourut le 8 août (*Dangeau*, p. 423, 425 et 426).

5. Après *monde*, il a biffé un second *mourut*, écrit par mégarde.

6. Le jeune comte de Castries suivit sa femme le 25 septembre, de la même maladie (*Dangeau*, p. 457 et 459).

7. La jeune femme était enceinte, et accoucha avant de mourir ; mais l'enfant mourut peu après (*ibidem*, p. 425).

8. Françoise Pitel de Longchamp : tome XVI, p. 380.

9. Il a été parlé de cette Mlle de Fleury, fille naturelle du grand Dauphin, et de son mariage avec M. d'Avaugour, dans le tome XXI, p. 72-73.

10. Elle mourut à Tours à la fin d'août 1716 : *Dangeau*, p. 438.

11. Philippe-Alexandre-Emmanuel de Croÿ-Solre, titré prince de

Flandres une riche héritière, sa parente, qui s'appeloit Mlle de Millendonk[1], et quitta le service. Il passa le reste de sa vie chez lui à accumuler, et prit le nom de prince de Croÿ, après la mort de son père arrivée en 1718, sans aucun titre, droit ni apparence. Son père n'a jamais porté que le nom de comte de Solre, fut chevalier de l'Ordre en 1688, le cinquante-neuvième parmi les gentilshommes, sans nulle difficulté[2]. Sa femme, qui étoit Bournonville, cousine germaine de la maréchale de Noailles[3], étoit fort assidue à la cour, sans tabouret ni prétention. Depuis la mort du fils, la veuve est venue s'établir à Paris sous le nom de princesse de Croÿ, a prétendu être assise sans avoir pu montrer pourquoi, ne la pouvant être n'a pas mis le pied à la cour, a eu du cardinal Fleury des régiments pour ses deux fils[4] de préférence à tout le monde, en a marié un à une fille du duc d'Harcourt[5], et se promet bien, à force d'intrigue, d'opiniâtreté et d'effronterie, de se faire princesse effective pour le rang, dans un pays où il n'y a qu'à prétendre et tenir bon pour réussir, à condition toutefois que ce soit contre tout droit, ordre, justice[6] et raison.

du comte de Croÿ avec Mlle de Millendonk. Hardies prétentions de cette veuve.

Rothelin[7] épousa en même temps avec dispense la fille de sa sœur la comtesse de Clères[8].

Mariage de Rothelin avec Mlle de Clères.

Croÿ (tome XVI, p. 194), fils de Philippe-Emmanuel-Ferdinand-François, comte de Solre (tome IV, p. 320).

1. Il a été parlé par anticipation de ce mariage dans notre tome XXIV, p. 90; il fut célébré en Flandre le 16 juillet (*Dangeau*, p. 420).

2. Tout cela, et ce qui va suivre, a déjà été raconté dans le tome XXIV, p. 89-91.

3. Anne-Marie-Françoise de Bournonville : *ibidem*, p. 70.

4. Elle n'avait qu'un fils unique, nommé Emmanuel, ainsi que notre auteur l'avait dit plus exactement dans le tome XXIV, p. 91.

5. Angélique-Adélaïde d'Harcourt-Beuvron : *ibidem*.

6. Avant *justice* il a biffé *et*, quand il a ajouté *et raison*.

7. Alexandre d'Orléans-Longueville, marquis de Rothelin : tome XIX, p. 413.

8. Le mariage eut lieu le 28 juillet; il était décidé depuis décembre

Le Parlement continue à s'opposer au rétablissement de la charge des postes et de celle des bâtiments. Motifs* de sa conduite et ses appuis.

M. le duc d'Orléans donna une longue audience au premier président et aux députés du Parlement, sur les remontrances contre l'édit de rétablissement des charges de surintendant des bâtiments et de grand maître des postes, pour le duc d'Antin et Torcy[1]. Rien plus en la main du roi que ces grâces, rien plus étranger à la foule[2] du peuple, de moins contraire au bon ordre et à la police du royaume, rien enfin de moins susceptible de l'opposition du Parlement[3]; mais cette compagnie, qui avoit dès

1715; mais les dispenses à obtenir l'avaient retardé (*Dangeau*, p. 252, 404, 405, 419 et 421). La mariée Marie-Philippe-Henriette Martel de Clères était fille de Suzanne d'Orléans-Rothelin, qui avait épousé en 1693 Charles Martel, comte de Clères. La jeune femme, qui n'eut pas d'enfants, mourut à trente-deux ans le 3 février 1728 dans son château de Moussy-le-Vieux, près Dammartin-en-Goëlle.

1. Il a été parlé dans le précédent volume, p. 122 et 321, de la création des deux charges de surintendants des postes et des bâtiments en faveur de MM. de Torcy et d'Antin. L'édit qui rétablissait la première charge avait été admis à l'enregistrement par la chambre des vacations le 1er octobre 1715, sous la réserve qu'il serait réitéré par le Parlement au complet. Ce ne fut que le 8 février que cet édit fut de nouveau présenté à la cour, en même temps que celui de janvier qui rétablissait la surintendance des bâtiments. Sur les observations des conseillers Gilbert de Voisins et Lambert de Torigny, la cour chargea MM. le Nain et le Musnier d'examiner ces deux édits. Le 24 avril, ceux-ci rendirent compte de leur examen et conclurent à des remontrances; ce qui fut adopté. Ce n'est que le 13 mai qu'elles furent présentées au Roi et au Régent dans l'audience dont parle ici Saint-Simon (*Dangeau*, p. 317, 325, 368 et 378). On chercherait vainement dans le fonds du Parlement les minutes originales de ces trois séances; le greffier Delisle les ayant gardées par devers lui, elles ne furent même pas transcrites sur les registres de la cour. Mais on les trouvera dans les papiers de ce greffier avec le texte des remontrances présentées : Archives nationales, U 358.

2. Au sens d'oppression, de vexation.

3. Les raisons données par les remontrances portaient sur ce que ces fonctions avaient été supprimées par le Roi avec la clause de ne devoir jamais être rétablies, sur la charge qui en résulterait pour les finances de l'État, enfin sur les pouvoirs de juridiction accordés aux deux nouveaux surintendants.

* *Motifs* surcharge *ses*.

le commencement senti la foiblesse du Régent, et qui l'environnoit de ses émissaires, lesquels[1], comme il a été expliqué, trouvoient leur compte au métier qu'ils faisoient, sut tourner sa foiblesse en frayeur, lui contester tout avec avantage, et ne perdre aucune occasion de profiter de sa facilité pour établir l'autorité de la Compagnie sur la sienne. Il étoit visible qu'ils ne pouvoient avoir que ce but en celle-ci, qui ne touchoit ni ne blessoit personne, et de se rendre ainsi redoutables au Régent et à tout le monde.

Il dispute la préséance au Régent à la procession de l'Assomption et l'empêche* de s'y trouver. Audace de cette prétention, qui se détruit d'elle-même par droit et par fait; expliquée même à l'égard de seigneurs particuliers. [Add. StS. 1353]

Peu de temps après, non contents de lui embler[2] son pouvoir, ils osèrent disputer de rang avec lui, petit-fils de France et régent du royaume, et l'emporter sur ce prince foible et timide. Ces Messieurs, que j'ai nommés ailleurs[3], qu'il croyoit entièrement attachés à lui, et dont il admiroit l'esprit et les conseils, mais qui se jouoient de lui avec tout son esprit, sa pénétration, sa défiance, et le vendoient continuellement au Parlement, lui mirent en tête qu'il feroit chose fort décente et fort agréable au peuple d'aller à la procession de Notre-Dame, le jour de l'Assomption, instituée par le vœu de Louis XIII[4], à laquelle assistent le Parlement et les autres Compagnies. Ce prince n'aimoit ni les processions ni les cérémonies; il falloit un grand ascendant sur son esprit pour lui persuader de perdre toute une après-dînée à l'ennui de

1. *Lesquels* a été ajouté en interligne.

2. Tomes I, p. 137, et VI, p. 338.

3. Il veut parler du duc de Noailles, d'Effiat, de Canillac, etc.: ci-dessus, p. 5, et ci-après, p. 178.

4. C'est par une déclaration du 10 février 1638 que Louis XIII mit spécialement son royaume sous la protection de la Sainte-Vierge et institua une procession annuelle en son honneur le jour de l'Assomption dans toutes les églises et chapelles de son royaume (*Mercure françois,* tome XXII, p. 284; Delamare, *Traité de la police,* tome I, p. 394). Il fit vœu en même temps de faire reconstruire le grand autel de Notre-Dame: voyez notre tome VI, p. 54.

* Il a écrit *empeschent* au pluriel, par mégarde.

celle-là. Il y consentit, le déclara, manda toute sa maison pour l'y accompagner en pompe ; mais, deux jours devant l'Assomption, il eut lieu d'être bien surpris quand le premier président lui vint déclarer qu'il croyoit qu'il étoit de son respect, sur ce qu'il avoit appris qu'il comptoit assister à la procession de Notre-Dame, de l'avertir que le Parlement, s'y trouvant en corps, ne pouvoit lui céder, et que tout ce qu'ils pouvoient de plus pour lui marquer leur respect étoit de prendre la droite et de lui laisser la gauche. Il ajouta que leurs registres portoient que Monsieur Gaston, fils de France, oncle du feu Roi, étant lieutenant général de l'État, s'étoit trouvé à cette procession dans la minorité du feu Roi, et y avoit marché à la gauche du Parlement, qui avoit eu la droite[1]. Ces Messieurs prétendent tout ce qu'il leur plaît, et maîtres de leurs registres y mettent tout ce qu'il leur convient[2] ; c'est pour cela qu'ils en ont de secrets, d'où ils font passer dans les publics ce qu'ils jugent à propos en temps convenable[3]. La simple proposition de précéder un petit-fils

1. Dangeau écrivait dans son *Journal*, au 15 août (p. 429) : « M. le duc d'Orléans devoit aller à la procession de Notre-Dame, et une partie de ses gens l'y attendoit ; mais il n'y alla point à cause du cérémonial. Le Parlement à cette procession prétend avoir la droite sur tout autre que le Roi et ne la devoir pas céder au Régent. Ils ont dans leurs registres que Monsieur Gaston, fils de roi et lieutenant général de l'État, s'étoit trouvé à cette procession sans leur avoir disputé la droite. Il n'y a point d'exemple pour un régent : ce n'est que le roi Louis XIII qui a établi cette procession. » C'est à propos de cet article que Saint-Simon a fait l'Addition indiquée ci-contre.

2. Voyez ci-après aux Additions et Corrections.

3. Le Parlement n'avait point de registres secrets et de registres publics. Ce qu'on appelait *conseil secret* n'était que la réunion de toutes les chambres pour les enregistrements d'actes royaux, les réceptions d'officiers, les délibérations sur les affaires publiques ou sur celles de la Compagnie. Le public n'étoit pas admis en principe à ces assemblées comme aux audiences judiciaires ; mais elles n'avaient rien de secret ; les procès-verbaux s'en inscrivaient cependant sur une série spéciale de registres dont nous possédons l'ensemble à peu près complet depuis 1636 jusqu'en 1786 : Archives nationales, X1A 8387 à

de France, régent du royaume, en procession publique, et par respect croire s'abaisser beaucoup que se contenter de prendre sur lui la droite, dispense de toutes réflexions. Ce sont les mêmes qui ont osé opiner longtemps aux lits de justice avant les pairs, puis avant les fils de France, enfin entre la Reine, lors régente, et le roi Louis XIV son fils, et qui contestèrent contradictoirement et crièrent si haut lorsqu'en 1664 Louis XIV les remit juridiquement, étant en son Conseil, par arrêt, en leur ancien rang naturel d'opiner après les pairs et les officiers de la couronne[1]. Le Parlement est, comme on l'a vu à l'occasion du bonnet[2], une simple cour de juridiction pour rendre aux sujets du Roi justice, suivant le droit, les coutumes et les ordonnances des rois, en leur nom, et dont les officiers sont si bien, à titre de leurs offices, du corps du tiers état, que, s'il se trouvoit entre eux un noble de race député aux États généraux, sa noblesse ne lui serviroit de rien, mais son office l'emporteroit et le placeroit dans la chambre du tiers état, de l'ordre duquel il seroit. Le Parlement fait donc partie du tiers état. Il est, par conséquent, bien moindre que son tout. Les États généraux tenant, le Parlement oseroit-il imaginer, non pas de précéder, mais de marcher à gauche et sur la même ligne du tiers état? et le même tiers état, je dis plus, l'ordre de la noblesse, si distingué du tiers état aux États généraux, oseroit-il disputer la préséance en quelque lieu, cérémonie ou occasion que ce soit à un petit-fils de France, régent du royaume? Cette gradation si naturelle saute aux yeux, et je ne pense pas même que les trois ordres du royaume assemblés en fissent la difficulté à un petit-

8601. Auparavant ces mentions étaient insérées sur les registres ordinaires du conseil du Parlement. Les séances du conseil secret se tenaient ordinairement le matin avant l'heure des audiences.

1. Ceci a déja été expliqué dans le tome XXV, p. 266.

2. Voyez toute la longue digression à ce sujet qui remplit les pages 191 à 340 de notre tome XXV.

fils de France, qui même ne seroit pas régent, bien moins encore l'étant. Que si le Parlement allègue que les grandes sanctions se font maintenant dans son assemblée, on a montré comment cela est arrivé, et qu'encore aujourd'hui elle en est incompétente si les pairs n'y sont appelés et présents. Mais sans recourir à l'évidence du droit, et s'en tenant au simple fait, le *Cérémonial françois*[1], imprimé il y a longtemps, rapporte qu'Henri II, la Reine[2] après lui, puis

1. *Plusieurs princes, barons, chevaliers de l'Ordre, gentilshommes et dames, portant tous un cierge allumé à la procession; puis venoient ceux de la cour de Parlement, vêtus de leurs mortiers et robes d'écarlate* ; *à côté d'eux, Messieurs des comptes*, etc., p. 951, tome II[3].

2[4]. A la procession pour la prise de Calais, depuis la Sainte-Chapelle jusqu'à Notre-Dame, le dimanche 26 janvier 1557, p. 955 :

« ..... Puis marchèrent (prélats, cardinaux, etc.)... ; le Roi portant..... A ses côtés le prince de Condé[5], prince du sang, et le duc de Nevers[6], pair de France ; la Reine

1. Par Théodore Godefroy. Saint-Simon se sert de l'édition de 1649, publiée par Denis Godefroy en deux volumes in-folio, qu'il avait dans sa bibliothèque, n° 849 du *Catalogue* de vente.

2. Catherine de Médicis.

3. La citation n'est pas tout à fait textuelle. Saint-Simon a notamment ajouté les mots *de l'Ordre*, après *chevaliers*, et ceux *à la procession* après *allumé* ; il a aussi supprimé *d'or* après *leurs mortiers*. Le récit se rapporte à une procession à Saint-Denis en janvier 1552. Les citations suivantes ne sont pas non plus très correctes, mais sans erreur. — Ce premier paragraphe est tout entier souligné dans le manuscrit de Saint-Simon ; c'est pour cela que nous l'imprimons en caractères italiques ; il n'en est pas de même pour les suivants, où sont seulement soulignés par notre auteur les mots que nous imprimons dans les mêmes caractères.

4. Les chiffres *2*, *3* et *4* corrigent *1*, *2* et *3*.

5. Louis Ier : tome IV, p. 49.

6. François de Clèves (1516-1566). Le comté de Nevers avait été érigé en sa faveur en duché-pairie par François Ier en 1538.

après ledit seigneur ; après elle la reine d'Écosse[1] et Mesdames filles dudit seigneur[2], les duchesses, comtesses, etc., au milieu de la rue ; à la dextre, ladite cour de Parlement ; à la senestre, au-dessous des présidents et d'aucuns anciens conseillers (c'est-à-dire non vis-à-vis de ceux-là) la Chambre des comptes. »

3. A la procession en réparation d'un sacrilège, faite à Sainte-Geneviève, 27 décembre 1563, p. 956 :

« ..... Tôt après y sont arrivés (à la Sainte-Chapelle, où on s'assembloit) le Roi, la Reine[3], Monseigneur frère du Roi[4], Madame sœur du Roi[5], et leur suite, (trois cardinaux, cinq évêques), les princes Dauphin d'Auvergne[6] et de la Roche-sur-Yon[7], (princes du sang), les ducs de Guise[8], Nemours[9], Aumale[10], le marquis d'Elbeuf[11], la princesse de la Roche-sur-Yon[12], la duchesse de Guise[13], plusieurs autres chevaliers de l'Ordre, seigneurs, dames et demoiselles..., l'archevêque de Sens[14] portant l'hostie

1. Marie Stuart, mariée au dauphin François.

2. Élisabeth, qui épousa Philippe II d'Espagne en 1559 ; Claude, devenue duchesse de Lorraine en 1558, et Marguerite, reine de Navarre en 1572.

3. Catherine de Médicis, reine-mère, Charles IX n'étant pas encore marié.

4. Le duc d'Anjou, plus tard Henri III. — 5. Marguerite de Valois.

6. François de Bourbon (1542-1592), qui, appelé le prince Dauphin jusqu'à la mort de son père, devint duc de Montpensier en 1582.

7. Charles de Bourbon, mort en 1565, oncle du précédent.

8. Henri Ier de Lorraine : tome II, p. 95.

9. Jacques de Savoie : *ibidem*, p. 206.

10. Claude de Lorraine (1526-1573).

11. René de Lorraine, septième fils de Claude, duc de Guise, né en 1536, fut titré marquis d'Elbeuf, eut la charge de général des galères et mourut en 1566.

12. Philippe de Montespedon, mariée en secondes noces au prince de la Roche-sur-Yon, morte le 12 avril 1578.

13. Anne d'Este (tome V, p. 208), veuve du duc François, assassiné par Poltrot de Méré le 18 février précédent.

14. Nicolas de Pellevé, né 18 octobre 1518, évêque d'Amiens en 1553, passa à l'archevêché de Sens en 1562, fut nommé cardinal en

sacrée sous un poêle, dont les bâtons de devant étoient soutenus devant par les ducs de Nemours, Aumale et marquis d'Elbeuf, derrière par le prince Dauphin[1] d'Auvergne et le duc de Guise. Après lesdits Roi et Reine et *leur suite marchoit ladite cour*[2] [de Parlement] à dextre, les prévôts, échevins et officiers de ville à senestre, etc. »

4. A la procession de Sainte-Geneviève faite le dimanche 10 septembre 1570, où le Roi voulut assister avec tous, et où ni lui ni la Reine ne se trouvèrent[3], p. 960 et 1 :

« ..... Les châsses (et leur accompagnement). *Suivoient immédiatement* lesdits évêque (de Paris[4]) et abbé (de Sainte-Geneviève[5]), *MM. les duc* de Montpensier[6], prince Dauphin (son fils[7]), *duc d'Uzès*[8], *maréchal de Vieilleville*[9], comtes de Retz[10] et de Chavigny[11] (etc.), et

1570, fut un des plus fougueux chefs de la Ligue, devint archevêque de Reims en 1592 et mourut le 28 mars 1594.

1. Avant *P. Dauphin*, il y a les mots *Ducs de Guise et d'Aumale*, biffés.

2. Ces mots sont soulignés dans le manuscrit.

3. Charles IX avait en effet projeté d'assister à cette cérémonie ; mais elle fut retardée de huit jours, et il était alors à Monceaux. De son côté, Catherine de Médicis était indisposée.

4. C'était Pierre de Gondy, évêque de Langres en 1565, transféré à Paris en mai 1568 ; nommé cardinal en 1598, il résigna son évêché et mourut le 17 février 1616.

5. Joseph Foulon, élu abbé de Sainte-Geneviève en 1557, et qui ne mourut que le 7 août 1607.

6. Louis II de Bourbon : tome XIV, p. 193.

7. François de Bourbon : ci-dessus, p. 171, note 6.

8. Jacques II de Crussol : tome XIV, p. 200.

9. François de Scépeaux, né en 1510, maréchal de France en 1562, mourut le 30 novembre 1571. Les Mémoires de sa vie, rédigés par Vincent Carloix, ont été publiés en 1757 par le P. Griffet. M. l'abbé Marchand a fait paraître en 1893 une étude sur le maréchal de Vieilleville et sur ses Mémoires.

10. Albert de Gondy : tome V, p 224.

11. François le Roy, seigneur de Chavigny et comte de Clinchamp, fut capitaine des archers de la garde en survivance de son père en 1553, lieutenant de Roi en Anjou et Touraine, chevalier du Saint-

plusieurs *seigneurs et gentilshommes. Après suivoient les huissiers* de la cour, greffier et quatre notaires ; de Thou[1], premier président, les présidents Baillet, Séguier, Prevost et Hennequin[2], leurs mortiers dessus leurs têtes (etc., tout le Parlement), tenant l'un des côtés à dextre (etc.). (Ne dit de la séance de l'église, où il n'y avoit ni Chambre des comptes ni autre cour que la Ville et l'Université, ni à la procession, que ces deux mots :) La[3] messe célébrée dans Sainte-Geneviève par l'évêque (de Paris[4]), étant l'abbé de Sainte-Geneviève en une chaire en bas du rang des présidents, et ayant le premier lieu..... Parce que la messe étant dite, les susdits de Montpensier, prince, duc, comtes et chevaliers de l'Ordre, ensemble la cour de Parlement se retirèrent chacun où bon lui sembla. »

5. A la procession à Saint-Denis pour la remise des corps saints en leurs places, descendus au commencement des troubles, faite le jeudi 8[5] mars 1571, p. 964 :

« ..... Premièrement marchoient les religieux de Saint-Denis..... Mgr le duc d'Anjou[6] portant la couronne, le Roi, les sieurs d'Aumale[7] et de Nevers[8], suivis de plusieurs autres seigneurs. Suivant laquelle déclaration de la

Esprit en 1578, et mourut le 18 février 1606. — Saint-Simon écrit *Chauvigny* ; mais c'est une erreur ; le texte de Godefroy dit bien *Chavigny*.

1. Christophe de Thou : tome II, p. 54.

2. René Baillet, conseiller en 1537, président à mortier en 1554, mort en 1579 ; Pierre Séguier, avocat général (1550), président en 1554, mort le 25 octobre 1580 ; Bernard Prévost, conseiller en 1548, président en 1563, mort le 22 septembre 1585 ; Pierre Hennequin, conseiller en 1556, président à mortier en 1568, mort le 11 août 1577.

3. Avant *la*, il y a *après*, biffé.

4. Les huits mots qui précèdent ont été ajoutés en interligne et sur la marge, au-dessus de *par l'Abbé de Ste Geneviève*, biffé.

5. Le chiffre *8* corrige *10*.

6. Le futur Henri III.

7. Claude de Lorraine : ci-dessus, p. 171, note 10.

8. Louis de Gonzague : tome VII, p. 110.

volonté du Roi (touchant la préséance de la Ville sur la cour des monnoies), elle marcha [1] après la Chambre des comptes et deux à deux, du côté senestre, la cour de Parlement et des aides tenant la dextre. »

Je n'ai copié que les endroits qui font à la chose, marqué de points ce qui n'y sert de rien sans le copier, et mis entre deux crochets de parenthèse quelques mots qui ne sont pas dans le *Cérémonial,* pour lier ou expliquer ce qui en est. On voit donc ici cinq processions, dont les jours et les années sont marqués, les occasions qui les causèrent, et les lieux où elles se firent. Rien de plus net que l'énoncé de la première. On y voit après le Roi et la Reine, *plusieurs princes, barons, chevaliers de l'Ordre, gentilshommes et dames portant un cierge allumé à la procession* ; PUIS[2] *venoient ceux de la cour de Parlement, vêtus de leurs mortiers et robes d'écarlate.* Ce *puis venoient* décide bien clairement que le Parlement étoit précédé par tous ces seigneurs et dames, et qu'ils étoient bien en rang et en cérémonie, puisqu'ils portoient des cierges. A l'égard du terme de gentilshommes, il ne doit pas être entendu de simples gentilshommes comme il s'entend communément aujourd'hui. Alors n'étoit pas marquis, comte, baron qui vouloit, et gentilshommes signifioit alors des seigneurs[3] aussi qualifiés, et souvent plus en grandes charges, que les marquis, comtes, etc., et souvent leurs frères, oncles, neveux et enfants. Cet usage ancien d'appeler de tels seigneurs du nom de gentilshommes est encore demeuré dans l'ordre du Saint-Esprit, où on nomme de ce nom tous les chevaliers non princes ni ducs, et on y dit marcher ou seoir, ou être

Comment le terme de gentilshommes doit être pris*.

1. Après *marcha* Saint-Simon a biffé *deux à deux du cos[té]*, qui va se retrouver à la ligne suivante.

2. Ce mot est souligné trois fois dans le manuscrit.

3. Avant *seigneurs,* il a biffé *gentilsh.*

* Cette manchette, écrite d'abord par inadvertance sur la marge intérieure du manuscrit, a été biffée, puis reportée sur la marge extérieure.

reçu parmi les gentilshommes, qui est un reste du style d'autrefois.

La seconde est mal expliquée. On y voit seulement le prince de Condé et le duc de Nevers aux côtés du Roi. L'un y est énoncé prince du sang, l'autre pair de France. Ni l'un ni l'autre n'avoit de charge ; ce n'étoit donc que l'un par naissance, l'autre par dignité[1] qu'ils marchoient ainsi. Or ils n'étoient pas seuls à accompagner le Roi, et il n'est pas dit un mot d'aucun autre. Les princesses, duchesses, etc., sont marquées marcher au milieu de la rue, entre le Parlement à droite, et la Chambre des comptes à gauche. Elles avoient donc le milieu, par conséquent le meilleur lieu, puisqu'il n'est pas douteux que qui est au milieu entre deux autres, en cérémonie, précède celui qui est à sa droite comme celui qui est à sa gauche. Il n'est donc pas douteux, par l'énoncé, que le prince de Condé et le duc de Nevers, côtoyant le Roi sans fonction nécessaire de charges, précédoient le Parlement, et que les dames, qui marchoient entre cette compagnie et la Chambre des comptes, ne les précédassent aussi toutes les deux. Quoiqu'on ne voie rien dans l'énoncé des autres seigneurs de la suite du Roi, ce rang des dames empêche d'imaginer qu'ils en aient eu un inférieur.

La troisième ne s'explique que collectivement. *Après lesdits Roi et Reine* ET LEUR SUITE *marchoit ladite cour de Parlement.* Il est au moins clair que cette suite le précéda, et que, si le Roi seul le pouvoit précéder, il auroit eu son capitaine des gardes et tout au plus son grand chambellan, ou en son absence le premier gentilhomme de la chambre en année derrière lui, et personne autre avant le Parlement.

1. Saint-Simon avait d'abord écrit : *ce n'estoit donc que par naissance l'un, par dignité l'autre* ; il a biffé *l'autre,* écrit *autre* en interligne au-dessus d'*un* également biffé, puis ajouté *l'un* en interligne après *que.*

La quatrième est bien décisive. Le Roi et la Reine ne s'y trouvèrent point ; par conséquent point de suite, ni personne qu'on pût dire marcher entre eux et le Parlement par raison de charge près d'eux, ou par accompagnement, quoique ce n'en soit pas une. Or voici ce que porte le *Cérémonial : Suivoient* IMMÉDIATEMENT *lesdits évêque et abbé, MM. les duc de Montpensier, prince Dauphin, duc d'Uzès, maréchal de Vieilleville, comtes de Retz et de Chavigny*[1] *(etc.), et plusieurs seigneurs et gentilshommes.* APRÈS SUIVOIENT *les huissiers de la cour, greffier*[2] *et quatre notaires ; de Thou, premier président, les présidents Baillet, Séguier, Prevost et Hennequin, leurs mortiers sur leurs têtes (et tout le Parlement, etc.).* Le commentaire est ici superflu ; tout est clair, littéral, précis, net : la noblesse précède ; le Parlement la suit, et sans la moindre difficulté.

La cinquième enfin ne prouve pas moins évidemment la même chose que la précédente, nonobstant la parenthèse qui regarde la préséance de la Ville sur la cour des monnoies, que je ne fais que supprimer ici pour une plus grande clarté : *le Roi, les sieurs d'Aumale et de Nevers, suivis de plusieurs autres seigneurs.* Il est donc clair que toute cette noblesse précéda le Parlement, puisqu'elle est mise nécessairement de suite avant de parler des Compagnies, et que la dispute de la Ville avec les monnoies fait que le *Cérémonial* vient incontinent à sa marche après la Chambre des comptes, qu'il dit avoir eu la gauche et le Parlement la droite.

La vérité de la préséance de fait de la noblesse sur le Parlement en ces processions saute tellement aux yeux, que ce seroit vouloir perdre du temps que de s'y arrêter davantage. Le droit et le fait sont certains. Sauter de là à précéder un petit-fils de France régent du royaume, en cérémonie toute pareille, il faut avoir les jarrets

1. Saint-Simon écrit encore ici à tort *Chauvigny*.
2. Les premières lettres de *greffier* surchargent *4 no[taires]*.

bons[1]. C'est le second tome[2] d'avoir opiné avant la Reine régente, mère de Louis XIV, au lit de justice, après avoir escaladé les pairs, les princes du sang, les fils de France. Ces Messieurs sont l'image de la justice. Les images portées ou menées en procession précèdent le Roi, encore un tour d'épaule et ils prétendront le précéder, comme ils prétendent tenir la balance entre lui et ses sujets, brider son autorité par la leur, et que celle du Roi n'a de force et ne doit trouver d'obéissance que par celle que lui prêtent leurs enregistrements, qu'ils accordent ou refusent à leur volonté. Je pourrois ajouter d'autres remarques sur les processions et aussi sur les *Te Deum* ; mais ce n'est pas ici le lieu de traiter[3] expressément des préséances, du droit et des abus ; je n'ai touché cette matière que par la nécessité du récit, qui doit s'arrêter ici dans ces bornes.

Conduite du Régent avec le Parlement, du Parlement avec lui, et la mienne avec ce prince à l'égard du Parlement.

Je ne dissimulerai pas[4] que, quelle que fût mon indignation d'une prétention qui ne peut être assez qualifiée, je riois un peu dans mes barbes[5] de voir le Régent si bien payé par le Parlement, auquel il avoit si étrangement sacrifié les pairs et ses paroles les plus solennellement données et réitérées, et l'engagement pris avec eux en pleine séance du Parlement le lendemain de la mort du Roi, comme je l'ai raconté en son lieu[6]. Cette compagnie, non contente de ventiler[7] son autorité, de le bar-

1. Locution figurée qui n'a été relevée par aucun lexique.

2. Avant *tome,* il a biffé un premier *tome,* qui surchargeait un *d* (degré).

3. Avant *traiter,* il y a *parl[er]*, biffé.

4. *Pas* est en interligne, et plus loin Saint-Simon a écrit *quelque.*

5. Locution que nous avons déjà rencontrée au singulier dans nos tomes XVII, p. 393, et XVIII, p. 414. Aucun lexique ne la donne au pluriel ; Saint-Simon l'emploiera encore ainsi dans la suite des *Mémoires,* tome XIX de 1873, p. 3.

6. Tome XXIX, p. 3 et 16.

7. Mot déjà rencontré dans le tome VI, p. 67. Le *Dictionnaire de l'Académie* de 1718, outre le sens juridique ou de pratique, disait que

rer dans les choses les plus indifférentes pour lui faire peur de sa puissance, qui n'existoit que par la foiblesse et la facilité du Régent, qu'ils avoient bien reconnue, lui voulut étaler sa supériorité sur lui jusque dans le rang. M. le duc d'Orléans, ensorcelé par Noailles, Effiat, Canillac, jusque par cette mâchoire de Bezons[1], gémissoit sous le poids de ces entreprises de toute espèce, négocioit avec le Parlement par ces infidèles amis, comme il auroit fait avec une puissance étrangère, lâchoit tout, et en sa manière imitoit la déplorable conduite de Louis le Débonnaire, d'Henri III et de Charles Ier d'Angleterre, dont je lui avois si souvent proposé d'avoir toujours les portraits devant ses yeux, pour réfléchir à leurs malheurs, à ce qui les y avoit conduits, et à éviter une imitation si funeste. Il avoit peine, dans les courts moments d'impatience, à se contenir de me dire quelque mot de ce qui en faisoit le sujet, mais à[2] la manière d'un pot qui bout et qui répand[3], non comme un homme qui consulte. Jamais, depuis plusieurs mois, je ne lui en parlois le premier, suivant la résolution qu'on a vu que j'en avois prise, et, quand il m'en lâchoit quelque mot, je glissois par des lieux communs, vagues et courts, et changeois subitement de propos ; on a vu quelles en étoient mes raisons[4]. Quand je le voyois venir d'assez loin là-dessus pour prendre mon tournant[5], je ne manquois pas de le faire par quelque disparade de discours qui rompît ce que je voyois qu'il m'alloit dire, et je n'étois pas fâché

« *ventiler* signifie aussi discuter une affaire, agiter, débattre une question avant que d'en délibérer à fond ».

1. « On appelle un homme pesant et ignorant *mâchoire d'âne*, et on dit d'un homme qu'*il a la mâchoire pesante, qu'il a une grosse mâchoire*, pour dire qu'il est stupide et grossier » (*Académie*, 1718). Le *Littré* ne cite pas d'autre exemple que celui-ci pour l'emploi de ce mot seul sans qualificatif.

2. Avant *à*, il a biffé *coe un p[ot]*.

3. Locution qui n'est donnée par aucun lexique.

4. Ci-dessus, p. 88. — 5. Tome XXII, p. 42.

de le faire assez grossièrement pour qu'il s'aperçût que je ne voulois plus ni lui parler ni lui entendre parler du Parlement, ni de rien qui pût avoir aucun trait à cette compagnie. J'en usai encore plus sèchement en cette occasion. Il m'avoit parlé de la procession comme en passant, et je m'étois tu pour n'entrer en aucun discours qui pût amener détail de rang et de cérémonie; il le sentit et n'alla pas plus loin. Après il ne put se tenir de me dire qu'il n'iroit point, et, sans oser m'expliquer la rare prétention qui lors étoit devenue publique par le premier président et ses amis, il ajouta qu'il y avoit quelque difficulté avec le Parlement, et qu'il aimoit mieux laisser tout cela là. Je me mis à sourire un peu malignement, et lui répondis que ce seroit autant d'ennui et de fatigue épargnée. Nous nous connoissions tous deux depuis bien des années; il sentit mon sourire et l'indifférence de ma réponse; il rougit, et me parla d'autre chose, à quoi je pris avidement. Je n'en fus pas moins bien avec lui, et j'ai bien vu depuis qu'il sentoit ses torts avec moi sur le Parlement et l'injustice de ses défiances; mais alors il n'étoit pas encore en liberté. Il céda donc au Parlement en s'abstenant d'assister à la procession, après avoir déclaré qu'[il] y iroit, et avoir tout fait préparer pour y assister dans toute la pompe d'un régent petit-fils de France. Le rare est qu'il n'examina rien, et qu'il en crut le premier président sur sa très périlleuse parole. L'exemple de Gaston, vrai ou faux, le frappa; il ne le vérifia seulement pas, et de plus la faute de Gaston ne devoit pas être le titre de la sienne. Gaston étoit le plus foible de tous les hommes : il ménageoit le Parlement avec la dernière bassesse, qui sut tout entreprendre dans la minorité de Louis XIV, où on étoit pour lors. Gaston, mené tantôt par l'abbé de la Rivière[1], tantôt par le Coadjuteur, tantôt contre Monsieur le Prince, tantôt pour lui et levant l'étendard contre le cardinal Mazarin, vouloit

1. Louis Barbier de la Rivière : tome V, p. 279.

être le maître, et comptoit ne le pouvoir être que par le Parlement, qui avoit pris le dessus jusqu'à faire la guerre au Roi et le chasser nocturnement[1] de Paris. Ainsi cet exemple n'en étoit un que des monstrueuses entreprises d'une compagnie qui pour dominer tout s'étoit jetée dans la sédition et la révolte ouverte ; belle leçon pour les rois et pour les régents.

Pension de 6 000 [#] donnée à Maisons et un régiment de dragons à Rions.

Huit[2] ou dix jours après, M. le duc d'Orléans fit donner une pension de six mille livres au jeune président de Maisons, avec la jouissance à sa mère sa vie durant, l'un et l'autre pourtant fort riches[3]. Le duc de Noailles et Canillac, qui étoit le tenant de cette maison[4], procurèrent cette grâce si mal placée, et ce comble de foiblesse si proche de celle de la procession, à des gens dont le logis[5] étoit le lieu d'assemblée des cabales du Parlement et des ennemis de la Régence. Ce prince, pour rendre tout le monde content, donna en même temps, et paya, lui ou le

1. Cet adverbe n'était pas et n'est pas encore admis par le *Dictionnaire de l'Académie*; le *Littré* en cite un exemple de Mme de Sévigné.

2. On lit ici sur la marge de la page 1823 du manuscrit, à la suite de la manchette ci-contre : « Na. Joindre icy la pension du Pt Haligre, oubliée icy et mise cy apres p. 1825. » Le paragraphe qui va suivre celui-ci, avec la manchette *Pensions dites de Pontoise,* etc., se trouve en effet dans le manuscrit à la page indiquée, à la suite du paragraphe qui finit par les mots *estimable et rare,* ci-après, p. 190 ; il est précédé de cet avis : « J'ay oublié un article que je mets icy hors de place parce que je ne m'en souviens qu'à present, et qu'il est aisé de remettre en son lieu naturel, où j'en avertis par une notte marginale, coe j'en reitere l'avertissemt icy à costé par une semblable notte. J'ecris donc cet article coe s'il estoit en sa place naturelle pr plus de facilité à l'y remettre. » Et en marge, à la suite de la manchette *Pensions dites de Pontoise,* il y a : « Na. Elle est transposée icy par oubli. Il faut mettre cet article cy à la suitte de la pension donnée au Pt de Maisons cy dev. p. 1823. »

3. *Dangeau,* p. 435. Le brevet, du 29 août, est dans le registre O1 60, fol. 137. Le jeune homme, qui n'avoit que dix-sept ans, portait encore le nom de M. de Longueil.

4. Tome XXVI, p. 361-362 et 366.

5. Tome XXIV, p. 333.

Roi, un beau régiment de dragons à Rions, dont Mme la duchesse de Berry fut fort satisfaite[1].

Pensions dites de Pontoise, dont une donnée au président Aligre. [Add. St-S. 1354]

Pour rendre la chose complète, ces Messieurs obtinrent que cette pension donnée à Maisons ne fût pas celle qu'avoit son père, parce qu'elle lui auroit été moins propre et personnelle, et qu'il y auroit peut-être eu quelque ombre de difficulté d'en faire jouir sa mère sa vie durant[2]. Cette pension du père étoit de celles appelées de Pontoise, et fut donnée en même temps au président Aligre[3], pour mieux gratifier le Parlement, qui traitoit si bien le Régent en son autorité et en son rang, et dans l'instant même qu'il l'empêcha avec[4] cet éclat d'assister à cette procession, où ils lui déclarèrent si nettement que le Parlement le précèderoit. Voici quelles étoient ces pensions dites de Pontoise. Pendant les troubles de la minorité de Louis XIV, où le Parlement commençoit à prêter l'oreille à des unions qui causèrent depuis des guerres civiles, on crut dans le conseil du Roi rompre cours[5] à ces dangereuses menées en éloignant de Paris le Parlement, et il fut transféré à Pontoise[6]. Un très petit nombre des officiers de cette compagnie obéit ;

1. Dangeau n'annonce cette acquisition que le 26 octobre (p. 480); à la fin de juillet, M. de Rions avait acheté le régiment d'infanterie de Soissonnais (*ibidem*, p. 422) ; mais il ne le garda pas.

2. Ce n'est pas Dangeau qui fait cette remarque.

3. Étienne IV d'Aligre : tome IV, p. 272. Le brevet est du 31 août (reg. O[1] 60, fol. 130 v°) ; mais il n'y est pas dit que sa pension fût une des quatre dites de Pontoise, ni celle du président de Maisons ; c'est Dangeau qui le remarque (p. 434).

4. Avant *avec*, il y a *aller* biffé.

5. Il y a bien *rompre cours* dans le manuscrit ; ce qui peut se comprendre, quoiqu'il aurait peut-être mieux valu l'adverbe *court*.

6. Édit du 31 juillet 1652 ; la première séance du Parlement transféré eut lieu le 6 août (Chéruel, *Histoire de France sous le ministère de Mazarin*, tome I, p. 241 et suivantes ; Dubuisson-Aubenay, *Journal des guerres civiles*, tome II, p. 263-293). Un journal de ses séances, depuis le 6 août jusqu'au 17 octobre, est aux Archives nationales, reg. U 746.

l'autre demeura à Paris et y leva bientôt le masque. Les chefs de ceux qui avoient obéi et entraîné d'autres à Pontoise, où ils les maintinrent dans la fidélité et dans l'exercice de leurs charges comme le Parlement y séant, en furent récompensés de six mille [livres] de pension chacun[1]. Depuis ce temps-là ces pensions se sont continuées et sont connues sous le nom de pensions de Pontoise. Le Roi les donne à qui il lui plaît, lorsqu'elles vaquent, d'entre les présidents à mortier[2]. On a cru que cette continuation de grâces rendroit les uns reconnoissants, les autres soumis par l'espérance. Que de gens qui perdent bras et jambes, et qui se ruinent au service du Roi, à qui on ne donne rien ou bien peu de chose ! mais ils ne portent ni robe ni rabat.

Bataille de Salankemen gagnée sur les Turcs par le prince Eugène.

La guerre s'étoit enfin déclarée entre les deux empires[3]. Les deux armées se trouvèrent fort proches au commencement d'août. Le prince Eugène, qui commandoit l'impériale, détacha le 4 le comte Pallfy[4] avec le comte Breiner[5], pour aller reconnoître les Turcs avec deux mille chevaux. Les Turcs en avoient fait un autre, qui les rencontra. L'action fut vive. Breiner fut pris, à qui en arrivant le grand vizir fit inhumainement couper la tête devant sa tente, où on la trouva encore avec le corps auprès le lendemain 5. Ce même jour les deux armées s'ébranlèrent l'une contre l'autre. La bataille dura sept heures avec beaucoup d'opiniâtreté. Enfin les Turcs furent battus et mis en fuite, perdirent près de trente mille hommes, toute leur artillerie, leurs tentes et leurs

1. Ces pensions étaient au nombre de quatre : voyez l'ouvrage de Chéruel cité ci-dessus, tome II, p. 25. Le duc de Luynes en parle aussi dans ses *Mémoires,* tome I, p. 83-84.

2. Les Potier de Novion en possédaient une de père en fils (Archives nationales, G^7 991, année 1691).

3. L'empire d'Allemagne et l'empire ottoman.

4. Jean Pallfy : tome XII, p. 30.

5. Siegfried-Christophe, comte Breiner, général de cavalerie et gouverneur de Waradin. Saint-Simon écrit *Breuner.*

bagages. La victoire du prince Eugène fut complète, à qui il n'en coûta que quatre ou cinq mille hommes[1]. Cette bataille[2] fut donnée près de Salankemen[3], où le prince Louis de Bade en avoit gagné une[4].

Jésuites encore interdits. [Add. St S. 1355]

La guerre de la Constitution n'étoit pas moins animée du côté des agresseurs, c'est-à-dire de ceux qui vouloient la faire recevoir à leur mot, ni plus honnêtement menée que le traitement fait par le grand vizir à un prisonnier de guerre fort distingué, qu'on vient de voir. Les jésuites continuoient à intriguer, à écrire, à parler plus violemment que jamais, en sorte que le cardinal de Noailles, qui avoit laissé les pouvoirs à un petit nombre d'entre eux lorsqu'il les ôta au gros[5], se trouva à bout de ménagements avec eux, et interdit la totalité[6], excepté les Pères Gaillard[7], entraîné malgré lui par sa Compagnie, la Rue[8], Linières[9] et du Trévou[10], confesseurs de la reine d'An-

1. Saint-Simon commente les articles de Dangeau des 17 et 28 août (p. 430 et 436). La *Gazette* (p. 420, 424-426 et 435-437) et la *Gazette d'Amsterdam* (Extraordinaires LXVI à LXIX et n°s LXVII à LXX) donnèrent des détails et des relations circonstanciées. Voyez aussi Hammer, *Histoire de l'empire ottoman*, tome XIII, p. 311 et suivantes.

2. Les mots *Cette bataille* sont en interligne au-dessus d'*Elle fut*, biffé, et plus loin *près* surcharge *à* S.

3. Slankemen ou Slankamen est une ville de Slavonie, sur la rive droite du Danube entre Peterwardein et Semlin, et vis-à-vis de l'embouchure de la Theiss. Saint-Simon écrit *Salankmen*.

4. Le 19 août 1691 : *Gazette*, p. 469 et suivantes, et 482 et suivantes; notre tome XIV, p. 252. — Cette dernière phrase a été ajoutée à la fin du paragraphe et en interligne.

5. En 1711 : tome XXII, p. 145-146.

6. *Dangeau*, p. 431 ; *Gazette d'Amsterdam*, Extraordinaire LXIX.

7. Honoré Gaillard : tome II, p. 126.

8. Charles de la Rue : tome IV, p. 85.

9. Claude-Bertrand Tachereau de Linières (Saint-Simon écrit *Lignières*), né à Tours le 24 février 1658, entra dans la Compagnie de Jésus en 1673, fut d'abord professeur dans divers collèges, puis procureur des missions de Chine. Il fut choisi comme confesseur de Madame Palatine en 1705, devint confesseur du roi Louis XV en mars 1722 et conserva ces fonctions jusqu'en 1745. Il mourut le 31 mai 1746.

10. Pierre du Trévou : tome VIII, p. 313.

gleterre, de Madame et de M. le duc d'Orléans[1]. Ce dernier n'avoit[2] pas grand besoin de cette grâce pour l'usage qu'il avoit à en faire. Linières fut depuis confesseur du Roi, mais sans feuille[3] ni crédit. La Rue, qui l'avoit été de Madame la Dauphine, ne l'étoit plus que de quelques personnes distinguées, à qui, et pour elles seulement, le cardinal de Noailles voulut bien ne le pas refuser[4].

Comte d'Évreux entre singulièrement au conseil de guerre. [*Add S^t^S. 1356*]

Le comte d'Évreux, colonel général de la cavalerie, mouroit d'envie de se[5] servir de ce temps facile pour reprendre l'autorité de sa charge, que le comte d'Auvergne, son oncle, n'avoit jamais eue, ni lui non plus. Il ne se mêloit en aucune sorte de la cavalerie ; tout se faisoit dans le conseil de guerre, où MM. de Lévis et de Joffreville en avoient le département[6]. Dépouiller le conseil de guerre de cette partie étoit chose impossible ; y entrer, qui lui auroit cédé ? Cet embarras le retint longtemps dans l'inaction. A la fin, le desir de prendre l'autorité sur la cavalerie, et par là d'aller plus loin, lui parut mériter quelque sacrifice, mais toujours en conservant un coin de précieuse chimère. Il demanda au Régent la dernière place fixe au conseil de guerre, qui que ce soit qui y pût entrer, de n'avoir ni le nom ni les appointements de conseiller de ce conseil, et d'y être seulement chargé du département de la cavalerie, au lieu de ceux qui l'avoient, à condition d'y rapporter tout, et de faire comme eux faisoient sur la cavalerie à l'égard du Conseil. Il sentoit que par là il acquerroit connoissance de la

1. C'était le P. Gaillard qui était le confesseur de la reine d'Angleterre.

2. *N'avoit* corrige *n'en av[oit]*. — 3. Sans la feuille des bénéfices.

4. Il avait été confesseur du duc de Berry et l'était resté de la duchesse ; c'est pour cela que le cardinal de Noailles lui laissa ses pouvoirs. A ces quatre jésuites, la *Gazette d'Amsterdam* ajoute le P. Martineau. Nous verrons la suite de cette affaire, ci-après, p. 296.

5. *Se* oublié, a été remis en interligne.

6. Il n'avait pas indiqué cette particularité, lorsqu'il a parlé de la composition du conseil de guerre : tome XXIX, p. 68-73.

cavalerie, du crédit sur elle, et de la considération, qui s'augmenteroit toujours par l'exercice, et que, avec cette possession subalterne au conseil de guerre, il seroit difficile qu'elle ne lui revînt pas entière et indépendante, si ce conseil venoit à cesser et la forme du gouvernement à changer, comme l'un et l'autre arriva en effet; et, par cette dernière place fixe, sans titre ni appointement de conseiller, il comptoit ôter toute difficulté, faire porter cette place sur sa charge, et mettre sa princerie à couvert. Ce projet lui réussit ; le Régent le trouva bon, et le comte d'Évreux entra ainsi au conseil de guerre, et y demeura sur ce pied-là tant que ce conseil dura[1].

Coigny mal avec le Régent; se bat avec le duc de Mortemart; refusé d'entrer au conseil de guerre; veut tout quitter. Je le raccommode. Il entre au conseil de guerre; il ne l'oublie jamais. [Add. St-S. 1357]

Coigny, colonel général[2] des dragons, qui étoit bien éloigné des raisons qui avoient si longtemps combattu le comte d'Évreux en lui-même sur le conseil de guerre, avoit tenté tout ce qu'il avoit pu pour y entrer depuis qu'il étoit formé. Il étoit ancien lieutenant général. Nulle difficulté d'aucune sorte. Il étoit mal sur les papiers du Régent[3], en cela plus malheureux que ceux qui le méritoient le plus. Il s'étoit insinué assez avant par la chasse avec M. le comte de Toulouse, du temps du Roi ; il avoit été depuis de tous ses voyages de Rambouillet. La querelle des princes du sang et des bâtards excita des propos. Le duc de Mortemart, peu d'accord avec lui-même, en tint de forts contre les bâtards, en présence de Coigny. Celui-ci, qui y sentit le comte de Toulouse mêlé

1. Dangeau en parle dès le 10 août (p. 427) et annonce la décision le 19 (p. 431), en donnant quelques détails que n'a pas reproduits Saint-Simon.

2. L'abréviation G^l a été ajoutée en interligne, et, plus loin, avant *éloigné*, il y a *loin des*, biffé. — C'est François de Franquetot, marquis de Coigny : tome VI, p. 429.

3. Le *Dictionnaire de l'Académie* de 1718 disait : « On dit figurément *être sur les papiers de quelqu'un*, pour dire lui devoir de l'argent. La même chose se dit d'un homme contre lequel on a donné quelque mémoire à celui qui a droit d'inspection et de jurisdiction sur lui : *Il est sur les papiers du prévôt.* »

et désigné comme le duc du Maine, voulut faire entendre au duc de Mortemart que ses discours ne convenoient pas à sa proximité avec eux. Cela fut mal reçu ; ils se querellèrent, et, pour le faire court, ils se battirent. Je ne sais qui l'emporta ; mais le duc n'eut rien, et Coigny en emporta une marque très visible sur le visage, qui lui est demeurée toute sa vie, et dont on ne lui fait pas plaisir de lui parler. L'affaire fut étouffée avec grand soin pour sa cause[1], et Coigny fut quelque temps sans paroître pour se laisser guérir. Tout cela avoit persuadé le Régent, et confirmé depuis, que Coigny étoit tout aux bâtards, et au duc du Maine autant[2] qu'au comte de Toulouse. Ses refus réitérés résolurent Coigny à vendre sa charge, qui faisoit toute son existence et toutes ses espérances, qu'il voyoit évanouies ; il en traita[3]. Ses amis, qui par là le voyaient tomber dans un puits[4], en retardèrent la conclusion ; sa femme[5] surtout, qui avoit beaucoup de sens, de raison, de modestie, et qui vivoit fort retirée, et toute sa vie d'une grande vertu, quoiqu'elle eût été belle, et toujours dans une solide piété. L'entrée du comte d'Évreux dans le conseil de guerre lui fit perdre toute patience. Il voulut finir son marché[6], et s'en aller pour toujours en Normandie, où il avoit beaucoup de biens[7].

1. Dangeau, bien entendu, ne parle pas de ce duel, et nous n'en avons pas trouvé mention ailleurs. La querelle avait dû se passer à la fin de 1715, puisque, dès le 3 janvier 1716, le *Journal* note (p. 291) le désir de M. de Coigny de vendre sa charge des dragons.

2. Avant *autant,* Saint-Simon a biffé *coe* surchargeant des lettres illisibles.

3. Dès le commencement de janvier 1716, il en avait traité avec M. de Belle-Isle, qui était mestre-de-camp général, pour quatre cent quatre-vingt mille francs (*Dangeau,* p. 291 et 292).

4. Expression figurée que ne relevait pas le *Dictionnaire de l'Académie* et qui était analogue à celle de *se noyer,* que nous avons souvent rencontrée.

5. Henriette de Montbourcher du Bordage : tome VI, p. 429.

6. Écrit *marcher* par mégarde, et corrigé en *marché.*

7. Sa terre de Coigny était dans le voisinage de Coutances.

A ce coup, personne ne put le retenir. C'étoit un homme au désespoir, qui se voyoit perdu auprès du Régent sans ressource et sans avoir pu deviner pourquoi. En cette extrémité, je ne sais qui avisa sa femme de me venir trouver. Jamais je ne l'avois vue, ni Mme de Saint-Simon non plus ; Coigny et moi n'avions jamais mené la même vie ; je ne le connoissois point du tout, et ne le rencontrois presque jamais. Mme de Coigny étoit sœur du Bordage [1], que nous ne voyions jamais non plus ; leur mère étoit Goyon Matignon [2], d'une autre branche que les Matignons, fille du marquis de la Moussaye et d'une sœur de M. de Turenne [3], tellement qu'elle étoit cousine issue de germaine de Mme de Saint-Simon, petites-filles des deux sœurs [4]. Elle s'en vint franchement un matin toute seule chez moi réclamer parenté, secours, et me conter rondement le désespoir de son mari, et le sien de lui voir se couper la gorge [5] résolûment sans que rien l'en pût empêcher, s'il ne parvenoit à entrer au conseil de guerre et à fondre les glaces de M. le duc d'Orléans à son égard, qu'il ne savoit pas avoir jamais méritées. Sa franchise, sa confiance, sa situation me touchèrent. Je savois d'où le mal venoit ; mais, comme je ne m'y intéressois ni en bien ni en mal, je n'en avois tenu nul compte. Je convins avec elle qu'avant tout il falloit arrêter la vente de la charge, et me donner après le temps de faire ce que je pourrois. Je la priai de m'envoyer son

1. René-Amaury de Montbourcher, marquis du Bordage : tome VI, p. 430, où cette parenté a déjà été exposée.

2. Élisabeth de Goyon-Matignon : *ibidem*, p. 431.

3. Amaury Goyon de la Moussaye et Henriette-Catherine de la Tour d'Auvergne : tome V, p. 30.

4. Élisabeth de la Tour d'Auvergne, marquise de Duras (tome IV, p. 41) et mère du maréchal de Lorge, était en effet sœur de Mme de la Moussaye.

5. « On dit figurément qu'*un homme se coupe la gorge à lui-même*, lorsque, dans une affaire de conséquence, il fait ou dit quelque chose de contraire à ses intérêts » (*Académie*, 1718).

mari, et je la renvoyai toute consolée de se flatter d'une ressource, sans néanmoins m'être fait fort de rien. Dès le lendemain, je vis arriver Coigny dans un état de désespoir, qu'il ne me cacha point, d'un homme qui voit perdus tous les travaux de sa vie pour soi et pour sa famille, et qui se va enterrer tout vivant. Je lui dis ce que je pus pour le remettre un peu ; je ne laissai pas de le promener assez sans faire semblant de rien, pour découvrir en quel état il étoit avec M. du Maine, et je trouvai qu'il n'y avoit rien du tout. Je lui dis que présentement[1] je ne lui répondois de rien, parce que j'ignorois, comme il étoit vrai, jusqu'à quel point étoit pour lui l'éloignement de M. le duc d'Orléans ; que je lui demandois quinze jours pour me tourner, et voir à traiter ce qui le regardoit avec Son Altesse Royale ; que je lui promettois de faire tout de mon mieux pour le raccommoder, et pour le faire entrer au conseil de guerre, mais sous une condition, sans laquelle je ne pouvois me[2] mêler de lui, qui étoit sa parole d'honneur de surseoir le marché de sa charge pendant ces quinze jours, et qu'après nous verrions, et que, au cas qu'il entrât au conseil de guerre, il romproit le marché et ne s'en déferoit point. Il me le promit[3]. Je le priai de ne se point donner la peine de revenir chez moi, ni de se donner aucun autre mouvement, et d'attendre pendant ces quinze jours qu'il eût de mes nouvelles. Je le renvoyai un peu calmé. Je n'eus pas

1. Ce mot est écrit dans le manuscrit sous la forme très abrégée p^t.

2. *Me*, oublié, est en interligne.

3. Tout dut se passer aussi rapidement que le dit Saint-Simon ; car Dangeau, qui annonce le 19 août la décision prise pour l'entrée du comte d'Évreux au conseil de guerre, écrit le 21 (p. 433) : « Le comte de Coigny ne veut plus vendre sa charge de colonel général des dragons, dont le marché étoit fait avec M. de Belle-Isle, qui en est mestre-de-camp général et qui avoit fait aussi le marché de cette charge avec la Fare, capitaine des gardes du corps de M. le duc d'Orléans ; il y a six mois que ces deux marchés étoient faits. » C'est à ce propos que Saint-Simon a fait l'Addition indiquée plus haut.

besoin de tant de temps. Je parlai au Régent ; je le détrompai sur la liaison de M. du Maine ; je lui fis honte de grêler sur le persil[1], tandis qu'il combloit de faveurs tant de grands coupables à son égard, dont il ne faisoit que des ingrats, et de désespérer un ancien lieutenant général distingué dans son métier, estimé dans le monde, qu'il s'acquerroit sûrement en ne l'excluant pas d'un agrément où le portoit sa charge et l'exemple[2] du comte d'Évreux tout récent. J'obtins donc tout ce que je m'étois proposé dans les premiers huit jours des quinze que j'avois demandés. J'envoyai prier Coigny de passer chez moi. Il vint aussitôt. Je lui dis ce que j'avois fait ; que les préventions étoient tombées ; qu'il s'en apercevroit dans le courant ; que j'avois permission de lui dire que l'entrée au conseil de guerre lui étoit accordée ; qu'il pouvoit en aller sur ma parole remercier le Régent, mais sans entrer en autre discours, parce que, n'y ayant rien eu de marqué, il n'y avoit ni justification ni explication à faire. Il est difficile de voir un homme plus aise qu'il fut. Il me dit que je le faisois passer de la mort à la vie. Il alla au Palais-Royal, où il fut bien reçu, et entra deux jours après au conseil de guerre[3], où il eut le détail des dragons[4]. Sa femme me vint remercier l'après-dînée. Je leur dois la justice qu'ils ne l'ont jamais oublié en aucun temps, et

1. « On dit proverbialement et figurément *grêler sur le persil*, pour dire exercer son autorité, son pouvoir, ses talents, sa critique, etc. contre des gens foibles et dans des choses de nulle conséquence » (*Académie*, 1718, au mot PERSIL ; définition analogue au mot GRÊLER). Le *Littré* cite un exemple de cette locution dans Voltaire, et on en trouve un autre dans une lettre de Mme de Maintenon (recueil Geffroy, tome II, p. 163).

2. Après *exemple*, il a biffé *recent* ajouté en interligne.

3. La première lettre de *Guerre* surcharge une *R*.

4. Ce ne fut pas si prompt ; car Dangeau ne mentionne la nomination de M. de Coigny que dix-huit mois plus tard, le 14 février 1718 (tome XVII, p. 246) : « M. de Coigny, comme colonel général des dragons, entrera au conseil de guerre, de même que le comte d'Évreux, qui y est entré comme colonel général de la cavalerie. »

qu'ils vivent encore aujourd'hui avec moi avec toutes les recherches, les attentions et l'amitié possible, et la plus déclarée, sans aucun des ménagements que les changements des temps et des choses ont produits, et qui en ont tant changé d'autres. Il est vrai que ce que je fis alors le remit à flot, conserva sa charge, et de l'un à l'autre a[1] conduit lui et son fils[2] à la fortune qu'ils ont faite, et qui n'est peut-être pas au bout[3]; mais leur reconnoissance n'en est pas moins estimable et rare[4].

Les princes du sang présentent une requête au Roi contre le rang, le nom et les honneurs de prince du sang et l'habilité de succéder à la couronne

Enfin la querelle des princes du sang et des bâtards éclata, après avoir été longtemps couvée, aigrie, suspendue, par une requête signée de Monsieur le Duc, M. le comte de Charolois et M. le prince de Conti, contre M. du Maine et M. le comte de Toulouse, que Monsieur le Duc présenta à M. le duc d'Orléans, adressée au Roi le 22 août, et que le 29 du même mois M. le duc d'Orléans donna en communication au duc du Maine, au sortir du conseil de régence de l'après-dînée, pour y répondre[5].

1. Il y a *on* (sic) et non *a* dans le manuscrit.

2. Jean-Antoine-François de Franquetot, comte de Coigny, né le 27 septembre 1702, eut d'abord une compagnie de dragons dans le régiment d'Orléans, et la suite de sa carrière a été indiquée dans notre tome XII, p. 291.

3. A l'époque où Saint-Simon écrit (1746), M. de Coigny est maréchal de France, gouverneur d'Alsace, chevalier du Saint-Esprit et de la Toison d'or; il sera fait duc à brevet l'année suivante, 1747; son fils est lieutenant général et promettait une brillante carrière, s'il n'avait été tué prématurément, le 4 mars 1748, dans un duel mystérieux contre M. de Fitz-James ou le prince de Dombes, qu'on fit passer pour un accident de voiture (*Mémoires du duc de Luynes,* tome VIII, p. 464-468; *Journal de Barbier,* édition Charpentier, tome IV, p. 285-288).

4. C'est ici que se trouve dans le manuscrit le paragraphe sur les pensions de Pontoise, placé plus haut, p. 181.

5. Cette requête fut imprimée presque aussitôt dans la *Gazette d'Amsterdam,* Extraordinaire LXX du 1er septembre. Dangeau en annonce la remise au Régent le 22 août (p. 433), et le 29 il écrit dans son *Journal* (p. 436): « Au sortir du conseil de régence, M. le duc d'Orléans donna à M. le duc du Maine la requête de Monsieur le Duc et lui dit en riant: « Vous voyez que je fais la fonction de sergent. Je vous

Dadvisard[1], fort attaché à lui, avocat général au parlement de Toulouse[2], fut celui qui y répondit, et qui fit toutes les autres pièces que les deux frères produisirent ou publièrent dans le cours de ce fameux procès, dont le curieux recueil est entre les mains de tout le monde, ainsi que l'autre recueil de tout ce que les princes du sang y produisirent ou publièrent[3]. Je ne chargerai donc point ces *Mémoires* des raisons des uns ni des autres, si tant est qu'à l'égard des bâtards on puisse appeler raisons des usurpations sans nombre, toutes plus monstrueuses les unes que les autres, et qui renversent l'ordre du royaume et toutes les lois divines et humaines. Je ne suivrai même le cours de ce procès que sur les événements importants, et j'en abandonnerai un inutile

donnés par le feu Roi à ses bâtards. [*Add. St S. 1358*]

« donne un mois de temps pour y répondre. » Le mois précédent, il avait couru des copies d'un « Mémoire en faveur de M. le duc du Maine pour le maintenir dans les prérogatives des princes du sang de France »; le greffier Delisle le résume, à la date du 12 juillet (reg. U 359).

1. Claude Dadvisard (Saint-Simon écrit *Davisard* et Dangeau *Davisart*) était, comme il va être dit, un des deux avocats généraux du parlement de Toulouse; il quitta sa charge en 1715, pour devenir le conseil des princes légitimés; il fut mis à la Bastille en décembre 1718 pour participation à la conspiration de Cellamare, et n'en sortit qu'en octobre 1719. Le président Hénault (*Mémoires*, édition Rousseau, p. 133) le traite d' « espèce de visionnaire ». C'était un familier de la cour de Sceaux.

2. Les mots *de Toulouse* sont en interligne, au-dessus *d'Aix*, biffé.

3. Tous les mémoires, factums, requêtes, etc. relatifs aux contestations entre les princes du sang et les princes légitimés ont été réunis en quatre volumes in-12 imprimés dès 1717 sous la rubrique de Rotterdam, et sous le titre de *Recueil général des pièces touchant l'affaire des princes légitimes et légitimés*. Saint-Simon l'avait dans sa bibliothèque : n° 847 du *Catalogue* de vente. On trouve aussi la plupart de ces pièces dans le volume 63 de ses Papiers au Dépôt des affaires étrangères, vol. *France* 218, à la Bibliothèque nationale dans les manuscrits Clairambault n°s 638 et 648, et Joly de Fleury n°s 2037 à 2039, et dans le même Dépôt, aux Imprimés, Lb^{38} n°s 77-120, et aux Archives nationales, carton K 619 (n°s 14-18), 621 et 622, et carton O^1 281.

et ennuyeux détail[1]. Je me renfermerai là-dessus aux démarches que les ducs ne purent se refuser en cette occasion, et à la part que j'ai pu y prendre.

Les pairs présentent une requête au Roi pour la réduction des bâtards au rang, honneurs et ancienneté de leurs pairies parmi les autres pairs.

Les princes du sang attaquant les bâtards dans l'usurpation de leur qualité de princes du sang et de succession à la couronne, les pairs tomboient nécessairement dans le cas de disputer à ces mêmes bâtards l'usurpation du rang au-dessus d'eux. Ils avoient résolu de présenter leur requête en même temps que les princes du sang présenteroient la leur. Je ne l'avois pas laissé ignorer, comme on l'a vu, à M. du Maine ni à Mme la duchesse d'Orléans, dès le règne du feu Roi et depuis[2]; il ne fut donc plus question que de l'exécuter. On s'assembla[3]; on la résolut; on la dressa; tous signèrent, hors cinq ou six absents, le duc de Rohan, toujours étrange en tout, et d'Antin, qui nous pria de le dispenser de se trouver à ces assemblées. La dernière ne fut que pour signer, et députer sur-le-champ quatre pairs pour la porter au Régent. Messieurs de Laon[4], de Sully, de la Force et de Villeroy en furent chargés. Je refusai opiniâtrément d'en être, par considération pour Mme la duchesse d'Orléans. En même temps que nous sortîmes de chez Monsieur de Laon, où en l'absence de Monsieur de Reims nous nous étions assemblés, les quatre députés allèrent présenter au Régent

1. Il reviendra sur cette affaire plus loin, p. 319.

2. Tomes XXVII, p. 174-175, et XXIX, p. 327.

3. Lorsqu'il a été question dans notre tome XXIX, p. 208-220, des assemblées des pairs de France pour leurs affaires particulières, nous avons remis d'indiquer que le carton K 648 des Archives nationales était à cet égard particulièrement intéressant. Il contient (n°s 6 à 55) les minutes originales des procès-verbaux de ces assemblées, depuis le 15 décembre 1715 jusqu'au 22 février 1717, rédigés par l'avocat Lancelot, et il s'y trouve joint beaucoup de pièces annexes curieuses, lettres, scrutins, projets de mémoires, originaux de requêtes au Roi ou au Régent signés par les pairs, etc. On trouvera ci-après, à l'appendice IV, des extraits de ces procès-verbaux jusqu'au 25 mai 1716.

4. Louis-Anne de Clermont-Chaste : tome IX, p. 10.

notre requête au Roi[1], et même temps j'allai chez Mme la duchesse d'Orléans. Je lui dis que je ne voulois pas qu'elle apprît par M. le duc d'Orléans, moins encore par le public, la démarche que nous faisions au moment que je lui parlois, que je la suppliois de se souvenir que nous avions attendu à l'extrémité à la faire, de ne point oublier ce que je lui avois dit là-dessus du vivant du Roi, et répété depuis sa mort plus d'une fois, et à M. le duc du Maine, même à Mme du Maine, la seule fois que je l'avois vue, lorsque M. du Maine m'y mena, rue[2] Sainte-Avoye, dans la maison d'emprunt du premier président où ils logeoient au retour du Roi de Vincennes à Paris[3], et depuis encore à M. le comte de Toulouse. Mme la duchesse d'Orléans me parut étonnée, néanmoins reçut bien mon compliment, avoua se souvenir très bien de tout ce que je lui alléguois, et, n'osant trop s'émouvoir contre nous en ma présence, se lâcha contre les princes du sang. Je n'étois pas là pour la contredire, moins encore pour approuver sa déclamation; je pris le parti du silence. Après qu'elle se fut exhalée, nous ne laissâmes pas de causer d'autre chose à l'ordinaire; il lui vint du monde; j'en pris

1. Saint-Simon avait d'abord écrit: *presenter notre requeste au Roy au Regent*; il a biffé les deux derniers mots et remis *au Regent* en interligne après *presenter*. — La mémoire de Saint-Simon le sert mal en cette circonstance, et nous pouvons rectifier ses assertions grâce aux procès-verbaux dont il a été parlé dans une note précédente. Il y eut trois réunions des pairs, les 24 et 25 août chez le duc de Chaulnes, le 26 chez le duc de la Force. Elles ne comptèrent que cinq ou six assistants. On rédigea cependant une requête au Roi contre les légitimés, qui fut signée les jours suivants par dix-sept pairs; mais on n'eut pas à faire une députation; car, nous ne savons pour quel motif, la requête ne fut pas présentée (voyez K 648, n° 53).

2. Saint-Simon avait d'abord écrit *lorsqu'ils estoient logés rue S. Avoye dans la maison d'emprunt du Pr Pt au retour du Roy*; il a d'abord biffé *lorsqu'ils estoient* et écrit *alors* en interligne après *logés*; puis il a biffé *logés* et *alors* pour écrire *où ils logeoient* en interligne après *Pr Pt*.

3. Raconté dans le tome XXIX, p. 325 et suivantes.

occasion de me retirer. Les députés à M. le duc d'Orléans nous rapportèrent qu'ils en avoient été fort bien reçus. Je ne sais plus qui de nous se chargea de rendre compte à Monsieur le Duc de ce que nous venions de faire, qui en parut fort aise. Nous ne fîmes là-dessus aucune civilité aux bâtards; mais, comme mon rang me plaçoit nécessairement en tous les conseils auprès du comte de Toulouse, avec qui j'étois là et chez Mme la duchesse d'Orléans fort librement, où je le rencontrois souvent[1], je lui en fis, en entrant au premier conseil, une civilité personnelle qu'il reçut honnêtement. Je n'en fis aucune au duc du Maine, qui néanmoins me salua fort civilement à son ordinaire, et moi lui, sans nous approcher. Pour M. le duc d'Orléans, je lui parlai fortement, tant sur les princes du sang que sur les pairs contre les bâtards. Je lui ramentus[2] tout ce que lui-même m'avoit dit du temps du feu Roi sur leurs différentes apothéoses, à mesure que le feu Roi les avoit déifiés par degrés, et je ne lui laissai pas oublier les horreurs inventées et sans cesse répandues et renouvelées contre lui par le duc du Maine, où il avoit fait entrer Mme de Maintenon, et par elle en avoit persuadé le Roi et tout ce qu'il avoit pu à la cour, à Paris, dans les provinces, et jusque dans les pays étrangers[3]. La bénignité, pour ne pas dire l'incurie et l'insensibilité de M. le duc d'Orléans, étoit inébranlable; mais il ne put disconvenir que nous n'eussions raison d'avoir fait notre requête, et de la lui avoir présentée. Les princes du sang y applaudirent fort; les bâtards n'en sonnèrent mot. Mme la duchesse du Maine ne put se contenir comme

1. Tome XXIX, p. 328.

2. Passé défini du vieux verbe *ramentevoir*, très usité au moyen âge (voyez Fr. Godefroy, *Dictionnaire de l'ancienne langue française*) au sens de rappeler, remettre en l'esprit. On ne l'employait plus guère au dix-septième siècle, quoique le *Littré* en cite des exemples de Malherbe, de Molière et même de Voltaire. Saint-Simon écrit *ramenteus*, comme il écrit *je receus*.

3. Tome XXII, p. 370 et suivantes.

eux ; mais elle n'osa pourtant se laisser [aller] au delà des plaintes, emportées pour une autre, mesurées pour elle. Nous la laissâmes dire sans lui faire faire la moindre honnêteté là-dessus. La vérité est[1] que, après ce qui s'étoit passé, nous n'en devions aucune à M. ni à Mme du Maine. Je fus surpris de la façon dont le maréchal de Villeroy se comporta dans cette affaire avec tout ce dont il se piquoit pour le feu Roi, qui ne l'avoit mis auprès de son successeur qu'en faveur des bâtards, et avec toutes ses liaisons avec le duc du Maine : il fut un des plus ardents pour cette requête, et ne foiblit point dans toute la suite à cet égard. Je ne dissimulerai pas qu'elle me fit peut-être commettre une simonie. Quelques-uns de nous craignoient de signer la requête contre les bâtards, et Rochebonne, évêque-comte de Noyon [2], plus que pas un. Il me l'avoua, et passa jusqu'à me dire qu'il ne la signeroit point. Il étoit pauvre, jeune, aimoit à dépenser ; je le pris par ce foible. Je lui promis de faire l'impossible, s'il la signoit, pour lui obtenir une grosse abbaye. Il fut combattu ; à la fin il signa, mais sur cette parole. Il sut bien m'en sommer depuis ; je la lui tins. Il en eut l'abbaye de Saint-Riquier[3], que j'arrachai du Régent à la sueur de mon front[4]. Il me disoit qu'on se moqueroit de lui de donner un si gros morceau à un homme comme Monsieur de [*Add. St-S. 1359*]

1. Le mot *est*, oublié, a été ajouté en interligne.

2. Charles-François de Rochebonne : tome XXIII, p. 331.

3. Abbaye bénédictine, fondée au septième siècle à deux lieues nord-est d'Abbeville ; elle était de la congrégation de Saint-Maur et rapportait plus de vingt mille livres. L'abbé Hénocque a écrit son *Histoire* en 1880-1883.

4. Ce fut seulement dans la distribution de novembre 1717 que M. de Rochebonne reçut cette abbaye, quoiqu'elle fût vacante depuis juillet 1716 par la mort de l'abbé Molé (*Dangeau*, tomes XVI, p. 419, et XVII, p. 184), et cela prouve que l'anecdote ne se rapporte pas à la requête d'août 1716, mais à celle de juillet 1717 dont il sera parlé dans le prochain volume ; l'Addition placée ici est d'ailleurs en regard de l'article de Dangeau du 5 novembre 1717. Il avait été question de

Noyon. Je me gardai bien de lui faire confidence de notre marché ; mais j'y mis tout mon crédit, et jamais je n'eus tant de peine. J'en fus récompensé par la satisfaction de m'acquitter, et par la joie de Monsieur de Noyon, qui n'osoit espérer une si forte abbaye, et de tous points si fort à sa bienséance[1].

Bout de l'an du Roi à Saint-Denis.

On fit, le 1er septembre, le bout-de-l'an du feu Roi à l'ordinaire, mais à petite et courte cérémonie. Il n'y eut de révérences que celles des hérauts[2]. Les princes du deuil furent M. le duc d'Orléans, Monsieur le Duc et M. le comte de Charolois. Le duc du Maine, ses deux fils et le comte de Toulouse y assistèrent, et presque personne. Les Compagnies y étoient. Moins de deux heures finirent tout à Saint-Denis[3].

Le duc de Berwick établit son fils aîné en Espagne, qui y épouse la sœur du duc de Veragua et prend le nom de duc de Liria.

Le duc de Berwick, dont on a expliqué en son temps l'érection d'un duché-pairie avec des clauses si singulières[4], par l'espérance qu'il avoit du rétablissement de ses établissements en Angleterre, et d'en revêtir le comte de Tynemouth son fils aîné, unique de son premier mariage[5], vit enfin qu'il n'y avoit plus à se flatter de ce côté-là. Il prit le parti de l'établir en Espagne, de lui céder sa grandesse suivant le privilège insolite que le roi

donner cette abbaye à l'abbé Dubois comme récompense de sa mission en Hollande (*Dangeau*, tome XVII, p. 20).

1. La joie du prélat fut de courte durée : l'abbaye fut incendiée par la foudre en février 1719 et presque entièrement consumée.

2. Il a été parlé des hérauts d'armes et de leurs fonctions dans le tome XXII, p. 339-340.

3. Saint-Simon reproduit l'article de Dangeau du 1er septembre (p. 438) ; mais il y ajoute certains détails, comme la présence de Monsieur le Duc et des Compagnies que le *Journal* ne mentionne pas. Voyez la *Gazette*, p. 431-432, et la note des papiers du greffier Delisle, reg. U 359, au 1er septembre.

4. Tome XIX, p. 374-382.

5. Jacques-François Fitz-James (tome V, p. 24), fils d'Honorée de Burke, morte en 1698. — Tynemouth (Saint-Simon écrit *Tinmouth*) est une ville du duché de Northumberland, près de l'embouchure de la Tyne.

d'Espagne lui en avoit accordé en le faisant grand, comme il a été remarqué alors[1], et de l'établir pour toujours en Espagne, où il fut gentilhomme de la chambre, prit le nom de duc de Liria, et possession des terres que le roi d'Espagne avoit données à son père dans le royaume de Valence, qu'il lui céda[2], et il le maria à la sœur unique du duc de Veragua[3], lequel étoit fort riche, sans enfants ni volonté de se marier.

Valentinois de nouveau enregistré au Parlement, lequel se réserve des remontrances en enregistrant un nouvel édit pour la chambre de justice, et refuse une seconde fois les deux charges des bâtiments et des postes. [*Add. St S. 1360 et 1361*]

On a vu en son temps[4] l'engagement pris et déclaré par le Roi d'accorder au fils unique de Matignon une érection nouvelle de Valentinois en duché-pairie, en épousant la fille aînée de M. de Monaco, qui n'avoit point de garçons, les singulières clauses qui y furent obtenues, et ce qui causa une grâce qui n'avoit point d'exemple. Le peu que le Roi vécut depuis ne permit pas aux deux familles de la consommer, par tous les ajustements d'intérêts qu'il fallut faire; mais, comme la grâce étoit publique, dès que les deux familles furent en état de faire le mariage, les lettres d'érection furent expédiées, en décembre 1715[5]. Le nouveau duc s'alla marier à Monaco[6], et, quand il en revint, il trouva les princes du sang et les bâtards aux prises sur le traversement du parquet prétendu par les derniers[7], tellement que, pour éviter des inconvénients personnels, M. le duc d'Orléans suspendit l'enregistrement de Valen-

1. Tome IX, p. 176.

2. Le nouveau duc arriva à Madrid au commencement d'août, et la cérémonie de sa couverture eut lieu le 13 octobre (*Gazette*, p. 426 et 547; *Gazette d'Amsterdam*, n°s LXXII et XC; *Dangeau*, p. 439). L'Addition faite par Saint-Simon à cette occasion a été placée dans notre tome IX, sous le n° 398.

3. Catherine-Ventura de Portugal y Ayala, sœur de Pierre-Nuño III de Portugal-Colomb, duc de Veragua: tome IX, p. 121 et 122; elle était veuve du comte de Villa-Harta. Le mariage fut célébré le 31 décembre 1716 (*Gazette* de 1717, p. 43).

4. Tome XXVI, p. 188 et suivantes.

5. *Histoire généalogique*, tome V, p. 369 et suivantes.

6. Le 20 octobre 1715: notre tome XXVI, p. 192.

7. Ci-dessus, p. 190.

tinois, où les uns et les autres avoient résolu de se trouver[1]. La querelle grossit, comme on vient de le rapporter[2], par la requête des princes du sang pour dépouiller les bâtards de bien d'autres choses; ainsi, il ne fut plus question de se trouver au Parlement, et M. de Valentinois finit son affaire[3]; mais les autres pairs s'y trouvèrent. Dans cette séance, il y eut deux événements: le premier fut l'enregistrement d'un nouvel édit pour la chambre de justice; mais le Parlement, qui prétendit ne l'avoir pas examiné, se réserva d'y pouvoir faire des remontrances[4]. L'autre fut le refus réitéré de l'édit de création des charges de surintendant des bâtiments et de surintendant des postes. Le duc de Noailles y fit l'orateur, pour plaire au Régent et montrer en public sa belle éloquence. Elle échoua, et les voix contraires se trouvèrent plus nombreuses qu'elles n'avoient été au premier refus[5].

1. Dangeau, p. 388 et 398, et notre tome XXIX, p. 230-231 et 314.

2. Ci-dessus, p. 190.

3. L'enregistrement des lettres de nouvelle érection fut décidé dans la séance du Parlement du 2 septembre (Archives nationales, reg. X1A 8432, fol. 397-400, et reg. U 359, où se trouvent les pièces du dossier, l'expédition des lettres patentes de décembre 1715 et du contrat de mariage, passé à Paris le 5 septembre 1715, et le compte-rendu officiel de la séance, qui manque dans les registres du Parlement, parce que le greffier Delisle l'a gardé par devers lui).

4. Saint-Simon fait ici confusion. Dans cette audience du 2 septembre, il ne fut question que des trois enregistrements des duchés de Valentinois, de Roannez-La Feuillade et de Villars-Brancas. C'est dans celle du 5 septembre (reg. X1A 8432, fol. 419) que fut enregistré, sur lettres de jussion, un édit relatif à la vente par décret des immeubles appartenant aux justiciables de la chambre de justice. Dangeau mentionne le tout ensemble au 5 septembre (p. 449), et c'est de là que vient l'erreur de Saint-Simon.

5. Même erreur : c'est encore le 5 septembre que la cour ordonna qu'il serait fait de nouveau au Roi de très humbles remontrances sur les deux édits (reg. X1A 8432, fol. 405-406). Dangeau (p. 449), en notant le bon discours du duc de Noailles, dit qu'il y eut plus de voix contre la surintendance des bâtiments que contre celle des postes; mais il ne dit pas que leur nombre fût supérieur à celui du premier refus. Voyez la suite ci-après, p. 210.

Caractère du duc de Brancas.

L'exécution de cette grâce[1], jusqu'alors diversement suspendue par différentes raisons étrangères à la grâce même, avoit donné lieu depuis longtemps à des desirs. Le duc de Brancas, tout frivole qu'il étoit, en devint susceptible, et son fils[2], aussi peu solide que lui. Le père[3] étoit un homme léger, sans méchanceté, sans bonté, sans affection et sans haine, sans suite et sans but que celui d'attrapper de l'argent, pourvu que ce fût sans grand peine, de le dépenser promptement et de se divertir. A qui n'avoit que faire à lui, et à qui n'y prenoit point de part, aimable, amusant, plaisant, divertissant, avec des saillies pleines d'esprit, d'une imagination ravissante, quelquefois folle, qui ne se refusoit rien, qui parloit bien et de source, avec un air naturel, souvent un naïf inimitable. Il se faisoit justice à lui-même pour se donner liberté entière de la faire aux autres, mais sans ambition et sans jalousie. Une débauche outrée et vilaine l'avoit séparé de presque tous les honnêtes gens, et quoi[qu']il se remît par bouffées de fantaisie par-ci par-là dans le grand monde, dont il étoit toujours bien reçu du gros, l'obscurité de son goût l'en retiroit bientôt dans l'obscurité de sa déraison[4], où il demeuroit des années sans reparoître. Quoique le désordre de sa vie ne fût pas du même genre que celui de M. le duc d'Orléans, ce prince s'étoit toujours plu avec lui, et, devenu le maître, avoit continué à l'admettre et à le desirer dans ses soupers et dans sa familiarité. Il n'en étoit pourtant guères plus ménagé que les autres. Il disoit de lui qu'il gouvernoit et menoit les affaires comme un espiègle[5], et, pressé outre mesure par un homme de province d'obtenir je ne sais quoi, et qui, comme ces gens-

1. La grâce accordée à M. de Valentinois.

2. Louis-Antoine : tome XVII, p. 8.

3. Rapprocher le portrait qui va suivre de celui en quelques lignes qui a été inséré dans le tome XI, p. 104.

4. Il avait d'abord écrit *dans son obscurité* ; il a biffé *son*, ajouté *l'*, et écrit *de sa deraison* en interligne.

5. Au sens de malicieux sans méchanceté.

là ne manquent jamais de faire, lui disoit qu'on savoit bien qu'il pouvoit tout, il lui répondit d'impatience : « Hé bien ! Monsieur, il est vrai ; puisque vous le savez, je ne vous le nierai point : M. le duc d'Orléans me comble de bontés, et veut tout ce que je lui demande ; mais le malheur est qu'il a si peu de crédit auprès du Régent, mais si peu, si peu, que vous en seriez étonné, que c'est pitié, et qu'on n'en peut rien espérer par cette voie. » Le premier n'étoit pas mal vrai, et il le dit à M. le duc d'Orléans lui-même. Ce prince[1] sut le second, qui n'étoit pas tout à fait faux, et il rit de tout son cœur de tous les deux. Brancas disoit de soi-même au Régent qu'il n'avoit point de secret ; qu'il se gardât bien de lui rien confier ; qu'il n'avoit point aussi l'esprit d'affaires ; qu'elles l'ennuieroient ; qu'il ne vouloit que se divertir et s'amuser. Cela mettoit[2] M. le duc d'Orléans à l'aise avec lui, qui ne pouvoit assez l'avoir dans ses heures obscures et dans ses soupers. Il y disoit de soi et des autres tout ce qu'il lui passoit par la tête, avec beaucoup de cette sorte d'esprit et de liberté, et ses dires revenoient après par les autres soupeurs, qui s'en divertissoient aux dépens de qui il appartenoit.

Caractère de son fils et de sa belle-fille.

On a vu ailleurs[3] comment et à qui il avoit marié son fils aîné, ou plutôt vendu pour de l'argent qu'il en avoit tiré pour y consentir et se démettre de son duché. On a vu aussi que ce furent[4] M. et Mme du Maine qui firent ce mariage, et sur quel pied Mlle de Moras étoit chez eux. Devenue par eux duchesse de Villars[5], elle et son mari passèrent leur vie à Sceaux, et partout à la suite de Mme du Maine, comme leurs plus soumis domestiques,

1. Les mots *ce prince* sont en interligne, au-dessus d'*il*, biffé.
2. Les premières lettres de *mettoit* surchargent *le*.
3. Tome XVIII, p. 429-431. — 4. *Fut* corrigé en *furent*.
5. On appelait le fils et la belle-fille duc et duchesse de Villars depuis que le père, duc de Brancas, s'était démis de son duché en leur faveur.

jusque tout à la fin de la vie du Roi. Le duc de Villars avoit peu servi, et avec peu de réputation. Il aimoit le jeu à l'excès, la parure quoiqu'il en fût peu susceptible, les bijoux et les breloques, beaucoup la bonne chère, et encore mieux l'argent, dont il n'avoit guères et qu'il dépensoit dès qu'il en avoit, plus que tout cela une infâme débauche dont il se cachoit encore moins que son père, duquel[1] il ne tenoit rien pour l'esprit et l'agrément, mais moins obscur et très paresseux. Lui et sa femme, sans estime réciproque, qu'en effet ils ne pouvoient avoir, vivoient fort bien ensemble dans une entière et réciproque liberté, dont elle usoit avec aussi peu de ménagement de sa part que le mari de la sienne, qui le trouvoit fort bon, et en parloit même indifféremment, quelquefois et jusqu'à elle-même devant le monde, et l'un et l'autre sans le moindre embarras. Mais elle étoit méchante, adroite, insinuante, comme une crasse[2] de sa sorte, ambitieuse, avec cela artificieuse, rusée, beaucoup d'esprit d'intrigue, mais désagréable plus encore que son mari; et tous les deux bas, souples, rampants, prêts à tout faire pour leurs vues, et rien de sacré pour y réussir, sans affection, sans reconnoissance, sans honte et sans pudeur, avec un extérieur doux, poli, prévenant, et l'usage, l'air, la connoissance et le langage du grand monde. Tout à la fin de la vie du Roi, ils sentirent le cadavre[3]; ils comprirent que les choses ne se passeroient pas ou doucement, ou agréablement, entre M. le duc d'Orléans et le duc du Maine, ni entre les les princes du sang et les bâtards. Ils commencèrent donc

1. *Duquel* est en interligne, au-dessus de *dont*, biffé.

2. Nous avons déjà rencontré le substantif *crasse* au sens de « naissance très basse » et de « grossièreté native » (voyez notamment nos tomes IV, p. 298, et XXVI, p. 24) ; ici Saint-Simon l'emploie pour signifier « une *personne* de basse naissance », et nous n'en connaissons pas d'autre exemple dans ce sens, que ne donne aucun lexique.

3. Le *Littré* ne cite de cette locution figurée que le présent exemple de notre auteur; ils prévirent la chute prochaine.

à intriguer doucement pour être bien reçus de Monsieur le Duc et de Madame la Duchesse, et, quand ils s'en crurent assurés, ils firent comme les rats qui sentent de loin le prochain croulement d'un logis, et l'abandonnent à temps pour aller chercher retraite dans un autre[1]. C'est ce que firent aussi ces rats à deux pieds, sans avoir reçu[2] le plus léger mécontentement de M. ni de Mme du Maine, et aussi sans le plus léger ménagement pour eux. Les princes, et plus ordinairement les princesses, s'amusent sans dégoût de ce qu'elles méprisent; l'habitude, l'empressement bas à leur plaire y joint souvent de la bienveillance; c'est à quoi le duc de Villars s'attacha auprès de Madame la Duchesse et de ses entours, et devint un des tenants de la maison, comme il l'avoit été de celle de M. et de Mme du Maine, qui n'entendirent plus parler d'eux.

Ils desirent de nouvelles lettres de duché-pairie à faire enregistrer au parlement de Paris.

Brouillés souvent avec le père, et devenus plus souples à son égard, par les mêmes raisons qui les avoient fait passer d'un camp à l'autre, ils se réunirent et se mirent en tête de se tirer d'un état embarrassant qui les excluoit de tout, et d'en sortir par une érection nouvelle en duché-pairie enregistrée au parlement de Paris. Le fils et sa femme, trop méprisés pour y rien pouvoir, tâchèrent à mettre le père en mouvement. Celui-ci ne se[3] sentit pas un crédit assez sérieux pour l'entreprendre sans aide. Le même étrange goût les avoit liés, il y avoit longtemps, Canillac et lui[4], et le Palais-Royal, où ils se voyoient assez souvent du temps du feu Roi, les rassembloit fort ordinairement ailleurs. Brancas s'adressa donc à lui et lui parla avec confiance. L'habitude les unissoit plus que l'amitié; d'estime, ils se connoissoient trop pour en avoir l'un pour l'autre. Canillac avoit les mêmes vues pour un

1. Comparaison déjà rencontrée dans le tome XVII, p. 359.
2. Saint-Simon a ajouté *avoir receu* en interligne.
3. Les mots *cy* et *se* sont en interligne.
4. Ces trois mots ont été encore ajoutés au-dessus de la ligne par l'auteur.

autre qu'il aimoit véritablement, mais dont il n'est pas encore temps de parler[1]; il fut donc fâché de celles de Brancas, embarrassé de son ouverture et du secours qu'il lui demandoit, résolu[2] de l'amuser et de le tromper pour ne pas croiser les vues qu'il avoit pour un autre. La belle-fille, en[3] attendant les bons offices de Canillac, ne s'endormoit pas ; elle étoit venue à bout de tonneler[4] Daguesseau, procureur général, qu'elle se doutoit bien qui seroit consulté, et, sûre de lui, pressoit son beau-père, qui à son tour tourmentoit Canillac. Avant d'aller plus loin, il faut expliquer le fait.

État de leur dignité.

Louis XIII érigea la terre de Villars en duché simple en septembre 1627[5], en faveur de Georges de Brancas[6], qui les fit enregistrer en juillet suivant au parlement d'Aix. Il étoit frère cadet de l'amiral de Villars[7], qui traita de la réduction de Rouen et d'une partie de la Normandie avec Henri IV, pour l'amirauté qu'avoit le second maréchal de Biron[8] et à d'autres conditions encore, en 1594, et qui fut tué l'année suivante, de sang-froid, près de Doullens en Picardie, où il avoit été battu et pris par les Espagnols. Il n'avoit point été marié. Georges, son frère, fut lieutenant général de Normandie et gouverneur du Havre-de-Grâce. Il avoit épousé une sœur du premier maréchal d'Estrées[9], et il obtint en 1652, de Louis XIV[10], des lettres

1. La Feuillade : suite des *Mémoires*, tome XVII de 1873, p. 246.
2. Canillac fut résolu ; façon de parler fautive pour dire : Canillac résolut.
3. *En* surcharge *ou* et le commencement d'*attendant* surcharge *pr*[*essoit*], qui va se retrouver trois lignes plus loin.
4. Tomes V, p. 104, et XVII, p. 147.
5. Il a été parlé de cette terre de Villars et de son érection en duché dans le tome XXI, p. 148.
6. Tome XI, p. 101.
7. André-Baptiste de Brancas : *ibidem*.
8. Charles de Gontaut : tome II, p. 14.
9. Julienne-Hippolyte d'Estrées : tome XI, p. 102.
10. Il y a *Louis XIII*, par erreur, dans le manuscrit.

d'érection du duché de Villars en pairie [1], et [2] mourut chez lui en Provence, en janvier 1657 [3], à quatre-vingt-neuf ans, sans avoir fait enregistrer nulle part ses lettres de pairie. Louis-François, son fils aîné [4], un mois après la mort de son père, les fit enregistrer au parlement d'Aix [5]. C'étoit un petit bossu qui ne se montra guères, qui s'enterra dans sa province, qui mourut eu 1679 [6], et qui étoit frère du comte de Brancas, chevalier d'honneur de la Reine mère, si connu par la singularité de ses distractions [7], qui mourut en 1681 à soixante-trois ans, et qui [8] de la fille de Garnier, trésorier des parties casuelles [9], ne laissa que la princesse

1. Ces nouvelles lettres de juillet 1652 (et non 1651, comme il a été dit dans notre tome XXI) ont été imprimées dans l'*Histoire généalogique,* avec les autres pièces relatives à ce duché, tome V, p. 270-276.

2. Avant *et,* Saint-Simon a biffé, à la fin de la page 1827 de son manuscrit et au commencement de la page 1828 : *il ne les fit enregistrer qu'en f^r 1657 au P^t d'Aix.*

3. Avant cette date, il a biffé *1679.* — 4. Tome XI, p. 102.

5. Le 15 février 1657 : voyez l'*Histoire généalogique.* C'est par erreur que dans le tome XXI nous avons mis *le 15 juillet.*

6. Ces quatre mots sont en interligne.

7. Charles, comte de Brancas : tomes VI, p. 74, et XI, p. 102-104.

8. Les mots *ans et qui* sont en interligne au-dessus d'*et,* biffé.

9. Suzanne Garnier, fille du partisan Mathieu Garnier, d'abord trésorier des parties casuelles, puis conseiller au Grand Conseil, épousa en 1649 le comte de Brancas, et mourut le 2 novembre 1685. Très avant dans la familiarité d'Anne d'Autriche, spirituelle et galante, on lui attribua des relations intimes avec Foucquet et même une passade avec le Roi *(Mémoires de Mme de Motteville,* tome IV, p. 344, 353-355 et 359 ; Saumaise, *Dictionnaire des Précieuses,* tomes I, p. 31, et II, p. 177-179 ; Walckenaer, *Mémoires sur Mme de Sévigné,* tome IV, p. 107 et 339 ; chansonnier, ms. Franç. 12618, p. 195). Louis XIV lui donna une pension de huit mille livres en juin 1682 et une gratification de quatre mille écus en août 1685 (*Dangeau,* tome I, p. 211). En 1668, on fit courir un libelle en vers, édité à Cologne en 1680 et intitulé *Les fausses prudes ou les amours de Mme de Brancas et des autres dames de la cour ;* Ch. Livet l'a réédité dans le tome II de l'*Histoire amoureuse des Gaules,* p. 337-353. Elle avait été mariée en premières noces à François de Brecey, seigneur d'Isigny, et ses deux sœurs étaient Mmes d'Orgères et d'Oradour.

d'Harcourt[1] et la duchesse de Brancas, qu'il fit épouser au fils aîné de son frère et de la fille de Girard, sieur de Villetaneuse, procureur général de la chambre des comptes de Paris[2]. C'est cette duchesse de Brancas si malheureuse, dont on a raconté en son temps la singulière séparation d'avec son mari, le duc de Brancas dont il s'agit ici, et qui pour son pain se fit dame d'honneur de Madame, comme on l'a dit ici en son temps[3]. Par ces érections, la dignité de duc étoit certaine et héréditaire, l'ancienneté fort disputée, parce que l'enregistrement n'en avoit été fait qu'au parlement d'Aix, et celle de pair nulle par la même raison, inconnue aux pairs et à la cour des pairs. Cela faisoit donc un duché fort boiteux et une pairie en idée, un duc à qui aucun ne cédoit, par conséquent exclus de toute cérémonie. C'est donc de cet état d'embarras et d'exclusion que le père et le fils, et plus qu'eux encore la belle-fille voulut sortir par de nouvelles lettres d'érection en duché-pairie, enregistrées au parlement de Paris.

Brancas trompé par Canillac, à qui il s'étoit adressé ; s'en venge en bons mots et a recours à moi.

Canillac ne répondoit point aux empressements avec lesquels Brancas réclamoit son service. Outre la raison secrète qui retenoit Canillac[4], sa liaison avec Brancas n'étoit qu'habitude. Il falloit à l'un un encens, une soumission, une admiration perpétuelle à son babil doctrinal, politique, satirique, envieux et sentencieux, et à sa singulière morale. C'étoit à quoi la vivacité et la liberté de Brancas ne s'étoit pu ployer. Il s'aperçut enfin qu'il le menoit sans dessein de le servir. Piqué contre lui, il ne se contint plus de brocards, en divertit le duc d'Orléans

1. Marie-Françoise de Brancas d'Oise : tome I, p. 103.

2. Tout cela a été déjà raconté dans le tome XI, p. 101 et suivantes. — Louis Girard, seigneur de Villetaneuse, reçu conseiller au Parlement le 23 juin 1618, fut nommé maître des requêtes le 19 décembre 1624, devint procureur général de la Chambre des comptes le 15 décembre 1625 et mourut en 1651. Il a été parlé des enfants de sa fille dans le tome XVII, p. 8.

3. Dans le même tome XI, p. 100-104. — 4. Ci-dessus, p. 202-203.

et sa compagnie les soirs. Il y dit un jour du babil doctrinal de Canillac en sa présence, qu'il avoit une perte de morale continuelle, comme les femmes ont quelquefois des pertes de sang, et la compagnie à rire, et M. le duc d'Orléans aussi. Canillac en colère lui reprocha la futilité de son esprit et son incapacité d'affaires et de secret, et qu'en un mot il n'étoit qu'une caillette[1]. « Cela est vrai, répondit Brancas en riant; mais la différence qu'il y a entre moi et toi, c'est qu'au moins je suis une caillette gaie et que tu es une caillette triste; j'en fais juge la compagnie. » Voilà le duc d'Orléans et tout ce qui étoit avec lui aux éclats, et Canillac dans une fureur qui lui sortit par les yeux et qui lui mastica la bouche[2]. Aussi ne l'a-t-il jamais pardonné au duc de Brancas, qui tous les jours le désoloit et lui en donnoit de nouvelles. Tout cela pourtant ne faisoit pas son affaire; il fallut avouer à son fils et à sa belle-fille, qui le pressoient sans cesse, ou il en étoit avec Canillac, et se tourner de quelque autre côté. Ils pensèrent à moi comme à celui qu'ils craignoient davantage, et dont ils espéroient davantage aussi, s'ils pouvoient me gagner, parce que je ne les tromperois pas, parce que je suivois ce que je voulois bien entreprendre, et par le poids que me donneroit en leur affaire l'éloignement connu où j'étois de l'accroissement du nombre des pairs. Le duc et la duchesse de Villars s'étoient toujours entretenus bien avec la duchesse de Brancas. Celle-ci étoit l'amie la plus intime et de tous les temps de la maréchale de Chamilly[3], qui à une vertu peu commune dans tous les temps de sa vie joignoit toutes les qualités les plus aimables de l'esprit, du cœur et de

1. Tome XXIV, p. 170.

2. L'emploi de ce verbe au figuré, au sens de clore, fermer, n'est donné par aucun lexique.

3. Élisabeth du Bouchet de Villeflix. C'est grâce à elle que la duchesse de Brancas était devenue dame d'honneur de Madame : tome XI, p. 104.

la plus sûre et agréable société, et qui[1] étoit depuis longtemps amie intime de Mme de Saint-Simon, par conséquent la mienne, et nous voyoit fort souvent; ce fut la voie qu'ils prirent. La duchesse de Brancas, par la maréchale, étoit aussi de nos amies, mais non assez pour nous parler; nous ne connoissions point du tout la belle-fille, ou plutôt assez pour n'avoir aucun commerce, et je n'avois jamais parlé au père ni au fils, pour ainsi dire. La maréchale se chargea de nous parler, et le fit efficacement. Je considérai que M. de Brancas n'étoit pas moins duc pour l'être d'une manière bizarre; que son ancienneté pouvoit embarrasser; qu'il valoit mieux s'en défaire par de nouvelles lettres, et un nouveau rang de duc et pair qui le remît dans l'ordre naturel et commun, que de laisser subsister des prétentions et une exclusion de toutes cérémonies éternelle. Je consentis donc à y travailler à cette condition, mais laquelle je voulus me bien assurer par celui qu'elle regardoit. C'étoit le fils, parce que, le père s'étant démis de son duché, il n'étoit plus susceptible de la pairie, comme il étoit arrivé au maréchal de Tallard[2]. Nous prîmes donc un jour chez la maréchale de Chamilly, où le duc et la duchesse de Villars se trouvèrent avec Mme de Saint-Simon et moi. Là se fit l'explication et la convention nette et précise. Villars convint que tout ce qu'il desiroit étoit d'être fait duc et pair par de nouvelles lettres enregistrées au parlement de Paris, tant pour couper racine à toute prétention d'ancienneté, que parce que le parlement de Paris ne connoît point l'enregistrement d'érections de ces dignités des autres parlements, mais seulement les siennes; qu'à ce titre il prendroit la queue de tous les pairs au Parlement, et de plus celle de tous les ducs en toutes cérémonies et actes, spécialement en l'ordre du

Condition dont Villars me donne toute assurance, sa foi et sa parole, sous laquelle je m'engage à le servir. J'y réussis avec* peine. Longtemps après il me manque infâmement de parole, et en jouit.

1. Les mots *et qui* ont été ajoutés en interligne.
2. Tome XXVI, p. 163-164.

* Avant *avec*, il y a un *et* biffé.

Saint-Esprit, le cas lui arrivant, et ne prendroit ni ne prétendroit jamais en aucun acte, cérémonie, occasion quelconque, autre rang parmi les ducs que celui de la date du rang nouveau desdites nouvelles lettres et de sa réception au parlement de Paris[1]. Cela fut bien et clairement énoncé par moi, répété par la maréchale de Chamilly, prononcé de même par Villars, distinctement et correctement approuvé et consenti par lui, qui m'en donna sa foi et sa parole d'honneur positive et me la réitéra, de manière que j'eus honte de lui faire l'affront de la lui demander par écrit. Et voilà la sottise des honnêtes gens, droits et vrais avec ceux qui ne sont rien moins, et desquels ils ne peuvent se figurer une infamie solennelle. J'ai eu depuis tout loisir de m'en repentir. Ce qui m'empêcha[2] de parler d'écrit fut qu'il me pria d'expliquer à M. le duc d'Orléans ces conditions; qu'il me donna sa parole que lui et son père les stipuleroient eux-mêmes en ma présence à ce prince, et qu'ils consentoient que la foi et la parole qu'ils me donnoient de s'y tenir devinssent publiques. Un homme d'honneur est aisément trompé par qui n'en a point et qui s'en joue. Ces paroles reçues, je ne pensai plus qu'à m'acquitter de l'engagement qu'elles m'avoient fait prendre. Je représentai au Régent la convenance[3] de mettre à flot des gens engravés[4] d'une manière singulière, dont il aimoit le père, et dont la mère, dame d'honneur de Madame, méritoit sa considération et ses grâces, les tirer de prétention et d'exclusion perpétuelle par une grâce très

1. L'arrêt d'enregistrement porte bien que M. de Villars jouira des privilèges de pairie à dater du jour de l'enregistrement et de celui de sa réception au Parlement.

2. *M'empescha* corrige par surcharge *m'en empescha*, et les quatre mots *de parler d'écrit* ont été ajoutés en interligne.

3. Ces deux mots sont en interligne.

4. *Engravé* se dit des bateaux qui s'engagent dans le sable, de manière à ne plus flotter ; l'emploi de cette locution est la conséquence de celle de « mettre à flot. »

grande à la vérité, mais qui ne changeoit point leur extérieur et ne blessoit personne. Je fus surpris de la résistance que j'éprouvai du Régent. Il s'amusoit des pointes que faisoit le duc de Brancas et de ses saillies, mais au fonds il le méprisoit ; il faisoit encore moins de cas de son fils et de sa belle-fille, à qui peut-être il n'avoit jamais parlé, et il comptoit pour fort peu la vertu et la piété de la duchesse de Brancas ; il sentoit le ridicule à l'égard du sujet, en sorte que j'eus toutes les peines imaginables à en venir à bout à force de bras. Je lui expliquai la condition, sans laquelle M. le duc d'Orléans n'eût jamais accordé chose si fort contre son sens et contre son goût. Le père et le fils non-seulement y consentirent en sa présence, mais la lui demandèrent. Elle fut rendue publique en même temps que la grâce, sitôt que je l'eus emportée[1] ; eux l'avouèrent par augmentation de droit, puisque les nouvelles lettres portant nouvelle érection du duché et de la pairie abolissoient les anciennes et les anéantissoient, et le rang nouveau que leur enregistrement et la réception du duc de Villars opéra[2], fixa à leur date le rang nouveau du nouveau duc et pair, tant au Parlement qu'en tous autres actes, assemblées et cérémonies d'État, de cour et publiques[3]. Quoique les infâmes suites de ce service, de cette grâce, et de la foi et parole si solennellement données et réitérées, portées au Régent par eux-mêmes, et de leur aveu devenues publiques,

1. Dangeau dit seulement (p. 439) que le Régent a promis au nouveau duc qu'il aurait rang avant MM. de la Feuillade et de Valentinois.

2. *Opererent* corrigé en *opera*.

3. Il n'y eut pas de lettres de nouvelle érection, mais des lettres de « relief de surannation », relevant M. de Brancas de l'incapacité résultant de ce qu'il n'avait pas fait enregistrer ses lettres de pairie de 1652 au parlement de Paris dans le délai d'un an fixé par les ordonnances. Ces lettres de surannation ne disent rien du rang à prendre par le bénéficiaire ; mais l'arrêt d'enregistrement l'indique implicitement.

dépassent les temps que je me suis prescrit pour ces *Mémoires,* je ne laisserai pas d'avoir lieu de les placer en leur temps[1]. Le duc de Villars ne perdit point de temps pour son enregistrement, et il fut reçu le 7 septembre[2], dernier jour du Parlement[3].

Parlement enregistre enfin l'édit de création des charges de surintendant des bâtiments et de grand maître des postes. Les princes du sang et bâtards n'assistent

Ce même jour, avant sa réception, Effiat alla de bon matin au Palais, avec une lettre de jussion dans sa poche pour l'enregistrement des charges de surintendant des bâtiments et de grand maître des postes[4]. Lui et son ami le premier président, qui ne songeoit qu'à tirer de l'argent du Régent en se rendant difficile, mais ne s'en vouloit pas tarir la source, avoient trouvé que le jeu avoit duré assez longtemps pour faire montre de l'autorité du Parlement sur chose qui n'intéressoit ni le public ni personne en particulier[5]. Il assembla donc les chambres sur-le-

1. Saint-Simon n'en reparlera pas dans les *Mémoires;* mais, dans l'Addition au *Journal de Dangeau* indiquée ci-dessus, n° 1361, il avait raconté que ce fut en 1724 que le duc de Villars-Brancas, nommé chevalier du Saint-Esprit, réclama son rang de duché de 1652 et l'obtint de Monsieur le Duc, alors premier ministre. Voyez ci-après aux Additions et Corrections.

2. L'enregistrement des lettres patentes de juillet 1652 et des lettres de surannation du 2 septembre 1716 eut lieu le 5 septembre, et la réception du nouveau duc le 7 (reg. X¹ᴬ 8432, fol. 406-407 et 420-422; *Dangeau,* p. 449 et 450). Le greffier Delisle nous a conservé dans ses papiers (reg. U 357) tout le dossier de l'affaire : suppliques et mémoires de M. de Brancas au Régent et au Parlement, expéditions du brevet de 1626, des érections de 1627 et de 1652 et des enregistrements au parlement de Provence, conclusions du procureur général pour le rejet de la demande pour cause de surannation, arrêt conforme de la cour du 2 septembre, lettres de relief de surannation du même jour, information de vie et mœurs, et minutes des arrêts d'enregistrement et de réception. Saint-Simon se dispensa d'assister à aucune des séances du 2, du 5, ni du 7 septembre (K 648, n° 53).

3. Le Parlement entrait le lendemain en « vacations ».

4. Voyez le commencement de l'affaire dans le tome XXIX, p. 122 et 321, et ci-dessus, p. 86, 166 et 198.

5. Voici la succession des divers incidents depuis la présentation des remontrances le 13 mai (ci-dessus, p. 166) : le 11 juillet, le Parlement reçut une convocation pour entendre la réponse du Roi ; ses députés

champ, et prit son temps qu'il y en avoit encore peu des Enquêtes arrivés, dont il étoit moins le maître, et qu'il avoit fort échauffés contre cet édit. Il le proposa en aplanissant les prétendues difficultés, en faisant craindre de s'exposer au dégoût des lettres de jussion, et en maintenant leur rare autorité par de misérables modifications à l'édit, qui ne faisoient rien aux charges ni à leurs fonctions. L'édit passa ainsi à la grande pluralité des voix, et la lutte pour cette affaire demeura enfin finie[1]. M. le duc d'Orléans empêcha les princes du sang et les bâtards de se trouver à l'enregistrement ni à la réception du duc de

point à la réception du duc de Villars-Brancas. [Add. S^t-S 1362]

se rendirent au Palais-Royal le 13 ; le Roi maintint ses édits. Le 22 la cour entendit la relation de l'audience, décida un nouvel examen et renvoya l'affaire à huitaine ; le 30 juillet et le 5 août, nouveaux renvois. Le 12 août, les commissaires rendent compte de leur examen, et concluent à refuser l'enregistrement. Le Régent consent alors à rendre, le 28 août, des déclarations interprétatives, qui donnent satisfaction au Parlement sur certains points. Nouvel examen par la cour, qui conclut, le 5 septembre, à présenter au Roi de nouvelles remontrances. C'est alors que le Régent se décide à envoyer au Parlement le 7 septembre M. d'Effiat, porteur de lettres de jussion, antidatées du 29 août, et que la cour procède à l'enregistrement. Les registres officiels du Parlement ne contiennent pas tous ces incidents, le greffier Delisle ayant gardé les minutes, qu'on retrouve aujourd'hui dans ses papiers, reg. U 359 ; on trouve seulement dans les registres de la cour le texte des lettres de jussion (X^{1A} 8432, fol. 428) et celui des deux édits et des déclarations interprétatives (X^{1A} 8716, fol. 302-317). La minute du procès-verbal (reg. U 359) contient les discours courtois échangés entre M. d'Effiat, qui avait écrit ce qu'il devait dire, et le premier président.

1. Il n'y eut que soixante voix pour l'enregistrement, ce qui n'était certainement pas une majorité importante ; mais il semble qu'une partie des conseillers aux Enquêtes s'étaient abstenus. Dangeau a noté la plupart de ces péripéties : p. 317, 321-322, 325, 368, 378, 384, 412-413, 423, 424, 449 et 450. Les provisions du duc d'Antin comme surintendant des bâtiments ne furent expédiées que le 20 octobre (reg. O^1 60, fol. 159 v°), à la suite d'une nouvelle déclaration interprétative du 6 (*ibidem*, fol. 148). Nous verrons son fils Bellegarde en avoir bientôt la survivance (ci-après, p. 315). En fait, cette transformation de directeur en surintendant fut pour d'Antin une source de profits considérables.

Mort de l'abbé de Brancas. [Add. StS. 1363]

Villars, de peur de commise[1]. Son oncle l'abbé de Brancas[2], qui avoit la tête fort dérangée, se jeta dans la rivière vers ce même temps[3]. Des bateliers le retirèrent ; mais il mourut quelques heures après[4].

Le cardinal Ferrari, jacobin[5], que sa vertu et son rare savoir avoit élevé à la pourpre et l'avoit honorée, et fort employé dans les principales affaires[6], mourut à Rome[7].

Mort de la princesse de Chimay.

La sœur aînée de M. de Nevers, qui avoit épousé le prince de Chimay, grand d'Espagne et chevalier de la Toison d'or[8], mourut aussi sans enfants à Paris[9].

1. Saint-Simon emploie ce mot au sens de conflit ; mais les lexiques du temps ne lui donnaient pas cette signification. Notre auteur l'avait déjà utilisé dans l'Addition indiquée ci-contre, et on peut en citer un exemple du cardinal de Retz (*Œuvres*, édition des Grands écrivains, tome VII, p. 128).

2. Louis de Brancas (la *Gallia christiana*, tome II, col. 1296, l'appelle Louis-Étienne-Joseph), né le 13 décembre 1670, dit d'abord le chevalier de Villars, puis l'abbé de Brancas, lorsqu'il eût obtenu en août 1692 la petite abbaye de Notre-Dame des Alleuds, au diocèse de Poitiers, qui ne valait que deux ou trois mille livres (aujourd'hui les Alleuds, Deux-Sèvres, canton de Sauzé-Vaussais).

3. Le 12 octobre ; Dangeau l'annonce le 13 (p. 473).

4. Cette dernière phrase a été ajoutée dans le blanc resté à la fin du paragraphe et sur la marge. — Le *Journal de Buvat* (tome I, p. 183-184) donne beaucoup de détails sur sa noyade, et aussi la *Gazette d'Amsterdam*, n° LXXXV.

5. Thomas-Marie Ferrari, né le 2 novembre 1647, entra de bonne heure dans l'ordre de Saint-Dominique et occupa divers postes de la cour pontificale ; il était maître du sacré palais depuis 1688, lorsque Innocent XII l'éleva au cardinalat le 12 décembre 1695 ; il mourut le 20 août 1716.

6. Notre auteur se contente de résumer l'article de son *Moréri*. Le cardinal Ferrari ne laissa que des ouvrages manuscrits.

7. Saint-Simon trouve la mention de sa mort dans Dangeau, au 9 septembre (p. 451) ; voyez aussi la *Gazette*, p. 444 et 451, qui fait son éloge et donne des précisions sur son testament.

8. Diane-Gabrielle-Victoire Mazzarini-Mancini, femme de Charles-Louis-Antoine de Hennin d'Alsace, prince de Chimay (tomes VII, p. 338, et XIV, p. 393) et sœur du prince de Vergagne, puis duc de Nevers (tome IX, p. 282), que nous avons vu obtenir la grandesse à la fin de 1715 (tome XXIX, p. 228-229).

9. Elle mourut au Louvre le 12 septembre (*Gazette*, p. 456) ; Dan-

Torcy vendit quatre cent mille [livres] sa charge de chancelier de l'Ordre, avec permission de continuer à le porter, à son beau-frère l'abbé de Pomponne[1], qui obtint en même temps un brevet de retenue de trois cent mille livres dessus[2].

Abbé de Pomponne chancelier de l'Ordre par démission de Torcy.

Les galions arrivèrent à Cadix, chargés de trente millions d'écus sans les fruits et les pacotilles[3]. Ce fut une grande et agréable nouvelle, et en général pour tous les commerçants de l'Europe. L'arrivée du jésuite Lafitau[4] dans la chaise de poste du cardinal de la Trémoïlle fit plus de bruit encore parmi un certain monde[5]. Le secret

Arrivée des galions richement chargés. Voyage de Lafitau; quel étoit ce jésuite.

geau annonce sa mort dès le 11 (p. 452), après une longue maladie. Il est étonnant que notre auteur n'ait pas marqué ici que sa propre fille, Charlotte de Saint-Simon (tome III, p. 250), épousa en 1724 ce prince de Chimay.

1. Henri-Charles Arnauld : tome VI, p. 354.

2. *Dangeau*, p. 452 et 453. L'abbé prêta le serment le 28 novembre (p. 497).

3. *Gazette*, p. 449-450 et 475; *Dangeau*, p. 452. On a vu tome VIII, p. 155, ce que signifiait le mot *pacotilles*, que Saint-Simon écrit toujours *pacodilles*, et tome XVI, p. 340, ce que c'était que les fruits, *los frutos*.

4. Pierre-François Lafitau (Saint-Simon écrit *Laffiteau*), né à Bordeaux en 1685, entra au noviciat des jésuites en octobre 1708 et fut professeur au collège de Pau pendant quelques années, alla ensuite à Rome et s'y mêla des affaires de la Constitution. Il devint l'agent de l'abbé Dubois et s'occupa activement de lui faire obtenir le chapeau de cardinal. Nommé évêque de Sisteron en novembre 1719, il fut chargé de gérer à Rome les affaires de France aussitôt après la mort du cardinal de la Trémoïlle, et vint prendre possession de son siège en 1720; il mourut au château de Lurs le 3 avril 1764. Considéré par les jésuites comme ayant quitté la Compagnie par son accession à l'épiscopat, il n'a qu'une notice très sommaire dans la *Bibliothèque de la Compagnie de Jésus* du P. Sommervogel, qui n'indique même pas ses ouvrages. Lafitau fit paraître en 1734 une *Réfutation des Anecdotes ou Mémoires secrets sur la Constitution Unigenitus* [de Bourgoin de Villefore], en 1737-1738 une *Histoire de la Constitution Unigenitus* en deux volumes in-4°, et une *Réfutation de l'Histoire de la condamnation de Monsieur de Senez*, s. d. Dom Théophile Bérengier a publié en 1886 une Notice sur ce prélat.

5. Dangeau annonce son arrivée le 13 septembre, mais sans le nom-

et la promptitude de son voyage, les mesures mystérieuses qu'il affecta ici, la promptitude avec laquelle il repartit pour Rome six ou sept jours après, firent faire bien des raisonnements[1]. La suite montra que ce n'étoit qu'un fripon qui s'étoit voulu faire de fête[2], et qui ne fit que leurrer et tromper. Longtemps depuis le cardinal de Rohan m'a conté que ce drôle-là entretenoit une fille dans une espèce de faubourg de Rome, chez laquelle il donnoit très bien à souper à ses amis du temps que ce cardinal étoit à Rome[3]. Il se moquoit de ses supérieurs pour les mœurs; mais il les courtisoit pour leur doctrine et leurs vues. Il avoit beaucoup d'intrigues, qui à la fin le firent évêque de Sisteron[4], où il ne fut pas moins effronté en tous genres. Le cardinal de Rohan n'eut pas honte depuis tout cela de lui faire prêcher un carême à la cour[5], ni lui d'écrire un volume de mensonges les plus grossiers et les plus reconnus contre l'exacte et simple vérité[6] du voyage de l'abbé Chevalier à Rome, écrit par lui-même[7].

mer (p. 453). La *Gazette d'Amsterdam*. Extraordinaires LXXVII et LXXVIII, donne plus de détails.

1. La Notice de Dom Th. Bérengier n'éclaircit pas cette affaire.

2. Locution déjà expliquée dans le tome XXII, p. 126.

3. Ceci sera encore répété dans la suite des *Mémoires*, tome XVI de 1873, p. 348.

4. Cette nomination sera racontée en 1719 : suite des *Mémoires*, tome XVI de 1873, p. 347-348.

5. *Caresme* est en interligne au-dessus de *sermon*, biffé. — Ce fut le carême de 1730 que Mgr Lafitau prêcha à Versailles. La lettre donnée par Dom Théophile Bérengier dans sa *Notice* (p. 40-41) montre qu'il avait sollicité cette faveur par l'intermédiaire du cardinal de Tencin. Il prononça aussi le 15 décembre 1746 l'oraison funèbre de Philippe V à Notre-Dame.

6. Notre auteur veut parler certainement de l'*Histoire de la Constitution Unigenitus* du P. Lafitau : ci-dessus, p. 213, note 4.

7. L'abbé Hyacinthe Chevalier, prêtre du diocèse de Mende, né vers 1660, avait été pris comme grand vicaire par M. de Bissy, évêque de Toul, qui l'emmena à Meaux en 1704 et le fit archidiacre de ce diocèse. Il avait eu une première mission à Rome en 1703 pour les affaires de l'évêché de Toul. En mars 1716, les évêques opposants le choisirent

Mort du fils unique de Chamarande et du comte de Beuvron. [Add. StS. 1364]

Chamarande, dont j'ai quelquefois fait mention[1], perdit le seul fils qui lui restoit[2]; et le comte de Beuvron[3] mourut en même temps fort jeune, sans alliance, perdant le sang jusque par les pores, maladie fort peu connue des médecins[4]. Il avoit reporté en Espagne la Toison de Sézanne son oncle, où il l'avoit obtenue[5], et le maréchal d'Harcourt lui avoit fait donner la lieutenance générale de Normandie et le gouvernement du Vieux-Palais de Rouen[6] qu'il avoit. Le Régent en laissa la disposition au maréchal d'Harcourt, qui les donna à un autre de ses enfants[7].

pour aller avec le P. Vivien de la Borde, supérieur du séminaire de Saint-Magloire, exposer au pape les difficultés qu'ils rencontraient à l'acceptation de la Bulle. Chevalier revint en octobre 1717, brouillé avec le cardinal de Bissy. Le cardinal de Noailles lui donna aussitôt (24 novembre) une prébende de chanoine de Notre-Dame et le Régent l'abbaye de Saint-Michel de Tonnerre, qu'il refusa. Il résigna sa prébende le 6 octobre 1730 pour raison de santé, et dut mourir peu après. Il ne faut pas le confondre avec l'abbé Claude-Antoine Chevalier, aussi chanoine de Notre-Dame, mort en 1730. L'abbé Legendre (*Mémoires*, p. 347-348) le dépeint comme un « homme borné, qui avoit peine à s'exprimer, qui pensoit souvent de travers et qui sembloit toujours en colère ». La *Bibliothèque historique de la France* du P. Lelong n'indique comme ouvrage de l'abbé Chevalier (tome IV, p. 303-304, n° 7370***) qu'un mémoire de 1718 sur le refus des bulles aux évêques nommés par le Régent. Il est parlé de sa mission à Rome dans les Mémoires de Torcy (ms. Franç. 10670, p. 356 et suivantes). Voyez aux Additions et Corrections.

1. Louis d'Ornaison, comte de Charamande : tome I, p. 193.

2. Ange-François d'Ornaison, titré comte de Busancy, capitaine de cavalerie, mourut le 15 septembre ; il n'avait que vingt et un ans (*Dangeau*, p. 452-453 ; *Gazette d'Amsterdam*, n° LXXVIII).

3. Louis-Henri d'Harcourt (tome XXV, p. 118).

4. Il mourut le 18 septembre, âgé de vingt-trois ans, et les détails sur sa maladie viennent de Dangeau (p. 454 et 455 ; voyez aussi la *Gazette*, p. 468, et la *Gazette d'Amsterdam*, n° LXXIX).

5. Tome XXV, p. 117-118.

6. Ce Vieux-Palais ou Vieux-Château, bâti en 1205 par Philippe-Auguste à l'ouest de la ville, était une construction fort grossière flanquée de six tours rondes. Son gouvernement particulier valait environ quatre mille livres.

7. Au chevalier d'Harcourt, le troisième des fils qui lui restait

Mort de Mme de Lussan et de l'abbé Servien. [*Add. St-S. 1365*]

Mme de Lussan[1], de laquelle j'ai eu lieu de parler en son temps[2], mourut fort vieille[3]. Je n'ai point su si elle étoit devenue moins friponne, fausse, et doucereuse impudente qu'elle avoit vécu. Une autre belle âme qui alla paroître fort subitement devant Dieu, fut celle de l'abbé Servien, fils du surintendant et reste de tous les Serviens[4], duquel j'ai parlé quelquefois[5].

Mort de Mme de Manneville.

Mme de Manneville[6] mourut en même temps d'un cancer[7]. Elle étoit fille de M. et Mme de Montchevreuil, les grands amis de Mme de Maintenon, et avoit une pension du Roi de six mille [livres][8].

Mort d'Angennes; mort

Les dames et les gens de bel air regrettèrent fort d'Angennes, qui mourut de la petite vérole[9]. La duchesse

(*Dangeau*, p. 458). Anne-Pierre, titré d'abord chevalier puis marquis d'Harcourt, comte de Beuvron et enfin duc d'Harcourt, était né le 2 avril 1701 ; il eut en 1716 la lieutenance générale de Haute-Normandie, un régiment de cavalerie en 1734 et le grade de brigadier la même année ; il passa maréchal de camp en 1743 et lieutenant général en 1747. A la mort de son frère aîné, septembre 1750, il hérita de la duché-pairie et du gouvernement de Sedan, reçut l'ordre du Saint-Esprit en 1756, le gouvernement de Normandie en 1764 et le bâton de maréchal de France en mars 1775 ; il mourut le 28 décembre 1783.

1. Marie-Françoise Raymond : tome IV, p. 321.

2. Notamment à propos du procès qu'il soutint contre elle : tome XV, p. 67-79.

3. Le 19 septembre (*Dangeau*, p. 456).

4. Augustin, abbé Servien : tome X, p. 8. Il mourut le 6 octobre d'une apoplexie foudroyante (*Gazette*, p. 504 ; *Dangeau*, p. 469).

5. Notamment dans les tomes XIX, p. 392-393, XXIII, p. 121-122, et XXIV, p. 154. Enfermé à Vincennes, il avait été mis en liberté au début de la Régence : tome XXIX, p. 43, note 7.

6. Bonne-Angélique de Mornay-Montchevreuil : tome I, p. 105.

7. Le 22 septembre : *Dangeau*, p. 457 ; *Mercure* d'octobre, p. 237-239. Très liée avec les Albret, les Coulanges, etc., c'était une des familières du château de Navarre, près Évreux (Éd. de Barthélemy, *la Marquise d'Huxelles*, p. 165-166).

8. Le Roi la lui avait donnée en 1702, lorsqu'elle avait quitté la place de dame d'honneur de la duchesse du Maine.

9. Pierre-Charles Renauld, comte d'Angennes (tome XXIII, p. 49), mourut le 7 octobre ; on prétendit que sa mort était la suite d'un duel (*Gazette*, p. 504 ; *Dangeau*, p. 461, 469 et 470).

d'Olonne[1] en mourut aussi, pour s'en être enfermée mourant de peur avec son mari, qui ne le méritoit guères de la façon dont il vivoit avec elle[2]. Elle étoit fille du premier mariage de Barbezieux, jeune, bien faite, aimable, vertueuse et pleine de ses devoirs. Ce fut grand dommage[3].

de la duchesse d'Olonne.

J'avois profité d'une quinzaine de vacances du conseil de régence[4] pour m'aller amuser à la Ferté et en d'autres campagnes, lorsque la petite vérole parut à M. le duc de Chartres[5]. Il me fâchoit fort de couper un si court intervalle; mais on m'en pressa tant, que je vins passer un jour franc à Paris pour voir M. et Mme la duchesse d'Orléans. J'allai donc au Palais-Royal le lendemain que je fus arrivé. Je trouvai M. le duc d'Orléans dans son grand appartement[6], qui me parut touché de mon voyage. Comme je causois seul avec lui, on lui annonça le duc de Noailles. Je voulus dire quelque chose; M. le duc d'Orléans m'interrompit pour me dire qu'il lui avoit donné heure, et en même temps le duc de Noailles entra et se tint en dedans sur la porte. « Ho! pour cela, Monsieur, repris-je tout haut pour que Noailles n'en perdît rien, je fais cinquante lieues pour avoir l'honneur de vous voir; je m'en retourne demain ; nous étions en train de causer ; vous n'avez qu'à

M. le duc de Chartres malade de la petite vérole cause un dégoût de ma façon au duc de Noailles.

1. Anne-Catherine-Éléonore le Tellier de Barbezieux : tome XXIV, p. 48. Nous l'avons vu épouser en 1714 Charles-Paul-Sigismond de Montmorency-Luxembourg.

2. Dangeau annonce la maladie du mari le 30 septembre et celle de la femme le 17 octobre, et la mort de celle-ci le 21 (p. 461, 475 et 477 ; *Gazette*, p. 528) ; elle n'avait que vingt-trois ans.

3 Le *Journal de Buvat* (tome I, p. 184-185) fait aussi d'elle un éloge complet.

4. Le conseil de régence suspendit en effet ses séances du 6 septembre au 3 octobre (*Dangeau*, p. 449 et 462). Saint-Simon n'assista pas même à celles du 3 et du 5 octobre, n'étant pas encore revenu de la Ferté.

5. Dangeau parle d'une petite fièvre le 17 septembre et de la petite vérole le lendemain (p. 454 et 455).

6. Il ne voulait pas sortir du Palais-Royal, ni surtout aller chez le Roi, de peur de lui porter la contagion.

renvoyer M. de Noailles; il est bon pour attendre. » M. le duc d'Orléans et moi étions demeurés assis sans bouger. Il fit signe avec un peu d'embarras au duc de Noailles, qui sortit sur-le-champ et ferma la porte sur lui. La conversation fut presque toute d'affaires étrangères. Il y en avoit une sur le tapis importante, qui regardoit la négociation de la France avec l'Angleterre et la Hollande[1], sur laquelle il se leva, et me dit : « J'ai peur qu'on nous entende là-dedans, car la porte étoit du côté de son bureau; allons-nous-en dans ce cabinet. » Nous étions dans ce salon sur la rue Saint-Honoré; il me mena dans un cabinet qui le joignoit et qui donnoit sur la même rue, et ferma la porte sur moi. Je ne connoissois point ce cabinet; c'étoit une des pièces du petit appartement des soupers. La conversation y continua près d'une heure. Sortant de là, nous trouvâmes dans le salon le duc de Noailles, le maréchal d'Huxelles l'un auprès de l'autre, et cinq ou six seigneurs qui s'y étoient amassés, mais qui se tenoient éloignés de la porte du cabinet d'où nous sortions. Je pris là congé de M. le duc d'Orléans pour le reste de la vacance, et j'allai de là au maréchal d'Huxelles, à qui je parlai malicieusement à l'oreille de la matière de l'entretien que je venois d'avoir, et lui à moi de même, et je regardois cependant le duc de Noailles, qui devenoit de toutes les couleurs[2]. Je fis et reçus civilité de tout ce qui étoit là, et je passai devant le duc de Noailles sans le saluer, qui se rangea et me fit une grande révérence. De bonne heure, après dîner, j'allai chez Mme la duchesse d'Orléans, qui me reçut fort bien. M. le duc d'Orléans m'avoit demandé si je ne la verrois pas, et même témoigné qu'il le desiroit; il étoit en peine qu'elle ne fût fâchée contre moi de notre requête[3]. Elle ne me la parut

1. Ci-dessus, p. 126. Dangeau parle d'un traité avec l'Angleterre le mardi 29 septembre (p. 461); ce peut être une indication pour la date du voyage de Saint-Simon.

2. Voyez aux Additions et Corrections. — 3. Ci-dessus, p. 192.

point du tout. Elle sortoit de chez M. le duc de Chartres. Mes deux fils avoient eu la petite vérole l'année précédente, et le cadet en avoit été longtemps à l'extrémité[1]. Je m'étois servi du Frère du Soleil, jésuite, apothicaire du collège[2], fort habile, et n'avois point voulu de médecins. Je m'en étois si bien trouvé que j'avois fort conseillé à M. et Mme la duchesse d'Orléans d'en user de même si M. le duc de Chartres avoit la petite vérole. Ils me crurent, et cela réussit à souhait[3]. Ce Frère du Soleil étoit excellent par science, par expérience et par une attention infinie à ses malades, et habile pour toutes les maladies, avec une simplicité et une douceur qui le faisoit [aimer][4]; c'étoit aussi un humble et fort bon religieux.

Te Deum au pillage. [*Add. St-S. 1366*]

La guérison de Monsieur le Duc, M. le prince de Conti et M. le duc de Chartres de la petite vérole produisit une très impertinente nouveauté. Leurs maisons firent chanter des *Te Deum* dans leurs paroisses à Paris[5], et encore

1. Dangeau n'a pas fait mention de leur maladie, et il n'en a pas été question dans nos Mémoires.

2. Le Frère François du Soleil, coadjuteur temporel de la Compagnie de Jésus, né à Lyon le 25 mars 1647, entra au Noviciat des Jésuites de Paris le 27 mars 1673, et fut envoyé en septembre 1674 au collège de Louis-le-Grand, où il resta jusqu'à sa mort en qualité d'apothicaire et d'infirmier; il fit ses derniers vœux le 15 août 1683 et mourut le 27 mai 1720. On trouvera, ci-après, aux Additions et Corrections, sa notice nécrologique. La duchesse de Lorraine, sœur du Régent, parle de lui dans une lettre à la marquise d'Aulède, publiée dans le recueil d'A. de Bonneval, p. 121.

3. Le jeune prince fut bientôt en convalescence et alla prendre l'air à Sèvres dans la maison de Terrat (*Dangeau*, p. 457 et 483).

4. Saint-Simon a oublié ici un verbe, dont on peut suppléer le sens.

5. Dangeau écrivait le 18 octobre (p. 475) : « Mme la duchesse d'Orléans alla à Saint-Eustache entendre le *Te Deum* que l'on y chanta pour la guérison de M. le duc de Chartres. On avoit chanté de pareils *Te Deum* à Saint-Sulpice pour la guérison de Monsieur le Duc, et à Saint-André [des Arcs] pour la guérison de M. le prince de Conti. » C'est à ce propos que Saint-Simon avait fait l'Addition indiquée ci-contre. La *Gazette* mentionna aussi ce *Te Deum* (p. 516), mais en disant qu'il fut demandé par le curé et les marguilliers.

ailleurs, ce qui ne s'étoit jamais fait encore que pour les choses publiques ou pour le rétablissement de la santé des rois et des reines, encore après un grand péril, et très rarement de leurs enfants; mais [tout] tomboit en pillage, tellement que, après cet exemple des princes du sang, il n'y eut point de particulier qui ne fît après la même entreprise. On l'a souffert, et fait encore chanter des *Tè Deum* qui veut et où on veut.

Mort du maréchal de Montrevel, de peur d'une salière renversée sur lui. [*Add St S. 1307*]

Le maréchal de Montrevel, dont le nom ne se trouvera guères dans les histoires, ce favori des sottes, des modes, du bel air, du maréchal de Villeroy, et presque du feu Roi, duquel[1] il avoit tiré plus de cent mille livres de rente en bienfaits, dont il jouissoit encore, et qui n'a pu être nommé que pour ce à quoi il avoit le moins de part, une figure qui le fit vivre presque toute sa vie aux dépens des femmes, une grande naissance et une valeur brillante[2], par delà quoi que ce puisse être[3], mourut[4] escroc de ses créanciers, n'ayant rien vaillant que trois mille louis qu'on lui trouva, et force vaisselle et porcelaines[5]. Il avoit les misères des femmes qui l'avoient fait subsister[6], et il ne craignoit rien tant qu'une salière renversée. Il se préparoit à aller en Alsace. Dînant chez Biron, depuis duc, pair et maréchal de France[7], une salière se répandit sur lui. Il pâlit, se trouva mal, dit qu'il étoit mort; il fallut sortir de table et le mener chez lui.

1. *Duquel* est en interligne, au-dessus de *dont*, biffé.

2. Comparez le portrait qu'il a fait du maréchal dans le tome XI, p. 49-52.

3. C'est-à-dire, aucune qualité en dehors de celles-là.

4. Le 11 octobre, et ses obsèques se firent le 13 à Saint-Sulpice (*Dangeau*, p. 471 ; *Gazette*, p. 504 ; *Gazette d'Amsterdam*, n°s LXXXV et LXXXVI ; *Mercure* d'octobre, p. 226-228 ; Éd. de Barthélemy, *Gazette de la Régence*, p. 128, qui place cette mort au 11 *décembre*).

5. Ces détails viennent de Dangeau.

6. Le Chansonnier (ms. Franç. 12620, p. 118) l'accuse de se faire payer par la duchesse de Vitry.

7. Ci-dessus, p. 84.

On ne put lui remettre le peu de tête qu'il avoit. La fièvre le prit le soir, et il mourut quatre jours après[1], n'emportant de[2] regrets que ceux de ses créanciers[3]. Il n'avoit point eu d'enfants de deux femmes qu'il avoit épousées, bien sucées, et fort mal vécu avec elles[4]. Il laissa la dernière veuve, qui étoit Rabodanges[5], veuve d'un Médavy Grancey, chef d'escadre[6], dont elle avoit deux filles,

1. Saint-Simon est seul (avec ceux qui l'ont copié) à raconter cette anecdote, qu'il avait déjà insérée dans l'Addition indiquée ci-contre et dans la notice inédite publiée dans notre tome XI, p. 431. Selon Dangeau, le maréchal, déjà indisposé, alla prendre l'air à Charonne ; il s'y trouva fort mal d'une rétention d'urine, et revint à Paris le 15 septembre; son état ne fit qu'empirer, et il mourut, non pas quatre jours après, mais seulement le 11 octobre (*Journal,* p. 454, 462, 469 et 471). Avant de mourir, il se réconcilia, paraît-il avec M. le Gendre, intendant à Montauban, qu'il avait calomnié : voyez *les Correspondants de la marquise de Balleroy,* tome I, p. 89, et *Dangeau,* tome XVI, p. 472.

2. *De* est en interligne, au-dessus de *que les,* biffé.

3. Montrevel, « né fort pauvre et grand dépensier, auroit dépouillé les autels », a-t-il dit dans le tome XI, p. 50. Ses « pilleries » dans les provinces qu'il administra lui attirèrent bien des désagréments; il alla même jusqu'à installer à Bordeaux un jeu de roulette à son profit (*Correspondance des contrôleurs généraux,* tome III, n°s 351 note, 959 et 1816 ; G. Depping, *Correspondance administrative,* tome II, p. 414-415 et 503 et suivantes, et ci-après, p. 452).

4. La première s'appelait Isabeau de Vayrat de Paulian et était veuve, en premières noces, d'Auguste de Forbin, marquis de Soliers, et en seconde noces d'Armand de Crussol, comte d'Uzès ; elle avait épousé M. de Montrevel en mai 1665.

5. La maison de Rabodanges, originaire de Flandre, s'était établie en Normandie au commencement du quinzième siècle; elle y acquit au seizième par un mariage la terre de Culey-sur-Orne, qui fut érigée en 1649 en marquisat sous le nom de Rabodanges.

6. Jeanne-Aimée de Rabodanges, mariée le 25 janvier 1673 à François-Bénédict Rouxel de Médavy, comte de Grancey, gouverneur d'Argentan et de la Martinique, chef d'escadre, lieutenant général en 1679, mort le 9 septembre de la même année, se remaria en 1688 avec le comte de Montrevel ; elle mourut le 11 février 1722. Voyez l'*Étude sur les Médavy-Grancey,* par V. des Diguères, p. 267 et suivantes.

Mmes de Flavacourt[1] et d'Hautefeuille[2], qui a bien fait parler d'elle[3].

Mort du prince de Fürstenberg.

Le prince de Fürstenberg, qui avoit toujours laissé sa femme et ses filles à Paris[4], mourut en Allemagne[5]. Il y avoit des années infinies qu'il y étoit retourné, et n'en étoit plus sorti. Il avoit toute la confiance de l'électeur de Saxe, et, lorsque ce prince fut élu roi de Pologne, il le laissa gouverneur de son électorat avec toute autorité, qu'il y a conservé toute sa vie. Il étoit fort riche ; mais en Allemagne les filles n'héritent point.

Mort

Le prince de Robecq[6] ne jouit pas longtemps du régi-

1. Marie-Marguerite Rouxel de Médavy, mariée en 1705 au marquis de Flavacourt, mourut le 24 juin 1743 à soixante-quatre ans. Il ne faut pas la confondre avec sa belle-fille, Hortense-Félicité de Mailly-Nesle (notre tome XVII, p. 169, note 5), qu'on appelait *la Poule* dans l'entourage de Louis XV. Son mari Michel de Fouilleuse, marquis de Flavacourt, capitaine aux gardes, lieutenant de Roi en Normandie et gouverneur de Gisors, la laissa veuve le 10 août 1711.

2. Françoise-Élisabeth, qui épousa en février 1699 (*Dangeau*, tome VII, p. 30) Gabriel-Étienne-Louis Texier, marquis d'Hautefeuille (notre tome XI, p. 74) ; il la laissa veuve en 1743, et elle ne mourut que le 9 mai 1769, à quatre-vingt-huit ans.

3. Dans l'appendice du tome XI, p. 431, il avait dit qu'elles étaient « toutes deux fort étranges. » Cependant nous n'avons rien trouvé qui puisse confirmer cette appréciation, si ce n'est l'anecdote suivante que rapporte le duc de Luynes (*Mémoires*, tome V, p. 61) à l'actif de Mme d'Hautefeuille : Son mari était mestre-de-camp général des dragons et la charge de colonel général vint à vaquer pendant qu'il était à l'armée. On s'adressa à sa femme, qui avait de lui une procuration générale, pour savoir s'il ne voudrait pas acheter cette charge. Elle répondit que, bien loin de vouloir l'acheter, il demandait la permission de vendre la sienne. Quand M. d'Hautefeuille sut cela, il en fut au désespoir, quitta le service et en mourut de chagrin.

4. Saint-Simon a fait mention à plusieurs reprises de cet Antoine-Égon, prince de Fürstenberg, marié à Mlle de Ligny, qui avait presque toujours vécu séparé d'elle et de ses deux filles, la princesse d'Isenghien et la marquise de Seignelay (tomes IV, p. 112, 188-189 et 320, VII, p. 92 et 114-115, XV, p. 358, et XXII, p. 91-95).

5. *Dangeau*, p. 477 et 479.

6. Charles de Montmorency : tome XXIV, p. 70.

ment des gardes wallonnes, qu'il avoit eues[1] à la disgrâce du duc d'Havré[2]. Il mourut assez subitement et assez jeune[3], sans enfants de la fille du comte de Solre[4]. Son frère, le comte d'Estaires[5], hérita de sa grandesse, prit son titre, et obtint sa Toison. Il servoit en France. Les[6] gardes wallonnes furent données au marquis de Richebourg[7].

du prince de Robecq; le régiment des gardes wallonnes donné au marquis de Richebourg.

La duchesse d'Albe[8] épousa en ce même temps l'abbé de Castiglione[9], qu'elle avoit emmené d'ici retournant à Madrid. J'ai assez parlé d'eux à l'avance pour me contenter de dire ici que le Pape lui permit de conserver des pensions considérables qu'il avoit sur des bénéfices, et que, en faveur de ce mariage, le roi d'Espagne le fit grand de la première classe, et lui donna une place de gentilhomme de sa chambre, dont aucun n'avoit plus nul exercice depuis longtemps. Il prit le nom de duc de Solferino[10].

La duchesse d'Albe épouse le duc de Solferino.

La négociation entre la France et l'Angleterre prenoit quelquefois une face plus riante. Toutes deux desiroient y attirer l'Espagne par des vues différentes[11]. Le Régent

Louville envoyé secrètement en Espagne;

1. Il y a *eus* dans le manuscrit.
2. Ci-dessus, p. 35. Il écrit ici *Horec* (sic).
3. Le 15 octobre (*Gazette*, p. 547).
4. Isabelle-Alexandrine de Croÿ, fille de Philippe-Emmanuel-Ferdinand-François : tome IV, p. 320.
5. Anne-Auguste de Montmorency : tome XX, p. 296.
6. Cette dernière phrase a été ajoutée à la fin du paragraphe, lorsque notre auteur a trouvé cette nouvelle dans le *Journal*, p. 481.
7. Guillaume de Melun-Espinoy : tome XXIX, p. 189.
8. Isabelle-Zacharias Ponce de Léon (tome XI, p. 324), l'ancienne ambassadrice à Paris.
9. François de Gonzague : tome XXIII, p. 162.
10. Saint-Simon trouve tous ces renseignements dans l'article de Dangeau du 15 octobre (p. 474) ; le mariage avait eu lieu le 26 septembre ; voyez aussi la *Gazette*, p. 498 et 510. La terre de Solferino, en Italie, appartenait à cette branche de la maison de Gonzague.
11. Le récit que Saint-Simon va faire de la mission de Louville en Espagne n'est pas tiré des Mémoires de Torcy comme tout ce qui

sa commission très importante et très secrète. [Add. StS. 1368]

en sut profiter pour ménager à l'Espagne la restitution actuelle de Gibraltar, qui étoit la chose du monde qui l'intéressoit davantage[1]. Gibraltar ne laissoit pas d'être à charge au roi d'Angleterre, bien comme il étoit avec les Barbaresques, et fort supérieur en marine à l'Espagne. Avec[2] le Port-Mahon[3] Gibraltar lui étoit inférieur en usage et en importance à la dépense et à la consommation qu'il lui en coûtoit. Il consentit donc à le rendre à l'Espagne moyennant des riens qui ne valent pas s'en souvenir;

regarde les affaires étrangères. Ceux-ci n'y font que de courtes allusions. Notre auteur doit utiliser des souvenirs personnels, et il y a lieu par conséquent de suspecter, sinon l'ensemble du récit, du moins beaucoup de détails. Les documents relatifs à cette mission se trouvent au Dépôt des affaires étrangères, vol. *Espagne* 251 et 252, et ceux qui provenaient de Louville lui-même ont été naguère la propriété de Mgr d'Hulst; un certain nombre de lettres importantes sont en la possession de M. le duc de la Trémoïlle. Il faut voir aussi sur cette question les *Mémoires du duc de Noailles*, édition Michaud et Poujoulat, p. 266-268, les *Mémoires secrets de Louville* lui-même, tome II, p. 192 et suivantes, l'*Histoire de la Régence* par Lémontey, tome I, p. 124-125, *Philippe V et la cour de France* par Mgr Baudrillart, tome II, p. 228-233, enfin ce qu'en a dit Torcy dans ses Mémoires, ms. Franç. 10670, p. 629-631, 637-638 et 691.

1. Notre auteur est le seul des contemporains (avec Duclos, qui l'a copié : *Mémoires secrets*, édition Michaud et Poujoulat, p. 510-511), qui parle de cette proposition anglaise de rendre Gibraltar à l'Espagne. Cependant Louville (*Mémoires secrets*, tome II, p. 223-224), dans une lettre du 2 novembre 1716 adressée au duc de Saint-Aignan, y fait allusion : « L'abbé Dubois, dit-il, qui fait le traité en Hanovre, a mandé que mon rappel précipité d'Espagne avoit un moment fait hésiter. On a douté de la bonne foi, ou tout au moins de la fermeté de M. le Régent dans l'alliance, après le sacrifice généreux de Gibraltar que le roi Georges nous avoit autorisés à proposer en son nom. » Une telle offre est tellement invraisemblable de la part des Anglais qu'on peut penser que ce n'était qu'un leurre. Il y a une note sur ce sujet dans les Pièces justificatives de l'*Histoire de la Régence*, par Lémontey, tome II, p. 394-398. Voyez ci-après, p. 245.

2. Avant *avec*, il y a un *et* effacé du doigt dans le manuscrit.

3. Les Anglais avaient pris cette ville en 1708 pour le compte de l'Archiduc (notre tome XVI, p. 170-171), mais l'avaient gardée à la paix d'Utrecht.

mais, comme il ne vouloit pas s'exposer aux cris du parti qui lui étoit contraire, il exigea un grand secret et une forme. Pour le secret, il voulut que rien de cela passât par Alberoni, ni par aucun ministre espagnol ni anglois, mais directement du Régent au roi d'Espagne par un homme de confiance du choix du Régent, et de condition à être admis à parler au roi d'Espagne tête à tête. La forme fut que cet homme de confiance du Régent seroit chargé de sa créance, d'une lettre touchant l'affaire du traité, c'est-à-dire d'un papier de ces riens demandés par le roi d'Angleterre prêt à être signé, et d'un ordre positif du roi d'Angleterre, écrit et signé de sa main, au gouverneur de Gibraltar de remettre cette place au roi d'Espagne à l'instant que l'ordre lui seroit rendu, et de se retirer avec sa garnison, etc., à Tanger[1]. Pour l'exécution, un général espagnol devoit marcher subitement à Gibraltar, sous prétexte des courses de sa garnison, et, sous celui d'envoyer sommer le gouverneur, lui porter l'ordre du roi d'Angleterre, et en conséquence être reçu et mis en possession de la place. La couleur étoit foible ; mais c'étoit l'affaire du roi d'Angleterre.

Le duc de Noailles étoit alors dans la grande faveur et vouloit tout faire. Il ne faut pas être glorieux : je ne sus rien de tout cela que du second bond[2], et par Louville avant que le Régent m'en eût rien dit, qui ne m'en parla qu'après[3]. Noailles, avec qui seul le choix se fit, dont le

1. Cette ville du Maroc, au fond d'un golfe voisin du détroit de Gibraltar, avait été conquise en 1471 par Alfonse, roi de Portugal ; elle appartenait à l'Angleterre depuis 1662, Catherine de Portugal l'ayant apportée en dot au roi Charles II.

2. Locution empruntée au vocabulaire du jeu de paume. « En parlant d'une chose qu'on relève après quelqu'un, on dit que *ce n'est que du second bond* » (*Académie*, 1718).

3. Il est curieux que Saint-Simon mette cette négociation sur le compte du duc de Noailles ; c'est exactement le contraire de ce que disent les *Mémoires de Noailles*, édition Michaud et Poujoulat, p. 266. Voici le passage de ces derniers : « Le duc de Saint-Simon, membre du conseil de régence, esprit passionné et ombrageux, lui proposa

maréchal d'Huxelles fut outré, crut faire merveilles de proposer Louville, comme ayant eu longtemps autrefois toute la confiance du roi d'Espagne, et le connoissant mieux qu'aucun autre qu'on y pût envoyer. Sans être habile, je me serois défié du roi d'Angleterre proposant une pareille mécanique. Il ne pouvoit ignorer avec quel soin et quelle jalousie la reine et Alberoni tenoient le roi d'Espagne enfermé, inaccessible à qui que ce pût être, et que le moyen certain d'échouer étoit d'entreprendre de lui parler à leur insu, ou malgré eux et sans eux. Quant au choix, de tout ce qu'il y avoit en France Louville étoit à mon avis le dernier sur[1] qui il dût tomber. Plus il avoit été bien avec le roi d'Espagne et avant dans sa confiance, plus son arrivée feroit-elle peur à la reine et à Alberoni, et plus mettroient-ils tout en usage pour ne pas laisser rapprocher un homme dont ils craindroient tout pour leur crédit et leur autorité. Je le dis à Louville, qui n'en disconvint pas, mais qui se contenta de me répondre[2] que dans sa surprise il n'avoit osé refuser, et que de plus, s'il réussissoit à percer, l'acquisition de Gibraltar étoit si importante qu'il y auroit bien du malheur si elle ne lui valoit de rapporter ce qui lui étoit dû de ses pensions d'Espagne, qui étoit pour lui un gros objet[3]. Être choisi et

d'envoyer à la cour d'Espagne, avec des pouvoirs particuliers, le marquis de Louville,... s'imaginant qu'il reprendroit son ancien crédit auprès de Philippe, et qu'il sauroit mieux que personne lui inspirer les sentiments qu'on desiroit. Louville avoit assez de présomption pour le croire ; il ne demandoit qu'à jouer un rôle ; il partit plein de confiance. Comme il étoit connu depuis longtemps du duc de Noailles, que l'on consultoit beaucoup sur les affaires, le Régent détermina ce ministre à entrer en correspondance avec lui. Ce ne fut pas sans peine ; car le duc auguroit mal d'un projet imprudemment conçu. Le mauvais succès de la commission mit d'abord fin à son embarras. » Les Mémoires de Torcy, p. 631, disent comme Saint-Simon que le voyage avait été concerté entre le Régent et Noailles.

1. Avant *sur* il y a l'abréviation de *que*, biffé.

2. *Repondre* est en interligne, au-dessus de *dire*, biffé.

3. Mémoires de Torcy, p. 638.

parti ne fut presque que la même chose. Il eut pourtant loisir de me le venir dire, et raisonner avec moi, et de me venir trouver le lendemain encore, et de me conter que M. le duc d'Orléans lui ayant parlé avec bonté et avec confiance sur ce dont il le faisoit porteur, en présence du seul duc de Noailles, les[1] avoit promptement renvoyés chez le duc de Noailles, qui lui devoit faire et donner ses expéditions. Le duc de Noailles l'emmena donc dans sa bibliothèque, l'y promena, lui parla de ses livres, puis de son administration des finances, chercha des louanges tant qu'il put. Louville, qui devoit partir le surlendemain, et qui n'étoit averti que de la veille, mouroit d'impatience. A la fin il l'interrompit pour le ramener à son fait. Ce ne fut pas sans peine, ni sans essuyer encore d'autres disparades entièrement étrangères à leur sujet. Enfin il fallut prendre la plume. Noailles se mit à vouloir faire la lettre de M. le duc d'Orléans au roi d'Espagne. Au bout de quelques mots, pauses longues et un peu de conversation, puis une ligne ou deux, et pause encore, puis ratures et renvois. Elle ne fut pas à moitié qu'il voulut la refondre; c'étoit son terme favori[2]. Il la fondit et refondit si bien qu'elle demeura fondue, et qu'il n'en resta rien. Louville petilloit. A la fin il lui proposa de la lui laisser faire. Il l'écrivit tout de suite. Noailles y mit des points et des virgules, et ne trouva rien d'omis ni à changer. Après il voulut travailler à l'instruction; même cérémonie. Louville la fit tout de suite sur son bureau[3]. Tout

Incapacité surprenante du duc de Noailles.

1. Avant *les*, il y a un *et*, inutile, ajouté en interligne.
2. Déjà dit au tome XXVI, p. 358.
3. L'original de cette instruction, datée du 25 juin 1716, est conservé dans les papiers de Louville; la minute s'en trouve au Dépôt des affaires étrangères, vol. *Espagne* 251, fol. 145 et suivants; elle a été imprimée dans les *Mémoires secrets de Louville*, tome II, p. 195-207, et dans le *Recueil des instructions aux ambassadeurs en Espagne*, tome II, p. 270-277. Le but apparent de la mission devait être de conclure un traité de commerce et de demander la Toison d'or pour le Roi et pour le duc de Chartres ; le but réel de ruiner les ministres

cela dura[1] plus de quatre heures. C'en étoit trois plus qu'il ne falloit. Cette aventure ne m'apprit rien de nouveau. Celle de Fontainebleau, lorsque Bolingbroke y vint pour la paix particulière de la reine Anne[2], et qui a été racontée en son temps[3], m'avoit bien prouvé la parfaite incapacité du duc de Noailles d'écrire sur la moindre affaire, avec tout son esprit et son jargon, et les plumes d'autrui dont avec tant d'art il sait se faire honneur, et les donner pour siennes. Quand la lettre fut signée du Régent le lendemain matin, en présence de Louville, en prenant congé de lui, il lui ordonna de voir le maréchal d'Huxelles[4], de lui porter l'instruction à signer, qui ne disoit pas un mot de l'affaire, mais seulement de la conduite pour voir et parler au roi d'Espagne, etc. Louville eut beau représenter l'inutilité d'une visite où sûrement il seroit mal reçu, Noailles, qui vouloit tout faire, mais qui en même temps craignoit tout le monde, insista, croyant par là ménager le maréchal d'Huxelles ; il fallut donc y aller, et ce fut en sortant de chez lui que Louville revint chez moi. Il fut reçu comme un chien dans un jeu de quilles[5] ; ce fut son expression. Le maréchal, fronçant le sourcil, lui dit qu'il n'avoit qu'à lui souhaiter bon voyage ; qu'il n'avoit rien [à] lui dire ; qu'il ne pouvoit parler de ce qu'il ne savoit point ; qu'il n'avoit rien à mander dans ce

Jalousie extrême du maréchal d'Huxelles.

italiens les uns par les autres, d'abord le cardinal del Giudice, puis Cellamare, puis Alberoni. Il ne s'y trouve rien sur la question de Gibraltar, et Saint-Simon va en effet le remarquer quelques lignes plus loin. Outre un chiffre spécial, où le nom de Saint-Simon figure (papiers d'Hulst), Louville emportait un « jargon » (vol. *Espagne* 251, fol. 164), dont une partie a été publiée par Mgr Baudrillart (tome II, p. 577-579).

1. Le mot *dura* est répété deux fois par mégarde.
2. Le nom *Anne* a été ajouté en interligne.
3. Tome XXIII, p. 132 et suivantes.
4. Chef du conseil des affaires étrangères.
5. « On dit proverbialement et figurément d'un homme qui vient à contretemps dans une compagnie où il embarrasse, qu'*il vient là comme un chien dans un jeu de quilles* » (*Académie*, 1718).

pays-là ; lui[1] tourna le dos et le laissa. Il fut enragé de se voir passer la plume par le bec[2], s'en prit à Louville, qu'il crut avoir brassé toute cette intrigue, et ne lui a jamais pardonné. Je soupçonne que le duc de Noailles ne fut pas fâché d'en laisser tomber la haine sur Louville, et que le timide et jaloux maréchal aima mieux s'en prendre à l'un qu'à l'autre. Le projet étoit que Louville, prenant la route détournée du pays de Foix et de l'Aragon, arrivât dans Madrid sans que personne eût pu avoir le moindre vent de son voyage. Je ne sais si le maréchal d'Huxelles se tint bien obligé au secret, qui, malgré toutes les précautions de Louville, fut très mal gardé[3].

Craintes et manèges intérieurs d'Alberoni en Espagne.

Les[4] soupçons du roi d'Espagne contre Alberoni se fortifioient. La reine se contentoit de l'exhorter à souffrir avec patience ; lui se plaignoit de sa mollesse, de sa complaisance pour le roi, de ne pas surmonter les défiances continuelles d'un esprit foible et irrésolu, capable de se livrer à qui s'en voudroit emparer pour en faire un mauvais usage. Il trouvoit la reine indolente, haïssant la peine et les affaires, ne cherchant que son repos. Il l'exhortoit à ne pas souffrir qu'on les exclût l'un et l'autre du gouvernement des affaires, et à craindre, parmi cette

1. Avant *luy*, il y a un *et*, biffé.

2. Locution déjà rencontrée dans le tome XXII, p. 115.

3. Louville fut malade en route, et son voyage fut assez long à cause de cela ; parti à la fin de juin, il n'arriva à Madrid que le 24 juillet. Dangeau n'enregistra sa mission que le 20 juillet (p. 416 et 420), et c'est à ce propos que Saint-Simon a fait l'Addition indiquée ci-dessus, n° 1368. Selon les Mémoires de Torcy, p. 629, il fut rencontré à peu de distance de Madrid par un Français qui y allait en poste et qui avisa Alberoni ; Louville, dans ses *Mémoires* (tome II, p. 208), dit que c'était le marquis de Caylus. La suite de la mission de Louville va se retrouver ci-après, p. 241.

4. Saint-Simon interrompt l'histoire de Louville pour reprendre la paraphrase des Mémoires de Torcy. Toute la substance du paragraphe qui va suivre, avec des expressions textuellement copiées, se retrouve dans les pages 581 à 585, dont une partie est écrite de la main même du ministre.

confusion de nations et de langues qui inondoient la cour d'Espagne, la cabale suivie et dissimulée des Espagnols, qui vouloient tout rappeler à leur ancien gouvernement. Il l'avertissoit que, si elle cessoit[1] d'avoir l'autorité dans les affaires, elle ne devoit plus compter sur aucun crédit ni considération dans le monde, ni sur aucun respect de ses sujets. Les désordres étoient au dernier point en Espagne, les peuples accablés d'impôts, les seigneurs dans la crainte et le mépris, la noblesse à la mendicité ; ni troupes, ni finances, ni marine, ni commerce, et personne qui pût remédier à tant de maux, et la maison d'Autriche attentive avoit encore force partisans. Alberoni vantoit ses projets, et se vantoit de tout raccommoder, s'il étoit soutenu à les exécuter. En se louant, il décrioit le cardinal del Giudice, et avoit persuadé à la reine qu'il étoit très dangereux à laisser auprès du prince des Asturies.

Insolence de l'Inquisition sur les deux frères Macanaz.

On se souviendra de l'affaire de Macanaz, qui a été racontée en son temps[2]. Son frère, qui étoit dominicain, fut mis en prison par l'Inquisition, qui refusa au roi d'Espagne de lui en remettre le procès[3], et en même temps ce tribunal déclara par un décret Macanaz hérétique, et le cita à comparoître dans quatre-vingt-dix jours. C'étoit un nouvel attentat, après celui du refus du procès de son frère. Macanaz, depuis le décret que Giudice fit contre lui dans Marly[4], et qui le retint si longtemps à Bayonne sans pouvoir entrer en Espagne, étoit en pays étrangers connu pour être ministre du roi d'Espagne. Ce prince et la reine s'en voulurent prendre à Giudice, comme grand inquisiteur et mobile de procédés si insolents, et le chasser. Alberoni leur fit peur de la conjoncture, et de le faire

1. *Cessoit* surcharge *n'avoit.*
2. Tomes XXV, p. 87-88, et XXVI, p. 116.
3. Résumé des Mémoires de Torcy, p. 585-587. Le duc de Saint-Aignan parle de cette affaire dans une lettre du 6 juillet (vol. *Espagne* 251).
4. Tome XXV, p. 88.

passer pour un martyr. C'est qu'il craignit que Rome ne s'en prît à lui-même, et que, quelque haine qu'il eût contre Giudice, il avoit encore plus d'affection à son chapeau, qu'il craignit d'éloigner[1]. Mais il lui donna un autre dégoût. Il fit décharger Molinès[2] du soin des affaires d'Espagne à Rome, comme trop vieux et incapable de les conduire, et les fit donner au cardinal Acquaviva. Giudice haïssoit fort toute cette maison, et le cardinal Acquaviva en particulier, qu'il regardoit comme l'ami d'Alberoni et le promoteur de son chapeau[3].

Cardinal Acquaviva chargé au lieu de Molinès des affaires d'Espagne à Rome.

Aubenton, quoique appuyé directement du Pape, et personnellement honoré de toute sa confiance et d'un commerce particulier de lettres avec lui, se sentit trop foible contre Alberoni, qui n'étoit qu'un avec la reine, laquelle n'aimoit point les jésuites, et n'en avoit jamais voulu d'aucun pour confesseur. Alberoni, de sa part, craignoit doublement Aubenton, qui avoit la confiance du roi d'Espagne, jusqu'à lui renvoyer quelquefois des affaires à lui seul, et il ne le redoutoit pas moins pour son chapeau à Rome. Cette frayeur réciproque relia ensemble deux ambitieux qui ne connurent jamais que l'autorité et la fortune[4]. Le cardinal del Giudice fut la victime de leur ralliement. La première nouvelle qu'il en eut fut par un billet de Grimaldo, qui, sous le nom de secrétaire d'État, l'étoit moins que secrétaire d'Alberoni, dont il avoit ordre d'exécuter et d'expédier tous les ordres. Par ce billet, le cardinal eut ordre de se retirer d'auprès du prince des Asturies, auquel sa place de grand inquisiteur ne lui laissoit[5] pas le loisir de donner tous les soins néces-

La peur qu'Alberoni et Aubenton ont l'un de l'autre les unit. Giudice ôté d'auprès du prince des Asturies et du conseil.

1. Cette dernière phrase ne vient pas de Torcy.
2. Joseph Molinès : tome XXII, p. 171.
3. Mémoires de Torcy, p. 587-588.
4. Tout ce qui précède, depuis le commencement du paragraphe, n'est pas pris à Torcy ; cependant on peut en trouver les éléments disséminés dans divers endroits des mémoires de celui-ci.
5. *Laissoit* est en interligne au-dessus de *donnoit*, biffé.

saires[1]. Moins surpris que touché, il répondit avec soumission. Il demanda en même temps la permission d'écrire au Pape pour se démettre aussi de sa charge de grand inquisiteur, qu'il obtint aussitôt[2]. Après quoi il offrit de se retirer dans la ville qu'il plairoit au roi de lui prescrire, où il y auroit tribunal d'inquisition, jusqu'à ce que la réponse du Pape lui permît de sortir d'Espagne. Au milieu d'une disgrâce si marquée, il n'étoit pas si détaché qu'il ne continuât d'assister au conseil, où il n'avoit plus depuis longtemps que le vain nom de premier ministre. Cela ne dura que quelques jours; il reçut un nouveau billet de Grimaldo, qui par ordre du roi lui ordonnoit de s'abstenir de se trouver au conseil[3]. En même temps, le duc de Popoli[4] fut nommé gouverneur du prince des Asturies. Popoli étoit un seigneur napolitain, frère du feu cardinal Cantelmi, archevêque de Naples[5]. J'ai parlé de lui lorsqu'il passa à Versailles, et que le Roi lui promit l'ordre du Saint-Esprit, qu'il lui envoya depuis, et lorsqu'il fut fait par le roi d'Espagne, à très bon marché, capitaine général de l'armée de Catalogne[6], qu'il laissa au maréchal de Berwick, qui fit le siège de Barcelone. Il se déshonora partout sur le courage[7], sur l'avarice, sur

Popoli fait gouverneur du prince des Asturies; sa figure et son caractère. [*Add St S. 1369*]

1. Torcy, p. 605. La *Gazette* enregistra cette nouvelle (p. 365) dans une correspondance de Madrid du 14 juillet. Le duc de Saint-Aignan en fit part à la cour de France par les lettres des 12 et 13 juillet (vol. *Espagne* 251); il signalait en même temps l'intelligence qui existait entre le P. Daubenton et Alberoni. On pensait, disait-il, que le cardinal pourrait se venger en fulminant contre Alberoni une excommunication qui l'empêcherait d'approcher le roi et la reine; sa disgrâce renforçait la position de Daubenton auprès de Philippe V.

2. Lettre du duc de Saint-Aignan du 20 juillet (vol. *Espagne* 252).

3. Les Mémoires de Torcy (p. 606) disent que ce fut le P. Daubenton qui lui porta cette nouvelle injonction.

4. Rostaing Cantelmi: tome VIII, p. 301, et ci-dessus, p. 32.

5. Jacques, cardinal Cantelmi: *ibidem*.

6. Tomes X, p. 156, XX, p. 127, et XXIV, p. 283.

7. Le marquis de Franclieu (*Mémoires*, p. 104) le regardait aussi comme un piètre général.

l'honneur, sur tous chapitres, ce qui ne l'empêcha pas d'être grand d'Espagne, chevalier de la Toison, grand maître de l'artillerie, capitaine des gardes du corps de la compagnie italienne, enfin gouverneur du prince, quoiqu'il eût empoisonné sa femme, héritière de la branche aînée de leur maison, dont par là il avoit eu tous les biens, belle, aimable, jeune, qui étoit fort bien avec la reine, dont elle étoit dame du palais, et qui ne donnoit point de prise sur sa conduite[1]. Personne ne doutoit de ce crime, et, lorsque j'ai été en Espagne, j'en ai ouï parler à la reine comme d'une chose certaine dont elle avoit horreur. Je crois pourtant qu'il ne le commit que depuis qu'il fut mis auprès du prince des Asturies, ou fort peu avant[2], et que lors la chose n'étoit pas si avérée. D'ailleurs Popoli avoit grand air et grande mine, la taille et le visage mâle et agréable des héros, beaucoup d'esprit, d'art, de manège ; suprêmement faux et dangereux, avec tout le langage, les grâces, les façons, les manières du maréchal de Villeroy, à un point qui surprenoit toujours. Quoique Italien, il n'aimoit point Alberoni ; il fraya toujours avec la cabale espagnole, dont il ne se cachoit pas[3].

1. Le duc de Popoli avait épousé en 1690 sa nièce Béatrix Cantelmi, princesse de Pettorano ; elle mourut le 26 juin 1711 (*Gazette*, p. 365). Mme des Ursins faisait l'éloge de cette dame (lettres à Mme de Maintenon, recueil Bossange, tomes III, p. 443, et IV, p. 101-102). Saint-Simon répétera cette accusation d'empoisonnement dans la suite des *Mémoires*, tome XVIII de 1873, p. 41 et 160 ; voyez les *Lettres intimes d'Alberoni*, p. 148-149.

2. On vient de voir que la mort de la duchesse remontait à 1711.

3. Les instructions aux ambassadeurs de France en Espagne contiennent diverses appréciations sur le duc de Popoli, qui confirment assez bien ce portrait. Si en 1709 on lui reconnaît du bon sens, de l'esprit et du zèle, en 1713 on ne lui trouve plus que de l'incapacité pour les affaires comme pour la guerre ; en 1720, c'est un « caractère dangereux » et il est haï de la reine ; enfin, le cardinal Alberoni le qualifie de « fourbe, intéressé et timide » (*Recueil des Instructions, Espagne*, tome II, p. 159, 216, 366 et 386 ; voyez aussi les *Mémoires du marquis de Saint-Philippe*, tome III, p. 397).

Mécontentement réciproque entre l'Espagne et l'Angleterre ; fourberie d'Alberoni pour en profiter.

L'alliance[1] défensive traitée entre l'Espagne et l'Angleterre s'étoit refroidie par la signature de celle de cette dernière couronne avec l'Empereur. L'Espagne crioit contre la mauvaise foi des Anglois, et ne doutoit pas que le traité qu'ils venoient de conclure ne fût contraire à ses intérêts, et aux plus essentiels articles de la paix d'Utrecht. Les Anglois se plaignoient avec hauteur des vexations que leurs marchands souffroient sans cesse de l'Espagne, ce qui désoloit tout le commerce. Ces plaintes mutuelles retomboient sur Alberoni, depuis longtemps chargé seul de cette négociation ; mais lui se crut assez habile pour profiter de cette situation, prit un air de franchise et de disgrâce avec le secrétaire que l'Angleterre tenoit pour tout ministre à Madrid[2]. Il lui dit[3] que les mauvais serviteurs du roi d'Espagne l'avoient tellement décrié dans son esprit foible, défiant, incertain, irrésolu, comme gagné par les Anglois, qu'il n'osoit plus ouvrir la bouche de rien qui les regardât, et gémissoit devant ce secrétaire sur le préjudice que ces pernicieux discours causoient aux intérêts du roi d'Espagne. Le but de cette feinte étoit de se rendre cher aux Anglois, en les persuadant qu'il s'exposoit pour eux à déplaire au roi d'Espagne ; gagner du temps et attendre les événements ; observer la conduite de la Hollande ; profiter du desir de cette république d'établir son commerce avec l'Espagne ; enfin traiter avec elle seule, ou avec l'Angleterre seule, ou avec toutes les deux, suivant qu'il trouveroit jour et convenance. Il fut une nuit trouver Ripperda chez lui, par ordre de la reine, pour le presser d'entrer en traité[4] ; sur quoi cet ambassadeur d'Hollande pressoit ses maîtres de ne pas manquer

1. Tout ce paragraphe est le résumé, et souvent la copie exacte des pages 607 à 610 des Mémoires de Torcy.

2. Ce n'était plus Methuen, mais Bubb, dont le nom va être prononcé à la page suivante.

3. Le verbe *dit,* oublié, a été ajouté en interligne.

4. L'ambassadeur de France à Madrid dut ignorer cette particularité ; car il n'en parle pas dans sa correspondance.

une occasion si favorable, les assura[nt] qu'ils obtiendroient toutes conditions les plus favorables, qui les pourroient conduire à chasser d'Espagne les François sans retour.

Les Anglois, en peine du chagrin du roi d'Espagne sur leur traité avec l'Empereur, le lui communiquent et en même temps les propositions que leur fait la France et leur réponse. Malignité contre le Régent pour le brouiller avec le roi d'Espagne. Adresse

Bubb[1], secrétaire d'Angleterre à Madrid, étoit de son côté fort en peine des fâcheuses impressions que le traité de l'Empereur avec le roi de la Grande-Bretagne avoit fait sur l'esprit du roi d'Espagne, lorsqu'il reçut ordre de rendre compte au roi d'Espagne, par Alberoni, de tous les points de ce traité, de lui en communiquer même la copie, et, pour comble de bonne foi de leur part, de lui communiquer aussi les offres que la France leur faisoit pour un traité de ligue défensive avec eux, même le projet de la France, et la réponse que le roi d'Angleterre y avoit faite[2]. Stanhope, qui vouloit se réserver le premier mérite d'une telle confiance, adressa à Bubb, par le même courrier, une lettre de sa main pour Alberoni pleine de toutes les expressions qui pouvoient le flatter davantage, et de toutes celles qu'il crut les plus propres à flatter le roi d'Espagne. Sa malignité contre la France n'y oublia pas qu'elle[3] y sollicitoit avec empressement la confirmation du traité d'Utrecht, le seul qui pût faire peine personnelle-

1. Georges Bubb, plus connu sous le nom de Dodington, né en 1691, était le fils d'un apothicaire de Weymouth qui avait réussi à être membre de la Chambre des communes; il étudia à Oxford et remplaça son père au Parlement en 1715. Désigné pour aller à Madrid avec Methuen en mai 1715, il lui succéda comme chargé d'affaires au milieu de 1716, mais n'eut sa première audience du roi d'Espagne qu'en octobre sous le titre d'envoyé extraordinaire (*Gazette*, p. 510). Rappelé à la fin de 1717, il occupa par la suite divers postes dans le gouvernement et prit une part active aux luttes politiques de son pays. En 1720, la mort du frère de sa mère, Georges Dodington, lui permit de prendre le nom de cette ancienne famille du Somerset, sous lequel on le connaît généralement. En 1761, il fut créé baron Melcombe; mais il mourut le 28 juillet 1762. Sa correspondance pendant son séjour à Madrid est au British Museum, ms. Egerton 2170-2175.

2. Tout ce paragraphe est l'abrégé de l'exposé de Torcy, p. 611-618.

3. Les mots *qu'elle* surchargent *que la Fr.*

de Stanhope pour se défaire de Monteleon en Angleterre et gagner Alberoni, qui passe tout aux Anglois.

ment au roi d'Espagne, et relevoit l'attention obligeante de son maître à éluder la demande de M. le duc d'Orléans, et l'industrie à tourner la réponse d'une manière qui fût agréable au roi d'Espagne. Stanhope, qui, comme on l'a vu[1], vouloit se défaire de Monteleon, qu'il trouvoit trop éclairé et trop habile, profita de l'occasion contre un homme qu'il savoit n'être ni créature d'Alberoni, ni fort lié avec lui, et qui avoit toujours fort publiquement témoigné qu'il étoit persuadé que l'intérêt de l'Espagne étoit d'être toujours unie avec la France. Ainsi Stanhope l'attaqua sans ménagement par la même lettre, et y exagéra son étonnement de voir un ambassadeur d'Espagne solliciter, de concert avec la France, la confirmation du traité d'Utrecht, pendant que le roi d'Angleterre évitoit d'en parler, uniquement par l'attention qu'il avoit aux intérêts personnels du roi d'Espagne. Quelque satisfaction qu'Alberoni eût[2] de cette dépêche, il fut encore plus sensible à l'ordre que Bubb reçut en même temps d'accuser le cardinal del Giudice d'avoir favorisé les intérêts du Prétendant, et de demander formellement au roi d'Espagne d'éloigner ce cardinal et ses adhérents, et de choisir des ministres habiles et intègres. Malgré tant de satisfaction, Alberoni joua la comédie : il contrefit l'homme éreinté[3] sur les Anglois par ses ennemis auprès du roi d'Espagne, auquel il n'osoit plus en parler, et, quand il crut avoir assez joué, il promit, comme par effort pour le bien, de se hasarder encore une fois là-dessus auprès de son maître, et de donner promptement sa réponse. Il la fit bientôt en effet : il dit à Bubb que l'engagement pris entre l'Empereur et le roi d'Angleterre de se garantir mutuellement, non-seulement les États dont ils se trouvoient en possession actuelle, mais encore ceux qu'ils pourroient acquérir dans la suite, avoit fait faire de sérieuses réflexions au

1. Ci-dessus, p. 121.
2. *Eust* est en interligne au-dessus de *receust,* biffé.
3. Torcy dit « rebuté ».

roi d'Espagne, qui trouvoit cet article directement contre ses intérêts. Bubb ne put bien excuser cet endroit du traité ; mais il avoit affaire à un homme qui vouloit être persuadé en faveur des Anglois. Il demanda donc à Bubb si ce traité portoit exclusion de toute autre alliance. Bubb répondit que non, et cita pour preuve le traité actuellement sur le tapis entre la France et l'Angleterre. Il se trouvoit en même temps embarrassé de n'avoir point d'instruction ni de pouvoir pour traiter avec l'Espagne. Alberoni le tira de peine en lui disant que Stanhope lui offroit par sa lettre de traiter, et qu'il l'avoit offert verbalement à Monteleon.

Alberoni, gagné par la souplesse de Stanhope, donne carte blanche aux Anglois pour signer avec eux une alliance défensive.

C'étoit le matin qu'ils conféroient[1] ; le soir du même jour, Giudice eut ordre de se retirer absolument d'auprès du prince des Asturies[2], et le premier ministre[3], satisfait du dernier coup porté à ce cardinal par les Anglois, avertit Bubb que le roi d'Espagne étoit disposé à signer une alliance défensive avec le roi de la Grande-Bretagne. Quelque desir qu'en eût ce secrétaire, il se trouvoit arrêté faute d'instruction et de pouvoir; mais Alberoni, plus pressé que lui encore, répondit sur sa question de la nature du traité pour en écrire : *telle alliance défensive qu'il plaira au roi d'Angleterre*[4]. Enfin il lui dit qu'il écriroit lui-même à Stanhope, et promit à Bubb qu'eux deux seuls en Espagne auroient la connoissance de cette négociation, et que Monteleon n'en seroit point instruit. Il ajouta que ce seroit au roi d'Angleterre à choisir ceux de ses ministres qu'il voudroit admettre dans la confidence de ce secret. Alberoni compta bien intéresser par là ce secrétaire. Tout ministre employé dans une cour

1. Jusqu'à la fin de ce paragraphe, Saint-Simon résume les pages 618 à 621 des Mémoires de Torcy.

2. Ci-dessus, p. 231.

3. Les mots *Pr ministre,* qui désignent Alberoni, sont en interligne, au-dessus de *le Card.,* biffé.

4. Cette phrase est soulignée dans le manuscrit.

met sa gloire à y faire des traités, et son dégoût à se voir enlever une négociation qu'il a entamée. Celui-ci écrivit tout de son mieux pour qu'on lui envoyât instruction et pouvoirs, et n'oublia rien de ce qu'il put représenter de flatteur pour le roi d'Angleterre, tant sur les avantages du commerce que sur la médiation qui lui pouvoit résulter un jour entre l'Empereur et l'Espagne sur les affaires d'Italie, et se faire considérer par ces deux puissances. Il pressa l'envoi de ce qu'il demandoit au nom du ministre seul confident de Leurs Majestés Catholiques, et envoya la lettre d'Alberoni avec cette dépêche par le même courrier extraordinaire qui lui avoit apporté celles dont on vient de parler.

Embarras et craintes diverses de Bubb, secrétaire et seul ministre d'Angleterre à Madrid.

Dans cette situation agréable, Bubb ne laissoit pas d'être mal à son aise : il se défioit des Espagnols et des François, beaucoup plus encore des Hollandois. Ceux-ci se faisoient un mérite de leur refus d'entrer dans le traité de l'Empereur et de l'Angleterre[1], et publioient qu'ils n'y entreroient jamais, et rien ne flattoit plus le roi d'Espagne, qui regardoit ce traité comme un obstacle à ses vues de recouvrer un jour ce qu'il avoit perdu en Italie. Bubb sentoit aussi tout le poids de l'affaire du commerce dont il étoit chargé[2], que le traité entre l'Empereur et l'Angleterre rendoit plus difficile. Il étoit fatigué des plaintes continuelles des marchands anglois et de la lenteur et de l'indécision de la cour de Madrid. Il n'attendoit aucun succès de la proposition qu'Alberoni lui avoit faite de faire examiner et décider les plaintes des marchands par des commissaires nommés de part et d'autre, et il se laissoit entendre qu'il falloit profiter pour finir ces affaires de la conjoncture présente de traiter une

1. « Ce n'étoit pas seulement des François et des Espagnols que le secrétaire d'Angleterre se défioit. Les Hollandois ne lui étoient pas moins suspects, parce qu'ils affectoient de se faire un mérite à Madrid d'avoir jusqu'alors refusé, etc. » (Torcy, p. 621).

2. Ci-dessus, p. 234.

alliance avec l'Espagne, ou renoncer à tout commerce, fixer un temps à l'Espagne de faire justice aux Anglois, et après l'expiration de ce terme déclarer tout commerce interdit. Les négociants veulent toujours que leur intérêt particulier soit la règle de l'État, et ne connoissent de bien public que leur gain particulier[1]. Bubb craignoit là-dessus la compagnie de la Mer du Sud établie à Londres, et [qu'elle] n'eût le crédit de lui attirer des ordres qui troublassent sa négociation. Elle prétendoit que la mesure d'Angleterre, qui lui étoit plus avantageuse que celle d'Espagne, servît de règle à la cargaison de leurs vaisseaux, et l'ordre commun entre toutes les nations est que la mesure de la charge d'un vaisseau soit toujours celle du lieu où il aborde[2]. Cette prétention étoit insupportable ; Bubb la jugeoit telle, et l'artifice en sautoit aux yeux ; ainsi il souhaitoit avec impatience que tous les points sur le traité de l'*assiento* qui étoient encore en dispute fussent incessamment réglés et signés. Sa crainte fut vaine. Alberoni avoit encore plus d'envie d'avancer que lui-même. Il ne fit pas la plus légère attention à cette clause,

Prétention des Anglois insupportable pour le commerce qu'Alberoni ne leur conteste seulement pas. Bassesses et empressement pour les Anglois. Craintes d'Alberoni des Parmesans, qu'il empêche de venir en Espagne.

1. « Il n'y a point de matière dont un négociateur soit plus embarrassé que de celles qui regardent le commerce, parce que les négociants, uniquement attentifs à leurs intérêts, veulent toujours qu'ils soient la règle de l'État et ne connoissent de bien public que le gain particulier qu'ils se proposent de faire par leur industrie » (Mémoires de Torcy, p. 623).

2. « Il appréhendoit que l'avidité de profiter, en trompant les Espagnols, de quelques tonneaux sur la cargaison des vaisseaux qu'ils avoient la faculté d'envoyer aux Indes en exécution du traité, ne causât quelque trouble à la négociation qu'il s'agissoit alors d'entamer et de suivre. Et véritablement les intéressés à cette compagnie formoient alors une prétention très capable de jeter de grands soupçons dans l'esprit du roi d'Espagne, et si mal fondée qu'ils ne devoient pas espérer que ce prince consentît jamais à l'accorder ; car ils vouloient que la mesure d'Angleterre, plus avantageuse pour eux que celle d'Espagne, servît de règle à la cargaison de leurs vaisseaux, l'ordre commun entre toutes les nations étant que la mesure de la charge d'un vaisseau soit toujours celle du lieu où il aborde » (Torcy, p. 623-624). On voit comment Saint-Simon, tantôt résume, tantôt copie sa source.

et il assura Bubb que le roi d'Espagne avoit donné ses ordres pour la signature du traité, qui seroient incessamment exécutés, et qui le furent en effet. Alberoni étoit trop content de la disposition des Anglois et du plaisir qu'ils lui avoient fait de s'intéresser à le défaire du cardinal del Giudice[1], pour leur[2] donner aucun prétexte de changer. Il écrivit donc à Stanhope, dans les termes les plus forts, pour lui témoigner la reconnoissance que le roi d'Espagne conserveroit toujours de la confiance avec laquelle le roi d'Angleterre[3] lui avoit fait communiquer les propositions et les négociations de la France, et la tendre amitié que Sa Majesté Catholique auroit toujours personnellement pour Sa Majesté Britannique. Il blâma Monteleon[4], condamna l'alliance qu'il avoit proposée, comme n'étant qu'une simple ratification du traité d'Utrecht, faite de concert avec la France, à qui cet ambassadeur d'Espagne étoit tout dévoué, crime irrémissible dans l'esprit de Stanhope, à qui il laissa la décision de tout[5]. Le fourbe se vantoit à ses amis qu'il ne vouloit qu'amuser les Anglois, et se donner le temps de voir la résolution que prendroient les Hollandois sur les instances qui leur étoient faites d'entrer dans le traité signé entre l'Empereur et l'Angleterre. Il prétendoit savoir qu'ils en étoient si mécontents qu'ils espéroient que le parlement d'Angleterre feroit quelque jour un crime au roi Georges d'y avoir préféré ses intérêts personnels d'usurpation sur la Suède[6] aux intérêts de la nation angloise.

Comme il ne s'occupoit du dehors que pour sa for-

1. Toute cette seconde partie de la phrase sur la disgrâce de Giudice n'est pas dans Torcy.

2. *Leur* est en interligne.

3. *Le Roy d'Angl.* est en interligne, au-dessus d'*il*, biffé.

4. Avant ce nom, Saint-Simon a biffé *Stanhope*, et il a écrit ensuite, par mégarde, *condama.*

5. Mémoires de Torcy, p. 624-627.

6. En s'assurant la possession des duchés de Bremen et de Verden : tome XXIX, p. 268, et ci-dessus, p. 15.

tune, il l'étoit encore plus du dedans. Il craignoit tout des Parmesans[1], pour qui la reine avoit de l'affection, et que quelqu'un d'eux n'enlevât sa faveur auprès d'une princesse légère et facile à se laisser conduire. Il empêcha, par le duc de Parme, qu'elle fît venir en Espagne le mari de sa nourrice et leur fils capucin[2], et s'assura par ce souverain qu'il n'en viendroit aucun autre qui pût lui faire ombrage auprès d'elle. Les vapeurs du roi donnoient de la crainte aux médecins ; ils en avoient aussi sur la santé du prince des Asturies[3]. Ainsi la reine régnoit en plein et en assurance, et Alberoni se sentoit plus puissant que jamais.

Louville à Madrid ; en est renvoyé sans pouvoir être admis. Il en coûte

Ce fut dans ce point[4] que Louville arriva à Madrid, et vint descendre et loger chez le duc de Saint-Aignan, qui fut dans une grande surprise, et qui n'en avoit pas eu le moindre avis. Un courrier fortuit, qui rencontra Louville à quelque distance de Madrid, le dit à Alberoni[5]. On peut

1. Torcy, p. 627-628.

2. Il va reparler de ces deux personnes, plus loin p. 276. Quant à la nourrice, le maréchal d'Huxelles, chef du conseil des affaires étrangères, s'inquiétait beaucoup de son influence sur la reine, et de la venue prochaine du mari et du fils. Il demanda sur elle des renseignements circonstanciés le 7 août (vol. *Espagne* 252), et le duc de Saint-Aignan lui envoya le 12 septembre une longue réponse (*ibidem*, fol. 244-245).

3. Saint-Simon a mal lu le texte de Torcy, où il n'est pas question du prince des Asturies. Voici le passage : « La santé du roi d'Espagne étoit alors altérée ; son mal consistoit plus en vapeurs qu'il n'étoit réel ; cependant les médecins en craignoient les suites. L'incommodité du prince augmentoit le crédit de la reine, par conséquent le pouvoir d'Alberoni. »

4. Notre auteur se sert ici, comme base de son récit, des Mémoires de Torcy, p. 629-631 ; mais il y ajoute certains détails particuliers. Voyez les *Mémoires secrets de Louville*, p. 207 et suivantes, et Baudrillart, *Philippe V et la cour de France*, tome II, p. 231.

5. Voyez ci-dessus, p. 229, note 3. Le duc de Saint-Aignan fut avisé de la venue de Louville, mais tardivement (il n'en parle que dans sa lettre du 20 juillet, vol. *Espagne* 252), et encore ne connut-il que le prétexte de sa venue, et il témoigna quelque mécontentement de ne pas savoir le motif réel de sa mission.

Gibraltar à l'Espagne.

juger, aux soupçons et à la jalousie dont il étoit tourmenté, quelle fut pour lui cette alarme. Il n'ignoroit pas quel étoit Louville, le crédit qu'il avoit eu auprès du roi d'Espagne, la violence que Mme des Ursins et la feue reine lui avoient faite pour le lui arracher[1]; aussi la frayeur qu'il conçut de cette arrivée inattendue fut-elle si pressante qu'il ne garda nulle mesure pour s'en délivrer. Il dépêcha sur-le-champ un ordre par un courrier à la rencontre de Louville, pour lui défendre d'approcher plus près de Madrid. Le courrier le manqua ; mais, un quart d'heure après qu'il eut mis pied à terre, il reçut un billet de Grimaldo, portant un ordre du roi d'Espagne de partir à l'heure même[2]. Louville répondit qu'il étoit chargé d'une lettre de créance du Roi, et d'une autre de M. le duc d'Orléans pour le roi d'Espagne, et d'une commission pour Sa Majesté Catholique qui ne lui permettoit pas de partir sans l'avoir exécutée[3]. M. de Saint-Aignan manda la même chose à Grimaldo[4]. Sur cette réponse, un courrier fut dépêché à l'heure même au prince de Cellamare, avec ordre de demander le rappel de Louville, et de déclarer que le roi d'Espagne avoit sa personne si désagréable qu'il ne vouloit ni le voir, ni laisser traiter avec lui aucun de ses ministres. La fatigue du voyage, suivie d'une telle réception, causa dans la nuit une attaque de néphrétique à Louville, qui en avoit quelquefois, de sorte qu'il se fit préparer un bain, dans lequel il se mit sur la fin de la matinée. Alberoni vint lui-même le voir chez le duc de Saint-Aignan, pour lui persuader de s'en aller sur-le-champ.

1. Ceci a été raconté dans notre tome XI, p. 240-247.

2. L'original de ce billet, du 25 juillet, est dans le volume *Espagne* 254, fol. 279; Mgr Baudrillart l'a publié.

3. On lit dans les *Mémoires de Louville* (tome II, p. 211) qu'il répondit au billet de Grimaldo par une lettre adressée au roi d'Espagne, dans laquelle il justifiait respectueusement son voyage. Il finissait par annoncer à S. M. C. « des choses agréables qu'il ne pouvoit confier qu'à elle seule. »

4. Il n'en parle pas dans sa correspondance avec Paris.

L'état où on lui dit qu'il étoit ne put l'arrêter ; il le vit malgré lui dans son bain. Rien de plus civil que les paroles, ni de plus sec, de plus négatif, de plus absolu que leur sens. Alberoni plaignit son mal et la peine de son voyage, auroit souhaité de l'avoir su pour le lui avoir épargné, et desiré pouvoir surmonter la répugnance du roi d'Espagne à le voir, du moins à lui permettre de se reposer quelques jours à Madrid ; qu'il n'avoit pu rien gagner sur son esprit, ni s'empêcher d'obéir au très exprès commandement qu'il en avoit reçu de venir lui-même porter ses ordres de partir sur-le-champ, et de les voir exécuter. Louville lui parut dans un état qui portoit avec soi l'impossibilité de partir. Il en admit donc l'excuse, mais en l'avertissant qu'elle ne pouvoit durer qu'autant que le mal, et que, l'accès passé, elle ne pourroit plus être admise. Louville insista sur ses lettres de créance, qui lui donnoient caractère public pour exécuter une commission importante de la part du Roi, neveu du roi d'Espagne, telle que Sa Majesté Catholique ne pouvoit refuser de l'entendre directement de sa bouche, et qu'il auroit lieu de regretter de n'avoir pas écoutée. La dispute fut vive et longue malgré l'état de Louville, qui ne put rien gagner[1]. Il ne laissa pas de demeurer cinq ou six jours chez le duc de Saint-Aignan[2], et de le faire agir comme ambassadeur pour lui obtenir audience, quoique M. de Saint-Aignan, ami[3] de Louville, ne laissât pas de se sentir du secret qu'il lui fit toujours, selon ses

1. Ce long récit de la maladie de Louville et de son entrevue avec Alberoni n'est point pris dans Torcy ; il est probable que notre auteur le tenait de Louville lui-même. Il est d'ailleurs conforme à une très longue lettre du 29 juillet que Louville adressa au Régent (vol. *Espagne* 252, fol. 27-42) et dans laquelle il raconte son arrivée et la visite d'Alberoni et envoie le billet qu'il reçut de Grimaldo.

2. Louville resta plus de trois semaines à Madrid, comme on va le voir plus loin.

3. Avant *ami,* Saint-Simon avait ajouté en interligne un *fust* inutile, qu'il a ensuite effacé du doigt.

ordres, de l'objet de sa mission[1]. Louville n'osoit aller chez personne, de peur de se commettre ; personne aussi n'osa le venir chercher. Il se hasarda pourtant, par curiosité, d'aller voir passer le roi d'Espagne dans une rue, et pour tenter si, en le voyant, il ne seroit pas tenté de l'entendre, en cas, comme il étoit très possible, qu'on lui eût caché son arrivée. Mais Alberoni avoit prévu à tout. Louville vit en effet passer le roi ; mais il lui fut impossible de faire que le roi l'aperçût[2]. Grimaldo vint enfin signifier à Louville un ordre absolu de partir, et avertir le duc de Saint-Aignan que le roi d'Espagne étoit si en colère de l'opiniâtreté de ce délai, qu'il ne pouvoit lui répondre de ce qui arriveroit si le séjour de Louville étoit poussé plus loin, et qu'on ne se trouvât obligé à manquer aux égards qui étoient dus à tout ministre représentant, et plus qu'à tous à un ambassadeur de France. Tous deux virent bien que l'audience à espérer étoit une chose entièrement impossible ; que, par conséquent, un plus long séjour de Louville n'étoit bon qu'à se commettre à une violence qui, par son éclat, brouilleroit les deux couronnes : ainsi, au bout de sept ou huit jours, Louville partit, et s'en revint comme il étoit allé[3]. Alberoni commença à respirer de la

1. Au contraire, dans ses *Mémoires* (tome II, p. 212), Louville raconte que, s'étant aperçu de la contrainte qui résultait de ce secret entre lui et l'ambassadeur, il crut sage de la faire cesser en s'ouvrant complètement à lui. Saint-Aignan n'en dit rien dans sa correspondance.

2. Ce détail doit avoir encore pour source les récits de Louville.

3. Ceci n'est point exact. Alberoni, a-t-on vu ci-dessus, p. 242, avait fait envoyer un courrier à Cellamare pour demander le rappel de Louville. Le Régent y consentit sans difficulté, et écrivit en conséquence à Louville le 8 août (pièce 70 du recueil de papiers de Louville appartenant à M. le duc de la Trémoïlle). Celui-ci ne dut pourtant quitter Madrid que le 24, après avoir envoyé au Régent une sorte de tableau de la cour et du gouvernement d'Espagne (vol. *Espagne* 252, 10 août), dont les *Mémoires de Noailles* (p. 267) ont reproduit un fragment. La *Gazette d'Amsterdam* raconta sommairement son aventure (n°s LXX, LXXII et LXXIV) ; celle de France au contraire n'en souffla mot. Tous

frayeur extrême qu'il avoit eue. Il s'en consola par un essai de sa puissance qui le mit à couvert de plus craindre que personne approchât du roi d'Espagne sans son attache, ni qu'aucune affaire se pût traiter sans lui. Il en coûta Gibraltar à l'Espagne, qu'elle n'a pu recouvrer depuis[1]. Telle est l'utilité des premiers ministres.

Impostures d'Alberoni sur Louville.

Celui-ci répandit en Espagne et en France[2] que le roi d'Espagne avoit pris une aversion mortelle contre Louville, depuis qu'il l'avoit chassé d'Espagne pour ses insolences et ses entreprises; qu'il ne le vouloit jamais voir, et se tenoit offensé qu'il eût osé passer les Pyrénées; qu'il n'avoit ni commission ni proposition à faire; qu'il avoit trompé le Régent en lui faisant accroire que, s'il pouvoit trouver un prétexte de reparoître devant le roi d'Espagne, ce prince en seroit ravi par son ancienne affection pour lui, et que, connoissant ce prince autant qu'il le connoissoit, il rentreroit bientôt dans son premier crédit, et feroit faire à l'Espagne tout ce que la France voudroit; qu'en un mot il n'étoit venu que pour essayer à tirer quelque chose de ce qui lui étoit dû des pensions qu'il s'étoit fait donner en quittant le roi d'Espagne, mais qu'il n'avoit pas pris le chemin d'en être si tôt payé[3]. Il falloit être aussi effronté que l'étoit Alberoni pour répandre ces impostures[4]. On n'avoit pas oublié en Espagne comment Mme des Ursins avoit fait renvoyer Louville; com-

les documents relatifs à son voyage sont dans les volumes *Espagne* 251 et 252 du Dépôt des Affaires étrangères.

1. Malgré l'allusion des *Mémoires de Louville* (ci-dessus, p. 224, note 1), nous ne croyons pas qu'il fût chargé d'une proposition sérieuse des Anglais pour la restitution éventuelle de Gibraltar. M. Wiesener qui a compulsé les documents anglais pour son ouvrage *le Régent, l'abbé Dubois et les Anglais,* n'a rien découvert à Londres à ce sujet.

2. Saint-Simon reprend la paraphrase des Mémoires de Torcy, p. 630 et 637-638.

3. *Payées* corrigé en *payé.*

4. Toutes ces réflexions, jusqu'à la fin du paragraphe, sont le fait de notre auteur. Torcy est très bref sur le voyage de Louville.

bien le roi d'Espagne y avoit résisté ; qu'elle n'en avoit pu venir à bout que par la France, et par ses intrigues avec Mme de Maintenon contre le cardinal et l'abbé d'Estrées et lui ; et que le roi, affligé au dernier point, cédant aux ordres donnés de France à Louville, lui avoit en partant doublé et assigné ses pensions, qui lui avoient été longtemps payées, et donné de plus une somme d'argent et le gouvernement de Courtray, qu'il n'a perdu que par les malheurs de la guerre qui suivirent la perte de la bataille de Ramillies [1]. A l'égard de la commission, la nier étoit une impudence extrême, d'un homme aussi connu que Louville, qui vient descendre chez l'ambassadeur de France, qui dit avoir des lettres de créance du Roi et du Régent, et une commission importante dont il ne peut traiter que directement et seul avec le roi d'Espagne, et pour l'audience duquel l'ambassadeur de France s'emploie au nom du Roi. Rien de si aisé que de couvrir Louville de confusion, s'il avoit allégué faux, en lui faisant montrer ses lettres de créance ; s'il n'en eût point eu, il seroit demeuré court, et alors, n'ayant point de caractère, Alberoni auroit été libre du châtiment. Que si, avec des lettres de créance, il n'eût eu qu'un compliment à faire pour s'introduire et solliciter son payement, Alberoni l'auroit déshonoré bien aisément de n'avoir point de commission, après avoir tant assuré qu'il étoit chargé d'une fort importante. Mais la toute-puissance dit et fait impunément tout ce qu'il lui plaît.

Le Régent et Alberoni demeurent toujours piqués l'un contre l'autre du voyage de Louville.

Louville de retour, il fallut renvoyer au roi d'Angleterre tout ce que Louville avoit porté en Espagne [2] pour Gibraltar, et cette affaire demeura comme non avenue, sinon qu'elle piqua fort Alberoni contre le Régent d'avoir voulu faire passer une commission secrète au roi d'Espagne à son insu, et par un homme capable de le supplanter, et le Régent contre Alberoni, qui avoit fait avorter

1. Tout cela a été raconté dans notre tome XI, p. 240-248.
2. *Espagne* est en interligne, au-dessus d'*Angl.*, biffé.

le projet avec tant d'éclat, et lui avoit osé faire sentir quelle étoit sa puissance, qui tous deux ne l'oublièrent jamais, mais le Régent par la nécessité des affaires, et sans altération de sa débonnaireté. Alberoni, qui n'étoit pas de ce tempérament, et qui autrefois, petit domestique du duc de Vendôme, n'avoit pas été content du duc de Noailles pendant qu'il étoit en Espagne, prit contre lui une dose de haine de plus, parce qu'il sut que l'envoi de Louville avoit été concerté entre le Régent et lui seul, et reçut comme une nouvelle injure une lettre d'amitié que le duc de Noailles lui avoit envoyée par Louville[1].

Traité de l'assiento signé à Madrid avec l'Angleterre. Monteleon dupe de Stanhope, jouet d'Alberoni. Le roi d'Angleterre à Hanovre.

Rendu à lui-même par le départ de Louville, Alberoni n'eut rien de plus à cœur que de terminer au gré des Anglois toutes les difficultés qui restoient sur l'*assiento*. Le traité fut signé à Madrid le 27 juillet; mais, comme l'affaire duroit depuis longtemps, il fut daté du 26 mai, et les ratifications du 12 juin qui furent aussitôt réciproquement fournies[2]. Monteleon ignoroit parfaitement tout ce qui se passoit entre l'Angleterre et l'Espagne. Il en déploroit la lenteur, et de se voir réduit à poursuivre de misérables bagatelles lorsqu'il auroit pu traiter utilement. Il voyoit que le traité proposé par la France à l'Angleterre n'avançoit point; il se persuadoit que l'intelligence entre l'Empereur et le roi de la Grande-Bretagne n'étoit pas si grande depuis l'opposition que la compagnie du Levant à Londres avoit mise à un emprunt que l'Empereur y voulut faire de deux cent mille livres sterling sur la Silésie[3], et que le traité fait entre eux ne contenoit rien de préjudiciable à l'Espagne. Le roi d'Angleterre avoit passé en Allemagne en juillet[4]. Il avoit laissé le prince de Galles

1. Cette dernière phrase sur le mécontentement d'Alberoni contre le duc de Noailles est prise des Mémoires de Torcy, p. 631. Les *Mémoires de Noailles* n'en disent rien.

2. Ces renseignements et ces dates précises viennent de Torcy, p. 634-635; tout ce qui suit est aussi le résumé des pages 639 à 645.

3. Il a été parlé de cet emprunt ci-dessus, p. 124.

4. Il était parti le 18 juillet, et son vaisseau entra le 20 dans la

régent sous le titre de gardien du royaume[1], et ce prince, changeant de manières à l'égard de la nation, cherchoit à lui plaire, mais sans cacher son desir de se venger de Cadogan, et de Bothmar, ministre unique pour Hanovre[2], à qui il attribuoit les mauvais traitements que le duc d'Argyle, son favori, avoit reçus du roi son père[3]. Le prince traitoit Monteleon avec distinction et familiarité; et cela persuadoit cet ambassadeur qu'il étoit toujours sur le même pied en Angleterre, quoiqu'il ne reçût que rudesses, et pis encore, de Methuen[4], qui tenoit la place de Stanhope pendant son absence à la suite du roi d'Angleterre à Hanovre. Ainsi Monteleon, avec tout son esprit et ses lumières, étoit la dupe de Stanhope, qui le craignoit, et le jouet d'Alberoni, qui ne l'aimoit point.

L'abbé Dubois va chercher Stanhope passant

Châteauneuf[5], que nous avons vu ambassadeur en Portugal, à Constantinople, et sans caractère chargé d'affaires en Espagne, et avec réputation, étoit devenu con-

Meuse; il gagna Utrecht par eau, puis se rendit à Osnabrück par terre, et arriva le 25 à Hanovre (*Gazette*, p. 370, 371 et 384; *Gazette d'Amsterdam*, n° LXIX; L. Wiesener, *Le Régent, l'abbé Dubois et les Anglais*, tome I, p. 236-240).

1. Il ne voulut pas lui donner le titre de régent.

2. Jean-Gaspard, baron puis comte de Bothmar, ou plutôt Bothmer, né le 31 mars 1656, avait été plénipotentiaire du duc de Brunswick au traité de Ryswyk et vint ensuite comme ambassadeur extraordinaire à Paris; il représenta l'électeur de Hanovre à Utrecht, puis fut ambassadeur en Hollande et premier ministre de l'électeur. Lorsque celui-ci fut appelé au trône d'Angleterre, il amena avec lui à Londres le comte de Bothmar, qui continua à diriger les affaires particulières de l'électorat de Hanovre jusqu'à sa mort, arrivée le 6 février 1732 (*Gazette*, p. 94). Il avait deux frères, dont l'un représenta pendant plusieurs années le roi Georges d'Angleterre auprès de la cour de Vienne; à la fin de 1715 (*Gazette* de 1716, p. 42), l'Empereur leur donna à tous trois le titre de comtes de l'Empire.

3. Ci-dessus, p. 138.

4. Paul Methuen : ci-dessus, p. 112.

5. Pierre-Antoine de Castagner, marquis de Châteauneuf : tome IV, p. 136.

seiller d'État[1], et étoit[2] lors ambassadeur à la Haye. Il avoit eu plusieurs conférences inutiles sur le traité[3] avec Walpole, envoyé d'Angleterre, qui agissoit de concert avec le Pensionnaire, et Duyvenwoorden disoit qu'il n'auroit pouvoir de conclure et de signer que lorsque le Prétendant auroit passé les Alpes[4]. Stanhope et Bernstorff[5], passant à la Haye pour aller à Hanovre, avoient dit que la France avoit plus besoin de l'alliance proposée que l'Angleterre, et ils avoient assuré les ministres de l'Empereur[6] qu'ils ne se relâcheroient point de leurs demandes, et ne feroient rien de contraire aux intérêts de l'Empereur. Ils avoient les uns et les autres des conférences avec les députés des États-Généraux aux affaires secrètes, et les pressoient d'entrer dans l'alliance signée entre ces deux puissances; mais la République, qui en craignoit un engagement et un renouvellement de guerre, éludoit toujours. L'abbé Dubois, qui n'avoit fondé toutes ses vues et toutes ses espérances de fortune que sur l'Angleterre, par le chausse-pied de son ancienne connoissance avec Stanhope[7] qu'il traitoit de liaison et d'amitié pour se faire valoir, et qui

à la Haye; revient sans y avoir rien fait; repart aussitôt pour Hanovre.

1. Il ne fut conseiller d'État qu'en août 1719.
2. *Estoit* corrige *avoit*.
3. Les mots *sur le traitté* ont été ajoutés en interligne.
4. Mémoires de Torcy, p. 645-646. Sur ces négociations de la Haye, il faut voir l'ouvrage de L. Wiesener, *Le Régent, l'abbé Dubois et les Anglais*, tome I, p. 248 et suivantes.
5. André-Gottlieb de Bernstorff, d'une famille hanovrienne, avait pris une part active aux négociations qui amenèrent la création de l'électorat de Hanovre au profit du duc de Brunswick, et il resta le confident intime de son maître, lorsque celui-ci devint roi d'Angleterre. Madame (*Correspondance*, recueil Jæglé, tome II, p. 272 et 275) l'accuse d'avoir attisé le dissentiment qui existait entre le roi Georges et son fils le prince de Galles. Il mourut le 6 février 1726. Ses deux fils, à l'avènement de Georges II, durent quitter l'Angleterre et passèrent au service du Danemark; l'un d'eux fut longtemps ambassadeur de ce pays en France (*Mémoires de Luynes*, tomes VI, p. 452, et XI, p. 61-63).
6. Il y a dans Torcy: *le ministre de l'Empereur*, c'est-à-dire le chargé d'affaires, qui était alors le baron de Heems.
7. Ci-dessus, p. 4.

pour cela avoit aveuglé M. le duc d'Orléans sur l'Angleterre, comme il a été expliqué en plus d'un endroit[1], saisit la conjoncture pour persuader son maître que deux heures de conversation avec son ancien ami avanceroient[2] plus le traité que toutes les dépêches et que toutes les conférences qui se tenoient à la Haye. Il s'y fit donc envoyer secrètement pour aller parler à Stanhope à son passage. Le peu de conférence qu'il eut avec lui n'aboutit à rien. Il revint tout de suite bien résolu de ne quitter pas prise[3]. Il prétexta qu'il avoit trouvé son ami si pressé de partir, et si détourné en même temps à la Haye, qu'ils n'avoient eu loisir de rien, mais que Stanhope le souhaitoit à Hanovre, où à tête reposée ils pourroient travailler à l'aise et en repos, et parvenir à quelque chose de bon. Il n'en fallut pas davantage dans l'empressement où sa cabale avoit mis le Régent pour ce traité. Il crut

1. Ci-dessus, p. 1-7 et 56-57.

2. Il y a *avanceroit,* par mégarde, dans le manuscrit.

3. Torcy (p. 647) n'a dit que quelques mots du voyage de l'abbé Dubois à la Haye, qui se fit sans doute sans sa participation et pour lequel les sources ordinaires de ses Mémoires, c'est-à-dire les lettres copiées à la poste ne lui fournirent aucun renseignement. C'est pourquoi Saint-Simon n'y insiste pas, quoiqu'il ajoute quelques détails à la simple mention de Torcy. — L'abbé Dubois fit décider son voyage par le Régent dans le courant de juin et reçut des instructions secrètes datées du 20. Parti de Paris le 2 juillet sous le nom de Saint-Albin, il alla descendre le 5 dans une auberge de la Haye et se donna comme un amateur venant chercher en Hollande des livres et des peintures. Il eut deux entrevues secrètes avec Stanhope les 21 et 22 juillet chez l'ambassadeur d'Angleterre Horace Walpole et repartit pour Paris dès le 23. Voyez à ce sujet *L'abbé Dubois* par le comte de Seilhac, tome I, p. 170-175; L. Wiesener, *Le Régent, l'abbé Dubois et les Anglais,* tome I, p. 272-286; A. de Sévelinges, *Mémoires secrets de Dubois,* tome I, p. 165 et suivantes; Lémontey, *Histoire de la Régence,* tome I, p. 103-105; Ch. Aubertin, *L'Esprit public au XVIIIe siècle,* p. 68 et suivantes; Capefigue, *Le cardinal Dubois et la régence du duc d'Orléans,* p. 97-109, où est publiée une partie de sa correspondance; et les volumes *Angleterre* 277 et *Hollande* 309, au Dépôt des affaires étrangères.

l'abbé Dubois de tout ce qu'il voulut lui dire, et à peine arrivé le fit repartir pour Hanovre[1].

Jugement des Impériaux sur la fascination du Régent par l'Angleterre.

Les ministres impériaux[2], exempts des vues personnelles de Dubois et de la fascination de son maître, et qui voyoient de près et nettement les choses telles qu'elles étoient, admiroient l'empressement de la France à traiter avec l'Angleterre. Ils disoient que la France se trouvoit dans l'état le plus heureux et le plus indépendant, qu'elle n'avoit qu'à jouir de la paix, gagner du temps, voir le succès de la guerre d'Hongrie, le cours des affaires domestiques de l'Angleterre, laquelle avoit beaucoup plus à souhaiter que la France de conclure un traité avec elle. Tel étoit le jugement sain de ministres qui voyoient clair, quoique si jaloux de la France. En même temps, il n'étoit faux avis et impostures les plus circonstanciées, pour les faire mieux passer,

1. Torcy ne disant encore rien sur la mission de l'abbé Dubois à Hanovre, Saint-Simon ne s'y appesantit pas. Il y fera des allusions un peu plus loin, p. 260-261 et 278-279, et il mentionnera la signature du traité, p. 365 et dans la suite des *Mémoires,* tome XIII de 1873, p. 266 et suivantes. — L'abbé, caché sous le même nom d'emprunt, arriva à Hanovre le 19 août 1716 et négocia avec Stanhope pendant deux mois. Le roi d'Angleterre ayant désiré que la négociation s'achevât en Hollande, il quitta Hanovre le 11 octobre pour arriver à la Haye dans la nuit du 16 au 17. Voyez Wiesener, *L'abbé Dubois,* tome I, p. 307-331 et 366, et les références indiquées dans la note précédente, ainsi que les volumes *Angleterre* 278 et 290 du Dépôt des affaires étrangères. — C'est pendant son séjour à Hanovre que Dubois écrivit à Chirac, premier médecin du duc d'Orléans, la lettre du 31 août qu'on trouvera plus loin, à l'appendice V, dans laquelle il le priait de demander pour lui au Régent, soit un don considérable en argent, soit une abbaye à gros revenu, mais sans qu'il parût que la sollicitation vînt de lui-même. Une lettre du duc d'Orléans à l'abbé, en lui envoyant le 30 août une lettre de crédit, contient cette phrase: « Je ne puis m'empêcher de vous marquer combien je suis content de vous et de votre négociation. Vive ceux qui agissent par le cœur ! » (Catalogue Étienne Charavay, n° 28066).

2. Saint-Simon reprend la paraphrase des Mémoires de Torcy, p. 647-656 ; mais il abrège considérablement.

que Stair n'écrivît sans cesse aux ministres d'Angleterre, piqué de ce que la négociation lui avoit été enlevée par ces mêmes ministres qui connoissoient son mauvais esprit et son venin contre la France, quoique ses protecteurs. Toutefois il faut dire que le triste état du Prétendant promettoit une prompte fin de la fermentation de son parti en Angleterre; que la victoire complète que le prince Eugène avoit remportée sur les Turcs à l'ouverture de la campagne[1] faisoit regarder cette guerre comme devant être de peu de durée; que l'Empire, accoutumé au joug de la maison d'Autriche, y étoit plus soumis que jamais; et que la France avoit à prendre garde de voir renaître la guerre par les intérêts de l'Empereur sur l'Italie, et ceux de l'Angleterre sur le commerce, ennemie née de la France, lorsque ces deux monarques se trouveroient libres de toute crainte chez eux.

Chétive conduite du roi de Prusse; il attire chez lui les ouvriers françois.

Le[2] roi de Prusse, attentif à s'agrandir, mais léger, inconstant et timide, n'avoit osé remuer sur Juliers à la mort de l'électeur palatin[3]. Il disoit qu'il n'y troubleroit point la branche de Neubourg tant qu'elle subsisteroit; mais il fit sonder le Régent sur ce qu'il feroit en cas qu'elle vînt à s'éteindre, et s'il souffriroit que l'Empereur en ce cas, suivant la résolution qu'il assuroit en être prise, s'emparât de ce duché. En même temps il faisoit faire à Vienne les plus fortes protestations d'attachement aux intérêts de l'Empereur, et y nioit formellement qu'il eût aucune négociation avec la France[4]. Cette conduite lui sembloit d'un grand politique. Il se brouilloit et se

1. Celle de Salenkemen : ci-dessus, p. 182.
2. Mémoires de Torcy, p. 656 et suivantes.
3. Ci-dessus, p. 129 et 137.
4. D'après les *Mémoires de Tessé*, composés par Grimoard sur les papiers du maréchal et publiés en 1806 (tome II, p. 328-329), le roi Frédéric-Guillaume avait signé avec la France, le 14 septembre 1716, un traité secret d'alliance; il est parlé de ce traité dans les procès-verbaux du conseil de régence, au 4 octobre (ms. Franç. 23669, fol. 22).

raccommodoit souvent avec ses alliés, avec le Czar, avec le roi d'Angleterre son beau-père, et fut longtemps à se déterminer s'il l'iroit voir à Hanovre. Il regardoit la France comme prête à souffrir de grandes divisions par celles des princes du sang et bâtards, des pairs et du Parlement, surtout par l'affaire de la Constitution[1]. Cette idée l'enhardit à s'attirer encore un plus grand nombre de François pour augmenter ses manufactures. Il donna donc ses ordres pour persuader à plusieurs ouvriers et autres de passer en Brandebourg, soit pour cause de religion ou pour d'autres, et il crut y réussir aisément dans un temps où les étrangers et les François mêmes s'accordoient à dépeindre la France comme accablée de misère et sur le point d'une division générale[2].

Aldrovandi, d'abord très mal reçu à Rome, gagne la confiance du Pape. Nuage léger entre lui et Alberoni,

Aldrovandi[3], d'abord mal reçu à Rome et fort blâmé, sut bientôt, par son adresse et par ses amis, obtenir du Pape d'être écouté, lequel avoit déclaré qu'il ne lui donneroit point d'audience. Il en eut une fort longue, dans laquelle il sut si bien manier l'esprit du Pape qu'il se le rendit tout à fait favorable, et qu'il le vit depuis souvent et longtemps en particulier; mais il fut trompé dans

1. Il est curieux de remarquer que les Mémoires de Torcy ne parlent que de l'affaire de la Constitution et des dissentiments entre les princes du sang et les légitimés ; c'est Saint-Simon qui ajoute ceux des ducs et du Parlement.

2. Torcy disait (p. 659) : « Il lui prit envie d'attirer encore un grand nombre de François dans ses états et d'augmenter par leur nombre les manufactures qui s'y trouvoient déjà établies. Il donna donc les ordres pour persuader à plusieurs ouvriers et autres de passer dans les marches de Brandebourg, soit pour cause de religion, soit pour d'autres raisons, dont il croyoit qu'on ne manqueroit pas dans un temps où les François et les étrangers s'accordoient à dépeindre la France comme accablée de misère et sur le point d'une division générale. » On voit que notre auteur, tout en reproduisant presque absolument le texte de sa source, altère quelque peu le sens de la phrase de début.

3. Saint-Simon passe ici un long passage des Mémoires de Torcy relatif aux affaires de la constitution Unigenitus et reprend sa paraphrase à la page 680 du manuscrit.

lequel éclate contre Giudice, dont il ouvre les lettres, et en irrite le roi d'Espagne contre ce cardinal.

l'espérance qu'il avoit conçue d'être incessamment renvoyé en Espagne[1]. Il en avoit apporté deux lettres au Pape de la main du roi et de celle de la reine, fort pressantes pour le chapeau d'Alberoni. Les prétextes de faire attendre longtemps ceux de l'espérance de qui Rome attend des services ne manquent pas à cette cour. Aldrovandi, pressé de retourner jouir des grands émoluments de la nonciature d'Espagne, qui n'avoit pu jusqu'alors être rouverte depuis les différends entre les deux cours, et qui n'en espéroit la fin que de la promotion d'Alberoni, et qui par sa nonciature auroit avancé la sienne, s'employoit de toutes ses forces à le servir. Le duc de Parme, sur je ne sais quel fondement, se défioit de sa bonne foi là-dessus, et avoit donné la même défiance à Alberoni. Celui-ci, qui mettoit toujours la reine d'Espagne en avant au lieu de lui-même, se plaignit amèrement de l'ingratitude d'Aldrovandi pour cette princesse; mais il n'osa éclater de peur de pis. Il s'apaisa bientôt, et vit enfin que ses plaintes étoient très mal fondées[2]. Il éclata de nouveau contre le cardinal del Giudice[3], et n'épargna aucun terme injurieux pour exagérer son ingratitude envers la reine, sans laquelle il ne seroit jamais rentré en faveur[4] en Espagne à son retour de France, ni sorti de l'abîme où il étoit tombé. Il lui reprochoit la licence avec laquelle il tomboit sur le gouvernement; il publioit qu'il étoit si bien connu en France qu'on y prévoyoit généralement sa dis-

1. Aldrovandi était arrivé à Rome le 3 août; il eut peu après une audience assez longue du pape (*Gazette*, p. 415 et 428; *Gazette d'Amsterdam*, nos LXIX et LXXI), et, le 18 août, puis le 22 septembre, on annonçait son départ comme prochain; le 5 octobre, il était préconisé comme archevêque de Néocésarée, et sacré le 11, et l'on travaillait, disait-on, à ses instructions; le premier dimanche de l'Avent, il célébrait une messe solennelle en présence du pape, et la fin de l'année le trouvait encore à Rome (*Gazette* de 1716, p, 439, 501, 523, 548 et 619).

2. Cette dernière phrase ne vient pas de Torcy.

3. Mémoires de Torcy, p. 683 et suivantes.

4. Les mots *en faveur* sont en interligne.

grâce. Il ouvroit les lettres de la poste de Madrid, et on crut qu'il le faisoit de sa propre autorité, à l'insu du roi d'Espagne. Il y trouva une lettre de l'ambassadeur de Sicile[1] au roi son maître, qui lui rendant compte d'une longue conférence qu'il avoit eue avec Giudice, ce cardinal, après beaucoup de protestations d'attachement, l'avoit averti de ne faire aucun fond sur la cour de Madrid tant que le crédit d'Alberoni subsisteroit, parce que le duc de Parme, dont il étoit ministre, ne songeoit qu'à gagner et conserver les bonnes grâces de l'Empereur, et par conséquent ne consentiroit jamais que l'Espagne fît aucun pas pour les princes d'Italie. Alberoni porta cette lettre au roi d'Espagne, qu'il eut la satisfaction de mettre fort en colère contre Giudice[2]. Tant d'autorité n'empêchoit ses alarmes sur les François qui étoient à Madrid, bien plus fortes sur des Parmesans abjects que de fois à autre la reine vouloit faire venir. Il n'osoit lui montrer aucune opposition là-dessus ; mais il redoubloit ses mesures auprès du duc de Parme pour rompre ces voyages par lui[3]. La santé du roi d'Espagne menaçoit ; son estomac étoit en grand désordre ; Alberoni l'engagea à consulter un médecin sarde, qui convint avec le premier médecin des remèdes qu'il falloit employer, en présence de la reine et d'Alberoni seuls[4]. Ce mystère, joint aux propos scandaleux

Étranges bruits publiés en Espagne contre la reine. Alberoni les fait

1. Il s'appelait le marquis de Montroux, d'après les lettres de M. de Saint-Aignan ; ci-dessus, p. 112.

2. « Alberoni n'avoit pas manqué de faire voir cette lettre à S. M. Cath., et il avoit eu le plaisir de lui entendre dire qu'elle n'avoit jamais connu d'homme plus menteur et plus malin que le cardinal » (Mémoires de Torcy, p. 685).

3. Cette phrase résume les pages 686 et 687 de Torcy, qui donne des détails sur ces « Parmesans abjects », un gentilhomme nommé Maggiali et le musicien Sabadini (voyez ci-après, p. 276). D'après le duc de Saint-Aignan, ce Maggiali serait un abbé parmesan, qui avait accompagné la reine dans une partie de son voyage, mais sans entrer en Espagne.

4. La santé du roi semblait en effet gravement atteinte. Son assiduité trop grande auprès de la reine en était la cause principale, et le

retomber sur Giudice. La peur en prend à Cellamare, son neveu, qui abandonne son oncle.

de Burlet sur la santé du prince des Asturies[1], en fit tenir des plus étranges, non-seulement aux gens du commun, mais aux plus élevés, jusqu'à publier que la reine travailloit à porter son fils ainé don Carlos sur le trône. Giudice, outré de sa disgrâce, dont il se prenoit uniquement à Alberoni, ne l'épargna pas en cette occasion, ni Alberoni le cardinal en mauvais offices et en accusations d'accréditer la licence et les mensonges des mauvais bruits[2]. Cellamare, fils du frère du cardinal del Giudice[3], alarmé de tant d'éclats, eut peur pour lui-même. Il ne songea qu'à se conserver les bonnes grâces de la reine et celles d'Alberoni. Il les leur demanda avec tant d'empressement qu'Alberoni s'en fit un titre pour prouver l'ingratitude du cardinal, blâmée jusque par son neveu, qui avoit toujours passé pour un homme fort sage et fort éclairé[4].

Alberoni invente et publie une fausse lettre flatteuse du Régent à lui et se pare

Alberoni[5] n'eut pas honte de répandre un mensonge insigne ; la toute-puissance ne craint guères les démentis. Il publia que M. le duc d'Orléans, en rappelant Louville, lui avoit expressément marqué qu'il ne l'auroit pas envoyé s'il l'eût cru désagréable au roi d'Espagne[6], et qu'inces-

médecin Burlet osa lui dire qu'il jouait sa vie, ce qui mécontenta gravement la reine (lettres de Louville du 10 août et de M. de Saint-Aignan du 13 septembre, vol. *Espagne* 252, fol. 123 et 248-249).

1. Ci-dessus, p. 107 et 122.

2. « Alberoni prétendoit que, dans une assemblée du saint-office, le cardinal, ayant fait le panégyrique du prince des Asturies, avoit fini son discours en déplorant l'état de ce jeune prince retenu sous une servitude barbare et sans avoir la moindre ombre de liberté » (Torcy, p. 689).

3. Dominique del Giudice, duc de Giovenazzo : tome IX, p. 467.

4. Torcy, p. 691.

5. Ce paragraphe est la copie presque textuelle d'un passage du manuscrit de Torcy qui commence à la page 691 pour finir à la page 693.

6. Dans la minute d'une lettre secrète que le Régent essaya de faire passer au roi d'Espagne par l'intermédiaire du P. du Trévou, son confesseur, et du P. Daubenton, et dont il sera question plus loin, p. 328, le duc d'Orléans parle en effet de cette assertion d'Alberoni et s'en

samment il enverroit un autre homme chargé de communiquer des choses qui ne se pouvoient confier au papier. Un pareil envoi ne lui auroit été guères plus agréable. Il ne vouloit voir de la part de la France qui que ce soit capable d'éclairer ses actions, d'en rendre compte au Régent, d'ouvrir les yeux au roi d'Espagne. Tout François lui étoit suspect. Il auroit voulu les chasser tous d'Espagne, surtout ceux qui étoient chargés de quelques commisions particulières pour la marine ou pour d'autres affaires. Il les traitoit de dévoués aux cabales, et disoit qu'ils prêtoient leurs maisons pour les rassembler.

de ce mensonge. Inquiétudes et jalousie d'Alberoni sur les François qui sont en Espagne.

Sa jalousie et son extrême défiance ne s'assuroit pas même de ses plus intimes amis. Monti[1] étoit de ce nombre et avoit eu toute sa confiance avant sa fortune[2]. Il servoit

Il amuse son ami Monti, l'empêche de quitter

plaint vivement; mais il ne semble pas que ce soit ce texte qui ait été envoyé.

1. Antoine-Félix, marquis Monti, né à Bologne le 29 décembre 1684, entra au service de France et fut pris comme aide-de-camp par le duc de Vendôme en 1703; il servit en Italie en cette qualité, puis, à partir de 1705, comme lieutenant-colonel à la suite du régiment des gardes de Mantoue; il vint en 1706 à l'armée de Flandre et contribua à la défense de Lille avec Boufflers. En 1710, il passa en Espagne avec Vendôme, revint en Flandre en 1713 et y commanda le régiment de Monroux. Après la paix d'Utrecht, il fut employé à diverses missions diplomatiques, notamment avec l'Espagne, où il alla en 1718, et avec la Suède. Nommé brigadier en février 1719, il fut envoyé comme ambassadeur en Pologne en 1729, et contribua puissamment à la seconde élection de Stanislas Leczinski après la mort du roi Auguste en 1733. La Russie s'étant opposée par la force à cette élection, Monti se réfugia à Dantzig et y soutint un siège de quatre mois et demi, pendant lequel on l'éleva en France au grade de maréchal de camp (février 1734). Après une captivité de dix-huit mois, il revint à Paris en mars 1736 et reçut le grade de lieutenant général (juin 1736), puis le cordon du Saint-Esprit (janvier 1737); il mourut à Paris le 12 mars 1738. Il était depuis 1731 colonel du régiment Royal-Italien. Notre auteur parlera de lui à diverses reprises dans la suite des *Mémoires* et notamment en 1719 (tome XVI de 1873, p. 248-249), où il racontera sa carrière et mentionnera son origine modeste. Un portrait (moderne) de lui est au musée de Versailles, n° 4470.

2. Il avait connu Alberoni dans l'entourage de Vendôme.

Paris pour Madrid, lui prescrit ce qu'il lui doit écrire sur la reine pour le lui montrer et s'en avantager.

en France, et il étoit quelquefois chargé par lui de commissions particulières pour le Régent. Monti crut avancer sa fortune s'il pouvoit aller en Espagne et profiter de son crédit. Il fut entretenu quelque temps dans cette espérance; Alberoni lui mandoit que personne ne serviroit mieux les deux cours que lui; mais cet amusement même l'importunoit, et il fit entendre à son ami qu'il n'y falloit plus penser. Il ne vouloit point des témoins de sa conduite; Monti lui étoit commode en France pour l'en informer. Il lui prescrivoit les thèmes de ses lettres pour louer la reine de sa fermeté, et d'en parler comme d'une héroïne qui, par son courage, établissoit son autorité par toute l'Europe. Il montroit ces lettres à la reine pour la piquer d'honneur, et faire retomber sur elle tout ce qu'il faisoit contre Giudice, dont il se plaignoit d'une manière atroce[1].

Son noir manège contre le Régent auprès du roi d'Espagne; son extrême dissimulation; il veut rétablir la marine d'Espagne; ses manèges.

Le traitement fait à Louville étoit un affront à la France et personnel au Régent, et le triomphe de l'insolence et de l'autorité d'Alberoni. L'équanimité[2] avec laquelle le Régent le souffrit ne put apaiser la haine que l'Italien avoit conçue d'une tentative qu'il se persuada faite uniquement contre lui. Il prit occasion du traité qui se négocioit entre la France et l'Angleterre, pour inspirer au roi d'Espagne les sentiments les plus sinistres de M. le duc d'Orléans, et pour les lui faire revenir par ceux de sa dépendance qui l'approchoient[3]. Il assuroit que l'unique but du Régent étoit de s'assurer de la couronne en cas de malheur en France; que tout lui paroissoit plausible et bon pour y parvenir; qu'il se ligueroit même avec le Turc, s'il le jugeoit utile à ce dessein ou à empêcher le roi d'Espagne de faire valoir les justes droits de sa naissance. Il n'osoit pourtant convenir[4] que le roi d'Espagne

1. Mémoires de Torcy, p. 693-695.
2. Mot déjà rencontré dans le tome XXII, p. 206.
3. Il y a *qu'ils l'approchoient* dans le manuscrit.
4. *Convenir* est en interligne, au-dessus d'*avouer*, biffé.

les voulût soutenir ; mais il avouoit quelquefois à ses confidents que la plus fine dissimulation étoit nécessaire sur un point si délicat, dont il falloit écarter aux Espagnols toute idée, qui, conçue par eux, pouvoit causer des mouvements dangereux, et se conduire comme si Leurs Majestés Catholiques ne vouloient jamais sortir de Madrid, attendre les événements, et compter que la décision de cette grande question dépendroit de l'Angleterre et de la Hollande. Persuadé en attendant, et cela avec raison, que l'Espagne devoit se rendre puissante par mer, il faisoit de grands projets de marine. Rien ne lui sembloit difficile, pourvu qu'il en soit chargé ; il ne songeoit qu'à se rendre nécessaire ; il y réussissoit pleinement auprès de la reine, par conséquent auprès du roi. Il se vantoit que les impressions qu'on avoit voulu lui donner à son égard n'avoient fait que mieux faire connoître son zèle et ses services, qu'il avoit tout crédit sur la reine, qu'il se moquoit de ceux qui prétendoient que Macanaz[1] entretenoit un commerce secret avec le roi d'Espagne. C'est qu'il savoit par la reine, pour qui le roi n'avoit point de secret, qu'Aubenton avoit pensé d'être perdu pour lui avoir seulement nommé le nom de Macanaz, sans autre intention que de dire qu'il en avoit reçu une lettre par laquelle ce martyr des droits des rois d'Espagne contre les entreprises de Rome se recommandoit à ses bons offices[2]. Belle leçon pour les magistrats en place et en devoir de soutenir les droits de leurs rois contre les usurpations continuelles des papes ! Je dis des rois, car la France a eu aussi ses Macanaz, et employés par le feu Roi et ses ministres, qui n'ont pas eu un meilleur sort, sans compter le grand nombre qu'il y en a eu depuis le célèbre Gerson[3]. Albe-

Belle leçon sur Rome pour les bons et doctes serviteurs des rois.

1. Ci-dessus, p. 230.

2. Tout ce qui précède, depuis le commencement du paragraphe, est le résumé des pages 700 à 704 de Torcy.

3. Jean Charlier, dit Gerson du nom de son village natal près de Rethel, né en 1363, fut docteur de Sorbonne, chanoine de Notre-

roni prétendoit avoir sauvé le confesseur, parce qu'il se le croyoit attaché, et se donnoit pour avoir résolu d'exterminer ses ennemis.

Attention de l'Espagne pour l'Angleterre sur le départ de la flotte pour les Indes, et des Hollandois pour l'Espagne sur leur traité à faire avec l'Angleterre et la France. Difficultés du dernier renvoyées aux ministres en Angleterre, scélératesses de Stair, perfidie de Walpole.

Au commencement de septembre, le roi d'Espagne fit avertir le roi d'Angleterre de sa résolution de faire partir, l'année suivante 1717[1], une flotte pour la Nouvelle-Espagne[2], et lui promit de l'avertir plus particulièrement du mois qu'elle mettroit à la voile. Ainsi rien ne manquoit aux attentions de l'Espagne pour l'Angleterre, et à sa ponctuelle observation de leurs traités. Les Hollandois, qui[3] de leur côté ménageoient l'Espagne, lui firent savoir qu'ils étoient disposés à signer une ligue défensive avec la France et l'Angleterre. Leur dessein étoit de témoigner par cet avis leur respect et leur confiance au roi d'Espagne, et de l'inviter à entrer dans ce traité. Il répondit qu'il ne s'en éloignoit pas, mais qu'il falloit, avant de s'expliquer, qu'il fût informé des conditions de cette alliance. L'abbé Dubois, qui regardoit la conclusion du traité avec l'Angleterre comme le premier grand pas à la fortune, qui par degrés le mèneroit à tous les autres, l'avoit pressé de toutes ses forces et de toute son industrie. Les deux principales difficultés étoient le canal de Mardyck et le séjour du Prétendant à Avignon[4]. Le roi d'Angleterre ni Stanhope n'osèrent traiter à fond, à

Dame, curé de Saint-Jean-en-Grève en 1405 et chancelier de l'université de Paris. Il travailla beaucoup à l'extinction du grand schisme d'Occident; il assista au concile de Pise et fut ambassadeur du roi de France à celui de Constance; mais il s'attira l'inimitié de la faction bourguignonne par les sentiments d'indignation qu'il manifesta à l'occasion du meurtre du duc d'Orléans. Il se retira à Lyon, où il mourut en 1429.

1. Ce nombre est mal écrit; on pourrait lire *1707*.

2. C'est-à-dire le Mexique. La *Gazette d'Amsterdam* annonce ce projet le 29 septembre (nº LXXVIII, correspondance de Cadix du 30 août).

3. *Qui* est ajouté sur la marge, en surcharge d'un autre mot.

4. Toutes ces difficultés sont exposées dans l'ouvrage de L. Wiesener, *Le Régent, l'abbé Dubois et les Anglais*, tome I, p. 316-355.

Hanovre, deux points qui intéressoient la nation angloise, et il fallut renvoyer d'Iberville à Londres pour y régler principalement celui de Mardyck avec les ministres anglois. Ceux-ci étoient persuadés que la victoire du prince Eugène[1] étoit un nouvel aiguillon à la France de presser la conclusion du traité. Quelque bonne foi que M. le duc d'Orléans fît paroître dans toute la négociation, la malignité de Stair n'en put convenir ; l'imposture de cet honnête ambassadeur alla jusqu'à avertir les ministres d'Angleterre que le Régent étoit d'intelligence avec les Jacobites, qui méditoient quelque entreprise ; que le baron de Gœrtz, ministre du roi de Suède[2], nouvellement arrivé à la Haye[3], n'avoit été à Paris que pour la concerter ; que Dillon, lieutenant général au service de France[4], qu'il avoit déjà mandé être chargé en France des affaires du Prétendant, seroit chargé de l'exécution, et l'impudence étoit poussée jusqu'à donner ces avis, non comme de simples bruits, mais comme des certitudes. Walpole, envoyé d'Angleterre en Hollande, chargé de négocier pour faire entrer les États-Généraux dans ce traité, n'étoit pas mieux intentionné que Stair. Il avoit ordre d'agir

1. Ci-dessus, p. 182.

2. Georges-Henri, baron de Gœrtz, né en Franconie, étoit conseiller intime du duc de Holstein, lorsque le roi de Suède Charles XII le chargea en 1715 de rétablir les finances de son royaume; il y réussit en quelques mois. Son maître l'envoya alors sur le continent pour tâcher d'y former des alliances qui pussent amener la paix entre lui et le czar. Revenu à la fin de 1716, il se rendit aux îles d'Aland pour y négocier avec les délégués moscovites; mais auparavant il fit édicter par Charles XII des mesures financières extrêmement rigoureuses, qui lui attirèrent beaucoup d'ennemis. Charles XII ayant été tué au siège de Friedrichshall, Gœrtz fut arrêté, traduit devant le sénat suédois, condamné à mort et exécuté le 3 mars 1719. G. Syveton a publié en 1896, dans la *Revue d'histoire diplomatique,* un travail sur ses négociations de 1716, et Ph. Westrin a édité sa correspondance en 1898 en Suède.

3. La *Gazette d'Amsterdam* (n° LXXVI) annonce son retour le 18 septembre.

4. Arthur, comte Dillon : tome XIV, p. 83.

là-dessus de concert avec l'ambassadeur de France, et faisoit à son insu tout ce qui lui étoit possible pour le traverser. C'est à quoi les ministres impériaux travailloient à la Haye de toute leur application. Ceux de Suède s'en plaignoient fort, persuadés qu'ils étoient qu'ils seroient abandonnés par la France, qui garantiroit Bremen et Verden au roi d'Angleterre[1]. Stair enfin, ne pouvant plus donner de soupçons sur M. le duc d'Orléans, excitoit les ministres d'Angleterre de tenir ferme à toutes leurs demandes, parce qu'il savoit que ce prince accorderoit tout plutôt que de ne pas conclure. Monteleon gardoit le silence, quoiqu'il pût aussi apporter quelques obstacles : il n'avoit plus les mêmes accès; Methuen[2] lui paroissoit mal disposé pour l'Espagne ; il le remettoit sur toute affaire au retour du roi d'Angleterre sans nulle nécessité[3].

Frayeurs et mesures d'Alberoni contre la venue des Parmesans. Il profite de celles du Pape sur les Turcs et redouble de manèges pour son chapeau, de promesses et de menaces.

Alberoni, qui bravoit la haine publique en Espagne, ne put se résoudre à obéir à la duchesse de Parme[4], qui lui ordonnoit de demander à la reine sa fille une pension ou quelque subsistance pour un homme du commun, pour qui elle avoit eu de la bonté à Parme, et qu'elle avoit voulu faire venir en Espagne plus d'une fois[5]. Il craignit le danger de le rappeler dans sa mémoire. Toute son attention étoit à conserver tout son crédit sans partage et sans lutte, au moins jusqu'à ce qu'il fût parvenu au chapeau, et, pour le hâter, à donner au Pape une haute idée de son pouvoir, bien persuadé que les grâces de Rome ne sont consacrées qu'à ses besoins et aux services qu'il lui est important de tirer. Le Pape étoit foible; il craignoit les Turcs; il desiroit ardemment de hâter les secours

1. L'alliance suédoise fut en effet sacrifiée par le Régent et Dubois à l'alliance anglaise : voyez le travail de G. Syveton indiqué ci-dessus.
2. Il exerçait les fonctions de secrétaire d'État en l'absence de Stanhope, comme il a été dit ci-dessus, p. 248.
3. Tout ce long paragraphe est tiré des pages 704 à 709 des Mémoires de Torcy.
4. Dorothée-Sophie de Bavière-Neubourg : tome XXIV, p. 219.
5. Ce Maggiali, dont il a été parlé plus haut, p. 255, note 3.

maritimes d'Espagne. Alberoni en profita. Il fit représenter au Pape qu'il ne devoit pas perdre de temps à se déterminer ; qu'en différant, le printemps arriveroit avant qu'il y eût rien de réglé pour des succès qui pourroient immortaliser son pontificat ; il lui fit sonner bien haut que tout en Espagne étoit uniquement entre les mains du roi et de la reine ; qu'ils étoient affranchis de l'autorité que les tribunaux et les conseils avoient prise ; que d'eux seuls dépendoient les ordres et les exécutions[1]. Cela vouloit dire de lui uniquement, et que, si le Pape vouloit être servi et content, il falloit qu'Alberoni le fût aussi, et que le seul moyen que le Pape fût satisfait étoit d'avancer la promotion d'Alberoni. Aubenton, totalement dévoué au Pape, n'étoit attaché à Alberoni que par la crainte. Quelque confiance que le roi d'Espagne eût en son confesseur, il n'auroit pas eu la force de le soutenir contre la reine, si, conseillée par Alberoni, elle eût entrepris de le faire chasser. La princesse des Ursins lui en avoit donné une leçon qu'il n'avoit pas oubliée, et Alberoni avoit aussi besoin de lui, parce que le Pape, qui comptoit entièrement sur lui, ajoutoit foi à ce qu'il écrivoit, et ce qu'il mandoit à Rome étoit du style le plus propre [à] avancer la promotion d'un homme si zélé pour l'Église et si capable de servir puissamment le saint-siège dans les conjonctures difficiles où il se trouvoit. Aldrovandi[2], intéressé pour soi-même dans l'avancement de la promotion d'Alberoni, pour retourner jouir de la nonciature d'Espagne, et abréger son chemin à la pourpre, faisoit valoir au Pape le carac-

1. Voici le passage de Torcy (p. 715) que résume cette dernière phrase : « Les différents conseils retardoient autrefois les affaires ; mais le roi et la reine sont présentement indépendants de tout tribunal. Cet affranchissement étoit moins pour leur faire honneur que pour faire connoître au public que lui seul renfermoit dans sa personne l'autorité précédente de tous les autres tribunaux, que tout dépendoit de lui, qu'il avoit appris aux ministres, comme il le disoit quelquefois, à connoître enfin qu'ils étoient mortels. »

2. Avant *Aldrovandi,* Saint-Simon a biffé *et.*

tère d'Alberoni et son pouvoir peint d'une main que Sa Sainteté croyoit si fidèle[1].

Une nouvelle qui courut alors par les gazettes jusqu'à Rome, et qui fit du bruit, troubla le triumvirat[2]. C'étoit la prétendue brouillerie d'Alberoni et d'Aubenton, et qu'Alberoni alloit être chassé. Quoiqu'il n'y eût aucune apparence de vérité dans ce conte, l'impression qu'il fit à Rome devint très importante pour Alberoni, qui se flattoit tellement de sa prochaine promotion alors, qu'il en recevoit des compliments avec une joie, en même temps avec un ridicule dont ses ennemis surent profiter. Il s'appliqua, lui et ses deux amis, à faire tomber ce bruit et en démontrer à Rome le mensonge[3].

Giudice publie des choses épouvantables d'Alberoni,

Giudice, de son côté, que nulle considération ne pouvoit plus retenir, parce qu'il n'avoit plus rien à espérer ni à craindre, n'oublioit rien pour traverser la promotion d'Alberoni[4].

1. Mémoires de Torcy, p. 712-717.

2. Il veut parler d'Alberoni, Daubenton et Aldrovandi ; voyez plus loin, p. 273.

3. « Un inconnu, qui n'aimoit apparemment ni les uns ni les autres, fit insérer dans une gazette d'Hollande que, Alberoni et Daubenton étant mal ensemble, le dernier seroit incessamment chassé d'Espagne et retourneroit à Rome. Le même bruit se répandit à Rome en même temps, et, soit qu'il y eût quelque fondement, soit que la malice de leurs ennemis eût seule produit cette nouvelle, ils comprirent tous deux le préjudice qu'elle pouvoit leur causer à l'un et à l'autre, et, sans perdre de temps, ils travaillèrent également à désabuser leur amis, principalement à Rome » (Torcy, p. 717). On voit que Saint-Simon a mal interprété sa source, en disant qu' « Alberoni alloit être chassé », tandis que Torcy disait au contraire que ce serait le P. Daubenton qui serait renvoyé. Nous n'avons pas trouvé dans la *Gazette d'Amsterdam* mention de cette nouvelle, qui parut sans doute dans quelque autre des nombreuses gazettes imprimées en Hollande.

4. L'ambassadeur de France, duc de Saint-Aignan, écrivait au marquis de Louville (*Mémoires de Louville*, tome II, p. 235) : « Le cardinal Giudice, en passant par Lerida, s'est fait montrer le fameux endroit où Magnani donna des coups de bâton à Alberoni, et il a fait un discours très pathétique sur les choses humaines. Il en va, je pense, régaler le sacré collège, pour en éloigner l'abbé. » Nous avons montré,

Il protestoit[1] qu'elle étoit injurieuse à la pourpre, au Pape, à l'Église; il demandoit que le Pape, pour son propre honneur, consultât les évêques et les religieux d'Espagne, sur la vie, les mœurs, la conduite d'Alberoni, sûr que, sur leur témoignage, il rejetteroit pour toujours la pensée de promouvoir un sujet de tous points si indigne. Outre la religion et mille noirceurs sur lesquelles il l'attaquoit, il prétendoit[2] qu'il trahissoit le roi d'Espagne, et que, ayant été autrefois l'espion du prince Eugène en Italie, il entretenoit encore le même commerce avec lui, duquel il étoit largement payé. Aubenton redoubloit d'efforts à proportion, répondoit de tout en Espagne au gré du Pape, s'il vouloit hâter la promotion d'Alberoni, et mandoit à Aldrovandi qu'il se souvînt qu'il étoit chargé de l'affaire de Dieu, soit qu'il prétendît diviniser celle du premier ministre, ou qu'il y eût quelque autre mystère entre eux.

bien défendu par Aubenton et Aldrovandi.

Giudice s'étoit démis de la charge de grand inquisiteur d'Espagne; Alberoni la fit donner à Molinès, moins pour récompenser sa fidélité et ses travaux[3], que pour laisser champ libre à Acquaviva à[4] prendre le soin des affaires d'Espagne à Rome, parce qu'il comptoit sur ce cardinal, qui avoit toute la confiance de la reine. On s'étoit d'autant plus pressé d'y pourvoir qu'on craignoit que Giudice ne rétractât sa démission du moment qu'il seroit hors de l'Espagne. Le duc de Parme en avoit averti. Quoiqu'il

Molinès fait grand inquisiteur d'Espagne.

Quel étoit le duc

dans notre tome XIII, p. 290, note 5, que c'était là un texte arrangé par l'éditeur des *Mémoires de Louville* et que le vrai texte de la lettre de M. de Saint-Aignan était assez différent comme forme, si le fond est le même.

1. Torcy, p. 718.

2. Ce n'est pas sur le compte du cardinal del Giudice que Torcy mettait ces bruits de trahison, mais sur celui de ses ennemis en général.

3. Nous l'avons vu ci-dessus, p. 231, déchargé du soin des affaires d'Espagne à Rome.

4. Avant *à*, Saint-Simon a biffé un second *champ libre*, répété par mégarde, et, plus loin, *le* surcharge *so[in]*.

de Parme à l'égard d'Alberoni. Idées bien confuses de ce prince*.

n'aimât ni n'estimât Alberoni, il s'intéressoit au maintien de l'autorité d'un homme qui étoit son sujet et son ministre en Espagne. Il avoit par lui une part indirecte au gouvernement de cette monarchie, à laquelle par conséquent il s'intéressoit. Son grand objet étoit de l'engager à des tentatives pour recouvrer quelque partie de ce qu'elle avoit perdu en Italie, dont le temps lui paroissoit favorable pour y réussir par l'occupation de l'Empereur en Hongrie et la haine des princes d'Italie. Il sentoit bien aussi que l'Espagne étoit trop foible pour l'entreprendre sans secours, et qu'elle n'en pouvoit espérer que de la France ; qu'il falloit donc ménager le Régent pour l'engager à ce secours, mais en même temps ne pas abandonner les vues de retour en cas de malheur en France. Des projets si contraires n'étoient pas aisés à concilier. Tous deux[1] étoient persuadés que les François, fâchés de voir l'Espagne entre les mains d'un Italien, ne songeoient qu'à le faire chasser, et que Louville n'avoit été envoyé que pour cela à Madrid, quoique sous d'autres prétextes. Alberoni, qui connoissoit les dispositions du gouvernement de France à son égard, avoit pris son parti là-dessus, et n'en pressoit que plus vivement sa promotion pour s'acquérir un état solide, et se moquer après des ennemis de sa fortune[2].

Le Pape s'engage enfin à donner un chapeau à Alberoni. Impossibilité présente

Aldrovandi, qui des affres des prisons du château Saint-Ange, dont il avoit frisé la corde en Rome[3], étoit parvenu à faire goûter au Pape les raisons de son voyage, et à entrer après dans sa confiance, s'étoit habilement servi de la connoissance qu'il avoit de son esprit, pour

1. C'est-à-dire, le duc de Parme et Alberoni. Saint-Simon, en résumant Torcy, manque souvent de clarté et de précision.

2. Résumé des pages 720 à 722 de Torcy.

3. « Il n'étoit plus question de le faire mettre au château Saint-Ange, comme les cardinaux Acciauoli et Vallemani dirent qu'il le méritoit pour avoir abandonné son poste et être venu sans ordre à Rome » (Torcy, p. 723).

* Après ce mot, Saint-Simon a biffé *en po[litique]*.

le conduire par degrés à la promotion d'Alberoni, et à rendre vaines les machines del Giudice et de ses autres ennemis. Il en obtint l'assurance ; mais il manda à Alberoni qu'il n'y devoit pas compter tant qu'il n'y auroit, comme alors, qu'un seul chapeau vacant ; que l'attente ne seroit pas longue par l'âge et les infirmités de plusieurs cardinaux ; que le Pape craignoit trop l'Empereur pour lui donner ce sujet de plainte, surtout d'empêcher que le roi d'Espagne ne donnât sa nomination à aucun Espagnol, et ne fît instance au Pape de la remplir ; qu'il falloit éviter la promotion des couronnes, et faire qu'il parût que[1] la sienne vînt uniquement du pur mouvement du Pape, pour cela presser l'arrivée du secours maritime pour le secours des États d'Italie contre les Turcs, et faciliter l'accommodement entre les cours de Rome et de Madrid, enfin garder sur toutes ces choses le plus profond secret. Ce qu'il ne cessoit point de lui répéter, c'étoit de cultiver la bonne intelligence avec Aubenton, estimé au dernier point du Pape et des cardinaux Imperiali[2], Sacripanti[3], Albani[4], les trois non nationaux les plus déclarés

peu durable. Avis d'Aldrovandi à Alberoni.

1. Les mots *il parust que* ont été ajoutés sur la marge à la fin d'une ligne.

2. Joseph-René, cardinal Imperiali : tome XXII, p. 177.

3. Joseph Sacripanti ou Sacripante, né le 19 mars 1642, d'abord avocat consistorial et référendaire des signatures, fut nommé chanoine de Latran en avril 1687, puis sous-dataire en octobre 1689. Créé cardinal par Innocent XII en décembre 1695, il fut mis aussitôt à la tête de la congrégation du concile ; il fut nommé protecteur de l'ordre des Carmes en novembre 1698, cardinal dataire en décembre 1700, passa préfet de la congrégation de la Propagande en décembre 1704, et mourut dans la nuit du 3 au 4 janvier 1727.

4. Annibal, cardinal Albani, neveu du pape Clément XI, et dont il a été parlé sommairement dans le tome XVII, p. 215, note 1, naquit à Urbin le 15 août 1682. Son oncle le nomma chanoine de Saint-Pierre en 1702, secrétaire des brefs en 1704 et président de la chambre apostolique en 1707 ; il eut des missions diplomatiques à Vienne, en Pologne et en Allemagne de 1709 à 1711, et fut nommé cardinal et archiprêtre de Saint-Pierre en décembre 1711, secrétaire des mémoriaux en 1712, cardinal camerlingue en 1719. Tenu à l'écart pendant

contre la France[1]. Il y pouvoit ajouter Fabroni, avec qui ce jésuite avoit fait seul la constitution *Unigenitus* avec l'art, la dextérité, le secret, et la violence sur le Pape et tout Rome qui ont été racontés en leur lieu[2]. Aldrovandi relevoit l'admiration du Pape pour la reine[3], dont il espéroit tout pour le prompt secours maritime, qu'il étoit de la prudence d'Alberoni de maintenir ; le pressoit de faire hiverner la flotte en Italie[4], et déploroit la situation du Pape, qui ne lui permettoit pas de faire ce qu'il vouloit. Toute affaire d'Espagne étoit subordonnée, ou passoit en faveur de cette promotion, qui étoit la surnageante et la plus[5] capitale. Enfin[6] Acquaviva et Aldrovandi représentèrent si fortement au Pape qu'il n'obtiendroit rien d'Espagne en aucun genre que moyennant cette promotion, que Sa Sainteté, qui s'étoit contentée de prendre là-dessus quelque engagement avec Aldrovandi en air de confidence, en prit un effectif avec Acquaviva, à qui il dit dans une audience qu'il pouvoit écrire positivement à Madrid qu'elle étoit déterminée à faire pour Alberoni ce que la reine lui demandoit, et qu'il n'étoit plus question

le pontificat de Benoît XIII, il ne reçut l'évêché suburbicaire de Sabine qu'en juillet 1730, passa à celui de Porto et Sainte-Rufine en septembre 1743, et mourut le 21 octobre 1751.

1. Cette remarque ne vient pas de Torcy. L'expression « non nationaux » signifie qu'ils n'étoient pas protecteurs d'une couronne quelconque ni attachés à ses intérêts, mais simplement italiens.

2. Tomes XIII, p. 314-316, et XXIV, p. 101-103. Ceci encore n'est pas pris à Torcy. — Saint-Simon a écrit *racontées*.

3. « Le Pape, facile aux larmes, avoit pleuré en écoutant les louanges de cette princesse, soit attendrissement, soit douleur de ne pouvoir faire dans la situation où il se trouvoit, tout ce qu'il eût desiré pour lui plaire » (Torcy, p. 725).

4. D'après les Mémoires de Torcy, c'était Alberoni qu'Aldrovandi pressait de faire hiverner en Italie la flotte espagnole, selon le désir du Pape.

5. Le mot *plus* a été ajouté en interligne.

6. Saint-Simon a résumé depuis le commencement du paragraphe les pages 722 à 726 de Torcy; puis il saute trois pages, et reprend sa paraphrase à la page 729 du manuscrit.

que de la manière de l'exécuter[1]. La difficulté, on l'a déjà dit[2], c'est qu'il n'y avoit qu'un chapeau vacant[3], que le Pape destinoit à un sujet protégé par l'Empereur. On croyoit qu'il regardoit Borromée[4], dont la nièce avoit épousé Charles Albani, neveu du Pape[5], qui prétendoit par là compenser la promotion de Bissy, faite pour la France. Il falloit de plus satisfaire la France en même temps que l'Espagne en élevant de son pur mouvement[6] deux sujets à la pourpre, nationaux ou agréables aux couronnes, et ces ménagements demandoient la vacance de trois chapeaux. On consoloit le premier ministre par la considération de sept cardinaux de plus de quatre-vingts ans, et d'onze de plus de soixante-dix, sans ce qui pouvoit arriver à de plus jeunes. On l'assuroit qu'il

1. « Sa Sainteté... dit au cardinal Acquaviva, dans une audience qu'il lui donna le 14e de septembre (la *Gazette*, p. 487, dit le 13), qu'il pouvoit écrire à Madrid positivement qu'elle étoit déterminée à faire sur ce sujet ce que la reine lui demandoit ; qu'il n'étoit plus question que de la manière de l'exécuter » (Torcy, p. 729-730).

2. Ci-dessus, p. 267.

3. Celui du cardinal Sala, mort le 1er juillet 1715 ; mais le cardinal Ferrari étant mort le 20 août 1716, c'est probablement ce qui décida Clément XI à faire donner une promesse formelle à Alberoni.

4. Gilbert Borromée, né en 1671, d'abord protonotaire apostolique, archevêque titulaire d'Antioche en 1711, évêque de Novare en janvier 1714, avait été nommé récemment, en juin 1716, maître de la chambre du pape ; créé seul cardinal le 15 mars 1717, il fit partie successivement des congrégations du concile, des évêques et réguliers et de l'index ; il mourut à Novare le 22 janvier 1740. Il était fils de René Borromée, comte d'Arona.

5. Charles Albani (notre tome XVII, p. 215, note 1), né le 24 février 1687, titré marquis puis prince de Soriano, fut déclaré en 1702 camérier d'honneur du pape Clément XI, son oncle et commandant des chevau-légers de sa garde ; Innocent XIII le nomma prince du soglio en mai 1721 et érigea en principauté sa terre de Soriano. Il mourut à Rome le 2 juin 1724. Il avait épousé, le 11 avril 1714 (contrat du 23 novembre 1713 : *Gazette*, p. 616), Justine-Thérèse Borromée, née le 4 septembre 1691.

6. *Proprio motu*, selon la formule en usage.

y avoit tout à espérer pour lui de la chute des feuilles[1]. On l'avertissoit surtout de faire accorder au Pape la condition réciproque, qui étoit un engagement du roi d'Espagne de différer sa nomination de couronne, et d'être longtemps sans en parler après la promotion d'Alberoni.

Aventure de sbires, qui suspend d'abord, puis confirme l'engagement en faveur d'Alberoni. Art et bassesse d'Acquaviva.

Une aventure très imprévue et fort subite[2] pensa déconcerter des mesures si bien prises. Molinès, doyen de la rote, dont il étoit auditeur pour l'Espagne et chargé des affaires de cette couronne à Rome, logeoit, depuis longtemps qu'il y étoit seul ministre de cette couronne, dans le palais qui lui appartenoit, et qui étoit dans la place qui en avoit pris le nom de place d'Espagne[3]. Il s'y étoit fortifié d'un nombre de braves à la solde d'Espagne contre les violences des Impériaux, qui menaçoient de s'emparer par force de ce palais, comme appartenant à l'Empereur[4]. Molinès, déchargé des affaires d'Espagne, qui avoient été confiées au cardinal Acquaviva[5], accoutumé à demeurer dans son propre palais, étoit resté dans celui d'Espagne avec ses braves. Arriva la victoire du prince Eugène[6], qui transporta les Impériaux et le peuple de Rome ; ils promenèrent par les rues divers signes de victoire, entre autres un char à la manière de ceux des anciens triomphes. Cette machine, accompagnée des Impériaux, de

1. « Ses amis.... lui promettoient que le mois de septembre ou la chute des feuilles lui ouvriroient le chemin à l'élévation qu'il desiroit avec tant de passion » (Torcy, p. 729).

2. Une partie du récit de cet incident est écrite de la main même de Torcy dans le manuscrit de la Bibliothèque nationale, p. 731 et suivantes.

3. La place d'Espagne est située à l'est du Corso, au bas du grand escalier qui conduit à l'église de la Trinité des Monts. Le palais de l'ambassade est dans l'angle sud-ouest de cette place ; il est encore aujourd'hui la résidence des ambassadeurs espagnols auprès du saint-siège.

4. Torcy ajoute : « et véritablement sa crainte n'étoit pas sans fondement ».

5. Ci-dessus, p. 231.

6. A Salankemen : ci-dessus, p. 182.

beaucoup de peuple et des sbires, passa dans la place et devant le palais d'Espagne. Soit que Molinès eût peur que, à la faveur de cette allégresse et de cette foule, on entreprît de s'emparer du palais d'Espagne, ou qu'il prît seulement ce passage devant sa porte pour une insulte, il fit charger et dissiper tout cet accompagnement[1]. Le Pape, qui se faisoit gloire de retrancher aux ambassadeurs les franchises qui avoient fait tant de bruit autrefois, entra dans une telle colère qu'il envoya sur-le-champ Aldrovandi au cardinal Acquaviva lui dire de suspendre sa dépêche à Madrid, et de n'y rien mander de l'assurance qu'il lui avoit donnée peu de jours auparavant. Acquaviva, sans s'étonner, manda au Pape par le même prélat que sa dépêche étoit écrite, qu'il l'envoieroit sans y rien changer, parce qu'il savoit que le Pape seroit content. Il pria Aldrovandi de savoir du Pape quelle satisfaction il prétendoit. La négociation finit presque aussitôt qu'elle commença. Le Pape demanda que l'espèce de milice qui gardoit le palais d'Espagne fût congédiée, et[2] que les sbires pussent passer librement dans la place d'Espagne, et Acquaviva, de son côté, demanda que le Pape fît respecter le palais d'Espagne comme les autres palais de Rome, et qu'il fît passer les sbires dans les quartiers des autres ministres étrangers de même que dans celui d'Espagne. Ces quatre conditions respectives furent accordées[3], et le Pape confirma l'assurance qu'il

1. Les gazettes ne mentionnèrent pas cette échauffourée. La promenade du char triomphal eut lieu à deux reprises, le lundi 21 septembre et le dimanche 27 (*Gazette*, p. 501 et 512; *Gazette d'Amsterdam*, n° LXXXIII). Mais, comme la *Gazette* (p. 501) raconte que, le 19, « le barigel avec sa suite ordinaire de sbires passa dans la place d'Espagne et devant le palais, après les civilités qui furent faites sur ce sujet au cardinal Acquaviva, chargé des affaires de cette couronne », il semble bien que l'incident était alors réglé et devait remonter à quelques jours, au 14 ou au 15 septembre sans doute.

2. Ce mot est en interligne, au-dessus de *l'autre*, biffé.

3. « Depuis que les gens d'armes qui gardoient le palais d'Espagne ont été congédiés, le barigel avec ses sbires s'est fait voir passant par

avoit donnée pour Alberoni. Acquaviva fit valoir en Espagne le service qu'il avoit rendu à Alberoni, et d'avoir vendu cher ce qui dans le fond n'étoit rien, par ce qu'il savoit des intentions du roi d'Espagne sur les franchises. Ce cardinal faisoit pour soi en même temps que pour le premier ministre. Les Espagnols qui étoient à Rome murmuroient de sa facilité pour plaire au Pape, aux dépens des affaires du roi d'Espagne. Don Juan Diaz[1], agent d'Espagne à Rome, étoit celui qui en parloit le plus haut. Acquaviva saisit ce moment pour demander qu'il fût rappelé, et que la reine lui écrivît en approbation de sa conduite, de manière qu'il pût montrer sa lettre au Pape. Tout son objet, disoit-il, étoit de servir Alberoni auprès du Pape, pour quoi il falloit que lui-même fût soutenu. Il disoit qu'Aldrovandi méritoit là-dessus toute la protection du roi et de la reine, et que, étant dans la première estime et confiance du Pape, il auroit seul son secret pour négocier sur les différends d'entre les deux cours, et il insistoit pour aplanir les difficultés qui retardoient son retour et l'exercice de sa nonciature en Espagne; ainsi il le servoit en cette cour de tout son pouvoir, comme il vantoit au Pape l'empressement d'Alberoni à lui procurer à temps les secours maritimes qu'il desiroit avec impatience.

Raison de tant de détail sur Alberoni.

Si je m'arrête[2] avec tant de détail à tous ces manèges et ces intrigues, c'est qu'ils me semblent curieux et instructifs par eux-mêmes. Ils montrent au naturel quel est un premier ministre tout-puissant, un roi qui s'en laisse enfermer et[3] gouverner, ce que peut le but d'un chapeau,

cette place, sans trouver aucune opposition, non plus qu'aux environs des palais de quelques autres ministres » (*Gazette d'Amsterdam*, nº LXXXIII).

1. C'est Torcy qui fournit ce nom à notre auteur; nous n'avons pu trouver aucune indication sur cet agent; voyez plus loin, p. 336.

2. Ce paragraphe de réflexions est le fait de Saint-Simon et ne vient point de Torcy.

3. Les mots *enfermer et* ont été ajoutés en interligne.

quelle est la confiance due à un confesseur jésuite, et la part que le prince doit laisser prendre à son épouse, surtout en secondes noces, en ses affaires. D'ailleurs les personnages de ce triumvirat ont fait tant de bruit dans le monde, et tant de personnages divers, que ce qui les regarde ne peut être indifférent à l'histoire. Pour Acquaviva je n'en parle que par la nécessité de la liaison avec les trois principaux, dont deux sont devenus cardinaux, et le troisième[1] mouroit d'envie de l'être, et l'a souvent bien espéré. Ces récits découvrent encore ce que c'est que d'admettre des prêtres dans les affaires et dans les conseils.

Acquaviva, sur ordre d'Espagne, transfuge à la Constitution.

Acquaviva fut averti[2] par Daubenton qu'il se perdroit en Espagne s'il continuoit à penser et à agir comme il faisoit sur les affaires de France à l'égard de[3] la constitution *Unigenitus*. Il reçut en même temps un ordre du roi d'Espagne de se conformer là-dessus à tout ce qui pouvoit plaire au Pape. Il n'en fallut pas davantage à Acquaviva pour changer de camp contre ses propres lumières en matière de doctrine, et pour rompre tout commerce avec le cardinal de Noailles[4]. Telle est la morale et la foi de nos prélats aujourd'hui et de ceux qui veulent l'être. Je ne le dis pas sans savoir, et sans l'avoir vu et revu bien des fois[5].

1. Le P. Daubenton.

2. Saint-Simon reprend le résumé des Mémoires manuscrits de Torcy, p. 740.

3. Les mots *à l'égard de* sont en interligne, au-dessus d'*et*, biffé.

4. Saint-Simon, ici, ne se contente plus de résumer ; il développe et grossit. Voici simplement ce qu'il y a dans les Mémoires de Torcy (p. 740) : « Le P. Daubenton et les amis du cardinal Acquaviva l'avoient averti qu'il se perdroit s'il continuoit à faire voir du penchant pour le cardinal de Noailles. Il n'en falloit pas davantage pour contenir un cardinal italien, qui ne songeoit qu'à plaire aux deux cours et pour lui-même et pour l'intérêt de sa maison. Ainsi, dès ce moment, le cardinal Acquaviva se proposa de se conformer aux intentions du roi son maître comme l'unique règle qu'il devoit suivre dans le cours de cette affaire. »

5. Cette dernière phrase a été ajoutée après coup par Saint-Simon

Promesses, menaces, manèges d'Alberoni et d'Aubenton pour presser la promotion d'Alberoni. Invectives atroces de Giudice et d'Alberoni l'un contre l'autre.

Alberoni[1], fidèle à ses vues et à ses maximes, et bien instruit de celles de Rome, ne s'appliquoit qu'à bien persuader le Pape qu'il étoit le seul ministre du roi d'Espagne, le seul à qui tout son pouvoir fût confié sans réserve, le seul à qui on pût s'adresser pour en recevoir des grâces. Ces principes bien établis et souvent réitérés, il vantoit ses intentions et son zèle ; mais il protestoit que le tout seroit inutile, si le Pape ne prenoit de promptes résolutions. Il promettoit, s'il étoit assisté, c'étoit à dire élevé à la pourpre, que le Pape auroit avant la fin de mars à ses ordres une forte escadre bien équipée dans un port de l'État de Gênes, mais qu'il exigeoit aussi l'entière confiance du Pape, et qu'il regarderoit comme offenses toutes démarches indirectes, toutes instances faites par d'autres voies que par lui, et, pour colorer sa jalousie, il attribuoit ces démarches indirectes à l'ignorance de la forme et du système présent du gouvernement d'Espagne. Aubenton, par ses lettres, renchérissoit encore plus sur le grand et unique pouvoir résidant uniquement dans le premier ministre. Il assuroit le Pape que le secours que Sa Sainteté desiroit, dépendoit absolument de lui, que le projet qu'il avoit fait pour l'envoyer seroit infailliblement exécuté, s'il en usoit bien à son égard, c'est-à dire s'il lui envoyoit la barrette ; mais aussi qu'elle ne devoit espérer ni secours contre les Turcs, ni accommodement des différends entre les deux cours, si elle ne donnoit à la reine d'Espagne la satisfaction qu'elle demandoit avec tant de desir et d'ardeur. Il faisoit entendre clairement à ses amis de Rome que c'étoit par ordre qu'il écrivoit si positivement, et il prétendoit en même temps donner par là une preuve de son intime

dans le blanc resté à la fin du paragraphe, et les trois derniers mots, *bien des fois,* sont encore une addition plus tardive.

1. Notre auteur passe dans les Mémoires de Torcy dix-sept pages relatives aux affaires de la Constitution et reprend son résumé à la page 758 du manuscrit.

union avec Alberoni, et démentir sur cela les bruits et les gazettes[1]. Alberoni avoit bien des ennemis à Rome, et beaucoup de cardinaux indignés de la prostitution de leur[2] pourpre à un sujet tel que lui[3]. Giudice, qui publioit qu'il s'y en iroit bientôt, y remuoit contre lui toutes sortes de machines, et ne gardoit aucunes mesures sur sa personne dans ses discours ni dans ses lettres. Alberoni ripostoit[4] avec le même emportement, et ne cessoit de l'accuser de la plus noire ingratitude envers la reine, d'assurer nettement que la cause de cette princesse et la sienne étoit la même, et que la conduite de Giudice étoit si décriée que Cellamare lui-même n'hésitoit pas là-dessus. Il avoit envoyé à Rome les copies des lettres que Cellamare lui avoit écrites sur la disgrâce de son oncle, et[5] la bassesse de Cellamare avoit été au point d'avoir mandé à plusieurs personnes à Rome, que dans le naufrage de sa maison il avoit tâché de sauver sa petite barque en prenant le bon parti. Giudice parloit et écrivoit d'Alberoni comme du dernier des hommes[6]. Il se plaignoit aussi d'Aldrovandi, comme ayant parlé contre lui à Rome pour plaire à Alberoni ; ils se reprochoient réciproquement ingratitudes et perfidies, et avoient tous raison à cet égard. Le premier ministre chargeoit Giudice des fâcheux bruits répandus à Madrid contre la reine, et nouvellement d'avoir publié qu'elle avoit fait venir à Madrid l'argent venu par les derniers galions, pour en envoyer une grande partie à Parme.

Fanfaronnades d'Alberoni ; sa frayeur

Quelque[7] semblant qu'Alberoni fît d'être fermement certain que tout l'enfer déchaîné contre lui ne lui pour-

1. Ci-dessus, p. 264.
2. *Leur* est en interligne, au-dessus de *la*, biffé.
3. Cette phrase sur l'indignation des cardinaux romains n'est pas prise à Torcy.
4. Écrit *rispostoit*.
5. Nous ne savons où notre auteur a pris le mot de Cellamare qu'il va citer ; mais il ne le trouve pas dans Torcy.
6. Mémoires de Torcy, p. 761 et 762. — 7. *Ibidem*, p. 766.

de l'arrivée à Madrid du mari de la nourrice de la reine et de leur fils capucin. Quelles ces trois personnes.

roit nuire, et de rehausser cette confiance d'un air de philosophie qui lui faisoit dire qu'il ne demeuroit chargé de tant d'envie et du poids des affaires que par attachement pour le roi et la reine et pour le bien de l'État, il craignoit mortellement tout ce qui pouvoit avoir accès auprès de la reine. Elle avoit enfin fait venir à Madrid le mari de sa nourrice et leur fils capucin[1]. La nourrice étoit fine, adroite, et ne manquoit ni de sens ni de hardiesse. Son mari étoit un stupide paysan, leur fils[2] un fort sot moine, mais pétri d'ambition, qui ne comptoit pas sur moins que gouverner l'Espagne. La reine, qui avoit souvent demandé au duc de Parme un musicien nommé Sabadini qu'elle avoit fort connu[3], en avoit écrit avec tant de volonté, que le duc de Parme lui promit de le faire partir dès que le prince électoral de Bavière[4] seroit parti de Plaisance[5]. Alberoni craignoit horriblement la présence de Sabadini, dont il avoit plusieurs fois rompu le voyage par le duc de Parme. Il lui écrivit donc aigrement sur sa foiblesse et

Alberoni craint mortellement la venue d'un autre Parmesan; écrit aigrement au duc de Parme.

1. Ci-dessus, p. 241.

2. Ce mot est écrit *fit,* par mégarde; mais cette erreur fait voir que Saint-Simon devait prononcer *fi,* comme l'usage s'en est conservé en certaines provinces, notamment en Orléanais.

3. Voici ce que Torcy avait dit précédemment de ce Sabadini (p. 686-687 de son manuscrit): « La reine d'Espagne parloit de temps en temps de faire venir de cette cour (de Parme) un musicien nommé Sabadini, dont Alberoni redoutoit terriblement l'arrivée et le séjour à Madrid. Il avoit plusieurs fois représenté au duc de Parme la nécessité dont il étoit, même pour l'honneur de la reine, d'empêcher qu'on ne vît à la cour d'Espagne ce musicien, ami et confident d'un gentilhomme parmesan (en marge: Maggiali) qu'on avoit empêché pour des raisons particulières de se rendre auprès de cette princesse. Il y avoit des temps qu'il sembloit qu'elle l'eût oublié, et, comme il y en avoit d'autres où elle s'en souvenoit, Alberoni, qui n'osoit directement contredire un pareil goût, croyoit nécessaire d'user de prudence, de gagner du temps et de susciter des embarras au voyage de Sabadini. »

4. Charles-Albert-Cajétan: tome XIV, p. 24, note 6.

5. Le prince dut séjourner dans les états de Parme en juillet 1716; la *Gazette* (p. 430) annonce son départ de Brescia pour Munich, avant le 15 août.

l'envoi du capucin et de son père, et mit tout en œuvre auprès de lui pour arrêter en Italie Sabadini, duquel il prenoit de bien plus vives alarmes.

Il compte sur l'appui de l'Angleterre; reçoit avis de Stanhope d'envoyer quelqu'un de confidence veiller à Hanovre à ce qu'il s'y traitoit avec l'abbé Dubois, et y envoie.

La grande ressource d'Alberoni[1], à son avis, étoit l'appui qu'il se promettoit de l'Angleterre et son commerce secret et direct avec Stanhope. Ce ministre l'avoit averti d'envoyer à la Haye quelqu'un de confiance pour veiller aux intérêts du roi d'Espagne, dans une[2] crise où il s'agissoit d'un nouveau système pour l'Europe. On prétend qu'Alberoni fit part de l'avis au duc de Parme. Il ne se fioit à aucun Espagnol, et fit nommer Beretti Landi[3] à l'ambassade de la Haye; mais, comme en ce même moment Claudio Ré, que le duc de Parme tenoit à Londres en qualité de secrétaire[4], reçut ordre de ce prince de se rendre à Hanovre[5], on se persuada que c'étoit pour y être chargé de la confiance d'Alberoni, sous le prétexte de solliciter le roi d'Angleterre d'obtenir de l'Empereur d'admettre à son audience l'envoyé de Parme, et de le détourner de presser le mariage de la princesse de Modène avec le prince Antoine de Parme[6], que le duc son frère

1. Ce paragraphe résume les pages 767-768 du manuscrit de Torcy, dont une partie est de la main même du ministre.

2. Le mot *une* est répété deux fois, par mégarde.

3. Laurent Versuzo, marquis Beretti-Landi, né à Plaisance, fut d'abord page du duc de Mantoue, qui le prit pour secrétaire et ensuite pour ministre. En 1702, il passa au service de Philippe V, qui le nomma conseiller d'état du Milanais, et l'envoya comme ambassadeur auprès des cantons suisses en 1703. Il y était encore en 1716, lorsqu'il fut désigné pour remplacer Miraval à la Haye, où il arriva en octobre. Plénipotentiaire d'Espagne pour le traité de la Quadruple alliance, il représenta encore Philippe V au congrès de Cambray; il était désigné pour ambassadeur à Venise et allait s'y rendre, lorsqu'il mourut de maladie à Bruxelles le 27 octobre 1725, à soixante-dix ans (*Gazette* de 1725, p. 566).

4. Nous n'avons pu trouver aucun renseignement sur cet agent de Parme.

5. *Hanovre* est en interligne, au-dessus de *la Haye*, biffé.

6. Antoine Farnèse, frère cadet du duc François de Parme, était né

disoit n'avoir pas moyen de l'apanager pour faire cette alliance. Le dessein d'Alberoni, en se rendant maître du négociateur pour l'Espagne, étoit de se réserver l'honneur de traiter et de finir à Madrid l'essentiel de la négociation.

Pensée des étrangers sur la négociation d'Hanovre. Les Impériaux la traversent de toute leur adresse, et la Suède s'en alarme. Affaires de Suède.

Tout le monde[1] avoit les yeux ouverts sur l'alliance qui se traitoit entre la France et l'Angleterre. Les étrangers la regardoient comme un sujet de division entre le roi d'Espagne et le Régent; ils publioient qu'il y en[2] avoit beaucoup déjà entre eux. L'Empereur la craignoit, dans la prévoyance que, lorsque les Anglois et les Hollandois seroient sûrs de la France, leur attachement à ses intérêts diminueroit beaucoup. Ainsi ses ministres la traversoient de tout leur possible. Il y avoit à Paris un baron d'Hohendorff[3] fort attaché au prince Eugène, dont il avoit été aide de camp pendant la dernière guerre. Il se prétendoit autorisé de lettres de créance de l'Empereur, qu'il avoit même montrées du temps que[4] Pentenrieder étoit à Paris comme secrétaire de l'Empereur et véritablement chargé de ses affaires. Cet Hohendorff avoit même alors proposé au Régent une alliance avec l'Empereur, qui n'avoit pas eu de suite. Cet homme[5] ne cessoit d'échauffer la vivacité

le 29 novembre 1679; il s'efforçait alors de décider son frère à l'autoriser à épouser Henriette d'Este, troisième fille du duc Renauld de Modène. Le duc de Parme réussit à empêcher ce mariage, et ce ne fut qu'après avoir succédé à son frère comme duc de Parme le 26 février 1727, qu'Antoine put épouser la princesse de Modène le 5 février 1728. Il la laissa veuve sans enfants le 20 janvier 1731 et fut le dernier de sa maison. Le duché de Parme passa alors au fils aîné de Philippe V et d'Élisabeth Farnèse.

1. Mémoires de Torcy, p. 768 et suivantes.

2. *En*, oublié, a été ajouté en interligne.

3. Le baron de Hohendorff, sur lequel nous n'avons aucun renseignement biographique, acheta pendant son séjour en France beaucoup de manuscrits historiques curieux, qui forment aujourd'hui un fonds important à la Bibliothèque Impériale et Royale de Vienne.

4. Avant *que*, il y a *mesme*, biffé.

5. Torcy ajoute: « plutôt espion que ministre ».

de Stair, d'ailleurs si contraire au traité, parce qu'il avoit été tiré de ses mains pour être porté à la Haye, puis à Hanovre entre Stanhope et l'abbé Dubois[1], et parce qu'il haïssoit la France. Hohendorff lui disoit continuellement que le Régent tromperoit les Anglois, et que le Prétendant ne sortiroit point d'Avignon. On excitoit d'un autre côté la Suède, à qui on persuadoit faussement que la France sacrifieroit[2] ses intérêts au roi d'Angleterre, et lui garantiroit la possession de Bremen et de Verden qu'il lui avoit usurpés, tellement que l'ambassadeur de Suède[3], qui de tout temps étoit attaché à la France, en prit des impressions qui lui firent tenir des discours peu mesurés.

Les[4] affaires du roi son maître prenoient une face plus riante. Ses ennemis avoient assemblé de grandes forces pour faire une descente dans la province de Schonen[5], et envahir après la Suède; le Czar étoit à Copenhague en dessein de passer la mer et de commander cette expédition[6]. Il s'y brouilla avec le roi de Danemark, au point que l'entreprise fut différée au printemps, les troupes renvoyées et les dépenses inutiles, qui avoient été fort à charge au Danemark[7]. Le roi de Suède n'en put profiter: il avoit des troupes, mais ni argent ni marine; il voulut acheter quelques vaisseaux en France et en Hollande, où étoit pour lors le baron de Gœrtz[8] qui étoit chargé de ses finances, et qu'il y avoit envoyé. Il lui dépêcha donc un officier, et un autre au baron Spaar, son ambassadeur en France, pour cet achat. Il envoya par cette voie ordre

1. Tout ce qui précède, depuis *puis,* a été ajouté en interligne.
2. Les verbes *sacrifieroit* et *garantiroit,* d'abord écrits au pluriel, ont été corrigés au singulier.
3. C'était le comte de Sparre : ci-dessus, p. 150.
4. Avec cette phrase commence, dans les Mémoires de Torcy, p. 772, le dernier trimestre de 1716.
5. Ou de Scanie : tome XXIII, p. 383.
6. *Gazette,* p. 351, 364, 375, 388, 411, 423 et 434.
7. *Ibidem,* p. 447, 460-461, 473, 484, 496, 519-520 et 532.
8. Ci-dessus, p. 261.

à Spaar de cultiver les bonnes dispositions de la France, de lui persuader qu'il vouloit la paix, et de presser le payement des subsides qu'elle lui donnoit. Il n'osoit même avec ses ministres s'expliquer qu'en termes généraux sur ses desseins secrets, tant les bruits dont on vient de parler lui faisoient craindre un trop entier engagement de la France avec l'Angleterre.

Pernicieuse haine d'Alberoni pour le Régent. Esprit de retour en France, surtout de la reine d'Espagne. Sages réflexions d'Alberoni sur le choix, le cas arrivant.

Quelque[1] desir qu'eût l'Espagne de prendre avec cette dernière couronne des liaisons particulières, Alberoni ne vouloit faire avec elle de traité que totalement séparé et détaché de celui de la France. Les vues sur l'avenir, et sur lesquelles il évitoit soigneusement de s'expliquer, ne convenoient point avec[2] une alliance commune. Persuadé que le Régent ne lui pardonneroit pas, il ne cessoit d'assurer le roi et la reine d'Espagne qu'ils ne devoient jamais compter sur la bonne foi ni sur les paroles de ce prince. Il n'ignoroit pas que le génie et les desirs de cette princesse étoient entièrement tournés vers le trône de France en cas de malheur. Elle sentoit l'importance de cacher ce sentiment pour ne pas s'exposer à perdre le certain pour l'incertain, et [de] ce que penseroient[3] les Espagnols, et de ce qu'ils diroient si, après tout ce qu'ils avoient fait et souffert depuis quinze ans pour soutenir leur roi sur leur trône, il les exposoit par son abandon à recevoir un nouveau roi de la main des Anglois et des Hollandois. Alberoni lui disoit que ces deux puissances disposeroient absolument des couronnes de France et d'Espagne, et que c'étoit pour cela que M. le duc d'Orléans n'oublioit rien pour les gagner. Alberoni néanmoins réfléchissoit quelquefois sur le danger qu'il y auroit pour le roi et pour la reine à changer de couronne, encore plus pour lui-même. Il se représentoit les François turbulents, volages, hardis; il étoit agité de la multitude des princes du sang capables

1. Mémoires de Torcy, p. 773-776.
2. La préposition *avec* surcharge *à u[ne]*.
3. Elle sentait l'importance de ce que penseroient les Espagnols.

avec le temps d'inquiéter le souverain, et qui deviendroient comme des chevaux indomptés et sans bride ni frein, si la minorité duroit; le parlement de Paris lui paroissoit devenu, comme autrefois, le correctif et le fléau de l'autorité royale. Il concluoit de ces réflexions que, si la monarchie de l'Espagne pouvoit se rétablir, le roi d'Espagne auroit fort à balancer sur le choix d'un royaume qu'il acquerroit[1] et qu'il gouverneroit très difficilement, ou d'un autre dont il étoit en possession, qu'il pouvoit gouverner despotiquement et comme en dormant. En effet, il n'y a point de pays où la soumission soit plus entière qu'en Espagne, ni où la volonté et l'autorité des rois soit plus affranchie de toutes formes, ni plus à couvert de toute résistance.

Quel étoit M. le duc d'Orléans sur la succession à la couronne.

Tandis[2] qu'on étoit si intérieurement occupé en Espagne des futurs contingents[3], je puis dire avec la plus exacte vérité que c'est la chose dont M. le duc d'Orléans le fut toujours le moins. Il est des vraisemblances qui n'ont aucune vérité, et des vérités qui n'ont point de vraisemblance. Celle-ci est de ce nombre au premier degré, et je ne crois pas que, depuis qu'il est dans l'univers des monarchies héréditaires, aucun héritier collatéral immédiat s'en soit moins soucié, y ait moins pensé, qui ait plus sincèrement desiré que la succession ne s'ouvrît point; dirai-je tout, et le croira-t-on? qui ait été moins touché, plus embarrassé, plus importuné de porter la couronne[4]. Jamais en aucun temps rien même d'indirect là-dessus; jamais quoi ce soit sur cette matière dans aucun des conseils; et si quelquefois l'indispensable connexité des affaires étrangères l'ont amenée dans le cabinet

1. Écrit *acquiereroit*.

2. Saint-Simon abandonne ici les Mémoires de Torcy, et le paragraphe qui va suivre est purement de son crû. Il l'a inséré avant de retourner à Dangeau et au récit des événements intérieurs de France.

3. Nous avons déjà rencontré cette expression dans le tome XVIII, p. 73.

4. Voyez ce qu'il a déjà dit à ce propos, ci-dessus, p. 8-9.

du Régent entre deux ou trois de ses plus confidents, elle ne s'y traitoit précisément que par[1] nécessité, simplement, courtement, même avec une sorte de contrainte, sans parenthèses, sans rien d'inutile, comme on auroit raisonné sur la succession d'Angleterre ou de l'Empereur. Les plus familiers connoissoient si bien M. le duc d'Orléans sur ce sujet, qu'il n'est arrivé à pas un d'eux de laisser échapper devant lui aucune sorte de flatterie là-dessus. Je suis peut-être celui avec qui cela a le plus été traité tête à tête avec lui à propos de sa conduite des affaires étrangères, dont il me disoit tout ce qui ne passoit pas au Conseil, à propos encore des finances et de la Constitution. A la vérité, il ne vouloit pas perdre son droit. Je l'y fortifiois même; mais il n'en étoit touché que du côté de son honneur et de sa sûreté, desquels il ne se pouvoit agir que le malheur ne fût arrivé, considérations qui au contraire le lui faisoient craindre. Alors nous nous en parlions comme de toute autre sorte d'affaire importante. Il ne se cachoit pas de moi ainsi tête à tête, et je le connoissois trop pour qu'il y eût réussi. Jamais je ne l'ai surpris en aucun chatouillement[2] là-dessus; aucun air de joie, aucune échappée flatteuse; jamais en prolonger le raisonnement. Je n'outrerai rien quand je dirai que cela alloit à l'insipidité et à une sorte d'apathie, que je sens qui m'auroit impatienté, si le fils de Mgr le duc de Bourgogne m'eût été moins tendrement et précieusement cher, et qu'il se fût agi de succéder à un autre.

Affaire du nommé Pommereuil.

On a vu plusieurs fois dans ces *Mémoires* que le feu Roi avoit fait du lieutenant de police de Paris une espèce de ministre secret et confident, une sorte d'inquisiteur, dont les successeurs de la Reynie, par qui commencèrent ces fonctions importantes, mais obscures, étendirent beaucoup le champ, pour se donner plus de relations avec le

1. Avant *par*, Saint-Simon a biffé *p^r* (pour).
2. « *Chatouillement* se dit aussi de certaine impression agréable qu'on sent quelquefois » (*Académie*, 1718).

Roi, et cheminer mieux vers l'importance, l'autorité, la fortune[1]. Le Régent, moins autorisé que le feu Roi, et qui avoit plus de raisons que lui d'être informé et d'arrêter les intrigues, trouva dans cette place Argenson, qu'on a vu qui avoit su se faire valoir à lui de l'affaire du cordelier amené par M. de Chalais[2], et en avoit, je crois à bon marché, acquis les bonnes grâces. Argenson, qui avoit beaucoup d'esprit, et qui avoit desiré cette place comme l'entrée, la base et le chemin de sa fortune, l'exerçoit très supérieurement, et le Régent se servit de son ministère avec beaucoup de liberté. Le Parlement, qui n'étoit attentif qu'à faire valoir partout son autorité, pour le moins comme en compétence avec celle du Régent, souffroit avec impatience ce qu'il appeloit les entreprises de la cour. Il vouloit se dédommager du silence qu'il avoit été forcé de garder là-dessus sous le dernier règne, et reprendre aux dépens du Régent tout ce qu'il avoit perdu sur les fonctions de la police, dont il est le supérieur. Le lieutenant de police lui en est comptable, jusque-là qu'il en reçoit les ordres, même les réprimandes à l'audience publique, debout et découvert à la barre du Parlement, de la bouche du premier président ou de celui qui préside, qui ne l'appelle ni Messire[3], ni Monsieur, mais nûment par son nom[4], quoique le lieutenant de police

1. Tomes IV, p. 10-11, XVII, p. 376, et XXVIII, p. 137-138.

2. Tome XXIII, p. 62-63.

3. Il y a dans le manuscrit l'abréviation *Me*, qui peut se lire *Maître* ou *Messire*. Nous croyons plutôt que c'est ce dernier mot qu'il faut adopter, quoiqu'on ait jusqu'ici imprimé *Maître*. En effet le lieutenant général de police était toujours qualifié de « Messire ».

4. Le lieutenant général de police était en effet sous la haute surveillance du Parlement, comme naguère le prévôt de Paris, de la charge duquel ses fonctions n'étaient qu'un démembrement. Sur la façon dont il était traité par le premier président, le duc de Luynes (*Mémoires*, tome I, p. 315) a rapporté un mot de M. de Harlay recevant Argenson. On trouve dans les papiers de Delamarre (Bibliothèque nationale, ms. Franç. 21 684, fol. 178-180) que, quand la Reynie assistait à une séance du Parlement, il se tenait debout au premier banc,

se soit trouvé la recevoir étant alors conseiller d'État. Le Parlement voulut donc humilier d'Argenson, qu'il haïssoit du temps du feu Roi, donner au Régent une dure et honteuse férule[1], préparer pis à son lieutenant de police, faire parade et preuve de son pouvoir, en effrayer le public, et s'arroger celui de borner celui du Régent. [Add. StS. 1370] Argenson s'étoit souvent servi sous l'autre règne, et quelquefois depuis, d'un drôle intelligent et adroit, qui étoit fort à sa main, et qui se nommoit Pommereuil[2], pour des découvertes, pour faire arrêter des gens, et quelquefois les garder chez lui quelque temps. Le Parlement crut avec raison que, en faisant arrêter cet homme sous d'autres prétextes, il trouveroit le bout d'un fil qui le conduiroit en bien des tortuosités curieuses et secrètes qui donneroient[3] beau jeu à son dessein, et le pareroit en même temps lui-même de la protection de la sûreté publique contre la tyrannie des enlèvements obscurs et des chartres privées[4]. Il se servit pour cela de la chambre de justice pour y paroître moins, mais composée de ses membres,

mais couvert, et qu'il se retirait lorsque la cour passait à la délibération. L'avocat Barbier a raconté dans son *Journal* (édition Charpentier, tome II, p. 328-329) la façon hautaine dont la chambre de la Tournelle traita en 1732 le lieutenant de police Hérault. — M. Marc Chassaigne a fait paraître en 1906 une thèse sur *la Lieutenance générale de police de Paris*.

1. « *Férule* peut aussi signifier un coup de férule », disait l'*Académie* en 1718, qui ne citait pas d'exemple d'emploi au sens figuré de réprimande ou remontrance.

2. Il se nommait Odile de Pommereuil ou de Pommereu (Saint-Simon écrit *Pomereu*), et il était lieutenant de la compagnie du lieutenant criminel de robe courte, mais s'occupait surtout de police secrète. Nous n'avons pu trouver aucun autre renseignement sur cet officier de police qui semble n'avoir aucune relation avec la famille de robe des Pomereu. Quelques-uns de ses papiers se retrouvent aujourd'hui dans le dossier Bastille 10 029, à la Bibliothèque de l'Arsenal.

3. *Donneroit* corrigé en *donneroient*.

4. « *Chartre privée*, terme de pratique, prison sans autorité de justice » (*Académie*, 1718).

qui souffla si bien les procédures[1] de peur d'être arrêtée en chemin, que le premier soupçon qu'on en put avoir fut d'apprendre que Pommereuil étoit par arrêt de cette chambre dans les prisons de la Conciergerie, qui sont celles du Parlement. Argenson, qui en eut l'avis tout aussitôt, alla au moment même trouver le Régent, qui à l'instant fit expédier une lettre de cachet, avec laquelle il envoya main-forte pour tirer Pommereuil de prison, si le geôlier faisoit la moindre difficulté de le remettre aux porteurs de la lettre de cachet, lequel n'en osa faire aucune. L'exécution fut si prompte, que cet homme ne fut pas une heure dans la prison, et que ceux qui l'y avoient mis n'eurent pas le temps d'ouvrir un coffre de papiers, qui avoit été transporté avec lui à la Conciergerie, et qu'on eut grand soin d'emporter en l'en tirant. En même temps on écarta et on mit à couvert tout ce qui pouvoit avoir trait à cet homme, et aux choses où il avoit été employé[2]. On peut juger du dépit du Parlement de se

1. Nous avons déjà rencontré *souffler quelque chose à quelqu'un* dans le tome XXI, p. 380.

2. Le détail de toute cette affaire est expliqué dans le registre des arrêts de la Chambre de justice (Bibliothèque nationale, ms. Franç. 7586, fol. 137 v° et suivants) et dans le journal que tint le conseiller Henri d'Ormesson des opérations de cette chambre (*ibidem*, ms. Franç. 10962, p. 351 et 357 et suivantes). Le prétexte de l'arrestation fut que Pommereuil, chargé d'arrêter les comptes des billets de monnaie dans Paris, avait trafiqué de sa mission et fait le commerce de ces billets. L'ordre d'arrestation et de saisie de ses papiers est du 23 septembre; il fut arrêté le lendemain, mais libéré par lettre de cachet le soir même. Avec lui fut emprisonné Simon Milet, exempt de la compagnie du lieutenant criminel et sergent à verge au Châtelet; d'autres exempts et inspecteurs de police, aussi décrétés d'arrestation, purent se sauver. Lorsqu'on l'arrêta, Pommereuil déclara qu'il était chargé d'affaires d'État par le Régent et demanda qu'on mît à part les papiers qui s'y rapportaient; ils furent en effet scellés séparément, avec l'inscription « Papiers secrets » et enfermés avec le reste dans une cassette scellée qu'on emporta. Nous donnerons à l'appendice VI des extraits du Journal de M. d'Ormesson qui explique toutes les péripéties de l'affaire et qui confirme presque tous les dires de Saint-Simon.

voir si hautement et si subitement enlever une proie dont il comptoit faire un si grand usage; il n'oublia donc rien pour émouvoir le public par ses plaintes et par ses cris contre un tel attentat à la justice. La chambre de justice députa au Régent, qui se moqua d'elle, en permettant gravement aux députés de faire reprendre leur prisonnier, mais sans leur dire un seul mot sur sa sortie de prison [1]. Il étoit dans Paris en lieu où on ne craignoit personne. La chambre de justice sentit la dérision et cessa de travailler. Elle crut embarrasser le Régent; mais c'eût été à leurs propres dépens. Cela ne dura qu'un jour ou deux. Le duc de Noailles alla leur parler; ils comprirent qu'il n'en seroit autre chose, que, s'ils s'opiniâtroient, on se passeroit d'eux, et qu'on auroit d'autres moyens d'exécuter ce qu'on [avoit] entrepris contre les gens d'affaires. Ils se remirent à travailler, et le Parlement en fut pour sa levée de bouclier [2], et n'avoir montré que sa mauvaise volonté, et en même temps son impuissance [3].

Mme de Cheverny gouvernante

M. le duc d'Orléans nomma gouvernante de Mesdemoiselles ses filles Mme de Cheverny [4], dont le mari étoit déjà

1. Ceci n'est pas tout à fait exact, comme on le verra à l'appendice VI. La Chambre fut sur le point de faire arrêter M. d'Argenson lui-même. Les lettres patentes autorisant la continuation des poursuites contre Pommereuil, datées du 5 mars, sont dans le registre O[1] 61, fol. 45.

2. Il y a bien *bouclier*, au singulier, dans le manuscrit, quoique les exemples de cette locution donnés par les lexiques soient toujours au pluriel.

3. Sur toute cette affaire, assez mystérieuse, on peut voir le *Journal de Dangeau*, tome XVI, p. 458-460 et 462, que Saint-Simon paraphrase, le *Journal de Barbier*, édition Charpentier, tome I, p. 14-15 et 309-310, celui *de Jean Buvat*, tome I, p. 177 et 386, une lettre du fils du lieutenant de police dans les *Correspondants de la marquise de Balleroy*, tome I, p. 133-134, et Pierre Clément, *La Police sous Louis XIV*, p. 376-378. Le greffier Delisle a conservé dans ses papiers une note curieuse sur cette affaire; on en trouvera le texte ci-après, à la fin de l'appendice VI.

4. Marie de Johanne de la Carre de Saumery : tome VI, p. 360. Dangeau enregistre sa nomination le 4 octobre (p. 466).

gouverneur de M. le duc de Chartres. Ils en étoient l'un et l'autre fort capables, et la naissance et les emplois précédents de Cheverny honorèrent fort ces places qu'ils voulurent bien accepter[1].

des filles de M. le duc d'Orléans.

Livry, premier maître d'hôtel du Roi, obtint pour son fils[2] la survivance de sa charge, et de conserver un brevet de retenue de quatre cent cinquante mille livres qu'il avoit dessus[3].

Livry obtient pour son fils la survivance de la charge de premier maître d'hôtel du Roi.

Effiat, ravi d'abord d'être de quelque chose, trouva enfin son mérite peu distingué par la vice-présidence du conseil des finances. Il n'y voulut plus demeurer, mais entrer dans celui de régence à la dernière place. M. le duc d'Orléans eut la pitoyable facilité de le lui accorder, à la grande satisfaction de ses bons amis le duc du Maine, le maréchal de Villeroy et le Chancelier. Personne ne s'en douta que lorsque cela fut fait[4].

Effiat quitte le conseil des finances et entre dans celui de régence.

Ce prince, dont la facilité se pouvoit appeler un dévoiement[5], accorda les honneurs du Louvre[6], leur vie durant, à Dangeau et à la comtesse de Mailly[7], qu'ils avoient

Honneurs du Louvre accordés à Dangeau

1. L'un et l'autre étaient très liés avec les Saint-Simon (tomes XVI, p. 150 et 490, XIX, p. 323, et XXI, p. 248).

2. Louis II Sanguin, titré comte de Livry : tome XIV, p. 121.

3. *Dangeau*, p. 461. Cette survivance avait déjà été accordée en 1706 (notre tome XIV, p. 121-122). Cependant le brevet du 5 octobre 1716 (O¹ 60, fol. 151) n'en dit rien. Le brevet de retenue, de la même date, est de quatre cent soixante mille livres, et dans les considérants sont insérés des détails précis sur la répartition de cette somme (*ibidem*, fol. 152 v°).

4. C'est à la fin des vacances du conseil de régence qu'on connut cette décision du duc d'Orléans, et M. d'Effiat y prit place dès la séance de rentrée, le 3 octobre (*Dangeau*, p. 462 ; procès-verbaux du conseil, ms. Franç. 23672, fol. 99 v°).

5. Ce mot, au sens de diarrhée, n'était pas mentionné par le *Dictionnaire de l'Académie* de 1718 et n'y entra que plus tard. Nous l'avons déjà rencontré, au sens médical, dans nos tomes VII, p. 346, et VIII, p. 91 et 93.

6. On a vu dans le tome IX, p. 171, en quoi consistait cette distinction.

7. Marie-Anne-Françoise de Saint-Hermine : tome I, p. 87.

et à la comtesse de Mailly par leurs charges perdues. Origine de cette grâce à leurs charges. Ce que c'est que les honneurs du Louvre. Style de la république de Venise écrivant au Dauphin; d'où venu. [*Add. St-S. 1371*]

perdu avec leurs charges de chevalier d'honneur et de dame d'atour par la mort de la dernière Dauphine[1]. Le feu Roi les leur avoit donné avec ces charges, n'y ayant lors ni reine ni dauphine. C'en fut le premier exemple, qu'ils durent à Mme de Maintenon. Il n'y avoit jamais eu que chez la reine où ces charges donnassent ces honneurs, et encore fort nouvellement, et je doute même que cela ait été du temps de la Reine mère avant le mariage du Roi son fils, tout au plus avant sa régence. Pour chez les dauphines, il n'y en avoit point eu depuis la mort de François Ier jusqu'au mariage de Monseigneur; car la trop fameuse Marie Stuart, qui la fut un moment, garda et communiqua à François II, son mari, dauphin, le nom et le rang de reine et de roi d'Écosse en l'épousant; d'où vient, pour le dire en passant, que la république de Venise a conservé de là l'usage, en écrivant à nos dauphins, de les traiter à la royale, et de suscrire[2] leur lettre *au Roi Dauphin*[3].

On a vu en son lieu ici[4], à propos de Mme de Maintenon, qu'au mariage de Monseigneur elle voulut avoir une dame d'honneur de sa confiance; que pour cela on fit passer la duchesse de Richelieu[5], dame d'honneur de la Reine, à Madame la Dauphine; que, pour payer sa com-

1. Dangeau écrit dans son *Journal* le 24 octobre (p. 478) : « M. le duc d'Orléans a eu la bonté de m'accorder les honneurs du Louvre, et j'ai commencé à en jouir. » Quelques jours plus tard (p. 484), il annonce la même faveur pour la comtesse de Mailly, et il ajoute : « Durant la vie du feu Roi, il y avoit eu quelques raisons qui avoient empêché le Roi de la laisser jouir de cet honneur; je m'étois trouvé dans le même cas. »

2. Les lexiques n'admettent pas ce verbe, mais seulement le substantif *suscription*.

3. Nous n'avons pas trouvé d'exemple de ce protocole pour Monseigneur.

4. Plusieurs fois, et en dernier lieu dans le tome XXVIII, p. 194 et 234.

5. Anne Poussart de Fors du Vigeau (tome III, p. 53), première femme du duc Armand-Jean.

plaisance, on fit présent au duc de Richelieu de la charge de chevalier d'honneur, avec permission dès lors de la vendre tout ce qu'il en pourroit trouver; que Mme de Maintenon voulut un titre pour se recrépir, et qui l'approchât de la Dauphine sans la contraindre pour le service; que pour cela il y eut, pour le premier exemple, deux dames d'atour: la maréchale de Rochefort pour l'être en effet, et Mme de Maintenon pour en avoir le nom[1]. Ainsi le chevalier d'honneur et la première dame d'atour se trouvant avoir par eux-mêmes les honneurs du Louvre, Mme de Maintenon, à titre de seconde dame d'atour, les prit modestement, sous prétexte de l'éloignement des cours où tous les carrosses entrent, de l'appartement qu'elle occupoit dès lors, et qu'elle n'a jamais changé, sur le palier[2] du grand degré vis-à-vis celui du Roi[3]. Ces honneurs du Louvre ne sont rien autre chose que le privilège d'entrer dans son carrosse, ou en chaise avec des porteurs de sa livrée, dans la cour réservée où il n'entre que les carrosses et les porteurs en livrée des gens titrés. M. de Richelieu vendit bientôt après sa charge de chevalier d'honneur cinq cent mille livres à Dangeau. La charge étoit bien supérieure à celle de dame d'atour. Mme de Maintenon, toujours modeste, se piqua d'honneur sur les honneurs du Louvre qu'elle avoit, et les fit donner à Dangeau. Au mariage de Mgr le duc de Bourgogne, Mme de Dangeau étoit déjà une des favorites de Mme de Maintenon, qui la fit première dame du palais, rendre à son mari pour rien la charge de chevalier d'honneur qu'il avoit perdue à la mort de Madame la Dauphine, et donner celle de dame d'atour à la comtesse de Mailly, fille de son cousin germain[4], qu'elle avoit élevée chez elle

1. Tome XXVIII, p. 233-235.

2. Saint-Simon écrit *paillier,* et c'est aussi l'orthographe du *Dictionnaire de l'Académie* de 1718, conformément à l'étymologie probable.

3. Il a été parlé en détail de cet appartement dans le tome XVI, p. 469-473.

4. Hélie, marquis de Saint-Hermine : tome I, p. 88.

comme sa nièce, et gardée jusqu'au mariage de M. le duc de Chartres, qu'elle la fit dame d'atour, pour le premier exemple d'une petite-fille de France, comme on l'a vu en son lieu[1]. En même temps qu'elle fit rendre à Dangeau les honneurs du Louvre[2] sur son exemple à elle, [elle] les fit donner à la comtesse de Mailly. C'étoit[3] une grâce de peu d'usage pour ces deux personnes. Dangeau, dans une grande vieillesse, et hors de gamme[4] par le total changement de la cour, ne sortoit presque plus de chez lui, ni sa femme non plus, très pieuse et très retirée, et la comtesse de Mailly tombée tout à fait dans l'obscurité, et passant sa vie au fond de la Picardie, d'où elle ne revint que pour être dame d'atour de la Reine[5], par l'intrigue de ses enfants, sans qu'elle y eût même pensé. Mais c'étoit pourtant une grâce qu'ils ne méritoient pas de M. le duc d'Orléans: tous deux lui étoient fort opposés.
[*Add. St-S. 1372*] Dangeau, avec toute sa fadeur et sa politique, ne peut se contenir là-dessus dans l'espèce de gazette qu'il a laissée[6], dont on parlera ailleurs[7]. Il n'avoit jamais été de rien; mais son commerce et sa société à la cour du feu Roi n'étoit qu'avec tout ce qui étoit le plus contraire à M. le duc d'Orléans: c'étoit plaire alors, et le bon air. Son attachement servile à Mme de Maintenon et à tout ce qu'elle aimoit, celui de Mme de Mailly à cette tante, leur avoient fait épouser ses passions, desquelles après ils ne purent se défaire.

1. Nos tomes I, p. 87-88, et III, p. 159-160.
2. En le faisant nommer chevalier d'honneur de la duchesse de Bourgogne.
3. Saint-Simon revient à la grâce accordée à nouveau en 1716.
4. Locution déjà rencontrée dans le tome XII, p. 371.
5. En 1724, lors du mariage de Marie Leczinska.
6. Voyez l'Addition indiquée ci-contre.
7. Dans la suite des *Mémoires*, tome XVII de 1873, p. 140-144. Notre auteur est bien ingrat à l'égard de Dangeau, sans lequel il n'aurait peut-être pas écrit ses *Mémoires* et qui leur a fourni un si utile cadre chronologique.

Entreprise de la nomination du prédicateur de l'Avent devant le Roi*.

La fête de la Toussaint fit du bruit et des querelles. Le Roi entend ce jour-là une grand messe pontificale, vêpres et le sermon l'après-dinée. Celui qui le fait prêche l'Avent devant le Roi, et c'est le grand aumônier qui nomme de droit les prédicateurs de la chapelle. Le cardinal de Rohan, qui n'ignoroit ni ne pouvoit ignorer l'interdiction des jésuites[1], en voulut nommer un, mais dont le nom pût soutenir l'entreprise. Il choisit le P. de la Ferté, frère du feu duc de la Ferté[2], dont la veuve[3] étoit sœur de la duchesse de Ventadour[4], et le P. de la Ferté accepta sur la parole du cardinal de Rohan, sans voir ni faire rien dire au cardinal de Noailles. Ce cardinal apprit cette nouvelle aux derniers jours d'octobre, qui jusqu'alors avoit été tenue fort secrète. Il n'eut pas peine à comprendre que cette affectation de nommer un jésuite ne pouvoit avoir d'objet qu'une insulte, tant à sa personne qu'à sa qualité de diocésain. Rien n'étoit plus aisé que de la rendre inutile. Il avoit interdit les jésuites ; il n'y avoit qu'à faire signifier au P. de la Ferté une interdiction personnelle de la messe, du confessionnal et de la chaire. Il usoit de son droit, qui ne pouvoit lui être contesté, comme le cardinal de Rohan avoit usé du sien, mais avec entreprise contre l'interdiction générale de l'ordinaire[5], au lieu qu'il n'y auroit eu rien à reprendre dans cette démarche très régulière du cardinal de Noailles. Sa douceur si souvent déplacée et

1. Ci-dessus, p. 183.
2. Louis-Joseph de Senneterre (tome XI, p. 149), frère du duc Henri-François mort en 1703 (tome III, p. 93).
3. Avant *vefve*, il a biffé *belle-sœur*.
4. Marie-Isabelle-Gabrielle-Angélique de la Motte-Houdancourt (tome I, p. 128), que Saint-Simon a qualifiée d' « égueulée » dans le tome II, p. 80.
5. On a vu qu'en langage ecclésiastique ce nom désigne l'évêque diocésain.

* A la suite de cette manchette, Saint-Simon a biffé la suivante, qui se retrouvera textuellement un peu plus loin : « M. de Frejuls officie devant le Roy sans rien dire au Card. de Noailles. »

mal employée ne voulut pas faire cette manière d'éclat, qui n'eût été que la suite forcée de celui qui étoit déjà fait, et il prit le mauvais parti de nommer un prédicateur pour la chapelle au lieu du P. de la Ferté, dont il n'avoit pas le droit. Le cardinal de Rohan, ravi de lui voir prendre le change, et de n'avoir qu'à soutenir son droit, le maintint de façon qu'il fallut porter la chose devant M. le duc d'Orléans. Le crédit où le duc de Noailles étoit pour lors, l'eût emporté d'un mot, s'il avoit voulu le dire ; mais dès la mort du Roi tout étoit tourné en lui au personnel, mieux caché auparavant. Il n'avoit jamais perdu son grand objet de vue : il vouloit être premier ministre. Son crédit, la part que le Régent lui donnoit de tout, et les commissions qu'il s'en attiroit pour tout, lui en augmentoit[1] les espérances ; il en vouloit ranger les obstacles de tous les côtés. Il frayoit déjà avec les cardinaux de Rohan et Bissy et avec les jésuites ; il n'avoit donc garde de les choquer pour un oncle dont il n'avoit plus besoin et dont la cause lui pouvoit faire embarras, tandis que, en ne disant mot et lui laissant démêler cette affaire particulière[2] sans s'en mêler, il se faisoit un mérite envers ceux qu'il cultivoit, qui pouvoit tourner en preuve qu'ils n'avoient rien à craindre de lui sur celle de la Constitution, par conséquent leur ôter l'envie de le traverser et de le barrer dans le chemin au premier ministère. A son défaut, Monsieur de Châlons, son autre oncle[3], intimement uni avec le cardinal son frère, mais qui en affaires du monde n'étoit pas grand clerc, alla nasiller[4] coup sur coup au Régent, qui, emporté par ses plus vrais ennemis, Mme de Ventadour, le maréchal de Villeroy, Effiat, Bezons, son P. du Trévou, celui-ci sot et point méchant, et qu'il ménageoit et traitoit

1. Ce verbe est bien au singulier dans le manuscrit.
2. L'adjectif *particuliere* a été ajouté en interligne.
3. Jean-Baptiste-Louis-Gaston de Noailles : tome II, p. 361.
4. « *Nasiller,* parler du nez » (*Académie,* 1718). Il est probable que Monsieur de Châlons avait cette infirmité.

tous comme ses amis intimes, décida pour le P. de la Ferté[1], et le fit prêcher au scandale de tout le monde non confit en cabale de Constitution ; car ceux mêmes qui de bonne foi et sans vue de fortune étoient pour la Constitution[2] détestèrent cette entreprise.

Monsieur de Fréjus officie devant le Roi sans en dire un seul mot au cardinal de Noailles.

Monsieur de Fréjus commença à la même fête, tout petit garçon qu'il étoit encore, à montrer les cornes[3] au cardinal de Noailles, et à vérifier la prophétie que le feu Roi lui[4] avoit faite, lorsqu'à force de reins il lui arracha l'évêché de Fréjus pour l'abbé Fleury : *qu'il se repentiroit de l'avoir fait évêque*[5]. Le Roi l'entendoit de ses mœurs et de sa conduite, et véritablement alors, qui auroit pu l'entendre autrement ? Monsieur de Fréjus dit pontificalement la grand messe devant le Roi sans en demander permission ni en faire la moindre civilité, suivant le droit et la coutume jusque-là non interrompue, au cardinal de Noailles, qui le sentit et le méprisa[6]. L'après-dînée, à vêpres, la duchesse de la Ferté quêta à l'issue du sermon

1. La nouvelle de la désignation du P. de la Ferté suscita une grosse émotion ; le chapitre de Notre-Dame et les curés de Paris députèrent au cardinal de Noailles, qui, au lieu d'user de son droit, comme le dit Saint-Simon, désigna comme prédicateur l'abbé Couturier. Le Régent envoya alors un courrier au cardinal de Rohan, qui était absent, pour lui demander de changer le prédicateur à cause de l'interdiction des jésuites. Mais, comme il était trop tard pour avoir une réponse, il décida, le 31 octobre, que le P. de la Ferté prêcherait le lendemain et que, au retour du cardinal de Rohan, on réglerait l'affaire (*Dangeau*, p. 480, 481 et 482 ; *Gazette d'Amsterdam*, Extraordinaires xcii-xciv). Voyez la suite, ci-après, p. 294-295.

2. Écrit *Constution*, par mégarde.

3. « On dit figurément *montrer les cornes*, pour dire se mettre en état de se défendre, et *lever les cornes* pour dire de se mettre en état d'agir avec audace contre son supérieur ; ces deux phrases ne sont que du style familier » (*Académie*, 1718).

4. *Luy* est répété deux fois, à la fin d'une ligne et au commencement de la suivante.

5. En 1698 : tome VI, p. 51. Cette phrase est soulignée dans le manuscrit.

6. *Dangeau*, p. 482-483.

de son beau-frère[1]. Ce fut une autre nouveauté de voir quêter une vieille femme[2] ; mais elle voulut par là courtiser sa sœur et le triomphe du cardinal de Rohan sur toutes règles de discipline.

Abbé de Breteuil en tabouret, rochet et camail près du prié-Dieu comme maître de la chapelle; condamné de cette entreprise comme n'étant pas évêque.

Cette même messe fit une autre querelle. L'abbé de Breteuil, mort depuis évêque de Rennes[3], y parut sur un tabouret, en rochet[4] et camail noir, joignant le prié-Dieu[5] du Roi à gauche en avant, comme maître de la chapelle, qu'il avoit acheté du cardinal de Polignac. Les aumôniers du Roi, qui sont là debout en rochet avec le manteau noir par dessus[6], se plaignirent de cette comparution[7] de l'abbé de Breteuil, et traitèrent son tabouret et son camail d'entreprise, parce qu'il n'étoit pas évêque. Les plaintes en furent portées à M. le duc d'Orléans qui, perquisition faite, condamna l'abbé de Breteuil[8].

Le cardinal de Rohan ne laissa pas de se trouver

1. *Dangeau*, p. 482.

2. Comme il l'a déjà expliqué à propos de l' « affaire de la quête » (tome XI, p. 355), c'était toujours les filles d'honneur de la reine ou de la dauphine qui quêtaient à la chapelle, et, quand elles furent supprimées, on désignait habituellement de jeunes dames de la cour pour cette fonction.

3. Charles-Louis-Auguste le Tonnelier, que nous avons vu acheter récemment du cardinal de Polignac la charge de maître de la chapelle-musique du Roi : tome XXIX, p. 119.

4. *Rochet* est en interligne au-dessus de *surplis*, biffé. — Pour expliquer cette correction, il faut dire que le surplis est un vêtement ecclésiastique de toile unie, allant jusqu'à mi-jambes et ayant des manches larges et pendantes, tandis que le rochet est un surplis plus court, orné de dentelle et à manches étroites (tome IV, p. 98); il était réservé aux évêques, chanoines, aumôniers du Roi, etc., tandis que le surplis était le vêtement de chœur des ecclésiastiques inférieurs.

5. Tome III, p. 82.

6. L'hiver, les ecclésiastiques portaient au chœur le manteau noir sans manches par-dessus le surplis, le camail étant plus spécialement réservé aux évêques.

7. « Action de comparoir; se dit d'un homme qui se présente en justice » (*Académie*, 1718). Aucun lexique ne donnait d'emploi de ce mot qu'en langage de procédure juridique.

8. *Dangeau*, p. 482, 483 et 487.

embarrassé de soutenir pendant tout l'Avent son entreprise, quoiqu'il en eût eu l'avantage. Il crut que, après l'avoir remportée, le plus sage étoit le parti de la modération, mais sans y paroître à découvert[1]. Huit jours après la Toussaint, le P. de la Ferté alla dire à M. le duc d'Orléans qu'il le supplioit de le dispenser de prêcher l'Avent devant le Roi, parce qu'il ne vouloit point être un sujet de discorde entre le cardinal de Noailles et le cardinal de Rohan. M. le duc d'Orléans le prit au mot avidement, et lui dit qu'il l'en louoit fort, et qu'il le soulageoit beaucoup[2]. Ce P. de la Ferté avoit été séduit au collége et s'étoit fait jésuite malgré le maréchal son père[3], qui fit tout ce qu'il put pour l'en empêcher, et qui n'en parloit qu'avec emportement. Il étoit grand, très bien fait, très bel homme, ressembloit fort au duc de la Ferté son frère, dont il avoit toutes les manières, et n'étoit du tout fait pour être jésuite. Il étoit éloquent et savoit assez, beaucoup d'esprit et d'agrément ; le jugement n'y répondoit pas. Il prêchoit bien, sans être des premiers prédicateurs. On traîna un jour le duc de la Ferté à son sermon, dont après on lui demanda son avis : « L'acteur, dit-il, m'a paru assez bon, mais la pièce assez mauvaise ». Le P. de la Ferté ne s'étoit pas toujours bien accordé avec les jésuites ; il ne fut pas, je crois, sans repentir de s'être laissé enrôler par eux. Sans ses vœux, il auroit été duc et pair à la mort de son frère, qui ne laissa point d'enfants. A la fin les jésuites et lui, lassés de lui et lui d'eux, le malmenèrent, puis le confinèrent à la Flèche[4], où il vécut peu et triste-

[*Add. St-S. 1373*]

Quel fut le P. de la Ferté jésuite. [*Add. St-S. 1374*]

1. Ces six derniers mots ont été ajoutés en interligne.

2. « Le P. de la Ferté a prié M. le duc d'Orléans de le dispenser de prêcher l'Avent, ne voulant pas être un sujet de discorde entre MM. les cardinaux de Noailles et de Rohan ; M. le duc d'Orléans lui a dit : « Mon Père, je vous loue du parti que vous prenez, et cela me soulage » (*Dangeau*, p. 486-487 ; voyez aussi la *Gazette d'Amsterdam*, Extraordinaire XCIII).

3. Cela a déjà été raconté dans le tome XI, p. 149-150.

4. « On croit que le P. de la Ferté se retirera à la Flèche », disait

ment, et y mourut encore assez peu âgé[1]. Le[2] cardinal de Noailles interdit les trois[3] maisons des jésuites de Paris, et ôta les pouvoirs au peu à qui il les avoit laissés[4].

L'abbé Fleury confesseur du Roi.

En ce même temps, l'abbé Fleury[5], qui avoit été sous-précepteur des trois princes fils de Monseigneur jusqu'à la fin de leur éducation, fut nommé confesseur du Roi[6]. Le maréchal de Villeroy ni Monsieur de Fréjus n'y vou-

une correspondance de Paris du 16 novembre 1716 dans la *Gazette d'Amsterdam,* Extraordinaire XCIV.

1. Le 7 mai 1732 ; il avait soixante-dix-neuf ans.

2. Cette dernière phrase a été ajoutée dans le blanc resté à la fin du paragraphe, et en interligne.

3. Avant *3,* il y a un autre *3* biffé, qui surchargeait un *4.*

4. Saint-Simon prend cela à Dangeau, p. 488. La *Gazette d'Amsterdam* annonçait cette nouvelle dans son Extraordinaire XCIV : « S. É. a fait signifier un interdit général de confesser et de prêcher ou d'instruire publiquement à tous les jésuites du diocèse, sans en excepter même les confesseurs des princes et princesses (Dangeau dit le contraire). L'interdit fut signifié le 12 au matin par un huissier au provincial, au supérieur de la maison professe et aux recteurs du collège et du noviciat. » Et dans l'Extraordinaire XCV : « Les recteurs des trois maisons des jésuites allèrent ces jours passés à l'archevêché pour demander à S. É. la permission de laisser prêcher le P. Tournemine pour la béatification du P. François Régis, dont ils célébrèrent le 15 la fête à leur collège ; mais S. É. ne voulut pas leur parler, et leur fit dire qu'ils devoient lui avoir obligation de ce qu'il n'avoit pas mis leurs églises en interdit. » Le texte de l'ordonnance du cardinal, datée du 12 novembre, est donné dans la même feuille, et elle est contresignée par l'abbé Chevalier, promoteur du diocèse de Paris. Mais, par des lettres particulières, M. de Noailles autorisa les princes et princesses à conserver leurs confesseurs ordinaires jésuites (Journal de l'abbé Dorsanne, cité par Oroux, *Histoire ecclésiastique de la cour de France,* tome II, p. 606, note).

5. Claude, abbé Fleury, l'auteur de l'*Histoire ecclésiastique* (tome XVII, p. 138).

6. Le 9 novembre : *Dangeau,* p. 487 ; *Gazette,* p. 552 ; *Gazette d'Amsterdam,* Extraordinaire XCIV. Cette dernière Gazette (Extraordinaire XCIX) raconte sur les raisons qui le firent choisir une curieuse anecdote, qui est confirmée en partie par le Journal de l'abbé Dorsanne, cité par Oroux, *Histoire ecclésiastique de la cour de France,* tome II, p. 595-596.

loient point de jésuite. L'emploi précédent, sans avoir eu part à la disgrâce de Monsieur de Cambray, l'y porta. Il avoit vécu à la cour dans une grande retraite, et dans une grande piété toute sa vie, fort caché depuis que son emploi avoit cessé. Il n'avoit pris aucune part à l'affaire de la Constitution, parce qu'il ne songea jamais à être évêque, et que, n'étant point en place, en place[1] qui l'y obligeât, il aima mieux demeurer en paix à ses études. L'exacte et savante *Histoire ecclésiastique* qu'on a de lui, et ses excellentes et savantes préfaces en forme de discours au devant de chacun des livres qui composent ce grand ouvrage[2], rendront à jamais témoignage de son savoir et de son amour pour la vérité. Il eut peine à consentir à son choix; il [ne] s'y détermina que[3] par l'âge du Roi, où il n'y avoit rien à craindre, et par le sien, qui lui donneroit bientôt prétexte de se retirer, comme il fit en effet avant qu'il pût avoir lieu de craindre son ministère[4], pendant lequel il ne parut que pour la pure nécessité.

Mort de la duchesse de Richelieu

Mme d'Armenonville[5] mourut de la petite vérole[6], qui fit sur jeunes et vieux bien du ravage toute cette année[7].

1. Cette répétition des deux mots *en place*, assez inutile, a été ajoutée en interligne.

2. Tome XVII, p. 138. Saint-Simon l'avait dans sa bibliothèque, édition de 1713, en vingt-deux volumes in-4° reliés en maroquin rouge (n° 503 du *Catalogue* de vente).

3. Saint-Simon avait d'abord écrit : *il s'y détermina par l'âge du Roi*; il a ajouté *que* en interligne, mais oublié de mettre *ne* avant le verbe.

4. Il résigna ses fonctions le 31 mars 1722, ayant alors quatre-vingt-deux ans, et fut remplacé par le P. de Linières, comme nous le verrons alors.

5. Jeanne Gilbert : tome XV, p. 252.

6. Dans la nuit du 25 au 26 octobre (*Dangeau*, p. 476 et 479; *Gazette*, p. 528); elle avait cinquante-six ans. Buvat prétend (*Journal*, tome I, p. 196) que ce fut de chagrin d'avoir cédé la Muette à la duchesse de Berry.

7. Le *Journal de Dangeau* pour le mois d'octobre et de novembre indique en effet de très nombreuses morts à la cour par suite de cette

et de Mme d'Armenonville.

Peu de jours après, la duchesse de Richelieu en[1] mourut aussi, sans enfants[2]. Elle étoit fille unique du marquis de Noailles frère du cardinal, et de la duchesse de Richelieu, troisième femme du père de son mari[3]. C'étoit une très jeune femme, mais de vertu, d'esprit et de beaucoup de mérite, que le bel air de son mari n'avoit pas rendue heureuse[4].

Mort et caractère du maréchal de Châteaurenault.

Le maréchal de Châteaurenault mourut à plus de quatre-vingts ans[5]. C'étoit un fort homme d'honneur, très brave, très bon homme, et très grand et heureux homme de mer, où il avoit eu de belles actions, que le malheur même de Vigo[6] ne put ternir. Avec tout cela, il se peut dire qu'il n'avoit pas le sens commun[7]. Son fils unique avoit épousé une dernière sœur du duc[8] de Noailles, par où il avoit eu la survivance de la grande lieutenance générale de Bretagne qu'avoit son père[9]. Trois jours avant sa mort, le duc de Noailles avoit furtivement obtenu et fait expédier sur-le-champ un brevet de[10] retenue de cent vingt mille livres pour sa sœur sur la charge de vice-amiral,

Belle anecdote sur le maréchal de Coëtlogon. [*Add. S^tS. 1375*]

maladie; voyez aussi la *Gazette d'Amsterdam*, n° LXXXV, qui enregistre une véritable épidémie.

1. Avant *en*, il y a des lettres illisibles biffées dans le manuscrit.

2. Elle mourut le 7 novembre, dans sa vingt-deuxième année (*Gazette*, p. 552 : *Dangeau*, p. 485).

3. Elle s'appelait Anne-Catherine de Noailles (tome III, p. 123). Tout cela a déjà été dit au moment de son mariage avec le jeune Fronsac en 1711 (tome XX, p. 303).

4. Son mari a parlé d'elle et de son mariage en termes singuliers dans une curieuse Note autographe placée à la suite de ses *Mémoires authentiques*, édition de la Société de l'histoire de France, 1917, p. 168-169.

5. Le 15 novembre : *Dangeau*, p. 489 et 490 ; *Gazette*, p. 564 ; *Gazette d'Amsterdam*, n° XCV.

6. Tome X, p. 239-243.

7. Comparez son portrait tracé par notre auteur quand il fut nommé maréchal de France : tome XI, p. 22-24.

8. *Duc* corrige *Mis*.

9. On a vu ce mariage se faire en 1713 : tome XXIII, p. 266-267.

10. Avant ce *de*, il a biffé *de 120000*.

qui jamais n'avoit été vendue[1], et qui fut présenté à Coëtlogon, premier lieutenant général[2], qui la demanda, qui ne s'attendoit à rien moins qu'à cette apparition, et qui n'en voulut pas payer un denier. C'étoit, aussi bien que Châteaurenault, un des plus braves hommes et des meilleurs hommes de mer qu'il y eût. Sa douceur, sa justice, sa probité et sa vertu ne furent pas moindres. Il avoit acquis l'affection et l'estime de toute la marine, et plusieurs actions brillantes lui avoient fait beaucoup de réputation chez les étrangers. Il avoit du sens, avec un esprit médiocre, mais fort suivi et appliqué. On fut honteux à la fin de cette espièglerie de brevet de retenue, pour n'en dire pis, et, sans lui plus rien demander, on lui donna la vice-amirauté. Le duc de Noailles rapporta le brevet de retenue à M. le duc d'Orléans, qui le jeta au feu, et fit donner les cent vingt mille livres aux dépens du Roi, que le duc de Noailles fit payer à sa sœur en grand ministre qui ne négligeoit rien. Je dépasserai tout de suite le temps de ces *Mémoires* sur Coëtlogon, en faveur de sa vertu et de la singularité du fait. Monsieur le Duc, devenu premier ministre sous les volontés de Mme de Prye, sa funeste maîtresse, et tous les deux sous la fatale tutelle des frères Paris, fit, au premier jour de l'an 1724, une promotion de maréchaux de France et une[3] de chevaliers de l'Ordre, toutes deux fort ridicules. Il donna l'Ordre à Coëtlogon, aussi mal à propos qu'il ne le fit point maréchal de France, au scandale de la marine, de toute la France et de tous les étrangers qui le connoissoient de réputation. Coëtlogon en fut vivement touché ; mais, consolé par le cri public, il n'en fit aucune plainte, et s'enveloppa dans sa vertu et dans sa modestie. Quelques

1. Saint-Simon emprunte toute cette histoire à Dangeau, p. 490 et 492.

2. Alain-Emmanuel (tome I, p. 268), que nous avons vu entrer au conseil de marine en septembre 1715 : tome XXIX, p. 73.

3. Les mots *et une* corrigent *et d[e]*.

années après, étant fort vieux, il se retira dans une des maisons de retraite du Noviciat des jésuites[1], où il ne pensa plus qu'à son salut par toutes sortes de bonnes œuvres. Alors d'Antin, et le comte de Toulouse, qui avoit épousé la veuve de son fils, sœur du duc de Noailles[2], laquelle en avoit eu deux fils[3], songèrent à faire donner au cadet de ces deux petits-fils de d'Antin, tout jeune, la vice-amirauté de Coëtlogon, pour, avec l'appui du comte de Toulouse, amiral, son beau-père, voler de là rapidement au bâton de maréchal de France. Ils le proposèrent à Coëtlogon ; ils lui offrirent tout l'argent qu'il en voudroit tirer ; enfin ils lui montrèrent le bâton de maréchal de France, qu'il avoit si bien mérité. Coëtlogon demeura inflexible, dit qu'il ne vendroit point ce qu'il n'avoit pas voulu acheter, protesta qu'il ne feroit point ce tort au corps de la marine de priver de leur fortune ceux que leurs services et leur ancienneté devoient faire arriver après lui. On sut cette généreuse réponse, moins par lui que par les gens qui lui avoient été détachés, et par les plaintes du peu de succès. Le public y applaudit, et la marine en fut comblée. Peu après il tomba malade de la maladie dont il mourut. Son neveu[4], car il n'avoit point été marié, touché de la privation pour sa famille de l'illustration que son oncle avoit si bien méritée, fit tant que

1. Ce noviciat était situé rue du Pot-de-fer, près Saint-Sulpice, comme il a été dit dans le tome XVII, p. 62. Autour se trouvaient quelques petites maisons que les Pères louaient à des vieillards qui voulaient s'y retirer.

2. Mme de Gondrin, Marie-Victoire-Sophie de Noailles : tome XIV, p. 261. Il a déjà été parlé de son remariage avec le comte de Toulouse dans le tome XVIII, p. 97-98.

3. Louis de Pardaillan, duc d'Antin, puis d'Épernon, et Antoine-François, marquis de Gondrin : tome XXII, p. 263.

4. Le seul des neveux de l'amiral qui survécût alors était Charles-Élisabeth de Coëtlogon, qui prit d'abord le petit collet, puis le quitta pour épouser en juin 1722 la fille d'un contrôleur de la banque de Law ; il devint en 1740 premier écuyer du comte de Clermont, et mourut le 16 avril 1744, à l'âge de soixante ans.

le comte de Toulouse obtint du cardinal Fleury, premier ministre alors, le bâton de maréchal de France pour Coëtlogon[1], qui se mouroit, qui[2] ne savoit rien de ce que faisoit son neveu, et qui n'en pouvoit plus jouir. Son confesseur lui annonça cet honneur. Il répondit qu'autrefois il y auroit été fort sensible, mais qu'il lui étoit entièrement indifférent dans ces moments, où il voyoit plus que jamais le néant du monde qu'il falloit quitter, et le pria de ne lui parler plus que de Dieu, dont il ne fit plus que s'occuper uniquement. Il mourut quatre jours après[3], sans avoir pensé un instant à son bâton. Cette promotion singulière rappela celle de M. de Castelnau et la fourberie du cardinal Mazarin[4], que le cardinal Fleury s'applaudit d'avoir si bien imitée. [*Add. St-S. 1376*]

Mort de la duchesse d'Orval. [*Add. St-S. 1377*]

La duchesse d'Orval[5] mourut à quatre-vingt-dix-ans[6]. Elle étoit belle-fille du célèbre Maximilien de Béthune, premier duc de Sully, et belle-sœur du fameux duc de Rohan[7], M. d'Orval fut chevalier de l'Ordre en 1633, et duc à brevet en 1652. Il avoit été, dès 1627, premier écuyer de la reine Anne d'Autriche[8], et il étoit veuf de

1. Il fut nommé le 1er juin 1730.

2. Avant ce *qui*, il y a un *et*, biffé.

3. Le 7 juin 1730, à quatre-vingt-cinq ans; il fut enterré à Saint-Sulpice, où son tombeau exista jusqu'à la Révolution (Piganiol de la Force, *Description de Paris*, édition 1765, tome VII, p. 346).

4. Jacques II de Castelnau-Mauvissière : tome V, p. 122. Ayant été blessé à mort le 16 juin 1658 devant Dunkerque, ses amis pressèrent Mazarin de le faire maréchal de France; celui-ci « consulta les chirurgiens, et, sur ce qu'ils l'assurèrent qu'il n'en pouvoit pas revenir, il lui fit donner le bâton » (notice par Saint-Simon, dans notre tome V, p. 518, appendice VIII).

5. Anne de Harville-Palaiseau : tome XVI, p. 439.

6. Le 16 novembre : *Gazette*, p. 576 ; *Dangeau*, p. 491.

7. Henri II, duc de Rohan, avait épousé Marguerite de Béthune, fille du grand Sully et sœur de M. d'Orval.

8. François de Béthune, titré comte puis duc d'Orval, fils du duc de Sully et de sa seconde femme, fut fait maréchal de camp en 1624 et eut l'année suivante le régiment de Picardie ; il devint en 1627 premier écuyer de la Reine et reçut le collier du Saint-Esprit en 1633 ; créé duc

la fille du maréchal-duc de la Force[1], duquel mariage le duc de Sully d'aujourd'hui est arrière-petit-fils[2]. La duchesse d'Orval étoit Harville, sœur de Palaiseau[3].

Mort de Daguesseau, conseiller d'État ; son éloge. [Add. StS. 1378]

Daguesseau, conseiller d'État et du conseil royal des finances du feu Roi, et de celui des finances d'alors[4], mourut en même temps, à quatre-vingt-deux ans[5], père du procureur général, qui tôt après fut fait chancelier. C'étoit[6] un petit homme de basse mine, qui, avec beaucoup d'esprit et de lumières, avoit toute sa vie été un modèle, mais aimable, de vertu, de piété, d'intégrité, d'exactitude dans toutes les grandes commissions de son état par où il avoit passé, de douceur et de modestie, qui alloit jusqu'à l'humilité, et représentant au naturel ces

à brevet et lieutenant général des armées en 1652, il mourut le 7 juillet 1678, âgé de quatre-vingts ans. Il fut enterré au couvent des Capucines (É. Raunié, *Épitaphier du vieux Paris*, tome II, p. 128-129).

1. Jacqueline de Caumont, fille de Jacques, maréchal duc de la Force (tome XIV, p. 204), mariée en décembre 1620.

2. Le « duc de Sully d'aujourd'hui » (1746) est Louis-Pierre-Maximilien, marquis de Béthune, que nous avons vu épouser une fille de Desmaretz en 1708 (tome XVI, p. 436) et qui descendait en effet au troisième degré du premier mariage du duc d'Orval ; il avait succédé en 1729 à la dignité de son cousin Maximilien-Henri (tome II, p. 135).

3. François de Harville des Ursins, marquis de Palaiseau (Saint-Simon écrit *Paloyseau*) : tome XXIII, p. 32. La famille de Harville était originaire de Beauce et sa généalogie remonte au quatorzième siècle. En 1651, François de Harville avait joint à son nom celui de des Ursins par suite de la substitution faite à son profit par son grand oncle François Jouvenel des Ursins, marquis de Traînel.

4. Henri Daguesseau : tome VI, p. 259.

5. Le 17 novembre : *Gazette*, p. 564 ; *Dangeau*, p. 491 ; *Gazette d'Amsterdam*, n° xcv.

6. Comparez au portrait qui va suivre ce que Saint-Simon a déjà dit du caractère de M. Daguesseau dans nos tomes VI, p. 259-260, XIV, p. 157 et 381, et XXVII, p. 57. Son fils le Chancelier écrivit et fit imprimer à Fresnes en 1720 un *Discours sur la vie et la mort, le caractère et les mœurs de M. Daguesseau, conseiller d'État* (Bibliothèque nationale, Ln27 130), qui a été inséré dans le tome XIII des *Œuvres* du Chancelier, p. 1-160.

vénérables et savants magistrats de l'ancienne roche qui sont disparus avec lui, soit dans ses meubles et son petit équipage[1], soit dans[2] sa table et son maintien. Sa femme[3] étoit de la même trempe, avec beaucoup d'esprit. Il n'avoit aucune pédanterie; la bonté et la justice sembloient[4] sortir de son front. Il avoit laissé en Languedoc, où il avoit été intendant, les regrets publics et la vénération de tout le monde. Son esprit étoit si juste et si précis[5] que les lettres qu'il écrivoit des lieux de ses différents emplois disoient tout sans qu'[on] ait jamais pu faire d'extrait de pas une. Je fis tout ce que je pus pour obtenir sa place de conseiller d'État pour le Guerchoys, son gendre[6], intendant de Franche-Comté, mon ami particulier depuis bien des années que lui et sa famille m'avoient si bien servi à Rouen dans le procès qu'on a vu en son lieu[7] que j'y gagnai contre le duc de Brissac et la duchesse d'Aumont. Je n'en pus venir à bout, parce qu'en même temps Bâville, ce funeste roi de Languedoc plutôt qu'intendant, demanda à se démettre de sa place de conseiller d'État en faveur de Courson, son fils. M. le duc d'Orléans, qui vit la conséquence de l'exemple, et ne voulant pas le refuser, la donna à Saint-Contest, et celle que je demandois à Courson[8]; mais je n'eus pas longtemps à atten-

[*Add. St-S. 1379*]

Saint-Contest fait conseiller d'État.

1. Sur ce que disait Valincour de son train modeste, voyez Rives, *Lettres inédites du chancelier Daguesseau*, in-8°, tome I, p. 18-20.
2. Les mots *soit dans* ont été ajoutés en interligne.
3. Claire-Eugénie le Picart de Périgny : tome VI, p. 361.
4. *Sembloit* corrigé en *sembloient*.
5. Ces trois mots ont été ajoutés en interligne.
6. Pierre-Hector le Guerchoys (tome XIII, p. 202), qui avait épousé le 6 septembre 1700 Madeleine Daguesseau, dernière fille du conseiller d'État; elle mourut le 9 décembre 1740.
7. Dans le tome XIII, p. 195 et suivantes.
8. La cascade ne fut pas tout à fait ainsi, et Saint-Simon a été induit en erreur par Dangeau (p. 491, 494, 495 et 496) : MM. Rouillé du Coudray et Foucault, conseillers d'État semestres, passèrent ordinaires à la place de MM. Daguesseau et de Bâville, et leurs places furent remplies par Saint-Contest et Courson. Les quatre lettres de

dre[1]. En même temps les conseillers d'État obligèrent Saint-Contest à quitter le conseil de guerre, pour n'y pas céder aux gens de qualité qui en étoient[2]. On a vu en son temps[3] la naissance de cette rare prétention, lorsque la Houssaye, conseiller d'État et intendant d'Alsace, fut nommé en troisième pour le congrès de Baden, où il ne voulut pas céder au comte du Luc[4]. On a vu en son lieu que le feu Roi s'en moqua; mais il le souffrit, et nomma Saint-Contest, maître des requêtes alors et intendant de Metz, pour aller à Baden.

L'Empereur prend Temeswar;

L'Empereur fit, par le prince Eugène, la conquête de Temeswar en Hongrie[5], et perdit son fils unique âgé de

provisions, des 18, 26 et 27 novembre, sont dans le registre O¹ 60, fol. 164 v°, 169 v°, 170 et 170 v°.

1. Le Guerchoys sera nommé conseiller semestre à la place d'Armenonville en juillet 1717 : *Dangeau,* tome XVII, p. 138; brevet du 23 juillet dans le registre O¹ 61, fol. 118 v°. Mais, dès le 26 novembre 1716, le Régent lui avait accordé un brevet pour la première place vacante (reg. O¹ 60, fol. 172; *Dangeau,* tome XVI, p. 496).

2. *Estoient* est en interligne au-dessus de *sont,* biffé. — « M. de Saint-Contest quitte la place qu'il avoit dans le conseil de guerre, écrit Dangeau dans son *Journal* le 30 novembre (p. 498). Il y avoit eu une assemblée de plusieurs conseillers d'État chez M. Peletier, où l'on a jugé que la place qu'il a dans ce conseil ne lui convenoit plus, étant devenu conseiller d'État; il s'est soumis à leur avis. Ils ont de grandes prétentions, qu'ils prétendent fondées sur de bons arrêts et sur une longue possession, et il est à craindre que cela ne fasse des embrouillements dans les différents conseils, dont les conseillers s'opposent fort à leurs prétentions. » C'est à ce propos que Saint-Simon avait fait l'Addition qui a été placée dans notre tome XXIX, n° 1278.

3. Tome XXIV, p. 202.

4. Voyez ci-après aux Additions et Corrections.

5. Cette ville de Hongrie, sur le Temes, vers les frontières de Transylvanie, avait été prise par les Turcs en 1552. Le prince Eugène, victorieux à Salankemen, vint l'assiéger dans le courant d'août; elle capitula le 13 octobre (*Gazette,* p. 316, 437, 448, 457, etc., correspondances de Vienne, jusqu'aux pages 553-555, qui contiennent le texte de la capitulation, et *Gazette d'Amsterdam,* n°s LXXIII et suivants et Extraordinaires LXXI et suivants; voyez aussi *Dangeau,* p. 456-457, 460, 475, 476 et 480).

sept mois[1]. La duchesse de Saint-Aignan[2] alla trouver son mari en Espagne, pour lequel j'obtins une gratification qu'elle emporta ; elle fut de trente mille livres[3]. M. d'Estampes mourut dans un âge avancé[4]. Il étoit riche, honnête homme et fort brave. Il avoit été chevalier d'honneur de Madame, puis capitaine des gardes de Monsieur, qui le fit chevalier de l'Ordre en 1688 de la façon qu'on l'a raconté en son temps[5]. Il étoit petit-fils du maréchal d'Estampes[6], et par ses grands-mères des maréchaux de Fervacques et de Praslin[7]. Son père étoit premier écuyer de Monsieur frère de Louis XIII, et sa mère étoit fille de Puyzieulx, secrétaire d'État[8], et de sa seconde femme Charlotte d'Estampes Valençay, dont un frère s'avisa, pour le premier de sa race, de se faire de robe, et fut conseiller d'État[9], qu'elle n'appeloit jamais que mon

perd son fils unique. La duchesse de Saint-Aignan va trouver son mari en Espagne avec 30 000[tt] de gratification. Mort, caractère et famille de M. d'Estampes. [*Add. St-S.* 1380]

1. On a vu sa naissance, ci-dessus 116. Il mourut le 4 novembre : *Dangeau*, p. 491 ; *Gazette*, p. 568 ; *Gazette d'Amsterdam*, n° xcii.

2. Marie-Geneviève de Monlezun de Besmaus : tome XIV, p. 124.

3. Dangeau disait le 12 novembre (p. 488) : « On donne au duc de Saint-Aignan, notre ambassadeur à Madrid, une gratification de dix mille écus, qu'on fait payer comptant à la duchesse de Saint-Aignan, sa femme, qui est ici et qui n'attendoit que cet argent-là pour l'aller trouver à Madrid. »

4. Charles, marquis d'Estampes : tome XXIII, p. 15. Il mourut le 3 décembre (*Dangeau*, p. 500 et 501 ; *Gazette*, p. 600).

5. Dans le tome XXIII, p. 15.

6. Jacques, maréchal d'Estampes ou de la Ferté-Imbault : tome XII, p. 319.

7. Sa grand-mère paternelle, femme du maréchal, était Catherine-Blanche de Choiseul, mariée le 27 mai 1610, dame d'honneur de la duchesse d'Orléans seconde femme de Gaston, morte le 17 octobre 1673 ; elle était fille de Charles de Choiseul, marquis de Praslin, maréchal de France en 1619, mort le 1er février 1626. Son arrière-grand-mère paternelle était Jeanne de Hautemer, fille de Guillaume, seigneur de Fervacques, maréchal de France en 1596.

8. François, marquis de Mauny, et sa femme Charlotte Brûlart (tome XII, p. 319), fille de Pierre Brûlart de Sillery, vicomte de Puyzieulx, dont il a été parlé, ainsi que de sa femme, dans le tome V, p. 87.

9. Jean d'Estampes, mort en 1671 : tome XII, p. 317-318.

frère le bâtard, parce que son frère aîné étoit chevalier du Saint-Esprit, grand maréchal des logis et gouverneur de Montpellier et de Calais, un autre archevêque-duc de Reims, un autre cardinal[1], et sa sœur mariée au maréchal de la Chastre[2]. Cette Mme de Puyzieulx avoit un grand crédit sur la Reine mère et dans le monde une considération singulière. Elle maria son fils à la sœur du duc de la Rochefoucauld, favori de Louis XIV[3], et le ruina en dépenses extravagantes, entre autres à manger cent mille écus de collets de point de Gênes, qui étoient fort à la mode alors[4]. Puyzieulx, mort chevalier de l'Ordre[5], son frère l'évêque de Soissons[6], et Sillery père de Puyzieulx d'aujourd'hui[7], étoient ses petits-fils.

Mort de la comtesse de Roucy.

En même temps mourut la comtesse de Roucy[8], sans

1. Ces trois personnages sont : Jacques II d'Estampes, marquis de Valençay, Léonor d'Estampes-Valençay, archevêque de Reims, et Achille d'Estampes, cardinal de Valençay, dont il a été parlé dans le même tome, p. 316.

2. Élisabeth d'Estampes (*ibidem*), mariée à Claude, maréchal de la Chastre (tome XI, p. 190).

3. Marie-Catherine de la Rochefoucauld, et son mari Louis-Roger Brûlart, marquis de Sillery : tome XXIII, p. 227-228.

4. Déjà raconté dans le tome V, p. 87-88.

5. Roger Brûlart : tome III, p. 206.

6. Fabio Brûlart : tome IV, p. 57.

7. Carloman-Philogène Brûlart, comte de Sillery (tome I, p. 256), fut père de Louis-Philogène, marquis de Puyzieulx, né le 12 mai 1701, qui fut d'abord capitaine de cavalerie et n'eut un régiment qu'en 1734. Nommé brigadier cette même année, il fut envoyé l'année suivante comme ambassadeur à Naples, devint maréchal de camp en 1743, fut désigné comme plénipotentiaire aux conférences de Breda en 1746 et eut en revenant une place de conseiller d'État d'épée. Choisi pour remplacer le marquis d'Argenson comme secrétaire d'État des affaires étrangères le 15 janvier 1747, il se démit de ses fonctions le 9 septembre 1751, mais resta néanmoins dans le Conseil comme ministre d'État ; il se retira définitivement par raison de santé en juin 1756 et mourut le 8 décembre 1770, à l'âge de soixante-neuf ans. Il avait été reçu chevalier du Saint-Esprit à la promotion de février 1748.

8. Catherine-Françoise d'Arpajon : tome III, p. 178. Elle mourut le 8 décembre : *Dangeau*, p. 502 et 503.

nous donner signe de vie ni de repentir. J'ai été trop de ses amis, et j'en ai été trop mal payé depuis, pour vouloir rien dire d'elle ; d'autant que j'ai suffisamment exposé ma conduite et la sienne, et celle de son mari, dans l'éclat qu'ils jugèrent à propos de faire pour essayer vainement d'obtenir une charge de capitaine des gardes du corps[1].

Mort de Mme Foucquet ; sa famille.

Peu après mourut à Paris Mme Foucquet[2], dans une grande piété, dans une grande retraite, et dans un exercice continuel de bonnes œuvres toute sa vie. Elle étoit veuve de Nicolas Foucquet, célèbre par ses malheurs, qui, après avoir été huit ans surintendant des finances, paya les millions que le cardinal Mazarin avoit pris, la jalousie de MM. le Tellier et Colbert, un peu trop de galanterie et de splendeur, de trente-quatre ans de prison[3] à Pignerol, parce qu'on ne put pis lui faire par tout le crédit des ministres et l'autorité du Roi, dont ils abusèrent jusqu'à avoir mis tout en œuvre pour le faire périr. Il mourut à Pignerol en 1680, à soixante-cinq ans[4], tout occupé depuis longues années de son salut. Lui et cette dernière femme, grand-mère de Belle-Isle, seroient maintenant bien étonnés de la monstrueuse[5] et complète fortune qu'il a su faire, et par quels degrés il y est parvenu. Cette Mme Foucquet étoit sœur de Castille père du père[6] de Mme de Guise ; il s'appeloit Montjeu, étoit trésorier de l'Épargne, et sa mère étoit fille du célèbre président Jeannin[7]. Il avoit acheté en 1657 du président de Novion, qui

1. Dans le tome XXIX, p. 240 et suivantes, il a longuement raconté cette affaire.

2. Le 12 décembre, à l'âge de quatre-vingt-quatre ans : *Gazette*, p. 624 ; *Dangeau*, p. 506.

3. Dix-neuf ans seulement, puisqu'il fut arrêté en septembre 1661 et mourut en 1680.

4. Le mot *ans* a été ajouté en interligne.

5. Écrit *monstruse*, par mégarde.

6. Les mots *du père* ont été ajoutés en interligne.

7. Tout cela a déjà été dit plusieurs fois, ainsi que ce qui va suivre, et en dernier lieu dans le tome XXIX, p. 141-142.

fut depuis premier président et ôté de place par ses friponneries, la charge de greffier de l'Ordre. On l'arrêta en même temps que M. Foucquet, et on lui ôta ses deux charges et le cordon bleu. Sa résistance à donner sa[1] démission de celle de greffier de l'Ordre la fit donner par commission à Châteauneuf, secrétaire d'État, qui l'eut longtemps de la sorte, jusqu'à ce que le titulaire, lassé de tant d'années d'exil, donna enfin sa démission. Je raconte en deux mots ces vieilleries parce qu'elles sont pour la plupart oubliées, et que, par la postérité qui en reste, elles méritent qu'on s'en souvienne quelquefois.

Force grâces au maréchal de Montesquiou, au grand prévôt, aux ducs de Guiche, de Villeroy, de Tresmes, et* au comte de Hanau.

M. le duc d'Orléans, qui, sans distinction pour le moins, lâchoit tout à ses amis, et plus encore à ennemis, que cela ne lui réconcilioit pas le moins du monde, donna au maréchal de Montesquiou, tout à M. du Maine, le commandement de Bretagne et la commission d'en tenir les États qu'avoit le maréchal de Châteaurenault[2]; cent mille écus de brevet de retenue au grand prévôt[3] sur sa charge fort inutilement; au duc de Villeroy, capitaine des gardes du corps, et au duc de Guiche, colonel du régiment des gardes, la survivance de leurs charges pour leurs fils aînés tout jeunes, et celles encore de leurs gouvernements[4]. Le duc de Tresmes eut aussi pour son fils aîné la

1. Avant *sa* il a biffé *bon g*[*ré*]. — 2. *Dangeau*, p. 489 et 493-494.

3. Louis de Bouschet, comte de Montsoreau, qui venait de succéder à son père comme grand prévôt de France : tome XXIX, p. 366. Le brevet, du 1er décembre, était surtout destiné à garantir les droits des créanciers du bénéficiaire, qui sont énumérés dans l'acte (reg. O¹ 60, fol. 174 v°; *Dangeau*, p. 500). Voyez aux Additions et Corrections.

4. Le marquis de Villeroy, fils du duc, était Louis-François-Anne de Neufville (tome XVII, p. 196); les lettres patentes de survivance de capitaine des gardes du corps sont datées du 24 décembre (reg. O¹ 60, fol. 204 v°; *Dangeau*, p. 505 et 512), et il y eut en outre un brevet de retenue de cinq cent mille livres, qui fut accordé le 16 janvier 1717 (O¹ 61, fol. 6 v°). Quant au duc de Louvigny, fils du duc de Guiche, Dangeau mentionne la grâce qui lui fut faite dès le 13 dé-

* Avant *et*, il a biffé *et de la Force*, et a ajouté après coup les mots *et au C. de Hanau*.

survivance de sa charge[1] de premier gentilhomme de la chambre[2].

Il fit au comte de Hanau[3] une grâce également étrange et préjudiciable à l'État. Ce comte, le premier de l'Empire[4] et qui vivoit delà le Rhin avec une cour de souverain, dont il avoit les États et les richesses, avoit, pour un grand revenu et un vaste domaine de morceaux différents, des fiefs situés dans le pays Messin, qui étoient [Add. S^tS. 1381]
tous masculins, et tomboient, faute d'hoirs mâles, à la nomination du Roi les uns[5], et les autres à celle de l'évêque de Metz, mais qui retomboient à celle du Roi, par les difficultés qui avoient arrêté jusqu'alors la foi et hommage des évêques de Metz, qui ne l'avoient pas rendue[6]. Le comte d'Hanau n'avoit pas de garçons, mais une seule fille, à qui il[7] vouloit donner ses fiefs en la mariant

cembre (p. 505 et 506). Mais, ni pour l'un ni pour l'autre, il n'est question de la survivance des gouvernements.

1. Le fils du duc de Tresmes, titré marquis de Gesvres, était François-Joachim-Bernard Potier (tome XV, p. 155 et 606) ; outre la survivance, il obtint aussi la continuation du brevet de retenue de cinq cent mille livres, et la survivance de la capitainerie de Monceaux et du gouvernement de Valois (*Dangeau*, p. 494-495).

2. Ces six derniers mots ont été ajoutés après coup à la fin du paragraphe.

3. Jean-Reinhard, comte de Hanau, de la branche de Liechtenberg, né le 31 juillet 1665, avait succédé en octobre 1712 à son frère aîné dans tous les biens de sa maison ; il était maréchal et grand prévôt héréditaire de l'évêché de Strasbourg, et mourut le 28 mars 1736. Saint-Simon écrit *de Hanau, d'Hannau* et *d'Hanau*.

4. Les mots *de l'Empire* corrigent *d'Empire*. Le comté de Hanau, en Wétéravie, au nord de Francfort, remontait au neuvième siècle ; son possesseur était qualifié de directeur du collège des comtes de l'Empire.

5. Les mots *les uns* surcharge *par* et d'autres lettres illisibles.

6. Outre les fiefs situés dans l'évêché de Metz, il y en avait d'autres en Alsace. Au sujet des réclamations que fit l'évêque de Metz à la mort du comte de Hanau, voyez les *Mémoires de Luynes*, tome III, p. 306 note et 322.

7. Saint-Simon a écrit *à qu'il*.

à un prince de Hesse-Darmstadt[1]. C'est à quoi M. le duc d'Orléans consentit le plus légèrement du monde, et lui fit promptement expédier tout ce qui étoit nécessaire pour la solidité[2]. Il est vrai qu'il n'y avoit point d'ouverture de fief, puisque le comte d'Hanau étoit plein de vie; mais il n'y avoit qu'à attendre sans faire cette très inutile grâce anticipée à un seigneur allemand pour marier sa fille à un autre allemand, tous deux sujets de l'Empire, tous deux delà [le] Rhin, tous deux qui ne pouvoient jamais servir ou nuire, et laisser au Roi à faire, à la mort du comte d'Hanau[3], de riches présents domaniaux qui se présentent si rarement à faire, pour récompenser des seigneurs françois dont tant se ruinent à son service, et se défaire de ces princes allemands, avec qui [il] faut compter pour de grandes terres au milieu pour ainsi dire du royaume, qui y font des amis et des espions[4].

Le duc de la Force vice-président du conseil des finances.

Le duc de la Force, qui grilloit d'être de quelque chose, et qui en étoit bien capable, intrigua si bien qu'il eut la place de vice-président du conseil des finances qu'avoit

1. Charlotte-Christine de Hanau, née le 2 mai 1700, épousa le 5 avril 1717 Louis, prince héréditaire de Hesse-Darmstadt, né le 5 avril 1691, qui devint feld-maréchal impérial, et succéda à son père le landgrave en 1739; il avait perdu sa femme depuis le 1er juillet 1726.

2. Cette affaire fut traitée à diverses reprises au conseil de régence en décembre 1716 et janvier 1717, et non pas légèrement, quoiqu'en dise Saint-Simon; ce qui montre l'importance qu'on y attachait, c'est que les procès-verbaux du Conseil sont à cette occasion beaucoup moins succincts que d'ordinaire. Ils exposent très clairement les diverses demandes du comte de Hanau et enregistrent soigneusement les décisions prises. Nous en donnerons le texte ci-après, à l'appendice VII. L'arrêt, du 22 février 1717 est dans le registre E 1957, fol. 196.

3. La succession ne s'ouvrit qu'en 1736; à cette époque, la fille était morte, mais ses enfants la représentaient. D'autres prétendants se mirent sur les rangs, et il y eut de très grandes compétitions, que le *Dictionnaire de Moréri* a sommairement exposées (tome V, deuxième partie, p. 511).

4. On voit que, dès cette époque, les gens clairvoyants reconnaissaient la propension naturelle des Allemands à l'espionnage.

quittée le marquis d'Effiat[1], dont les appointements étoient de vingt mille livres de rente[2]. Je lui représentai[3] qu'il ne lui convenoit pas de se parer de la robe sale d'Effiat, d'être en troisième avec le maréchal de Villeroy et le duc de Noailles, et parmi un tas de gens de robe qui y faisoient tout et qui ne le reconnoîtroient en rien, parce [que[4]] Rouillé y étoit maître absolu sous le duc de Noailles; que la matière de ce conseil étoit sale de sa nature, odieuse presque en tout, dont les règles du dérèglement[5], les formes, le jargon étoient fort dégoûtants. J'ajoutai qu'il n'y seroit de rien, par conséquent méprisé, ou que, s'il vouloit se mêler de quelque chose, il se soulèveroit toute cette robe, qui se croiroit dérobée par un intrus et qui vivroit avec lui en conséquence, et donneroit une jalousie au duc de Noailles et un dépit de se voir éclairé[6], dont sûrement il le feroit rudement repentir dès qu'il le pourroit, parmi son sucre, son miel et ses caresses. J'ajoutai que de l'humeur dont le Parlement se montroit sur tout, de la misère publique, du délabrement des finances, de la facilité du Régent et sa timidité trop reconnue, il en pouvoit résulter des embarras fâcheux à qui se seroit mêlé des finances, et à lui plus qu'à pas un par la rage du Parlement à notre égard; enfin que le temps des opérations de la chambre de justice, qu'il verroit suivies d'une grande déprédation des taxes par la facilité du Régent, étoit encore grande raison de le déprendre du goût de cette place. Je ne me contentai pas de lui faire faire ces réflexions pour une fois; je les réitérai plusieurs, sans y gagner quoi que ce soit. L'affaire étoit presque faite quand il m'en parla; à ce que je vis après, il s'étoit apparemment douté que je ne l'approuverois pas: aussi n'y voulus-je prendre aucune part, et

1. Ci-dessus, p. 287.
2. *Dangeau*, p. 501 et 503; *Gazette d'Amsterdam*, n° CI.
3. Écrit *reprensentay*.
4. Le *que* a été oublié en passant de la page 1847 du manuscrit à la page 1848.
5. Dont les règles étaient du dérèglement. — 6. Surveillé.

elle s'acheva comme elle avoit été conduite[1]. Quand M. le duc d'Orléans me l'apprit, à qui je n'en avois pas ouvert la bouche, je ne pus m'empêcher de montrer en gros mon sentiment. Quoiqu'il me parût en être bien aise, il finit par trouver que j'avois raison ; mais à chose faite je me contentai de l'écorce, et ne voulus pas descendre au détail comme j'avois fait avec le duc de la Force. Il se trouva très malheureusement dans la suite que je n'avois que trop bien rencontré[2].

Augmentation de la paye de l'infanterie. Caractère de Broglio, fils et frère aîné des deux maréchaux de ce nom. [*Add. StS. 1382*]

Broglio, gendre du chancelier Voysin[3], qui du temps de sa toute-puissance dans les derniers temps du feu Roi lui avoit fait donner un gouvernement et une inspection d'infanterie[4], étoit fils et frère aîné des maréchaux de Broglio[5], dont il fut toute sa vie le fléau. C'étoit un homme de lecture, de beaucoup d'esprit, très méchant, très avare, très noir, d'aucune sorte de mesure, pleinement et publiquement déshonoré sur le courage et sur toute sorte de chapitres ; avec cela effronté, hardi, audacieux, et plein d'artifices, d'intrigues et de manéges, jusque-là que son beau-père le craignoit, lui qui se faisoit redouter de tout le monde. Il se piquoit avec cela de la plus haute impiété et de la plus raffinée débauche, pourvu qu'il ne lui en coûtât rien, quoique fort riche. Je n'ai guères vu face d'homme mieux présenter celle d'un réprouvé[6] que la sienne ; cela frappoit. Un gendre de Voysin ne devoit pas être un titre pour entrer dans la familiarité de M. le duc

1. Il n'en est pas parlé dans les registres du conseil de régence ; mais l'installation du duc de la Force, le 8 décembre, est mentionnée dans les procès-verbaux du conseil des finances (Archives nationales, G[7] 1849).

2. Saint-Simon montrera plus tard M. de la Force brouillé avec le duc de Noailles : suite des *Mémoires*, tome XIV de 1873, p. 207-208.

3. Charles-Guillaume. marquis de Broglie : tome XIX, p. 34.

4. Tome XXIII, p. 176.

5. Fils de Victor-Maurice (tome I, p. 270) et frère aîné de François-Marie (tome XIII, p. 132).

6. « On dit d'un homme qui a quelque chose de funeste dans la physionomie qu'*il a un visage de réprouvé* » (*Académie*, 1718).

d'Orléans, qui peut-être de tout le règne du feu Roi ne lui avoit jamais parlé. Je ne sais qui le lui produisit; car sa petite cour obscure, qu'il appeloit ses roués et que le monde ne connoissoit point sous d'autre nom, me fut toujours parfaitement étrangère; mais Broglio s'y initia si bien qu'il fut de tous les soupers[1], et que de là il se mit à parler troupes en d'autres temps au Régent, sous prétexte de la connoissance que leur usage et son inspection lui en avoit donnée[2]. Il s'ouvrit ainsi quelquefois le cabinet, où on lui voyoit porter un portefeuille. De ce travail, qui dura quelque temps deux ou trois fois la semaine, sortit une augmentation de paye de six deniers par soldat, avec un profit dessus pour chaque capitaine d'infanterie, qui coûtèrent au Roi pour toujours sept cent mille livres par an[3]. Il capta pour cela quelques gens du conseil de guerre qui n'osèrent s'y opposer, dans la certitude que Broglio n'eût rien oublié pour s'en faire un mérite dans les troupes à leurs dépens, mais dont presque tout ce conseil et le public entier cria beaucoup, dans un temps de paix et de désordre des finances, qui ne pouvoient suffire aux plus pressants be-

1. Il l'a déjà indiqué comme un des roués du Régent dans le tome XXIX, p. 384.

2. Il venait de faire une inspection des troupes des Trois-Évêchés dans le courant de juin 1716 : *Dangeau,* p. 385.

3. Saint-Simon prend cela dans Dangeau, qui écrivait au 15 décembre (p. 506) : « Les six deniers qu'on donne d'augmentation à chaque soldat et dont les capitaines auront les deux tiers, coûteront au Roi sept cent mille francs par an. » M. de la Vrillière consigna au 14 décembre sur le registre des procès-verbaux du conseil de régence pour la guerre (ms. Fr. 23 671, fol. 54) la délibération prise : « M. le duc de Guiche a rapporté un projet d'ordonnance qui accorde six deniers d'augmentation par jour aux capitaines d'infanterie pour chaque homme effectif, dont deux deniers iront d'augmentation au soldat sur les six livres qui lui sont données pour linge et souliers, et quatre restants seront pour le capitaine. Il a été décidé de ne point donner l'ordonnance, mais d'écrire une lettre circulaire à tous les inspecteurs, qui sera lue à la tête des bataillons, par laquelle il sera marqué que les six deniers d'augmentation seront donnés par gratification l'année 1717, aux conditions portées par l'ordonnance proposée. »

soins. Broglio comptoit bien se continuer du travail, et devenir par là un personnage, et il avoit persuadé le Régent que les troupes l'alloient porter sur les pavois[1]. Tous deux se trompèrent lourdement : M. le duc d'Orléans, par une augmentation fort pesante aux finances, qui ne se pouvoit plus rétracter, qui ne tint lieu de rien, et dont le gré des troupes ne s'aperçut seulement pas ; Broglio, en ce qu'il ne mit plus le pied dans le cabinet pour aucun travail, et qu'il demeura dans l'opprope qu'il méritoit à tant de titres. Il fut enfin noyé tout à fait sous le ministère du cardinal Fleury, contre qui, en faisant sa tournée, il s'échappa en propos les plus licencieux. Le cardinal, qui en fut informé aussitôt, lui envoya ordre de revenir sur-le-champ, et, en punition de son insolence, lui ôta sa direction sans récompense[2] ; car il étoit devenu directeur de l'infanterie[3], dont les appointements sont de vingt mille livres. Il demeura donc chez lui fort obscur à Paris, et fort délaissé. Quelque temps après, il maria son fils à la fille de Besenval[4], colonel du régiment des gardes suisses, et longtemps employé avec capacité en Pologne et dans le Nord[5], et voulut la clause expresse que son fils ne serviroit point, et que lui ni sa femme ne verroient jamais le Roi, la Reine, ni la cour. Je pense que voilà le premier exemple d'une si audacieuse folie. Elle a été pleinement accomplie, et son fils a toujours vécu inconnu et dans la dernière obscurité.

1. Locution déjà rencontrée dans le tome XV, p. 284.

2. En mai 1729. Le chevalier de Quincy a raconté dans ses *Mémoires* (tome II, p. 107) le propos qui le fit disgracier.

3. Depuis 1718.

4. Nous avons déjà rencontré Jean-Victor de Besenval dans le tome XIV, p. 29, note 1 et 2. Saint-Simon a orthographié alors son nom *Beuzeval* ; ici il écrit *Bezwald*. Sa fille, Théodora-Élisabeth-Catherine, épousa le 12 septembre 1733 Charles-Guillaume-Louis, marquis de Broglie, né le 15 juin 1716 et mort le 16 mai 1786, qui se remaria vers 1778 avec Agathe-Émilie de Menou..

5. Sur ses diverses missions, voyez la note 2 de la page 29 dans notre tome XIV.

Le duc de Valentinois fut enfin reçu le 14 décembre au Parlement[1]. Les princes du sang ni bâtards ne s'y trouvèrent point; M. le duc d'Orléans le leur avoit fait promettre pour éviter tout inconvénient entre eux. Il donna à d'Antin la survivance de sa charge des bâtiments pour son second fils[2], que depuis son mariage on appeloit le marquis de Bellegarde[3].

Le duc de Valentinois reçu au Parlement, où les princes du sang ni bâtards n'assistent point.

M. d'Estaing[4] maria son fils[5] à la fille unique de Mme de Fontaine-Martel[6], qui étoit une riche et noble héritière, et qui fut un mariage très assorti. M. le duc d'Orléans, qui, pour les raisons si honnêtes qu'on a vu ailleurs[7], aimoit Mme de Fontaine-Martel et tout ce qui portoit le nom de M. d'Arcy, son beau-frère, et qui affectionnoit particulièrement M. d'Estaing, qui avoit fort servi sous lui et qui étoit un très galant homme, leur donna sous la cheminée[8] la survivance du gouvernement de Douay, qui est très gros, et qu'avoit M. d'Estaing[9].

Mariage du fils unique d'Estaing avec la fille unique de Mme de Fontaine-Martel, et la survivance du gouvernement de Douay.

1. *Dangeau*, p. 505, et le recueil du greffier Delisle (reg. U 360), où l'on trouve le procès-verbal de la séance, l'arrêt de réception, la supplique de l'impétrant, l'information de vie et mœurs, les conclusions du procureur général, les discours prononcés tant par le président d'Aligre, remplaçant le premier président malade, que par le nouveau duc, et même la harangue que le premier président avait préparée.

2. Le brevet est du 23 novembre (reg. O[1] 60, fol. 165), et le jeune homme prêta serment le 12 décembre (*Dangeau*, p. 505).

3. Gabriel-François-Balthazar de Pardaillan : tome XXIX, p. 347.

4. François III, comte d'Estaing : tome XIII, p. 43.

5. Charles-François-Marie, comte d'Estaing, né le 10 septembre 1693, était colonel du régiment de Forez et gouverneur de Châlons et de Douay en survivance de son père, avant lequel il mourut, le 10 décembre 1729 (*Gazette*, p. 616).

6. Henriette-Madeleine-Julie de Fontaine-Martel : tome XIII, p. 449. Le mariage eut lieu le 29 décembre (*Dangeau*, p. 511, 512 et 513).

7. Tome X, p. 209. — 8. Tome II, p. 68.

9. Saint-Simon lit mal Dangeau (p. 511) : M. d'Estaing père ne put avoir alors le gouvernement de Douay, qu'il espérait, parce que M. de Pomereu (tome XIX, p. 372), qui en était titulaire et qui était parent de la mariée, l'avait promis en faveur du mariage. M. d'Estaing ne le reçut qu'en 1718, à la mort de Pomereu.

Bonneval obtient son abolition en épousant une fille de Biron. [*Add. St-S. 1383 et 1384*]

Biron, aujourd'hui si comblé d'honneurs et de richesses, et son fils aussi de son côté[1], étoit fort pauvre alors, et chargé d'une grande famille. Je l'avois fait entrer, comme on l'a vu. dans le conseil de guerre[2]. La nécessité pousse quelquefois à d'étranges choses : il s'étoit enrôlé parmi les roués, et soupoit presque tous les soirs chez M. le duc d'Orléans avec eux, où pour plaire il en disoit des meilleures. Par ce moyen, il obtint une des plus étranges grâces que M. le duc d'Orléans pût accorder et du plus pernicieux exemple. On a vu en son lieu la désertion de Bonneval aux ennemis de la tête de son régiment en Italie, et l'infâme cause de cette désertion[3]. Il étoit homme de qualité, de beaucoup d'esprit, avec du débit éloquent, de la grâce, de la capacité à la guerre, fort débauché, fort mécréant, et le pillage n'est pas chose qui effarouche les Allemands[4]. Avec ces talents, il étoit devenu favori du prince Eugène, logé chez lui à Vienne, défrayé, et en faisant les honneurs, et lieutenant général dans les troupes de l'Empereur. Soit esprit de retour, soit desir de se nettoyer d'une fâcheuse tare, soit dessein d'espionnage et de se donner moyen de se faire valoir chez l'Empereur, il desira des lettres d'abolition, et d'oser revenir se remontrer dans sa patrie. Biron en profita pour lui faire épouser une de ses

1. Le fils dont Saint-Simon parle ici n'est pas l'aîné, François-Armand, titré duc de Gontaut, mort en 1736 (notre tome XXVII, p. 243), mais le quatrième, Louis-Antoine, né le 2 février 1701, d'abord chevalier de Malte, puis titré comte de Biron, qui eut la survivance de la charge de premier écuyer du duc d'Orléans, fut colonel du régiment de Royal-Roussillon en 1729, maréchal de camp en octobre 1734 et colonel du régiment du Roi en 1735. A l'époque où Saint-Simon écrit (1746), il a pris le titre de duc et pair de Biron depuis la mort de son frère aîné ; il est lieutenant général (1743), chevalier du Saint-Esprit (1744) et colonel des gardes françaises (1745). Par la suite, il deviendra maréchal de France en février 1757, gouverneur de Languedoc en 1775, et ne mourra que le 28 octobre 1788.

2. Tome XXIX, p. 69. — 3. Tome XIII, p. 336-339.

4. En 1918, nous pouvons encore constater la vérité de cette remarque, faite, il y a deux siècles, par Saint-Simon.

filles[1] pour rien, lui pour son dessein du crédit de Biron[2]. L'abolition fut promise, le mariage conclu, et Bonneval avec un congé pour trois mois de l'Empereur vint consommer ces deux affaires[3]. Le Régent néanmoins voulut faire approuver l'abolition au conseil de régence. Je n'en pus avoir la complaisance : j'opinai contre, et appuyai longtemps sur les raisons de n'en jamais accorder pour pareil crime ; je ne fus pas le seul ; mais peu s'y opposèrent, et en peu de mots[4]. Ainsi Bonneval vit le Roi, le Régent et tout le monde[5]. Biron me l'amena chez moi ; je n'ai point vu d'homme moins embarrassé. M. de Lauzun fit la noce chez lui[6]. Dix ou douze jours après, Bonneval s'en retourna

1. Judith-Charlotte de Gontaut-Biron, qui mourut sans postérité le 20 avril 1741.

2. Lui profita du crédit de Biron pour son dessein.

3. Les lettres patentes sont datées de septembre 1716. M. de Bonneval avait été blessé au ventre à la bataille de Salankemen (*Gazette d'Amsterdam,* nº LXXXI). Il partit pour Venise dès qu'il fut rétabli, et arriva à Paris le 28 décembre (*Dangeau,* p. 512). M. Hyrvoix de Landosle a publié en 1903 dans la *Revue des questions historiques,* principalement d'après la correspondance du comte du Luc, ambassadeur à Vienne, un travail sur la réhabilitation, le mariage et la chute définitive du comte de Bonneval.

4. Nous n'avons pas trouvé mention de cette abolition dans les procès-verbaux du conseil de régence.

5. L'audience d'entérinement des lettres de rémission se tint le 18 janvier 1717 par les grand chambre et tournelle assemblées ; M. de Bonneval avait dû se constituer prisonnier à la Conciergerie et parut à la séance comme un criminel (*Dangeau,* tome XVII, p. 13 ; reg. U 360, à la date). Le texte des lettres est dans le registre du Parlement $X^{2}A$ 603, à la suite du procès-verbal de l'audience, où furent rappelés le crime, la procédure et la condamnation. Il est suivi de cette mention : « Lues en la grand chambre, l'audience tenant, en présence de Claude-Alexandre, comte de Bonneval, impétrant, lequel *étant à genoux,* après serment par lui fait de dire vérité, a dit les avoir obtenues et qu'elles contiennent vérité et s'en vouloir servir. Ladite cour ordonne que lesdites lettres de pardon, rémission et abolition seront registrées au greffe de la cour.... DE MESMES, LENAIN. » Le greffier a ajouté en dessous : « Prononcé audit de Bonneval... entre les guichets ès prisons de la Conciergerie lesdits jour et an. »

6. Le mariage eut lieu seulement le 7 mai 1717 (*Dangeau,* tome

à Vienne, et n'a pas vu sa femme depuis, qui demeura toujours chez [1] son père. La catastrophe unique de Bonneval n'est ignorée de personne. Il y aura peut-être occasion dans la suite d'en parler [2].

Dispute entre les grands officiers de service et le maréchal de Villeroy, qui, comme gouverneur du Roi, prétend faire leur service et le perd. [Add. St-S. 1385]

Le maréchal de Villeroy, à l'ombre de Mme de Ventadour, sa bonne amie, de l'enfance du Roi, et du peu d'assiduité et de soin que ce petit âge demandoit des grands officiers de son service, s'étoit peu à peu insinué à faire toutes leurs fonctions. Il étoit d'âge à se souvenir de ce qui s'étoit passé en pareil cas entre son père, gouverneur du feu Roi, et les grands officiers de son service. Il prétendoit le leur ôter, et le faire tant que le Roi auroit un gouverneur, quoique condamné par l'exemple de son père ; mais c'étoit le temps des prétentions et des entreprises de toutes les espèces, et celui des *mezzo-termine* si chéris de la foiblesse ou de la politique de M. le duc d'Orléans, qui ôtoient toujours quelque chose à qui avoit droit et raison pour le donner à qui ne l'avoit pas, et perpétuoient les divisions et les querelles. Les grand chambellan et premiers gentilshommes de la chambre, grand maître et les deux maîtres de la garde-robe présentèrent donc là-dessus un mémoire à M. le duc d'Orléans, qui se trouva bien empêché d'avoir affaire des deux côtés à si forte partie, dont la plus nombreuse, bien sûre de son droit, ne voulut tâter d'aucun tempérament, et qui étoient pour abandonner leurs fonctions avec un grand éclat, mais garder soigneusement leurs charges [3]. Le maréchal n'eut à leur opposer

XVII, p. 72 et 79 ; *Mercure* de mai, p. 95 ; Bertin, *les Mariages dans l'ancienne société*, p. 214-216). Le contrat de mariage se trouve dans le carton T 479, nº 107, aux Archives nationales. Dangeau dit au contraire que la noce eut lieu chez Biron ; ce qui a pu tromper Saint-Simon, c'est que le duc de Lauzun était assez proche parent des Gontaut, qui héritèrent de lui par la suite.

1. Avant *chez*, il y a un second *depuis*, biffé.

2. Notre auteur n'y reviendra pas.

3. Le 29 décembre (p. 513), Dangeau écrit : « Le grand chambellan, les gentilshommes de la chambre, le grand maître et les maîtres

que ses grands airs, son importance, son entreprise, dont un homme comme lui ne pouvoit pas avoir le démenti. A la fin pourtant il l'eut, et tout du long, et sans réserve, et les grands officiers maintenus dans[1] toutes leurs fonctions, même jusqu'à lui ôter leur service s'ils arrivoient après qu'il l'auroit commencé[2]. Il fut outré, mais il fallut obéir à raison, droit et jugement, et n'en parler pas davantage.

Grande aigreur entre les princes du sang et bâtards sur les mémoires publiés par les derniers. Étonnante apathie de M. le duc d'Orléans. Ma façon d'être avec le duc du Maine et le comte de Toulouse.

L'année finit dans une grande aigreur et fort marquée entre les princes du sang et légitimés[3]. Les deux mémoires que Dadvisard, avocat général du parlement de Toulouse[4], avoit faits pour les derniers étoient peu mesurés. Il se crut aux temps du feu Roi. Il travailla à la manière dont le P. Daniel avoit fabriqué son *Histoire de France*, dont on a parlé en son lieu[5]. Il en parut deux mémoires[6] coup sur coup[7]. L'égalité étoit peu ménagée. C'étoit réponse au premier mémoire des princes du sang, qui, en attendant leur réplique, à laquelle on travailloit, se contraignirent peu en discours. M. le duc d'Orléans y fut mêlé de part et d'autre, pour s'autoriser de lui, parce qu'il avoit vu les mémoires avant le public, et il en fut fort embarrassé[8].

de la garde-robe présentèrent un mémoire à M. le duc d'Orléans sur ce qu'ils prétendent par leurs charges faire auprès du Roi, dès qu'il sera entre les mains des hommes ; ils n'avoient rien prétendu sur cela pendant que le Roi a été entre les mains des femmes. » C'est la seule mention que le *Journal* contienne sur cette affaire. Le jeune Roi, né le 15 février 1710, devait avoir sept ans accomplis le 15 février 1717 et cesser alors d'avoir une gouvernante pour être confié aux soins de son gouverneur le maréchal de Villeroy.

1. *Dans* est en interligne au-dessus de *de*, biffé.

2. Dangeau ne mentionne pas la décision ; mais l'article du *Mercure* cité en note dans le *Journal*, tome XVII, p. 25, montre que, dès le 16 février, les grands officiers firent leur service auprès du jeune roi.

3. On a vu le commencement de l'affaire ci-dessus.

4. Ci-dessus, p. 191. — 5. Tome XXIV, p. 1-5.

6. Le mot *mémoires* a été ajouté en interligne.

7. Voyez le *Recueil* indiqué ci-dessus, p. 191, note 3.

8. Dangeau mentionne presque chaque jour entre le 13 et le 28 décembre (p. 505-512) les incidents du litige.

Ce prince étoit peut-être le seul homme de tous les pays et de tous les âges, qui, en sa place, le pût être de pareille affaire. Il avoit largement éprouvé qu'il n'avoit pas un plus cruel ennemi que le duc du Maine, qui, pour usurper l'autorité que lui donnoit la nature, n'avoit rien oublié pour le perdre, et pour le déshonorer par ce qu'il y a de plus horrible, de plus touchant, de plus odieux, qui lui[1] avoit disputé cette autorité en pleine séance au Parlement, et qui, tout particulier qu'il étoit redevenu, établi comme il se le trouvoit[2], dressoit manifestement autel contre autel[3] contre lui. L'apothéose à laquelle il s'étoit élevé avoit révolté le ciel et la terre ; ses artifices et les menées de Madame sa femme n'en avoient pu encore adoucir l'horreur. Ce procès du bâtard contre le légitime, cette parité d'état et d'issue[4] d'un double adultère public ou d'une épouse reine, cette identité si entière entre des enfants sortis du sacrement et du crime, révoltoit encore la nature, et n'intéressoit pas moins le fils et la postérité de M. le duc d'Orléans que la branche de Bourbon. Ainsi justice, vérité, raison, religion, nature, intérêt de naissance, intérêt de pouvoir, intérêt d'honneur, intérêt de sûreté (déshonorerai-je tant de saintes raisons par un motif bien moins pur, mais si cher et si vif dans tous les hommes ?) intérêt si puissant de vengeance, tout concouroit dans M. le duc d'Orléans d'être ravi de se voir[5] enfin en état de briser un colosse sous lequel il avoit été si près d'être écrasé, et de pouvoir le[6] mettre si facilement et si sûrement en miettes,

1. Avant *luy,* Saint-Simon a biffé *la,* et ajouté plus loin *cette autorité* en interligne.

2. Les mots *se le trouvoit* sont en interligne au-dessus d'*estoit,* biffé.

3. Locution déjà annotée dans le tome XVII, p. 385.

4. Après *d'issue,* Saint-Simon a biffé *et d'estat,* pour reporter les mots *d'estat et* en interligne avant *d'issue.* Ce mot a ici le sens de résultat, effet.

5. Les mots *d'estre ravi de se voir* sont en interligne au-dessus de *de voir,* biffé.

6. *Pouvoir le* a été écrit en interligne, au-dessus de *le* biffé.

avec la bénédiction de Dieu et l'acclamation de tous les ordres du royaume et de tout le monde en particulier, excepté une poignée d'affranchis ou de valets. Qui en sa place n'eût pas acheté bien cher le bonheur d'une telle position ? Elle ne fit pas la plus légère sensation sur M. le duc d'Orléans, et, pour comble de la plus incroyable apathie, un détachement de soi-même si prodigieux, et dont l'occasion auroit fait trembler les plus grands saints sur eux-mêmes, ne lui fut d'aucun mérite, ni pour ce monde, envers lequel il s'aveugla et se méprit si lourdement, ni pour l'autre, vers lequel il ne fit pas la plus légère réflexion. Hélas ! la main de Dieu étoit sur lui et sur le royaume, et il étoit dans cette affaire la proie et le jouet d'Effiat et des autres gens de cette espèce que le duc du Maine avoit auprès de lui, dont il ne se défioit pas, tandis qu'il y étoit en garde contre ses plus éprouvés serviteurs. Comme sur le Parlement, j'avois pris le parti de [ne] lui jamais ouvrir la bouche sur les bâtards. L'intérêt de rang, et ce qui s'étoit passé entre M. du Maine et moi à la fin de l'affaire du bonnet sous le feu Roi[1], me rendoit suspect, et, après tout ce que nous nous étions dit dans d'autres temps l'un à l'autre sur tout ce qui regardoit les bâtards, et en particulier M. du Maine à son égard, il étoit[2] honteux et empêtré avec moi, et je n'avois plus rien à lui dire. Les princes du sang avoient été fort aises de notre requête contre les bâtards[3], qui n'avoient osé s'en fâcher, mais qui l'étoient beaucoup. Je n'avois pas pris la peine d'en rien dire au duc du Maine après qu'elle fut présentée, quoique revenus ensemble, comme on l'a vu[4], sur un pied d'honnêteté. Pour le comte de Toulouse, auprès de qui j'étois toujours nécessairement au Conseil, au premier qui se tint depuis la requête présentée je lui en fis civilité, et je le priai de se souvenir que ce n'étoit, même fort tard, que[5] ce que

1. Tome XXVI, p. 56-59. — 2. *Estoient* corrigé en *estoit*.
3. Ci-dessus, p. 192-195. — 4. Tome XXIX, p. 323 et suivantes.
5. Ce *que*, oublié, a été ajouté après coup, en abréviation.

j'avois toujours dit que nous ferions, à Mme la duchesse d'Orléans et à M. et Mme la duchesse du Maine, du vivant du Roi et depuis sa mort. Cela fut honnêtement reçu, et les manières entre lui et moi n'en furent pas depuis le moins du monde altérées ; M. du Maine non plus ; mais je profitois, et devant et après la requête, de ce que je n'étois jamais de son côté pour ne m'en point approcher. Lui quelquefois venoit, avant qu'on se mît en place, m'attaquer de politesse, et même encore depuis la requête, mais sans nous en parler. Chez eux je n'y allois jamais. Je le trouvois assez rarement chez Mme la duchesse d'Orléans, et la conversation nous alloit familièrement sans parler de rien de conséquence. J'y trouvois fort souvent M. le comte de Toulouse ; avec lui nous parlions de tout, excepté de nos affaires avec eux et des leurs avec les princes du sang, mais jamais qu'entre[1] Mme la duchesse d'Orléans, moi en tiers, rarement mais quelquefois la duchesse Sforze, qui ne nous fermoit pas la bouche. C'étoit de bonne heure les après-dînées, où Mme la duchesse d'Orléans n'étoit visible qu'à nous. Il faut maintenant parler de ce qui se passa dans les derniers mois de cette année sur[2] les affaires étrangères.

Alberoni continue ses manèges de menaces et de promesses au Pape pour hâter son chapeau ; y fait une offre monstrueuse. Sa conduite avec

Alberoni[3] n'avoit proprement qu'une unique affaire, c'étoit celle de son chapeau, à laquelle toutes celles d'Espagne, dont il étoit entièrement le maître, étoient subordonnées et ne se traitoient que suivant la convenance de l'unique. Ainsi, répondant aux avis qu'on a vu qu'Aldrovandi lui avoit donnés en lui mandant l'engagement que le Pape avoit enfin pris de lui donner un chapeau[4], il lui manda que, sans l'accomplissement de cette condition, la reine d'Espagne ne consentiroit jamais à aucune de

1. *Entre* est en interligne, au-dessus d'*avec* biffé.
2. *Sur* corrige *dans*, en interligne.
3. Saint-Simon reprend la paraphrase des Mémoires manuscrits de Torcy, p. 776. Il va résumer, dans les pages qui vont suivre jusqu'à la fin du présent volume, le quatrième trimestre de 1716.
4. Ci-dessus, p. 268-269.

Aubenton; souplesse du jésuite. Réflexion sur les entreprises de Rome.

toutes les choses que le Pape pourroit desirer, comme aussi, en recevant la grâce desirée, il promettoit en récompense que le Pape ne seroit ni pressé ni inquiété de la part de l'Espagne sur la promotion des couronnes, la sienne à lui étant faite. Il alla plus loin, et[1] ce plus loin fait frémir dans la réflexion de ce que peut un ecclésiastique premier ministre, et jusqu'à quel excès monstrueux la passion d'un chapeau le transporte : il offrit à ce prix une renonciation perpétuelle du roi d'Espagne au droit de nomination de couronne. En même temps il affectoit d'aimer et de louer Aubenton, parce qu'il le savoit bien avant dans l'estime et dans l'affection du Pape. Ces sentiments toutefois dépendoient du besoin qu'il pouvoit avoir du confesseur, et de sa soumission entière pour lui, nonobstant le crédit et la confiance que sa place lui donnoit auprés du roi d'Espagne. Le jésuite en fit bientôt l'expérience. Il reçut une lettre du cardinal Paulucci[2], qui le pressoit de faire en sorte que, en attendant l'accommodement des deux cours, le roi d'Espagne eût la complaisance de laisser jouir le Pape de la dépouille des évêques qui viendroient à mourir. C'étoit un des points de contestation entre les deux cours, et contre lequel le conseil d'Espagne se seroit fort élevé, surtout ainsi par provision.

1. Toute cette phrase de réflexion n'est pas dans Torcy.

2. Fabrice Paulucci, né à Forli le 3 avril 1651, évêque de Macerata et Tolentino en février 1685, fut envoyé en 1696 comme nonce à Cologne, puis à Varsovie en janvier 1698. Il avait eu la même année l'évêché de Ferrare et fut déclaré cardinal en décembre suivant. Le pape Clément XI le prit pour secrétaire d'État dès son avènement en 1700 ; il se démit alors de son évêché de Ferrare, et conserva ses fonctions jusqu'à la mort du pape. Il fut fait secrétaire de la congrégation du saint-office en 1704, grand pénitencier en 1710, et reçut l'évêché d'Albano en 1719. Innocent XIII lui demanda sa démission des charges de secrétaire d'État et de grand pénitencier, mais le nomma cardinal vicaire en mai 1721. Repris comme secrétaire d'État par Benoît XIII en 1724, il passa à l'évêché de Porto, puis à celui d'Ostie en novembre 1725 comme doyen du sacré collège ; il mourut le 12 juin 1726.

A ce trait, pour le dire en passant[1], on reconnoit bien le chancre rongeur de Rome sur les États qui s'en laissent subjuguer. Le tribunal de la nonciature, d'une part, ôte aux évêques tout le contentieux, et toute leur autorité sur leur clergé et sur les dispenses des laïques, et d'autre part, celui de l'Inquisition leur enlève tout ce qui regarde la doctrine et les mœurs, et les soumet eux-mêmes à sa jurisdiction, en sorte qu'il ne reste que les fonctions manuelles. Et quant à l'argent, quel droit a le Pape sur la dépouille des évêques morts, et de frustrer leurs héritiers et leurs créanciers? Ce texte engageroit à un long discours qui n'est pas de notre narration, mais qu'on ne peut s'empêcher de faire remarquer à propos de la folle prostitution de la France à l'égard de Rome, depuis la plaie que la constitution *Unigenitus*, et les noires cabales qui l'ont enfantée et soutenue, y a portée dans le sein de l'Église et de l'État.

Alberoni se soumet Aubenton avec éclat, qui baise le fouet dont il le frappe, et fait valoir à Rome son pouvoir et ses menaces.

Aubenton, qui voyoit sans cesse le roi d'Espagne en particulier, lequel souvent lui parloit d'affaires, s'avisa de lui montrer cette lettre de Paulucci sans en avoir fait part à Alberoni. Celui-ci ne fut pas longtemps à le savoir. Bien moins touché pour l'intérêt du roi d'Espagne de cette sauvage proposition, que piqué de ce qu'Aubenton avoit osé en parler au roi d'Espagne à son insu, il fit donner au confesseur une défense sévère et précise de se plus mêler d'aucune affaire de Rome, et fit savoir à Rome, par le duc de Parme, que la reine avoit été très piquée de voir que le Pape se rétractoit sur plusieurs conditions concertées à Madrid avec Aldrovandi, et que, si les différends ne s'accommodoient promptement, le nonce ne seroit point reçu à la cour d'Espagne, laquelle n'enverroit au Pape aucune sorte de secours contre les Turcs. Aubenton, sentant à qui il avoit affaire, enraya tout court[2].

1. Toutes les réflexions qui vont suivre sont encore de notre auteur et ne viennent pas de Torcy.

2. M. de Saint-Aignan fait mention d'un raccommodement entre le

Il manda même à Rome que sans Alberoni il ne pouvoit rien, et que le moyen sûr de le perdre, et en même temps les affaires, étoit d'en tenter par lui sans le premier ministre[1]. Aussi lui fut-ce une leçon, dont il sut profiter, pour n'hasarder plus de parler au roi de quoi que ce fût que de concert avec [un] premier ministre si jaloux et si maître. Tous deux[2] avoient intérêt de protéger Aldrovandi à Rome pour profiter de son crédit. Ils le firent très fortement au nom du roi et de la reine par Acquaviva. Le Pape lui réitéra sa promesse pour dès qu'il pourroit disposer de trois chapeaux[3].

Gesvres, archevêque de Bourges, trompé par le Pape, qui est moqué et de plus en plus menacé et pressé par Alberoni, qui fait écrire vivement par la reine d'Espagne jusqu'à se prostituer.

Acquaviva savoit que l'un des trois étoit destiné à l'archevêque de Bourges[4], et que le Pape l'en avoit fait assurer, qui ne le fut pourtant qu'en 1719, avec les couronnes, et un an après Alberoni. Avec ces bonnes nouvelles, Acquaviva exhortoit Alberoni à presser l'envoi du secours promis pour avancer son chapeau sitôt que les trois vacances le pourroient permettre. Ce ne fut pas l'avis d'Alberoni, piqué de[5] la remise de sa promotion à l'attente de la vacance de trois chapeaux. L'escadre[6] espagnole étoit à Messine; le Pape demandoit instamment qu'elle hivernât dans quelque port de la côte de Gênes, pour l'avoir plus tôt au printemps ; tout à coup elle fit voile pour Cadix[7]. En même temps Alberoni accabla le

confesseur et Alberoni dans une lettre du 12 octobre (vol. *Espagne* 253, fol. 5).

1. Torcy, p. 778-779. — 2. *Deux* a été ajouté en interligne.

3. Mémoires de Torcy, p. 781-782.

4. Léon Potier de Gesvres : tome II, p. 347.

5. Avant *de*, Saint-Simon a biffé *du dé*[*lai*].

6. Saint-Simon passe un bon nombre de pages des Mémoires de Torcy relatives aux affaires de la Constitution et reprend à la page 805 du manuscrit.

7. Une lettre de Naples, du 27 octobre, annonce que les escadres d'Espagne et de Portugal ont quitté Messine pour retourner dans les ports de leurs pays (*Gazette*, p. 571). Celle d'Espagne, sous les ordres du marquis Mari, génois, passa par Malte et arriva à Alicante le 21 novembre (*ibidem*, p. 607).

Pape de protestations de n'avoir jamais d'autres volontés que les siennes, et d'assurances que les vaisseaux pour hiverner à Cadix n'en seroient pas moins promptement au printemps dans les mers d'Italie[1]. En même temps il dépeignoit la reine d'Espagne comme n'étant pas si docile, avec toutes les couleurs les plus propres pour faire tout espérer de son attachement naturel au saint siège, de son affection pour la personne du Pape, de la bonté de son cœur très reconnoissant, et tout craindre de son pouvoir absolu en Espagne, si elle se voyoit amusée et moquée, sur quoi il n'y avoit point de retour à espérer. Ce portrait étoit vif, quoique long[2]; il étoit fait pour être vu du Pape, et il n'y avoit rien d'oublié sur l'entière possession où Alberoni étoit de la confiance de la reine. Il

1. Torcy, p. 806-807.

2. Saint-Simon l'a en effet beaucoup abrégé. Le passage de Torcy, qu'on peut penser être un extrait d'une lettre d'Alberoni copiée à la poste, mérite d'être cité en entier (p. 808-809 du manuscrit Franç. 10 670) : « Il avoit soin de confier à ses amis que la reine n'étoit pas si docile ; que c'étoit elle qui avoit combattu l'épée à la main pour les intérêts de Rome ; que, en arrivant en Espagne, elle avoit trouvé le roi fort prévenu contre cette cour ; que cette princesse avoit dissipé ces anciennes préventions ; que le Pape lui devoit l'envoi des secours maritimes ; qu'elle avoit un respect naturel pour le saint siège, un amour et une vénération particulière pour la personne de Sa Sainteté ; qu'enfin l'on pouvoit espérer une intelligence parfaite entre les deux cours, si cette héroïne employoit à maintenir l'union tout le crédit qu'elle avoit sur l'esprit du roi son mari, toute l'autorité qu'elle pouvoit exercer à la cour d'Espagne ; car il assuroit que tout trembloit devant elle et qu'elle étoit la maîtresse absolue. Mais, plus elle avoit de pouvoir, plus ceux qui avoient besoin d'elle devoient étudier son caractère et profiter des moyens qu'ils avoient de lui plaire. Alberoni la dépeignoit comme ayant le cœur excellent, reconnoissante envers ceux qui cherchoient à lui faire plaisir, attentive à procurer leur satisfaction, aussi bien qu'à contribuer à la fortune de ceux dont l'attachement lui étoit particulièrement connu. Mais elle vouloit aussi des sentiments réciproques de la part de ceux qu'elle obligeoit ; elle devenoit terrible s'ils manquoient à la reconnoissance, et, lorsqu'elle avoit quelque sujet de les soupçonner d'ingratitude, qui que ce soit ne pouvoit se flatter de les justifier auprès d'elle et de lui faire entendre raison à leur égard. »

obtint une lettre de sa main au cardinal Acquaviva, par laquelle elle lui ordonnoit de presser le Pape de sa part de le promouvoir incessamment. Cette lettre faisoit valoir ses mérites envers le saint-siège, et assuroit que les résolutions importantes qui restoient encore à prendre pour la perfection de l'ouvrage commencé dépendoient de cette promotion. La reine s'abaissoit à dire que, indépendamment de ce qu'elle étoit, et de l'intérêt qu'avoit le Pape de lui accorder ce qu'elle lui demandoit avec tant d'instance, elle croyoit pouvoir se flatter qu'en considération d'une dame il sortiroit des règles générales. Enfin elle promettoit au Pape et à sa maison une reconnoissance éternelle, et que le roi d'Espagne, content de la promotion d'Alberoni, garderoit le silence sur celle des couronnes. En envoyant cette lettre, qui devoit être montrée au Pape, le premier ministre, honteux de son impatience, faisoit entendre de grandes idées qu'il étoit chargé d'exécuter, dont la reine, prévoyant[1] les suites, ne vouloit pas l'y exposer sans armes dans un pays où l'agitation étoit grande; mais ces idées, il se gardoit bien d'en laisser rien entendre, sous prétexte que la matière étoit trop grave pour le papier[2].

Triste situation de l'Espagne. Abattement et politique du P. Daubenton, qui sacrifie à Alberoni une lettre du Régent au roi d'Espagne. Audacieux et pernicieux usage

Tout étoit dans le dernier désordre en Espagne[3]; tout le monde crioit; personne ne pouvoit remédier à rien. Au fond tout trembloit devant un homme dont on jugeoit aisément que l'arrogance et la conduite feroient enfin sa perte, mais qui, en attendant, étoit maître absolu des affaires, des grâces, des châtiments, et de toute espèce, et qui n'épargnoit qui que ce fût. Toutes les avenues d'approcher du roi étoient absolument fermées. Aubenton seul étoit excepté; mais il sentoit si bien que sa place étoit en la main d'Alberoni qu'il n'écoutoit personne qui lui voulût parler d'affaires, qu'il renvoyoit tout à Albe-

1. *Prevoyoit* corrigé en *prevoyant*.
2. Tout ceci correspond aux pages 810-811 des Mémoires de Torcy.
3. Torcy, p. 812 et suivantes.

qu'en fait Alberoni. - Il fait au Régent une insolence énorme. Réflexion.

roni, et, comme il étoit de leur intérêt que personne ne pût aborder le roi qu'avec leur attache, le confesseur avoit promis au premier ministre de l'avertir de tout ce qu'il découvriroit. M. le duc d'Orléans, fort mécontent de la manière dont Louville avoit été chassé plutôt que renvoyé d'Espagne, sans avoir pu obtenir audience, ni même attendre d'être appelé, en écrivit au roi d'Espagne, et, comme il se plaignoit d'Alberoni, il ne voulut pas que sa lettre passât par lui, et la fit envoyer par le P. du Trévou[1] au P. Daubenton pour la remettre immédiatement au roi d'Espagne[2]. Dès que le confesseur l'eût reçue, il l'alla dire au premier ministre pour en avertir la reine. On peut juger de l'effet. Alberoni s'emporta jusqu'aux derniers excès. Il cria à l'ingratitude parce qu'il avoit fait rendre une barque françoise prise à Fontarabie[3], et fait payer malgré le conseil de finance quelque partie des sommes dues aux troupes françoises qui avoient servi l'Espagne en la dernière guerre[4]. Non content de ces clameurs, il écrivit une lettre à Monti[5] remplie de plaintes amères sur celles que M. le duc d'Orléans avoit portées au roi d'Espagne par la voie du confesseur, avec ordre de la montrer à ce prince, et dans laquelle il eut l'audace de marquer que ce jésuite auroit été perdu sans la sage conduite qu'il avoit eue d'informer la reine de ce dont il étoit chargé. Les

1. Tome VIII, p. 313.

2. On trouve dans le volume *Espagne* 252, fol. 289 et suivants deux minutes différentes de cette lettre, la première plus développée et plus agressive, la seconde plus courte et plus modérée. C'est cette dernière probablement qui fut envoyée au P. Daubenton ; elle porte la date du 28 septembre. Il n'est fait aucune allusion à cette lettre, ni à ses suites, dans la correspondance de l'ambassadeur duc de Saint-Aignan.

3. Il y a de très nombreux documents sur cette affaire dans le volume *Espagne* 255 du Dépôt des affaires étrangères, fol. 5 et suivants; l'ambassadeur en parle dans ses lettres des 26 octobre et 2 novembre (vol. *Espagne* 253, fol. 100 et 125).

4. Voyez les lettres de l'ambassadeur des 2 et 9 novembre (*ibidem*, fol. 133 v° et 149).

5. Ci-dessus, p. 257.

protestations d'attachement à Son Altesse Royale y étoient légères. Il le dépeignoit comme uniquement attentif aux événements qu'il envisageoit, et ce qu'Alberoni ne vouloit pas dire comme de soi parce qu'il étoit trop fort, il le prêtoit, vrai ou faux, aux ministres d'Angleterre et d'Hollande qui étoient à Madrid, et qui disoient qu'en leur pays tout le monde étoit persuadé que M. le duc d'Orléans ne songeoit qu'à s'assurer de la couronne, et que, lorsque toutes les mesures seroient bien prises, la personne du Roi ne l'embarrasseroit pas. Avant d'aller plus loin dans la lettre[1], qui n'admirera l'horreur de ce propos, et l'impudence sans mesure de ne l'écrire que pour le faire voir à M. le duc d'Orléans? Remettons-nous en cet endroit les énormes discours semés, et de temps en temps renouvelés, avec tant d'art et de noirceur, sur la mort de nos princes[2], leur germe, leurs sources, leurs appuis, leurs usages, et l'étonnante situation d'Effiat entre M. le duc d'Orléans et le duc du Maine[3], et d'Effiat chargé par M. le duc d'Orléans d'entretenir, comme on l'a vu[4], un commerce de lettre avec Alberoni, qu'il connoissoit fort du temps qu'il étoit au duc de Vendôme, auquel Effiat étoit sourdement lié par le duc du Maine. Ajoutons que ce n'est pas de ce canal naturel dont Alberoni se sert pour faire montrer sa monstrueuse lettre à M. le duc d'Orléans, mais d'un étranger isolé qui ne tenoit à personne. Je m'en tiens à ces courtes remarques, et je continue le récit de cette lettre. Il la concluoit par déplorer le malheur de M. le duc d'Orléans, et gémir sur l'opinion qu'il prétendoit que le public avoit prise de lui[5]. Que dire d'une pareille insulte d'un abbé Alberoni au régent de France, entée sur une

1. Les réflexions qui suivent ne sont plus de Torcy.
2. Tomes XXII, p. 370 et suivantes, et XXIV, p. 262-263.
3. Tomes XXII, p. 392, XXVI, p. 209, et XXVII, p. 116.
4. Tome XXIX, p. 270. Il n'a pas dit alors que ce fut par l'ordre du Régent.
5. Cette phrase seule est prise dans Torcy (p. 817).

autre, et du premier ordre, faite au roi de France et au Régent, l'une et l'autre uniquement produites par[1] l'intérêt particulier et la jalousie d'autorité du petit Alberoni ?

Alberoni, dans l'incertitude et l'embarras des alliances du Régent, consulte Cellamare.

Au milieu de cette incroyable audace, il se trouvoit également embarrassé des alliances que formoit la France et des moyens de les traverser[2]. Tantôt il pensoit que l'Espagne devoit se contenter d'observer ce qui se passeroit, tantôt il blâmoit cette tranquillité, et vouloit, disoit-il, contreminer les batteries du Régent. Quelquefois il le condamnoit de foiblessse de mendier de nouveaux traités et de nouvelles alliances avec les puissances étrangères[3], et dans ces incertitudes il demandoit conseil au prince de Cellamare, auquel il promettoit le plus profond secret, comme ne doutant pas que, étant, dès avant la mort du feu Roi, ambassadeur d'Espagne à Paris, il ne fût bien instruit des dispositions du royaume, sur lesquelles il fonderoit ses avis.

Efforts des Impériaux contre

L'Empereur étoit fort fâché de ces nouvelles liaisons que la France étoit sur le point de former. Ses ministres

1. Les mots *produittes par* sont en interligne, au-dessus de *faittes sur,* biffé.

2. Le gouvernement espagnol était en effet assez inquiet du projet de traité entre la France et l'Angleterre. Le duc de Saint-Aignan fait longuement part de ces sentiments dans ses dépêches du 9 et du 16 novembre (vol. *Espagne* 253, fol. 147 v° et 165); il en parle encore dans une longue lettre secrète au Régent le 24 novembre, et celui-ci lui répond à ce sujet le 14 décembre (*ibidem,* fol. 186 et suivants, et 247).

3. La phrase est assez obscure ; voici le texte de Torcy (p. 817), qui est plus clair et que Saint-Simon aurait mieux fait de ne pas interpréter : « Il croyoit quelquefois que le roi d'Espagne devoit observer tranquillement ce qui se passoit ; d'autres fois, il condamnoit lui-même cette tranquillité, lorsqu'il étoit nécessaire, disoit-il, de contreminer pour renverser les batteries dressées avec succès par M. le duc d'Orléans... Cependant (p. 818), soit envie, soit faux raisonnement, la cour de Madrid condamnoit la prétendue foiblesse qu'elle attribuoit à la France, qui mendioit des alliances et de nouveaux traités avec les puissances maritimes. »

le traité desiré par le Régent. Conduite des Hollandois avec l'Espagne. Conférence importante avec Beretti. Caractère de cet ambassadeur d'Espagne.

dans les Pays-Bas ne le dissimuloient point. Le même Prié, qu'on a vu en son lieu si audacieux à Rome vis-à-vis du Pape et du maréchal de Tessé[1], alloit commander aux Pays-Bas autrichiens[2], dont le prince Eugène avoit le titre de gouverneur général; passant[3] à la Haye pour se rendre à Bruxelles, il fit tous ses efforts pour empêcher la conclusion du traité. Les Hollandois en même temps[4] n'oublioient rien pour flatter le roi d'Espagne par Ripperda, leur ambassadeur à Madrid, et par leurs protestations à Beretti, ambassadeur d'Espagne arrivé à la Haye vers le milieu d'octobre[5], de ne conclure rien au préjudice du roi son maître avec Prié, qui étoit alors à la Haye. Beretti leur dit qu'il ne doutoit pas que Prié ne leur proposât de garantir à l'Empereur non-seulement les États dont il étoit en possession, mais aussi ses prétentions sur ceux qu'il n'avoit pas, et leur représenta combien cette garantie offenseroit le roi d'Espagne; à quoi ils répondirent que l'Angleterre, à qui ce prince accordoit de si grands avantages, étoit entrée en cet engagement sans que le roi d'Espagne eût témoigné en être blessé, et qu'ils ne voyoient pas qu'il eût plus de sujet de se plaindre d'eux s'ils suivoient l'exemple de l'Angleterre. Beretti leur distingua la différence de position, en ce que l'Empereur ne pouvoit, sans troupes et sans vaisseaux pour les transporter, forcer l'Angleterre à lui tenir une garantie que vraisemblablement elle ne promettoit que pour l'honneur du traité; au lieu que les Provinces-Unies, entourées de troupes impériales, seroient bien forcées[6] de

1. En 1709 : tome XVII, p. 32-38.

2. Déjà dit ci-dessus, p. 123 et 129.

3. Avant *passant*, Saint-Simon a biffé *lequel*, et il a alors ajouté en interligne avant *fit*.

4. Mémoires de Torcy, p. 819-820.

5. La *Gazette* (p. 515) dit qu'il arriva à la Haye le 8 octobre; mais la *Gazette d'Amsterdam* annonce cette nouvelle dès le 4 (nº LXXX).

6. *Forcées* est en interligne, au-dessus d'*obligées*, biffé, qui était dans le texte de Torcy.

recevoir la loi lorsqu'elles se trouveroient obligées par leurs garanties à fournir leurs secours. Ce ministre ajouta que, si la Hollande ne faisoit que suivre l'exemple de l'Angleterre, l'Espagne n'avoit pas besoin de tenir un ambassadeur près d'eux, que celui qui résidoit à Londres devoit suffire. Beretti étoit homme d'esprit[1], mais grand parleur, plein de bonne opinion de lui-même, attentif à se faire valoir des moindres choses, à faire croire en Espagne que personne ne réussissoit plus heureusement que lui en affaires, qu'on traitoit plus volontiers avec lui qu'avec nul autre par la réputation de sa probité, surtout d'en persuader Alberoni, auquel il mandoit que le Pensionnaire n'avoit ni estime ni confiance pour Ripperda, ce qui étoit vrai, mais dans la crainte que le premier ministre ne voulût traiter avec cet ambassadeur à Madrid, et par conséquent lui enlever la négociation. Il mandoit que Cadogan, ministre d'Angleterre à la Haye[2], blâmoit les desseins chimériques de l'Empereur, les tenoit contraires aux intérêts de cette couronne, dont les conseils, s'ils étoient écoutés à Vienne, y porteroient à faire une prompte paix avec le roi d'Espagne. Le mécontentement et l'agitation de l'Angleterre persuadoit à Cadogan qu'on y manquoit moins de volonté que de chef et de moyens pour faire une révolution; que la paix assurée avec la France éteignoit toutes ces espérances et tout péril de rébellion, ce qui pouvoit changer par les démarches que l'Empereur, une fois délivré de la guerre du Turc, pourroit faire à l'égard de ses prétentions, et porter de nouveau la guerre dans les États du roi d'Espagne. Il paroissoit aussi que, à mesure que le traité avançoit avec la France, le ministère anglois changeoit de sentiments et de maximes sur les affaires générales de l'Europe[3].

Sentiment de Cadogan, ambassadeur d'Angleterre à la Haye, sur l'Empereur.

1. Ce portrait vient de Torcy, et Saint-Simon ne fait que le résumer.

2. C'est Saint-Simon qui donne ce titre à Cadogan. L'ambassadeur en titre était Horace Walpole; mais Cadogan était venu prendre part aux négociations engagées à la Haye.

3. Mémoires de Torcy, p. 822-823.

Étrange réponse du roi d'Espagne au Régent dictée par Alberoni, qui triomphe par des mensonges.

Cellamare remit en ce temps-ci au Régent la réponse du roi d'Espagne à sa lettre qu'il avoit voulu faire passer par Aubenton, dont on vient de parler il n'y a pas longtemps[1]. Alberoni qui l'avoit dictée, faisoit dire au roi d'Espagne que tout ce qui avoit été exécuté à l'égard de Louville s'étoit fait par ses ordres, et que, pour ce qui étoit d'entretenir un commerce secret de lettres avec lui par la voie de son confesseur, il desiroit que les lettres qu'il voudroit désormais lui écrire fussent remises à son ambassadeur à Paris. Cette réponse fut un nouveau triomphe pour Alberoni. Il avoit de plus profité de la lettre de M. le duc d'Orléans pour vanter sa probité incorruptible, que la France n'avoit pu corrompre; qu'elle lui avoit fait proposer de demander le payement de la pension de six mille livres que le feu Roi lui avoit autrefois donnée[2], c'est-à-dire que M. de Vendôme lui avoit obtenue, dont on murmura bien alors, et les arrérages qui en étoient dus, qu'il étoit bien sûr d'obtenir; que, n'ayant pas voulu y entendre, on lui avoit vilainement jeté l'un et l'autre à la tête; qu'après cette tentative on avoit envoyé Louville à Madrid, avec ordre exprès (quel hardi mensonge!) de ne rien faire que par sa direction, et avec une lettre du Régent pour lui; que sous ces fleurs étoit caché le dessein de remettre auprès du roi d'Espagne un homme insolent, capable de reprendre l'ancien ascendant qu'il avoit eu sur l'esprit du roi d'Espagne, et de le tenir en tutelle, après avoir détruit celui, qui étoit lui-même, que la cour de France regardoit comme le plus grand correctif des cabales. Il se plaignoit après de M. le duc d'Orléans, et plus encore du duc de Noailles, à qui il attribuoit tout ce projet, et qu'il disoit avoir suffisamment connu dans des conjonctures critiques; mais ce ne

1. Ci-dessus, p. 328. Nous n'avons pas retrouvé cette réponse de Philippe V dans les archives des Affaires étrangères. Il est probable qu'elle resta entre les mains du Régent.

2. Tome XXIX, p. 546.

pouvoit être que du temps qu'il étoit bas valet de M. de Vendôme. Enfin il prétendoit que les François étoient au désespoir de voir que le roi d'Espagne vouloit être le maître dans sa maison[1]; c'étoit à dire franchement Alberoni.

Alberoni profite de la peur des Turcs et de l'embarras du Pape sur sa constitution Unigenitus pour presser sa promotion par menaces et par promesses.

La licence avec laquelle les Anglois et les Hollandois coupoient du bois de Campêche[2] dans les forêts du roi d'Espagne aux Indes, et l'apportoient en Europe[3], lui donna[4] des sujets d'en faire des plaintes, et fit découvrir beaucoup de grandes malversations des Espagnols mêmes[5], qui donnèrent lieu au premier ministre d'ouvrir toutes les lettres du Nouveau monde pour en être mieux instruit. Il prétendit qu'il y en avoit quantité[6] qui touchoient à la religion. Il ne manqua pas d'en faire sa cour au Pape et de se parer de son zèle à y remédier. En même temps il fit agir ses agents ordinaires près de lui, Aubenton par écrit, Acquaviva et Aldrovandi de vive voix, avec le même manège de promesses et de menaces qui ont déjà été vues, et alors d'autant plus de saison que le Pape étoit averti que les Turcs, quoique maltraités en Hongrie, travailloient puissamment à un grand armement pour les

1. Tout ceci résume les pages 824-826 des Mémoires de Torcy.

2. On désignait sous ce nom, et aussi sous celui de bois d'Inde ou de bois de la Jamaïque, le cœur d'un arbre de grande dimension qui croît dans toute l'Amérique centrale. Ce bois, de teinte rougeâtre, servait surtout pour la teinture en violet et en noir. Le *Dictionnaire du commerce* de Savary en parle longuement au mot INDE.

3. « Quelques particuliers de ces deux nations s'étoient introduits dans le lac appelé *de los Terminos,* situé dans la province de Tabasco du royaume du Mexique; ils y coupoient des bois de Campêche pour les apporter en Europe » (Torcy, p. 827). Il y a un mémoire de l'ambassadeur Beretti aux États-Généraux à ce sujet dans les *Mémoires de Lamberty,* tome IX, p. 714.

4. Il y a *donnerent,* par mégarde, dans le manuscrit, et plus loin *fit* a été ajouté en interligne.

5. Voyez les lettres de M. de Saint-Aignan des 2 et 23 novembre dans le vol. *Espagne* 253, fol. 138 v° et 180.

6. *Quantité* surcharge *beaucou[p]*.

mers d'Italie, dont il avoit conçu une grande frayeur, de laquelle Alberoni espéroit tout pour avancer sa promotion. Le premier ministre se servit aussi du témoignage d'Aubenton pour assurer le Pape de l'attachement du roi d'Espagne à la saine doctrine, et de sa soumission parfaite à son autorité. Ce mérite retomboit en plein sur Alberoni, et faisoit d'autant plus d'impression qu'il ajoutoit foi entière en ce jésuite, surtout encore sur cette matière, et qu'il croyoit, à cette occasion, avoir besoin d'appui contre la France. Tout cela fit que le Pape ne voulut écouter rien contre Alberoni ni contre Aubenton, même éloigna les accusations qui lui venoient en foule contre eux, persuadé qu'il ne falloit pas mécontenter des gens dont il avoit besoin dans la conjoncture où il se trouvoit alors[1].

Offres du Pape sur le clergé des Indes et d'Espagne. Monstrueux abus de la franchise des ecclésiastiques en Espagne. Réflexion.

Acquaviva en profitoit pour presser le Pape, tant sur la promotion d'Alberoni que pour accorder au roi d'Espagne les moyens de hâter le secours qu'il lui destinoit. Le Pape se rendit plus traitable sur ce dernier article. Il résolut d'accorder un million d'écus sur le clergé des Indes, pour tenir lieu de l'imposition appelée *subsidio y excusado*[2], dont le roi d'Espagne vouloit le rétablissement à perpétuité, et ce million n'étoit payable qu'une fois; ainsi, l'offre ne répondant pas à la demande, Acquaviva ne voulut pas s'en contenter, et le Pape y ajouta quinze cent mille livres à lever sur le clergé d'Espagne[3]. Il restoit une troisième affaire, bien plus importante à régler. L'abus des franchises du clergé est porté en Espagne, et dans les pays subjugués par la tyrannie romaine et l'aveuglement grossier, que[4] tout ecclésiastique est exempt, jusque dans son patrimoine, de quelque sorte d'imposition que ce puisse être. Mais ce n'est pas tout; c'est qu'à un abus si énorme se joignoit, comme de droit, la plus parfaite friponnerie

1. Mémoires de Torcy, p. 827-829.
2. Ci-dessus, p. 132. — 3. Mémoires de Torcy, p. 837-838.
4. A tel point que.

et le mensonge le plus avéré : tout[1] le bien d'une famille se mettoit sur la tête d'un ecclésiastique[2], qui lui donnoit sous main de bonnes sûretés ; à ce moyen elle jouissoit de son bien à l'ombre ecclésiastique, et n'en payoit pas un sou d'aucune imposition[3]. Ajoutez cela à la nécessité de recourir au Pape pour obtenir des secours d'un clergé qui regorge des biens du siècle, et au pouvoir du tribunal de l'Inquisition et de celui de la nonciature, qui anéantit totalement les évêques, et on verra, et encore en petit, jusqu'où va la domination romaine, quand on a la foiblesse et l'aveuglement de s'en laisser dompter.

Le Pape, ébranlé sur la promotion d'Alberoni par les cris des Espagnols, raffermi par Aubenton. Confiance du Pape en ce jésuite. Basse politique de

On espéroit donc voir bientôt une fin à ce différend ; mais on craignoit fort les traverses des Espagnols, surtout de l'arrivée à Rome du cardinal del Giudice[4], et [de[5]] ce Diaz, agent d'Espagne à Rome[6], qui crioit de toute sa force contre la promotion d'Alberoni[7]. Les Espagnols ne pouvoient supporter de voir toutes les affaires de la monarchie entre les mains des Italiens, soit dans son centre, soit à Rome et ailleurs[8], et leurs cris, fondés sur l'indignité du personnage, l'honneur de la pourpre, le respect de l'Église, la réputation du Pape, portés jusqu'à lui par

1. Avant *tout*, Saint-Simon a biffé *c'est que*.

2. Saint-Simon avait d'abord écrit *de la m* ; il a surchargé cette dernière lettre par le commencement du mot *Ecclésiasque* (*sic*) ; mais il n'a pas corrigé *de la*.

3. On a vu dans, notre tome XXIII, p. 22-24, le comte de Monterey et le marquis de los Balbasès se faire prêtres pour mettre leurs biens familiaux à l'abri des recherches de la justice civile.

4. Celui-ci, dont on annonçait toujours le départ pour l'Italie et qui le retardait tant qu'il pouvait, envoya le 9 novembre au maréchal d'Huxelles une lettre de courtoisie, dans laquelle il protestait de son dévouement pour le roi de France et pour le Régent (vol. *Espagne* 253, fol. 158).

5. Ce *de* a été biffé par Saint-Simon, sans doute par mégarde.

6. Ci-dessus, p. 272. — 7. Mémoires de Torcy, p. 839 et suivantes.

8. Dans une dépêche du 7 décembre, l'ambassadeur de France signale le mécontentement des Espagnols vis-à-vis du gouvernement actuel, et au contraire l'amour qu'ils manifestaient pour le jeune prince des Asturies (vol. *Espagne* 253, fol. 236).

Cellamare et de ses frères à Rome. Cardinal de la Trémoïlle dupé sur [la] promotion d'Alberoni, pour laquelle la reine d'Espagne écrit de nouveau.

les ennemis d'Acquaviva et d'Aldrovandi, ne laissoient pas de l'ébranler beaucoup. Mais bientôt après les lettres d'Aubenton réparoient tout. Le Pape, si défiant, ne se pouvoit défier de l'ambition ni de l'esclavage de ce jésuite, dans la pleine conviction où il lui avoit plu de s'établir du dévouement sans réserve d'Aubenton à sa personne et à son autorité, dont aucun autre attachement, ni sa place même, ne pouvoit affoiblir la plénitude, et c'étoit de ces témoignages dont Aldrovandi faisoit bouclier pour raffermir le Pape sur cette promotion, et sur l'accommodement des différends avec l'Espagne. Ce prélat craignit de la part des neveux de Giudice qui étoient à Rome[1], et voulut agir auprès d'eux; mais il n'y trouva nul obstacle à vaincre. Cellamare leur aîné, sage et habile, mais bas courtisan, craignant pour sa fortune, leur avoit écrit de façon qu'il n'y eût rien à appréhender de leur part. Aldrovandi étoit en peine aussi que la France ne mît des[2] obstacles, mais il fut rassuré par le cardinal de la Trémoïlle, qui lui promit de contribuer plutôt que de traverser, parce que le Pape ne pouvoit refuser de donner un chapeau à la France, lorsqu'il en accorderoit un au premier ministre d'Espagne, ce que l'événement ne vérifia pas. Ainsi, tout s'aplanissant devant lui[3], le Pape, dans le besoin qu'il croyoit en avoir, lui faisoit faire souvent des compliments et des assurances d'une estime et d'une confiance qu'il n'avoit pas[4], et d'une reconnoissance de son zèle et de ses

1. Le cardinal n'avait qu'un neveu à Rome, François del Giudice, fils du duc de Giovenazzo, qui occupait une place dans la prélature romaine. Son seul autre neveu était le prince de Cellamare. Torcy d'ailleurs ne commettait pas cette erreur : « Aldrovandi, disait-il, crut nécessaire de faire appréhender aux deux neveux de ce cardinal, le prince de Cellamare et le prélat del Giudice, que la conduite que leur oncle tiendroit à Rome ne leur fût imputée. »

2. Avant *des*, Saint-Simon a biffé un second *aussy*.

3. C'est-à-dire, devant Alberoni.

4. C'est Saint-Simon qui ajoute cette remarque : *qu'il n'avoit pas*, ainsi que plus loin les mots *aussi fictive*.

services aussi fictive. Aldrovandi demanda une nouvelle lettre de la main de la reine pour presser de nouveau cette promotion, et voulut qu'elle contînt des menaces contre quiconque la voudroit traverser. Alberoni soutenoit ces menées par ses promesses, comme maître absolu qu'il étoit, et par ses préparatifs; il disposoit de l'argent venu par les galions; il abandonnoit le projet des travaux des ports de Cadix et du Ferrol[1], et il assuroit qu'il paroîtroit une flotte[2] au mois de mars dans les mers d'Italie, telle qu'il ne s'en étoit point vu depuis Philippe II, si le Pape prenoit le parti d'exécuter de sa part ce qu'il falloit pour cela, c'est-à-dire de lui envoyer la barrette[3].

Sentiment d'Alberoni sur les alliances traitées par le Régent. Il consulte Cellamare. Réponse de cet ambassadeur.

Il ne s'expliquoit point sur[4] la ligue qui se négocioit entre la France, l'Angleterre et la Hollande; il ne jugeoit pas que le roi d'Espagne fût encore en état de prendre aucun parti, et qu'il ne falloit laisser pénétrer rien de ce qu'il pouvoit penser. Il se contentoit de raisonner sur tout ce qui se passoit pour arriver à cette triple alliance, de conclure que[5] l'Europe ne pouvoit subsister dans l'état où elle étoit, et de vouloir persuader que la situation du roi d'Espagne étoit meilleure que celle de toutes les autres puissances. Néanmoins il consulta Cellamare sur la conduite qu'il estimoit que le roi d'Espagne dût tenir dans la situation présente. Cet ambassadeur lui répondit que son sentiment étoit que le roi d'Espagne devoit vendre cher ce qu'il ne voudroit pas garder, supposé qu'il prît la résolution de l'abandonner (c'étoit à dire

1. Cette ville de la Galice, sur le même golfe que celle de la Corogne, avait un assez bon port à l'embouchure de la petite rivière de Juvia. Saint-Simon reviendra sur ces travaux dans le prochain volume.

2. Les mots *une flotte* sont en interligne.

3. Tout ce paragraphe reproduit les pages 839 à 845 des Mémoires de Torcy.

4. Avant *sur*, Saint-Simon a biffé *encore*.

5. Ici notre auteur ne reproduit pas un mot d'Alberoni que mentionne Torcy : il concluait que tout ce qui se faisait « n'étoit qu'emplâtre pour l'avenir ».

ses droits sur la couronne de France), ou de surmonter, à quelque prix que ce fût, les difficultés capables d'éloigner l'acquisition d'un bien qu'il desiroit. Il ajoutoit que, suivant le cours ordinaire du monde, beaucoup de gens désapprouvoient la ligue avec l'Angleterre dans le pays où il étoit, pendant que d'autres l'approuvoient[1].

Manèges des Impériaux contre les alliances que traitoit le Régent. Altercations entre eux et les Hollandois sur leur traité de la Barrière, qui ouvre[nt] les yeux à ces derniers et avancent la conclusion des alliances.

Le roi d'Angleterre eut beau assurer l'Empereur qu'il n'y avoit aucun article dans ce traité qui fût préjudiciable aux intérêts de la maison d'Autriche, il ne put calmer ses soupçons. Ses ministres redoublèrent d'activité pour le traverser à mesure qu'ils le croyoient s'avancer, et le suspendirent quelque temps par les difficultés qu'ils eurent le crédit de faire former par quelques villes d'Hollande, que les ambassadeurs de France, sincèrement secondés par celui d'Angleterre, eurent beaucoup de peine à surmonter[2]. La vivacité des Anglois en cette occasion déplut fort aux Impériaux. Ils étoient irrités contre les Hollandois par les différends sur le traité de la Barrière, où il survenoit toujours quelque nouvelle difficulté. Entre autres, l'Empereur se prétendoit dégagé du payement de quinze cent mille livres pour l'entretien des garnisons hollandoises dans les places des Pays-Bas, parce qu'il disoit que cette condition n'étoit établie que sur la supposition que le revenu de ces provinces étoit de deux millions d'écus, et qu'il n'alloit pas à huit cent mille par an. Ces altercations ne nuisirent point au traité, non plus que les manèges et les instances de Prié qui, partant de la Haye pour Bruxelles[3] fort mécontent de son peu de succès, laissa échapper quelques menaces qui firent sentir aux Hollandois le besoin qu'ils avoient de se faire des amis et des protec-

1. Pages 845-847 de Torcy.

2. La correspondance de M. de Châteauneuf, notre ambassadeur en Hollande, montre en effet que certaines provinces et villes des Provinces-Unies mirent des obstacles au traité : voyez ci-après, appendice I, p. 411.

3. Il quitta la Haye le 11 novembre (*Gazette*, p. 576).

teurs contre les entreprises et les chicanes de l'Empereur, maître de les inquiéter par ces mêmes États qu'ils avoient eu tant de soin de lui procurer à la paix d'Utrecht[1]. Beretti mandoit en Espagne que la crainte de l'Empereur, dont les Hollandois s'étoient environnés, les rendoit François[2]. Il citoit le comte de Welderen[3] et d'autres principaux des États-Généraux pour avoir dit qu'ils avoient été[4] les dupes de l'Empereur et des Anglois, qui avoient augmenté, l'un ses États, les autres leur commerce, aux dépens de leur république. Il louoit le Régent d'avoir si bien pris son temps pour le traité, qu'il croyoit, avec bien d'autres, avoir coûté un million à la France, et qui dans la vérité n'avoit pas coûté un écu. Il maintenoit que ce traité n'empêcheroit pas la Hollande d'en faire un plus particulier avec l'Espagne, parce que cela convenoit à leur intérêt; qu'ainsi le traité ne coûteroit rien au roi d'Espagne, parce qu'il étoit recherché des Hollandois, qui pour rien ne lui vouloient déplaire, au lieu qu'ils étoient recherchés par les François. Quoique trompé sur l'argent du traité, et sur ce que les Hollandois ne le concluroient point s'ils remarquoient que cette alliance fût trop suspecte à l'Espagne, il étoit dans le vrai sur l'opposition constante que la Hollande apportoit à l'union des deux monarchies sur la même tête, et il étoit persuadé que c'est ce qui l'avoit déterminée à traiter avec le Régent. Il étoit peiné de n'être pas assez instruit des intentions de l'Espagne. Il craignoit que les ambassadeurs de France ne le fissent tomber dans quelque piège, et il croyoit remarquer que leur conduite avec lui étoit tendue à le tromper, du moins à l'empêcher de jeter quelque obstacle à la négociation

1. Mémoires de Torcy, p. 847-849.

2. Notre auteur résume par cette unique phrase un assez long passage de Torcy, p. 853-854.

3. Jean de Welderen appartenait à la noblesse de Gueldre. Saint-Simon reparlera de lui dans la suite des *Mémoires*, tomes XIV, p. 44, et XV, p. 184. Voyez aux Additions et Corrections.

4. *Esté*, oublié, est en interligne.

qu'ils desiroient ardemment de conclure. Il les examinoit de près, et il remarqua qu'ils n'avoient point de portrait du roi[1] chez eux, et qu'ils ne nommoient jamais son nom[2].

Beretti abusé. L'Espagne veut traiter avec les Hollandois. Froideur du Pensionnaire, qui élude.

Il se trouva bientôt fort loin de ses espérances et de celles qu'il avoit si positivement données. Alberoni lui ordonna de déclarer au Pensionnaire que le roi d'Espagne étoit prêt à traiter avec la République, et de demander que les pouvoirs en fussent envoyés à Ripperda, parce que c'étoit à Madrid que le roi d'Espagne vouloit traiter. Beretti, se voyant enlever la négociation, vit les personnages principaux de la République et leurs intentions avec d'autres yeux. Heinsius lui répondit, avec une froide joie des bonnes intentions du roi d'Espagne, que, ses maîtres étant actuellement occupés à traiter avec la France, il falloit achever cet ouvrage, et laisser au temps à mûrir les affaires pour mettre plus sûrement la main à l'œuvre, suivant que les conjonctures y seroient propres. Beretti lui voulut faire craindre les desseins de l'Empereur. Le Pensionnaire ne disconvint pas que la conduite de Prié à la Haye n'eût ouvert les yeux, et changé dans plusieurs l'inclination autrichienne ; mais il évita toujours d'approfondir la matière, d'où Beretti conclut qu'Heinsius vouloit faire le traité avec l'Espagne, non à Madrid, mais à la Haye[3].

Le traité entre la France et

Cependant le traité entre la France et l'Angleterre fut signé à la Haye à la fin de novembre[4], mais secrètement,

1. Du roi d'Espagne, son maître.

2. Tout ceci est la paraphrase des pages 854 à 857 des Mémoires de Torcy.

3. Torcy, p. 857-858.

4. Il fut signé le 28 novembre entre Dubois et lord Cadogan ; il était entièrement conforme à la convention que l'abbé avait arrêtée à Hanovre le 9 octobre avec Stanhope. M. Wiesener (*Le Régent, l'abbé Dubois et les Anglais*) a raconté avec grands détails tout l'ensemble de cette négociation, qui devait aboutir quelques mois plus tard au traité de la Triple alliance entre l'Angleterre, la France et la Hollande. On trouvera ci-après, à l'appendice VIII, une lettre inédite de l'abbé Dubois

l'Angleterre signé à la Haye, qui effarouche les ministres de Suède.

à condition qu'il n'en seroit rien dit de part ni d'autre pendant un mois, terme jugé suffisant pour laisser le temps aux Hollandois de prendre une dernière résolution sur la conclusion de cette alliance. Elle déplut particulièrement aux Suédois, qui par là se crurent abandonnés de la France. Le comte de Gyllenborg[1] étoit ambassadeur de cette couronne en Angleterre. Le baron Spaar avoit le même caractère en France, et le baron de Gœrtz, ministre d'État et chef des finances de Suède, étoit de sa part à la Haye[2]. Dès qu'ils virent avancer le traité entre la France et l'Angleterre, ils crurent que la principale ressource du roi de Suède étoit d'exciter des troubles en Angleterre. Il y avoit longtemps que Gyllenborg le proposoit, et qu'il assuroit que les difficultés n'en étoient pas si grandes qu'on se les figuroit.

Intrigues des ambassadeurs de Suède

Spaar et Gœrtz se virent sur la frontière[3]; le dernier vint faire un tour à Paris. Ils convinrent tous deux qu'il

au Régent, datée du 24 novembre et relative à la négociation engagée. Le passage suivant d'une lettre de l'abbé publiée par Ch. Aubertin (*l'Esprit public au dix-huitième siècle,* p. 84), montre l'importance qu'il attachait à cette convention : « Il est clair que cette alliance déterminera le système de l'Europe pour longtemps et donnera à la France une supériorité qu'elle ne pourra pas acquérir autrement. Cela posé, elle me paroît sans prix, et, si j'étois le maître, j'aimerois mieux donner trente millions que de la manquer. » En regard le duc d'Orléans a écrit de sa main sur la marge : « Je pense comme vous sur tout cela. » Voyez ci-après aux Additions et Corrections.

1. Charles, comte de Gyllenborg (on disait aussi Gyllenbourg et Gyllenberg; Saint-Simon écrit *Gyllembourg*), né à Upsal le 16 mai 1679, fut d'abord secrétaire de l'ambassade de Suède à Londres, puis devint résident en titre en 1703. Nous le verrons plus tard arrêté en 1717 pour avoir pris part à des complots jacobites. Revenu en Suède en 1719, il fut fait conseiller d'État, sénateur et chancelier de l'université d'Upsal. Il mourut à Stockholm le 20 décembre 1749, âgé de soixante-dix ans, étant depuis plusieurs années président de la chancellerie du royaume et ministre des affaires étrangères.

2. Ci-dessus, p. 279.

3. Saint-Simon prend cela à Torcy (p. 859 et suivantes), sans lequel il aurait ignoré certainement toutes ces tractations secrètes.

en Angleterre, en France et à la Haye entre eux pour une révolution en Angleterre en faveur du Prétendant.

falloit profiter de la disposition générale de l'Écosse en faveur du Prétendant, et d'une grande partie de celles de l'Angleterre [1]. Gœrtz retourné à la Haye fut de nouveau pressé par Gyllenborg, qui lui manda que les Jacobites demandoient dix mille hommes, et qu'il croyoit que l'argent ne manqueroit pas. Gœrtz ignoroit les intérêts [2] du roi de Suède là-dessus. On prétend que Spaar et lui étoient convenus de différer à lui rendre compte de ce projet jusqu'à ce qu'eux-mêmes y aperçussent plus de solidité. Ils ne pouvoient hasarder de l'en instruire par lettres, qui n'arrivoient jusqu'au roi de Suède qu'avec beaucoup de difficulté et de danger d'être interceptées. Il falloit donc trouver un homme sûr et capable de l'informer de tout le détail du projet pour en rapporter ses ordres. Spaar jeta les yeux sur Lenck [3], à qui, de préférence à son propre neveu, il avoit fait donner le régiment d'infanterie qu'il avoit au service de France, quand il y fut fait officier général. Il falloit un prétexte pour ce voyage. Le Régent étoit en peine de savoir les intentions du roi de Suède sur la paix du Nord. Spaar lui proposa d'envoyer Lenck en Suède, homme sûr et fidèle, et très capable d'obliger le roi de Suède à répondre précisément sur les points dont le Régent vouloit être éclairci. La conjoncture pressoit son départ. Les offres d'argent étoient considérables : Spaar apprit d'un des principaux Jacobites qu'ils avoient fait passer trente mille pièces de huit [4] en Hollande, c'étoit à la mi-octobre, et qu'il y en arriveroit

1. Tel est bien le texte du manuscrit. Saint-Simon a sans doute voulu mettre : de celles (des dispositions) d'une grande partie de l'Angleterre.

2. Torcy dit « les intentions », ce qui est plus vraisemblable.

3. Jean-Gustave de Lenck avait succédé en mars 1714 au baron de Spaar comme colonel du régiment qui devint plus tard Royal-Suédois ; il mourut en décembre 1733, dans le Palatinat.

4. « Les Espagnols appellent un écu ou patagon *une pièce de huit*, parce qu'elle vaut huit petites réales de sept sous six deniers » (*Dictionnaire de Trévoux*). Torcy disait seulement « trente mille pièces ».

autant incessamment; qu'ils[1] offroient ces sommes au roi de Suède en attendant mieux, en peine seulement sur la manière de les lui faire accepter, et des moyens ensuite de les[2] faire passer entre ses mains. Spaar leva ces difficultés, déjà prévues entre lui et Gœrtz, et proposa, comme ils en étoient convenus, de faire écrire une lettre à Gœrtz par le duc d'Ormond ou par le comte de Mar, contenant cette offre, et faire en même temps passer en Hollande les autres trente mille pièces de huit qu'ils disoient être prêtes. Le dessein des deux ministres de Suède étoit d'en acheter quelques vaisseaux en France, et de lever quelques matelots pour les équiper. Le roi de Suède leur en avoit demandé mille ou quinze cents, mais sans songer à l'entreprise d'Angleterre, dont il n'étoit pas informé. Ses ministres, persuadés de l'importance de l'expédition, y employèrent le banquier Hogguer[3], dont ils connoissoient la vivacité. Il s'étoit fait un prétexte d'armer quelques vaisseaux, par un traité avec le conseil de marine, pour apporter des mâts de Norvége dans les magasins du Roi. Il avoit donc à Brest trois navires du Roi[4] qu'il prétendoit

1. *Ils* corrige *on*, qui était dans Torcy.
2. Saint-Simon a écrit *des* pour *de les*.
3. Les Hogguer (Saint-Simon écrit *Hogguers* et *Hoggers*), originaires de Saint-Gall, étaient plusieurs frères, probablement quatre, et s'occupaient de banque et de fournitures pour les armées et la marine; il est difficile de les distinguer parce qu'ils étaient associés et signaient HOGGUER FRÈRES. Celui dont il s'agit ici doit être le fils d'un des précédents, qui avait le prénom d'Antoine, si l'on s'en rapporte à un compte fourni par lui au contrôleur général en 1713 et dont il réclame le paiement (Archives nationales, G[7] 1126); cette requête, où il est parlé de fournitures de mâts et de bois pour la marine, est appuyée par le baron de Spaar, ambassadeur de Suède. Le marquis d'Argenson raconte dans ses *Mémoires* (édition de la Société de l'histoire de France, tome I, p. 24-25 et 30-33) la part que cet Antoine, qui avait pour maîtresse Mlle Desmares, de l'Opéra, prit aux négociations du roi de Suède en France. C'est lui qui acheta la terre de Presle, en Brie, et qui la fit ériger en baronnie vers 1712.
4. Les mots *du Roy* ont été ajoutés en interligne.

armer en guerre, et un quatrième de cinquante-huit pièces de canon qu'il avoit fait passer au Havre, où apparemment les trois autres le devoient aller joindre, et ces quatre vaisseaux devoient être commandés par un officier du roi de Suède que Gœrtz devoit envoyer à Paris. La lettre du duc d'Ormond vint à Spaar pour Gœrtz, dont le premier crut que l'autre se contenteroit, quoique les termes ne fussent si fort les mêmes que ceux qui avoient été demandés, et en même temps les assurances que les soixante mille pièces de huit seroient dans la fin de décembre remises à Paris, à la Haye ou à Amsterdam[1].

Lettre importante d'Erskine au duc de Mar sur le projet inconnu du czar, mais par lui conçu. Médecins britanniques souvent cadets des* premières maisons.

Le mécontement conçu par le Czar de ses alliés[2], et l'abandon en conséquence de la descente au pays de Schonen[3], fut un autre fondement d'espérance pour Spaar[4]. Le Czar avoit auprès de lui un médecin écossois qui étoit en même temps son confident et son ministre. Il faut savoir que dans toute la Grande-Bretagne la profession de médecin n'est au-dessous de personne, et qu'elle est souvent exercée par des cadets des premières maisons. Celui-ci étoit cousin germain du comte de Mar, et comme lui portoit le nom d'Erskine[5]. Il écrivit à son cousin, que le roi Jacques III venoit de faire duc[6], que, le projet de Schonen échoué, le[7] Czar, brouillé avec ses alliés, ne vouloit plus rien entreprendre contre le roi de Suède;

1. Saint-Simon prend tout cela à Torcy, p. 863-866.
2. Le roi de Danemark et l'électeur de Hanovre, roi d'Angleterre.
3. Ci-dessus, p. 137. — 4. Torcy, p. 867-868.
5. Erskine (Saint-Simon écrit *Ereskins*) était le nom patronymique du comte de Mar; nous ne savons rien sur ce cadet, médecin de Charles XII. Voltaire en parle dans le livre VIII de l'*Histoire de Charles XII* sous le nom d'Areskins, mais sans indiquer qu'il fût parent du comte de Mar.
6. Dangeau dit en effet quelques années plus tard (tome XVIII, p. 320) que le comte de Mar avait été fait duc par son maître, mais cela n'est confirmé par aucune des biographies du comte.
7. Avant ce mot, il y a dans le manuscrit un *et* inutile.

* Le mot *des* est répété deux fois.

qu'il desiroit sincèrement faire la paix avec lui; qu'il haïssoit mortellement le roi Georges, avec qui il n'auroit jamais de liaison; qu'il connoissoit la justice de la cause du roi Jacques; qu'il s'estimeroit glorieux, après la paix faite avec le roi de Suède, de s'unir avec lui pour tirer de l'oppression et rétablir sur le trône de ses pères le légitime roi de la Grande-Bretagne; qu'il étoit donc entièrement disposé à finir la guerre, et à prendre des mesures convenables à ses intérêts et à ceux de la Suède; qu'il n'en devoit pas faire les premiers pas, puisqu'il avoit l'avantage de son côté, mais qu'il étoit facile de terminer cet accommodement par un ami commun et sincère, avant même que qui que ce soit eût loisir de le soupçonner; qu'il n'y avoit point de temps à perdre, ni laisser aux alliés du Nord le loisir[1] de se raccommoder; que, ayant un grand nombre de troupes[2], il étoit obligé de prendre incessamment un parti, mais aussi que cette circonstance rendoit la paix plus avantageuse au roi de Suède. Spaar fut informé de ces particularités par le duc de Mar, qui lui proposa en même temps d'envoyer à Erskine un homme affidé pour ménager l'accommodement. Spaar répondit qu'il confieroit seulement l'un et l'autre à Gœrtz, pour avoir son sentiment sur l'usage qu'on pouvoit faire des dispositions du Czar et sur l'envoi proposé.

Adresse de Spaar à pomper Canillac et à en profiter.

Cet ambassadeur[3] voulut s'éclaircir des véritables sentiments de la France à l'égard de la Suède, et pour tâcher de les pénétrer alla voir Canillac. Il commença par le désabuser du bruit qui avoit couru que la Suède eût accepté la médiation de l'Empereur à l'exclusion de celle de la France, puis tomba sur la pressante nécessité dont il étoit d'envoyer promptement un homme de confiance au roi de Suède, avec de l'argent et des offres de service. Canillac en convint, conseilla à Spaar d'en parler au

1. *Loisir* est en interligne au-dessus de *temps*, biffé.
2. Torcy ajoutait « dans l'Empire », c'est-à-dire en Allemagne.
3. Mémoires de Torcy, p. 868-873.

Régent, promit de l'appuyer. Spaar, encouragé par ce début, dit qu'il lui revenoit de toutes parts que le Czar desiroit de faire la paix avec la Suède; que rien n'étoit plus important que de profiter de la dissension des alliés du Nord, et que de prévenir la réunion que d'autres pourroient procurer entre eux; qu'il croyoit donc qu'il seroit à propos que le Régent fît passer sans délai un homme de confiance auprès du Czar pour lui offrir ses offices et sa médiation. Canillac convint encore de l'importance de la chose, mais ajouta qu'il ne savoit comment M. le duc d'Orléans pourroit, sans se commettre, envoyer ainsi vers un prince avec qui la France n'avoit jamais eu aucun commerce. L'ambassadeur répliqua que la liaison qui étoit entre la France et la Suède autorisoit et rendoit même très naturelles toutes les démarches que le Régent feroit. Il ajouta diverses représentations qui ne persuadèrent pas. Canillac demeura dans son sentiment qu'il étoit indispensable d'envoyer incessamment quelqu'un au roi de Suède, et qu'il ne voyoit pas comment le Régent pouvoit envoyer vers le Czar[1]. Spaar, jugeant par là du peu d'empressement d'agir auprès du Czar[2] en faveur du roi de Suède, conclut à redoubler de soins pour profiter de la discorde de la ligue du Nord; qu'il étoit inutile de rien attendre de la France, mais qu'il falloit conserver les dehors avec elle, comme le roi de Suède le lui ordonnoit. Il espéra même que le Régent, dépêchant Lenck au roi de Suède, lui donneroit une lettre de créance pour ce prince, lequel par ce moyen pourroit faire des offres au Czar, comme proposées par la médiation et de la part de la France; que, si elles étoient agréées, l'utilité

1. Il est parlé de ces insistances des diplomates suédois dans l'instruction qui fut donnée en mars 1717 au comte de la Marck, allant comme ambassadeur de France à Stockholm, et aussi des raisons qui firent recevoir plutôt froidement leurs ouvertures (*Recueil des instructions données aux ambassadeurs de France : Suède*, p. 279-280).

2. Avant *Czar*, Saint-Simon a écrit, puis biffé successivement les mots *Czar*, *Emp.*, *Ro[y]*.

en seroit pour la Suède; si refusées, le désagrément seroit pour la France. Spaar étoit persuadé que nul sacrifice ne devoit coûter pour obtenir la paix avec le Czar, dont un des principaux avantages seroit l'expédition d'Angleterre; que cette paix devoit la[1] précéder, et de laquelle le succès seroit assuré s'il devenoit possible d'engager le Czar à fournir la moitié des vaisseaux et des troupes. Cette espérance le refroidit sur l'armement d'Hogguer. Il faisoit réflexion que, si jamais le Régent découvroit que les vaisseaux vendus par le conseil de marine dussent servir à une pareille expédition, il les feroit arrêter immédiatement après que l'armement seroit achevé, et que, en ce cas, outre le malheur d'être découverts, il en coûteroit encore au roi de Suède cinq cent mille livres en faux frais. Il ne voyoit pas le même inconvénient à faire partir les matelots que le roi son maître demandoit, et il se proposoit de les envoyer en Suède dès qu'il auroit touché le premier argent des sommes promises.

Le zèle des ministres de Suède pour le Prétendant n'avoit d'objet que l'intérêt du roi leur maître[2], par l'utilité qu'il pourroit retirer des mouvements de la Grande-Bretagne. Il fut donc embarrassé de la question que lui fit faire le Prétendant, s'il lui seroit permis de passer et de séjourner aux Deux-Ponts[3]. Spaar considéra cette permission comme une déclaration inutile, et de plus très nuisible aux intérêts de celui qui la demandoit. Il prévoyoit que le roi de Suède n'y consentiroit jamais. Il le représenta en vain à celui qui lui parloit, et, sur ses instances réitérées, il promit d'en écrire à Gœrtz. Tous deux étoient pressés par Gyllenborg de déterminer le roi de Suède à l'entreprise. Il leur représentoit que les choses étoient parvenues au point qu'il falloit renoncer à Bremen

1. Ce *la* a été ajouté en interligne.

2. Mémoires de Torcy, p. 873-875.

3. Le duché des Deux-Ponts, sur la frontière nord de la Lorraine, appartenait alors à la branche suédoise de Kleeburg.

ou aux Hanovriens; que le succès en Écosse n'étoit pas difficile; que dix mille hommes suffiroient, tant le mécontentement étoit général; qu'on ne demandoit qu'un corps de troupes réglées, auquel les gens du pays se joindroient; que, s'il étoit transporté en mars, dans la saison des vents d'ouest, et dans le temps qu'on y songeroit le moins, la révolte seroit générale; qu'il faudroit encore porter des armes pour quinze ou vingt mille hommes, ne pas s'embarrasser de chevaux, dont on trouveroit suffisamment dans le pays, surtout mettre peu d'Anglois dans la confidence. Avec ces précautions, Gyllenborg prétendoit qu'on pouvoit s'assurer du succès dans un pays abondant, si disposé à la révolution que de dix personnes on pouvoit sûrement en compter neuf de rebelles. On promettoit de lui faire toucher soixante mille livres sterling[1], quand il feroit voir un pouvoir du roi de Suède et que ce prince assureroit les bien intentionnés de les assister. Ils avoient cependant peine à lui remettre un plan de leur entreprise. Ils craignoient d'en écrire le détail, de multiplier le secret, et de s'exposer, s'il étoit découvert, aux mêmes peines que tant d'autres avoient subies depuis un an. Néanmoins ils lui promirent de lui confier ce plan avant peu de jours, et l'un de ceux qui traitoient avec lui l'assura qu'ils n'avoient rien à craindre de la part du Régent[2].

Gœrtz seul se refroidit.

Malgré ces dispositions, Gœrtz hésitoit de s'embarquer avec les Jacobites[3], et, quoiqu'il eût témoigné d'abord de l'empressement pour le projet comme le seul moyen de délivrer le roi de Suède de l'embarras de la ligue de ses ennemis, il avoit apparemment changé de vues. Il ne répondit pas seulement à la proposition qui lui avoit été faite d'agir par la voie d'Erskine; il prétendit avoir assez

1. Manuscrit : *60 000*^{lt} *St.*

2. Torcy n'a pu évidemment connaître ces détails si précis qu'en faisant ouvrir les lettres de Gyllenborg et de Spaar; la vérification de la réalité de tout ce complot ne pourrait se faire qu'aux archives diplomatiques de Stockholm.

3. Torcy, p. 875-876.

d'autres canaux dont il se pouvoit servir utilement. Il promit cependant à Spaar de lui envoyer par Hogguer[1] pour cent mille écus de lettres de change, immédiatement après qu'il auroit reçu les éclaircissements qu'il avoit demandés. Sa froideur ne ralentit point les Jacobites. Ils firent assurer Spaar qu'ils avoient déjà remis des sommes assez considérables à Paris, qu'ils en remettroient encore de plus fortes, et ils n'oublièrent rien pour se bien assurer la Suède.

Précaution du roi d'Angleterre; peu instruit. Il fait travailler à la réforme de ses troupes et diffère de toucher aux intérêts des fonds publics.

Le roi Georges et les siens[2], instruits en général des espérances que les Jacobites fondoient sur les secours de la Suède, n'en étoient guères en peine. Néanmoins, au hasard de choquer les Anglois en allant contre leurs formes, le roi Georges expédia de Hanovre un ordre à Norris[3], amiral de l'escadre angloise dans la mer Baltique, de laisser à Copenhague six vaisseaux de guerre, sous prétexte d'assurer le commerce des Anglois contre les insultes des Suédois dans le Nord[4]. L'alliance entre la France et l'Angleterre étoit encore secrète[5]; mais personne n'en doutoit. Le ministère anglois, quoique à regret, ne voulut pas attendre d'avoir la main forcée sur la réforme des troupes par le Parlement, lorsqu'il apprendroit la signature du traité, et ils commencèrent à y travailler[6]. Par la même raison, ils vouloient réduire à cinq pour

1. Le manuscrit de Torcy dit non pas « par Hogguer », mais « pour Hogguer ».

2. Mémoires de Torcy, p. 876-880.

3. Jean Norris : tome XII, p. 39.

4. La *Gazette* enregistroit dans sa correspondance de Londres du 14 décembre (p. 623) cette nouvelle : « On a eu avis de Yarmouth et de Harwich que le 7 et le 8 l'escadre du chevalier Norris, venant du Sund avec un grand nombre de bâtiments marchands, avoit paru à la hauteur de ces villes.... ; on dit qu'il est resté six vaisseaux de guerre à Copenhague pour assurer le commerce des marchands anglois contre les armateurs suédois. » Même mention dans la *Gazette d'Amsterdam*, nos CI et CII.

5. Ci-dessus, p. 341.

6. *Gazette*, p. 611, correspondance de Londres du 7 décembre.

cent les intérêts qui se payoient sur les fonds publics, dont les fonds excédoient quarante millions sterling[1]. Néanmoins ils eurent peine à se déterminer sur un point si capital, et, malgré la certitude du traité fait avec la France, ils affectèrent de craindre le Prétendant. Le roi de Suède étoit le seul dont ils pouvoient faire envisager les desseins, et Stair, toujours à leur main pour le trouble, leur avoit mandé que ce prince s'étoit engagé par un traité à secourir le Prétendant. Mais les affaires de la Suède n'étoient pas en état d'effrayer les Anglois. Il falloit leur montrer quelque autre puissance. Ainsi Stair, à qui ces nouvelles ne coûtoient rien à inventer, répandit que l'Empereur[2], très irrité du traité, écouteroit les propositions du Prétendant pour se venger du roi d'Angleterre. Le roi de Prusse se plaignoit du roi Georges, son beau-père, qui méprisoit sa légèreté[3]. Gyllenborg pressoit toujours Spaar et Gœrtz d'informer de leurs résolutions le roi leur maître. Mais Gœrtz le secondoit mal. Sa fidélité étoit suspecte, et la manière dont il avoit déjà servi d'autres puissances favorisoit[4] les soupçons[5].

Artifices du ministère d'Angleterre secondés par ceux de Stair.

Fidélité de Gœrtz fort suspecte.

L'Angleterre, malgré ses agitations domestiques, étoit considérée[6] comme ayant beaucoup de part aux affaires générales de l'Europe[7]. Le roi de Sicile, si attentif à

1. « Ils vouloient, par la même raison, qu'on réduisît à cinq pour cent les intérêts qui se payoient sur les fonds de la Compagnie de la mer du Sud, des Indes orientales et autres banques, dont les fonds excédoient la somme de quarante millions de livres sterling » (Torcy, p. 878).

2. *L'Empereur* a été ajouté en interligne.

3. « Le roi de Prusse se plaignoit aussi du roi Georges; mais ce dernier ennemi, dont la légèreté étoit connue, ne devoit pas beaucoup inquiéter son beau-père » (Torcy, p. 879).

4. *Favorisoient* corrigé en *favorisoit*.

5. Torcy disoit : « la manière dont il avoit déjà servi différents princes ». Gœrtz avait été en effet d'abord au service du duc de Holstein. Voyez sur sa conduite en 1716 le travail de G. Syveton dans la *Revue d'histoire diplomatique* (1896).

6. Avant *estoit*, Saint-Simon a biffé un second *l'Angl.*

7. Torcy, p. 880-882.

ses intérêts, recherchoit son amitié et son alliance. Il envoya le baron de Schulembourg[1], qui servoit dans ses troupes, et neveu de celui qui venoit de défendre Corfou[2], dont les Turcs avoient [fait] le siége[3], trouver le roi d'Angleterre à Hanovre sitôt qu'il y fut arrivé. On sut, après quelque temps de secret, que c'étoit pour traiter le mariage d'une fille de ce prince[4] avec le prince de Piémont[5], mais que le roi d'Angleterre, qui ménageoit infiniment l'Empereur, n'avoit pas voulu écouter une proposition qu'il savoit lui devoir être fort désagréable. Le roi de Sicile vivoit dans une grande inquiétude des dispositions de l'Empereur à son égard. L'Italie étoit remplie d'Allemands qui pouvoient l'attaquer à tous moments; la paix d'Hongrie pouvoit changer la face des affaires; il se trouvoit sans alliés, et, quoique la France fût garante de la paix d'Utrecht, il n'en espéroit point de secours, parce

Le roi d'Angleterre refuse sa fille au prince de Piémont par ménagement pour l'Empereur.

1. Ce Schulembourg, dont les biographies allemandes ne parlent pas, mourut à Turin le 27 mai 1729, étant général d'artillerie, colonel d'un régiment d'infanterie allemande au service de Savoie, et gouverneur de la ville d'Alba en Piémont.

2. Jean-Mathias, comte de Schulembourg; tome XIII, p. 317.

3. Le siège de la ville de Corfou, dans l'île de ce nom, avait été commencé par les Turcs par terre et par mer dans le courant de juillet. Les troupes et la flotte vénitiennes, aidées par des contingents de divers pays chrétiens, les forcèrent à lever le siège le 22 août et à se retirer en abandonnant une grande partie de leur matériel: voyez la *Gazette d'Amsterdam*, n°s LXIII et suivants, et particulièrement les Extraordinaires LXXVII et LXXX, qui donnent un journal du siège depuis le 24 juillet jusqu'au 22 août, et notre *Gazette*, p. 428-429, 441-442, 452-453, 464-465, 477 et 488-489; Dangeau se contente d'annoncer la levée du siège (tome XVI, p. 458).

4. Le roi Georges Ier n'avait qu'une fille, Sophie-Dorothée, mariée depuis 1706 au roi de Prusse. Il est probable qu'il s'agissait de l'aînée de ses petites-filles, la princesse Anne, fille du prince de Galles, qui, née le 2 novembre 1709, n'avait encore que sept ans et qui épousa en 1734 le prince de Nassau-Dietz.

5. Charles-Emmanuel, qui avait hérité du titre de prince de Piémont à la mort de son frère aîné et qui avait seize ans: tome XXIV, p. 121.

qu'il croyoit le Régent, son beau-frère, trop sage pour faire la guerre uniquement pour autrui.

Scélératesse de Bentivoglio contre la France.

Bentivoglio, qui, pour avancer sa promotion et l'autorité romaine, ne cessoit d'exciter Rome aux plus violents partis et de tâcher lui-même à mettre la France en feu par ses intrigues continuelles, chercha d'ailleurs à lui susciter des ennemis[1]. Il vit chez lui Hohendorff[2]; ils s'expliquèrent confidemment sur le traité de la France avec l'Angleterre, qui étoit lors sur le point d'être signé. Hohendorff voulut douter que le Pape consentît à la retraite du Prétendant d'Avignon, qui par sa demeure en cette ville romproit le traité, dont ce malheureux prince seroit mal conseillé de faciliter la conclusion. Il ajouta qu'il ne pouvoit croire que la France, pour l'en faire sortir, usât de violence contre le Pape. Le nonce répondit, à ce qu'on prétend, qu'il étoit facile à la France de faire partir le Prétendant sans user de violence, en[3] le menaçant de ne lui plus payer de pensions. Hohendorff auroit dû alors offrir que l'Empereur y suppléât; mais il se contenta de conclure que ce prince étoit perdu s'il passoit en Italie. Le nonce en demeura persuadé. Il écrivit au Pape que l'Église étoit intéressée à rompre une ligue que les ennemis du saint-siège et de la religion regardoient comme le plus solide fondement de leurs espérances. Ce n'étoit pas la première fois qu'il avoit prêté auprès du Pape les plus malignes intentions au Régent sur l'alliance qu'il vouloit faire avec les hérétiques, et sur la douceur qu'il témoignoit aux huguenots dans le royaume. Ils se revirent une seconde fois; Hohendorff dit au nonce qu'il alloit dépêcher un courrier à l'Empereur, pour lui conseiller de contre-miner par

1. Saint-Simon passe une vingtaine de pages des Mémoires de Torcy relatives aux affaires de la constitution Unigenitus, et reprend sa paraphrase à la page 904 du manuscrit.

2. Ci-dessus, p. 278.

3. Avant *en*, il y a *mais*, biffé, dans le manuscrit de Saint-Simon.

d'autres ligues celle que la France venoit enfin de signer, que la plus naturelle seroit avec le Pape pour la sûreté réciproque de leurs États, laquelle, étant promptement déclarée, feroit penser la France à deux fois à ne pas donner à l'Empereur un sujet de rupture en attaquant Avignon ; qu'il y avoit du temps pour négocier, puisque les ouvrages du canal de Mardyck ne devoient être détruits que dans le mois de mai. Enfin il s'avança d'assurer, sans consulter la volonté ni les finances de son maître, qu'il fourniroit de l'argent au Prétendant, s'il étoit nécessaire, et pressa le nonce d'engager le Pape de faire parler de cette affaire à l'Empereur, duquel elle seroit bien reçue. Le nonce, craignant les reproches de Rome de s'être trop avancé, prétendit s'être excusé de faire cet office ; mais il y rendit compte de la proposition, l'accompagnant de toutes les raisons qui pouvoient engager le Pape à la regarder comme avantageuse à la religion. Il continuoit, comme il avoit déjà fait souvent, à représenter au Pape la ligue de la France avec les protestants comme l'ouvrage des ministres jansénistes dans la vue d'établir en France le jansénisme, dont l'unique remède étoit de leur opposer une ligue entre le Pape et le premier prince de la chrétienneté[1], de mettre un frein aux entreprises des ennemis de la religion, et de rendre le gouvernement de France plus traitable quand il verroit ce qu'il auroit à craindre. Ce furieux nonce, si digne du temps des Guises, tâcha, mais inutilement, de persuader à la reine douairière d'Angleterre de préférer pour son fils ces espérances frivoles à la promesse que faisoit le Régent de lui continuer les mêmes pensions que le feu Roi lui avoit toujours données, s'il consentoit volontairement à se retirer d'Avignon en Italie. La reine, sans s'expliquer, pria le nonce d'insinuer au Pape d'écrire de sa main à l'Empereur en

1. Nous avons déjà rencontré ce mot, orthographié de cette façon par notre auteur, dans le tome XXII, p. 334.

faveur de son fils, et de donner là-dessus des ordres pressants à son nonce à Vienne.

Nouveaux artifices pour presser la promotion d'Alberoni.

Le Pape[1], persuadé de la gloire qu'un accommodement avantageux de ses différends avec l'Espagne donneroit à son pontificat, n'étoit pas moins touché de l'utilité qu'il croyoit trouver dans sa bonne intelligence avec le roi d'Espagne, pour établir en France les maximes et l'autorité de la cour de Rome. Aubenton, fabricateur de la constitution *Unigenitus*, et son homme de toute confiance, ne cessoit de l'assurer du respect, de l'attachement, de la soumission pour lui et pour le saint-siège du roi d'Espagne, dont il gouvernoit la conscience, de son horreur pour les jansénistes, et de tout ce qu'il se passoit en France là-dessus. En même temps ce jésuite, lié avec Alberoni, qu'il savoit maître de le chasser et de le conserver dans sa place[2], représentoit continuellement au Pape la nécessité d'élever promptement à la pourpre un homme qui disposoit seul et absolument du roi et de la reine d'Espagne. Acquaviva et Aldrovandi agissoient avec la même vivacité. Vers la fin de novembre, ce cardinal reçut une lettre de la main de la reine d'Espagne, pleine d'ardeur pour cette promotion. Il la fit voir au Pape, et le pressa si vivement, que Sa Sainteté n'eut de ressource pour s'en débarrasser que de lui demander un peu de temps. Cela leur fit juger qu'il ne résisteroit pas longtemps. Tout de suite ils proposèrent à Alberoni, pour hâter et faciliter tout, et pour plaire aussi à Alexandre Albani, second neveu du Pape[3], qui mouroit d'envie

1. Saint-Simon néglige encore un long récit des affaires de la Constitution et passe à la page 932 des Mémoires de Torcy.

2. La situation du confesseur était peu assurée ; le parti espagnol intriguait pour le faire remplacer par un autre, le P. Malboan (dépêche secrète du duc de Saint-Aignan au Régent, 25 novembre, vol. *Espagne* 253, fol. 194).

3. Alexandre Albāni (notre tome XVII, p. 215, note 1), troisième neveu (et non second) du pape, né le 19 octobre 1692, était entré de bonne heure dans l'ordre de Malte, et son oncle lui avait donné en

d'être envoyé en Espagne, par jalousie de son frère aîné[1], qui avoit eu pareille commission pour Vienne[2], de le demander pour aller terminer tous les différends des deux cours. Ils desiroient donc que le roi d'Espagne écrivît à Acquaviva pour le demander au Pape; que cette lettre fût apportée par un courrier exprès, accompagnée de celles d'Alberoni et d'Aubenton pour Don Alexandre, et ils représentoient qu'il étoit celui des deux neveux[3] que le Pape aimoit le mieux, qu'ils acquierroient à l'Espagne par ce moyen, comme Vienne s'étoit attaché son frère aîné. Aldrovandi, qui ne s'oublioit pas, desira que ses deux amis lui fissent quelque mérite auprès d'Alexandre, et souhaitoit pour son avancement faire avec lui le voyage d'Espagne. Ils jugeoient ces mesures nécessaires pour se mettre en garde contre beaucoup d'ennemis puissants qu'Aldrovandi avoit à Rome, dont Giudice se montroit le plus passionné. Acquaviva, qui le craignoit, assuroit qu'il traitoit secrètement avec la princesse des Ursins[4], ce qui ne pouvoit avoir d'objet que pour perdre la reine, et y employer peut-être le nom du prince des Asturies, sur la tendresse duquel Giudice comptoit beaucoup. Il ajoutoit

1709 le titre de grand prieur d'Arménie; il prit la tonsure en 1713, devint prélat domestique et secrétaire des Mémoriaux en 1718, clerc de la chambre apostolique en 1719 et fut envoyé comme nonce extraordinaire à Vienne en février 1720. A son retour, il reçut la riche commanderie de Montefiascone, fut créé cardinal par Innocent XIII en juillet 1721, devint protecteur de Savoie et Piémont en 1730, et ne mourut que le 11 décembre 1779. Amateur éclairé, ce fut lui qui réunit les magnifiques collections d'antiques de la célèbre villa Albani. Sa vie a été écrite par Strecchi et publiée à Rome en 1790.

1. Le cardinal Annibal Albani; ci-dessus, p. 267.

2. En 1709, il était allé à Vienne comme neveu du pape et non comme nonce; mais il y était resté deux ans et avait réussi dans des négociations importantes.

3. Des deux qui appartenaient au monde ecclésiastique, l'autre, Charles, étant resté dans le monde.

4. Il était en effet en rapport avec elle, comme on peut le voir dans les dépêches de M. de Saint-Aignan (vol. *Espagne* 253).

qu'il falloit bien prendre garde à ceux qui approchoient de ce jeune prince, surtout des inférieurs, et se défier des artifices de Giudice, qui faisoit toutes sortes de bassesses pour se raccommoder avec le cardinal de la Trémoïlle, et se laver auprès de lui d'avoir eu part à la disgrâce de sa sœur.

Acquaviva fait suspendre la promotion de Borromée au moment qu'elle s'alloit faire, et tire une nouvelle promesse pour Alberoni dès qu'il y auroit trois chapeaux vacants.

Le Pape, fortement pressé[1], avoit positivement promis un chapeau pour Alberoni, dès qu'il y en auroit trois vacants. Acquaviva n'osa en être content, et pressa de plus en plus. Le Pape, qui sentoit l'embarras où la promotion d'Alberoni seul le jetteroit à l'égard de la France et de l'Empereur, qu'il craignoit bien davantage, répliqua que, si les Allemands étoient mécontents, ils se porteroient aux dernières violences. Acquaviva, ne pouvant se servir de la peur en cette occasion, qui étoit le grand ressort pour conduire le Pape, l'employa pour empêcher la promotion de Borromée[2], maître de chambre du Pape et beau-frère de sa nièce[3], au moment qu'il alloit entrer au consistoire pour le[4] faire. Le Pape se défendit sur ce que le chapeau vacant le devoit dédommager de celui de Bissy, accordé au feu Roi, du consentement de l'Empereur et du roi d'Espagne. A la fin pourtant il se rendit, et promit de suspendre la promotion de Borromée, et de nouveau encore de faire Alberoni dès qu'il y auroit trois chapeaux[5].

Défiance réciproque du Pape

La conjoncture étoit favorable à Alberoni[6]. Les préparatifs maritimes des Turcs étoient grands, la frayeur du

1. Par le cardinal Acquaviva (Torcy, p. 936). Ce qui correspond au présent paragraphe est écrit dans le manuscrit de la main de Torcy.

2. Ci-dessus, p. 269.

3. Saint-Simon veut dire « oncle » et non « beau-frère ». Le neveu du pape, Charles Albani, avait épousé Thérèse Borromée, fille du frère de ce prélat (ci-dessus, p. 269).

4. Il y a bien *le* et non *la* dans le manuscrit; ce qui veut dire : pour le faire cardinal, et non : pour faire la promotion.

5. D'après la *Gazette* (1717, p. 8 et 43), le pape tint un consistoire le 7 décembre et un autre le 20.

6. Torcy, p. 938-943.

et d'Alberoni, qui arrêtent tout pour quelque temps.

Pape proportionnée, qui n'attendoit de secours que de l'Espagne. Il tâchoit de le gagner par de belles paroles et des remerciements prodigués sur le secours de l'été précédent. Cette fumée ne faisoit aucune impression sur un Italien, savant dans les artifices de sa nation. Pour se procurer le secours que le Pape desiroit, il en falloit donner les moyens, que le Pape avoit lui-même offerts au roi d'Espagne sur le clergé d'Espagne et des Indes[1]. Acquaviva en sollicitoit l'expédition ; mais l'irrésolution du Pape éternisoit les affaires, celles même qui dépendoient de lui et qu'il souhaitoit le plus. Alberoni se plaignoit d'un retardement dont il sentoit personnellement le préjudice[2]. Il assuroit que le secours seroit tout prêt, si le Pape vouloit finir les affaires d'Espagne, mais que, ne les finissant pas, l'armement devenoit impossible. Il s'étendoit sur tout ce qu'il avoit à souffrir de la part du roi et de la reine, qui le regardoient comme un agent de Rome, qui lui en[3] reprochoient les lenteurs avec tant de sévérité, qu'il prévoyoit qu'ils lui défendroient bientôt de s'en plus[4] mêler, comme ils avoient fait au P. Daubenton ; et là-dessus représentations et menaces, tous les ordinaires, avec toutes les souplesses du confesseur pour les faire valoir. Ils avoient affaire à une cour où l'artifice est aisément démêlé[5]. Le Pape, mal prévenu pour Alberoni, se défia que, son chapeau étant accordé, il seroit fertile en expédients pour éluder les promesses faites en vue de l'obtenir, et résolut de ne le donner que lorsque les affaires d'Espagne seroient entièrement terminées. Alberoni, qui pensoit le même du Pape, déclaroit qu'elles le seroient à son entière satis-

1. Ci-dessus, p. 335.

2. Il y a dans le volume *Espagne* 255, fol. 188, une lettre du 15 décembre sur le mécontentement qu'éprouvait Alberoni de ces retardements.

3. Le mot *en* a été ajouté en interligne, et, plus loin, Saint-Simon a biffé *de Rome* après *lenteurs*.

4. *Plus* ajouté en interligne.

5. Saint-Simon a écrit par mégarde *demeslée,* au féminin.

faction dans le moment même qu'il recevroit la nouvelle de sa promotion, et n'avoit garde de les finir auparavant dans la défiance d'en être la dupe. Ce manège de réciproque défiance dura ainsi assez longtemps entre eux.

Le duc de Parme élude de faire passer à la reine d'Espagne les plaintes du Régent sur Alberoni; consulte ce dernier sur ce qu'il pense du Régent. Sentiment du duc de Parme sur le choix à faire par le roi d'Espagne en cas de malheur en France.

Le Régent se plaignoit fort d'Alberoni[1] ; il avoit même laissé entendre plusieurs fois au duc de Parme qu'il ne seroit pas fâché qu'il fît là-dessus quelques démarches auprès de la reine; mais un duc de Parme se tenoit heureux et honoré qu'un de ses ministres gouvernât l'Espagne : ainsi il s'étoit réduit à avertir Alberoni de bien servir l'Espagne, sans donner à la France des sujets de se plaindre de lui. Les instances du Régent redoublèrent; elles firent dire au duc de Parme qu'elles approchoient de la violence, mais sans rien obtenir de lui, qui ne vouloit point de changement dans le gouvernement d'Espagne. Il eut seulement plus de curiosité de savoir par Alberoni même ce qu'il pensoit et pouvoit pénétrer de plus particulier sur la personne, les vues, et ce qu'il appeloit les manèges de M. le duc d'Orléans, mais persuadé au reste que, quoi que ce prince pût penser et faire, le véritable intérêt du roi d'Espagne étoit de demeurer sur son même trône; qu'il y auroit trop d'imprudence de quitter le certain pour l'incertain, et que, dans les événements qui pouvoient arriver, il risquoit de perdre et la France et l'Espagne, s'il vouloit faire valoir les droits de sa naissance.

Insolentes récriminations d'Alberoni, qui est abhorré en Espagne, qui veut se fortifier par des troupes étrangères.

Alberoni lui répondit[2] que, sûr de sa propre conscience et probité, il ne pouvoit attribuer qu'à ses ennemis les plaintes que faisoit le Régent de sa conduite; qu'il avoit toujours tâché de mériter ses bonnes grâces, et de maintenir la bonne intelligence entre les deux couronnes; il en alléguoit les deux misérables preuves qu'on a vues plus haut[3]; qu'il ne pouvoit donc attribuer le mécontentement

1. Torcy, p. 943-944, dont le paragraphe qui va suivre est presque la copie textuelle.

2. Mémoires de Torcy, p. 944-947.

3. La mise en liberté d'une barque française arrêtée à Fontarabie,

de ce prince qu'à ce qui s'étoit passé à l'égard de Louville; mais qu'il se plaignoit lui-même de ce que le Régent s'étoit laissé séduire par[1] des gens malintentionnés, au point d'avoir écrit des plaintes contre lui au roi d'Espagne. Cet homme de bien et de si bonne conscience savoit qu'on l'accusoit en France d'une intelligence trop particulière avec les Anglois, et de les avoir trop favorisés dans leurs dernières conventions avec l'Espagne. Rien ne lui pouvoit déplaire davantage que cette accusation, où l'avarice et l'infidélité, tout au moins la plus grossière ignorance ou malhabileté, étoient palpables. Il tâchoit donc à récriminer: il disoit que ce n'étoit pas à la France à trouver à redire que l'Espagne, pour conserver la paix, fît beaucoup moins que ceux qui sacrifioient le canal de Mardyck pour être bien avec l'Angleterre, duquel les ouvrages sont si importants que le ministre d'Angleterre à Madrid avoit dit tout haut, dans l'antichambre du roi d'Espagne, que la France auroit dû faire la guerre pour le soutenir, et non pas une ligue pour le détruire. Ainsi l'aigreur augmentoit tous les jours, et Alberoni, parmi de fréquentes protestations du contraire, aliénoit de tout son pouvoir l'esprit du roi d'Espagne contre le Régent; les discours les plus odieux[2] et les raisonnements les plus étranges se publioient sur M. le duc d'Orléans à Madrid publiquement, et le premier ministre leur donnoit cours et poids. Il sembloit qu'il eût dessein de se fortifier par des troupes étrangères: il fit demander au roi d'Angleterre la permission de lever jusqu'à trois mille hommes[3] dans la Grande-Bretagne, Irlandois ou autres[4], avec promesse que ceux qui se trouve-

et le paiement d'une partie de ce qui étoit dû aux troupes françaises qui avaient servi en Espagne : ci-dessus, p. 328.

1. Avant *par,* Saint-Simon a biffé *au point,* qui va se retrouver plus loin.

2. Après *odieux,* il y avait *sur ce Prince,* qui a été ensuite biffé.

3. L'abréviation *ho^es* a été ajoutée en interligne.

4. Il est question de ce projet de levée d'un régiment irlandais dans les lettres de l'ambassadeur Saint-Aignan (vol. *Espagne* 253). Il sem-

roient protestants ne seroient point inquiétés sur leur religion. Il étoit si abhorré en Espagne, que la mort de l'archiduc[1] fit en même temps la joie du palais et la douleur de Madrid et de toute l'Espagne, excédée du gouvernement du seul Alberoni. Moins il y avoit de princes de la maison d'Autriche, moins le roi d'Espagne se croyoit d'ennemis, et moins les Espagnols comptoient avoir de libérateurs et de vengeurs[2].

Crainte et nouvel éclat d'Alberoni contre Giudice. Imprudence de ce cardinal.

Alberoni craignoit encore plus ses ennemis personnels que ceux qui ne l'étoient que pour le bien de l'État[3]. Il étoit donc fort en peine de ce que feroit Giudice contre lui, quand il seroit arrivé à Rome. Ce cardinal, qui depuis sa disgrâce ne se possédoit plus, s'étoit échappé dans une harangue qu'il avoit faite à l'Inquisition sur les intentions de la reine, et sur la captivité où elle retenoit le prince des Asturies, dont en même temps il fit l'éloge. Alberoni ne manqua pas d'exagérer à Rome l'ingratitude du cardinal, et tous les bienfaits qu'il avoit lui et les siens reçus de la reine. Il l'accusa de s'être opposé le plus fortement à recevoir Aldrovandi à Madrid, qui n'y auroit jamais été reçu sans la reine, laquelle[4] seule avoit empêché l'éloignement de devenir plus grand entre les deux cours, comme Giudice le desiroit; et, pour ne rien oublier de ce qui pouvoit établir sur ses ruines le crédit de la reine à Rome, c'est-à-dire le sien, il l'annonça comme un homme qui

ble que c'était pour remplacer celui des gardes wallonnes ; le roi d'Espagne, ne possédant plus les Pays-Bas, n'avait plus de raison de conserver des troupes de cette région. Peut-être aussi pensait-il pouvoir compter davantage sur la fidélité de troupes tout à fait étrangères à ses états.

1. Le fils de l'empereur Charles VI dont nous avons vu la naissance et la mort ci-dessus, p. 116 et 304-305.

2. Cette dernière phrase, qui est de la main de Torcy dans les manuscrits des Mémoires de celui-ci, est copiée mot pour mot par Saint-Simon.

3. Mémoires de Torcy, p. 947-949.

4. *Laquelle* est en interligne au-dessus de *qui*, biffé.

feroit l'hypocrite à Rome, qui ne paroîtroit occupé que de l'éternité, qui déploreroit les plaies que la religion souffroit en Espagne de sa disgrâce et de son absence, et qui publieroit toutes sortes de faussetés et d'artifices qu'il seroit facile au cardinal Acquaviva de dévoiler.

Avidité du Pape. Impudents et hypocrites artifices d'Alberoni et ses menaces.

Mais[1], lorsque l'accommodement entre les deux cours, et la satisfaction personnelle du premier ministre, à laquelle tout le reste tenoit, sembloit s'approcher de plus en plus, l'impatience du Pape de se saisir en Espagne d'usurpations utiles pensa tout renverser. Il vouloit s'approprier la dépouille des évêques, qui étoit un des points des différends entre les deux cours. On a vu[2] qu'il l'avoit fait demander comme par provision par le P. Daubenton, en attendant que cet article fût réglé; on vu aussi le mauvais succès de cette inique demande. Le Pape ne s'en rebuta pas. N'y pouvant plus employer Aubenton, il envoya un ordre direct à Giradelli, auditeur, qu'Aldrovandi avoit laissé à Madrid[3], de faire pressamment la même demande, qui obéit par des instances si fortes et si réitérées qu'il fut au moment d'être chassé de Madrid, dont Alberoni ne s'excusa que sur ce que cet homme étoit connu depuis longtemps pour être agent du cardinal Acquaviva. Le premier ministre jeta les hauts cris sur l'ingratitude de Rome pour la reine, qui avoit tout fait pour cette cour. Il entra sur cela en de grands détails et en de grands raisonnements, couverts du prétexte du zèle pour la gloire et le service du Pape et de la religion, qui en souffroient beaucoup. Il protestoit, en même temps, que ce n'étoit que par une vue si pure qu'il déploroit les retardements que cette cour apportoit à la grâce que la reine demandoit avec tant d'instance et depuis si longtemps, sa promotion, qui perdroit son nom et son mérite pour devenir justice[4], si elle n'étoit

1. Torcy, p. 950-955. — 2. Ci-dessus, p. 323.
3. Nous n'avons rien trouvé sur cet auditeur.
4. C'est-à-dire, qui ne serait plus une grâce accordée, mais une justice rendue.

accordée que lors de celle des couronnes. Il prévoyoit, avec une grande douleur, que la reine, voyant le Pape inflexible sur un point qui touchoit son honneur, se porteroit aux dernières extrémités, si cette satisfaction, qu'elle attendoit, et le roi aussi, avec la dernière impatience, se différoit plus longtemps. Cet homme détaché ne donnoit ces avis que par zèle pour le saint-siège, sans retour sur soi-même, en homme fidèlement attaché au Pape, occupé de contribuer à sa gloire et à son repos; qu'un particulier comme lui étoit trop content des assurances du Pape; que deux ou trois mois de plus ou de moins ne lui étoient rien; qu'il desiroit faire de plus grands sacrifices, mais qu'il n'osoit parler, parce que le roi et la reine lui reprocheroient qu'il ne songeoit qu'à ses intérêts particuliers et comptoit peu leur honneur offensé. Il ajoutoit que, quelque puissante que fût la raison de l'honneur et de la réputation de têtes couronnées, l'impatience de la reine étoit fondée sur des raisons particulières et secrètes, qui n'étoient pas moins pressantes que celles du point d'honneur. Il les expliquoit à ses amis à Rome: il leur disoit que la reine envisageant le présent et l'avenir, que d'un côté elle voyoit la nécessité de donner un nouvel ordre au gouvernement de la monarchie, et de supprimer ces conseils qui ne se croyoient[1] pas inférieurs à l'ancien aréopage[2], et en droit de donner des lois à leurs souverains; d'un autre côté, elle considéroit la santé menaçante du roi d'Espagne, par sa maigreur, ses vapeurs, sa mélancolie[3]; par conséquent le besoin qu'elle avoit d'un ministre fidèle à qui elle pût tout confier, lequel, pour pouvoir[4] lui donner ses conseils sans crainte, avoit

1. *Croyoient* corrige *croyoit* suivi d'un *p*.

2. Tribunal composé de magistrats à vie, sorte de sénat d'Athènes, dont les arrêts étaient sans appel et qu'on disait remonter à une très haute antiquité.

3. Ci-dessus, p. 255.

4. Saint-Simon avait d'abord écrit *pust* en interligne au-dessus de *p^r oster*, qu'il avait biffé; puis il a corrigé *pust* en *pour* et écrit *pouvoir* à la suite en interligne.

besoin nécessairement d'un bouclier tel que la pourpre romaine, pour le mettre à couvert de ceux qu'il ne pourroit éviter d'offenser. Mais[1], lorsqu'il écrivoit de la sorte, il avoit réduit tous les conseils à néant, dont il avoit pris, lui tout seul, les fonctions, les places, le pouvoir. Il n'avoit pas craint de le mander à tous les ministres que l'Espagne tenoit au dehors, avec défense de rendre aucun compte à qui que ce soit qu'à lui seul des affaires dont ils étoient chargés, et de ne recevoir ordre de personne que de lui, ainsi qu'il se pratiquoit dans tout l'intérieur de la monarchie. Il voyoit aussi les choses de trop près pour pouvoir se flatter que, la reine venant à perdre le roi, ce qui n'avoit alors qu'une apparence fort éloignée, les Espagnols, qui abhorroient sa personne et le gouvernement étranger, qui n'aimoient guères mieux une reine italienne qui n'étoit pas la mère de l'héritier présomptif et nécessaire, qui n'avoit eu aucun ménagement pour eux, et assez peu pour ce[2] prince qui leur étoit si cher, se laissassent subjuger une seconde fois par une reine et un ministre étrangers, qui n'auroient plus le nom du roi pour couverture, pour prétexte et pour bouclier. Il n'y avoit pas si longtemps que la minorité de Charles II étoit passée, pour avoir oublié que les seigneurs, ayant don Juan à leur tête, firent chasser les favoris et ministres confidents de la reine mère et régente, fille et sœur d'empereurs, par conséquent elle-même de la maison d'Autriche, le P. Nithard à Rome, Vasconcellos aux Philippines, et lui ôtèrent toute son autorité[3]. Mais tout

1. A partir d'ici, Saint-Simon ne suit plus Torcy; toutes ces considérations et réflexions sont le propre de notre auteur. Il ne reprendra la paraphrase des Mémoires du ministre que trente lignes plus loin.

2. *Ce* est en interligne, sur *un*, biffé.

3. Saint-Simon a déjà fait allusion, à deux reprises différentes (tomes III, p. 86-88, et IX, p. 141-143), à ces coups d'état successifs du second don Juan en 1669 et 1677 contre les ministres de la reine régente Marie-Anne d'Autriche, fille de l'empereur Ferdinand III et sœur de Léopold, et nous remarquons qu'il persiste encore ici dans sa

étoit bon à Alberoni pour leurrer le Pape et l'amener au point où il vouloit le réduire, qui étoit de le déclarer cardinal sans plus de délai. Reste à voir ce que c'est qu'une dignité étrangère qui met à l'abri de tout, par conséquent qui permet et qui enhardit à entreprendre tout. C'étoit[1] aussi l'usage qu'Alberoni se proposoit bien de faire de cette dignité, après laquelle il soupiroit avec tant d'emportement, s'embarrassant très peu d'ailleurs des succès[2] de tant de négociations, dont les événements à venir étoient si importants à l'Espagne, et faisoient le principal et peut-être le seul objet du roi et de la reine d'Espagne.

Réflexion sur le cardinalat.

Pour plaire à Stanhope[3], il vouloit accorder le congé à Monteleon, qui le demandoit, fatigué de n'être instruit de rien, du changement à son égard[4] des ministres restés à Londres depuis le départ pour Hanovre, et d'être mal payé de ses appointements. Quoiqu'il aimât mieux Beretti, son compatriote, il le laissoit sans aucune instruction à la Haye sur ce que la France y traitoit. L'abbé Dubois, qui, après avoir arrêté l'alliance à Hanovre, étoit venu à la Haye pour le conclure et le signer[5], et pour aider à Châteauneuf à y faire entrer les États-Généraux, assuroit Beretti qu'il n'y avoit rien dans ce traité que de conforme aux intérêts du roi d'Espagne; lui et Châteauneuf l'avertissoient que la Hollande[6] avoit résolu de faire avec l'Empereur une alliance particulière; qu'il étoit à craindre que son exemple n'y entraînât les autres pro-

Alberoni veut sacrifier Monteleon à Stanhope et laisser Beretti dans les ténèbres et l'embarras; veut traiter avec les Hollandois à Madrid; fait divers projets sur le commerce et sur les Indes; se met à travailler

confusion entre le ministre portugais Vasconcellos et le ministre espagnol Valenzuela.

1. Cette dernière phrase du paragraphe est prise de nouveau à Torcy (p. 955-956), Saint-Simon ayant achevé sa digression.

2. Notre auteur avait d'abord mis *de l'evenem^t*; il a corrigé *de* en *des*, biffé *l'evenem^t*, et écrit *succés* en interligne.

3. Ici *Stanthope*. — Mémoires de Torcy, p. 956-959.

4. Les mots *à son égard* ont été ajoutés en interligne.

5. Pour conclure et signer le traité; ci-dessus, p. 341-342.

6. La province de Hollande, comme la suite va le montrer et comme le disait expressément Torcy.

à la marine et aux ports de Cadix et du Ferrol.

vinces de cette république; qu'ils devoient tous trois travailler de concert à la traverser; qu'il étoit nécessaire qu'il parlât fortement là-dessus aux bourgmestres d'Amsterdam et de Rotterdam[1]. Beretti, qui étoit très défiant, et qui étoit livré à lui-même parce qu'il ne recevoit aucune instruction d'Alberoni, comme on l'a remarqué, se figura que le but des ambassadeurs de France étoit de confirmer de plus en plus la validité des Renonciations, d'employer toutes sortes de matériaux pour en consolider l'édifice, engager le roi d'Espagne dans l'alliance qu'ils étoient sur le point de signer avec l'Angleterre et la Hollande, et à donner lui-même par là une nouvelle approbation et une nouvelle force au traité d'Utrecht.

Dans une conjoncture qui lui sembloit si délicate[2], Beretti déplaisoit d'autant plus à Alberoni, qu'il lui demandoit des ordres précis, que ce confident de la reine ne lui vouloit pas donner. Il lui reprochoit son inquiétude et sa curiosité. Il l'avertissoit de se régler sur l'indifférence que le roi et la reine d'Espagne témoignoient sur les alliances négociées par la France, de ne pas chercher à pénétrer au delà des instructions qu'on lui vouloit bien donner, de se souvenir que c'étoit à Madrid qu'ils vouloient traiter si la Hollande vouloit faire avec l'Espagne une alliance d'autant plus avantageuse que le roi avoit pris la résolution d'admettre désormais tous les étrangers au commerce des Indes, de ne faire aucunes représailles sur les marchandises embarquées en temps de paix, moyennant de leur part l'engagement réciproque de n'attaquer aucun vaisseau revenant des Indes, et, si ce projet s'exécutoit, donner à tout commerçant étranger voix dans la junte générale que le roi établiroit à Cadix pour le commerce. Le projet étoit de supprimer en même temps la

1. Ces deux villes étaient les plus importantes de la province de Hollande.

2. Mémoires de Torcy, p. 960-963.

contractation de Séville[1], d'abolir l'indult[2] qu'on imposoit depuis longtemps sur les vaisseaux qui revenoient des Indes, au lieu duquel on établiroit un tarif certain sur les retours des flottes. Le dessein étoit aussi d'armer huit vaisseaux, pour lesquels on attendoit les agrès de Hollande pour la fin de l'année, qui devoient partir en avril, de faire apporter tout le tabac à Cadix, vendu désormais sur le seul compte du roi, dont on faisoit espérer un profit du double, dont on verroit l'effet en 1718, et qu'en attendant on[3] offroit déjà pour l'année 1717 une augmentation de trois cent mille écus. Alberoni se flattoit de rendre le commerce d'Espagne plus florissant que jamais par sa prévoyance, et par la plénitude d'autorité qui lui seroit confiée[4], et il commença à la fin de cette année 1716 à faire travailler aux ports de Cadix et de Ferrol en Galice[5], dont la situation est admirable, sur lequel on avoit de grandes vues, et le lieu principal où on se proposoit de bâtir des vaisseaux[6].

Un autre projet, proposé par le prince de Santo-Buono

1. On appelait *contractation,* en Espagne, un « tribunal établi pour les affaires et le commerce des Indes occidentales » (*Dictionnaire de Trévoux*). Établi d'abord à Séville, il fut transféré à Cadix en mai 1717 et réorganisé (*Gazette,* 1717, p. 283).

2. « Les marchands appellent *indult* les droits et péages que le roi d'Espagne prend sur les marchandises des particuliers qui arrivent de l'Amérique par la flotte et les galions » (*Dictionnaire de Trévoux*). Il était de six pour cent en 1709 et se levait même dans les ports de France (*Correspondance des contrôleurs généraux,* tome III, n° 373). Voyez aussi le *Journal du marquis de Torcy,* publié par Frédéric Masson, p. 272, et Baudrillart, *Philippe V et la cour de France,* tome III, p. 578-579. Voyez aux Additions et Corrections.

3. La compagnie fermière.

4. Nous ne connaissons tous ces projets que par les Mémoires de Torcy ; il n'en est point parlé dans la correspondance du duc de Saint-Aignan.

5. Ci-dessus, p. 338.

6. Dans une lettre du 28 décembre (vol. *Espagne* 253, fol. 299), l'ambassadeur signalait les grandes installations que le gouvernement espagnol projetait de faire dans les ports de l'Océan.

Caracciloi, vice-roi du Pérou[1], homme de beaucoup d'esprit et de mérite, fut de démembrer de son commandement les provinces de Santa-Fé, Carthagène, Panama, Quito, la Nouvelle-Grenade[2], pour en faire le département d'un troisième vice-roi, résident à Santa-Fé[3], et cela fut approuvé du roi d'Espagne. Le marquis de Valero, vice-roi du Mexique[4], donnoit aussi de grandes espérances ; il vouloit être regardé comme attaché à la reine. C'étoit de ce nom qu'Alberoni appeloit ses amis, et ce fut de ceux-là dont il tâcha de remplir les places subalternes lorsqu'il changea tous ces postes au commencement de 1717.

Abus réformés dans les finances, dont Alberoni tire avantage pour hâter sa promotion, et redouble de manèges, de promesses, de menaces, d'impostures et de toutes sortes d'artifices pour y forcer le Pape ; bien secondé par

Les abus étoient grands, et les prétextes ne manquoient pas de faire les retranchements qu'il méditoit[5]. Plusieurs conseillers du conseil des Indes, trouvés en grandes fraudes, furent chassés, et plusieurs juntes de finances supprimées. Alberoni comptoit que de ces dépenses épargnées le roi d'Espagne tireroit plus de deux cent cinquante mille écus par an. Bien des gens se trouvoient intéressés dans ce bouleversement ; ainsi Alberoni, tirant un mérite de sa hardiesse à l'entreprendre, se fondoit en nouvelles raisons, toutes modestement résultantes du seul intérêt du service du roi, de le garantir de la vengeance de tant de gens si irrités, et ce moyen étoit unique, c'est-à dire d'être promptement revêtu de la pourpre. De là nouveaux ressorts et nouveaux manèges employés à Rome

1. Carmen-Nicolas Caraccioli, prince de Santo-Buono : tome VIII, p. 150. Nous l'avons vu nommer à ce poste en 1711 : tome XXII, p. 143.

2. Toutes ces provinces, qui formaient toute la partie nord de la vice-royauté du Pérou en bordure de l'Océan Pacifique à l'ouest et du golfe du Mexique au nord, composent de nos jours les républiques de l'Équateur avec Quito pour capitale, de Colombie ou Nouvelle-Grenade, de Panama, et partie de celle du Vénézuela.

3. Santa-Fé, ou plutôt Santa-Fé-de-Bogota, est actuellement la capitale de la Nouvelle-Grenade.

4. Balthazar de Sotomayor Zuniga y Guzman, marquis de Valero : tome XXVI, p. 177.

5. Mémoires de Torcy, p. 963-969.

Aubenton ; son adresse.

pour vaincre la lenteur du Pape, qui de son côté vouloit des modifications à son gré sur ce qui avoit préliminairement été convenu sur les différends des deux cours avec Aldrovandi à Madrid, et remettre cette affaire à Rome à une congrégation. Le premier ministre et le confesseur, qui seuls s'en étoient mêlés, menacèrent à leur tour d'une junte sur ces affaires, qui feroit voir au Pape la différence de sa hauteur et de son opiniâtreté d'avec la conduite de deux hommes dévoués au saint-siége, et qui pour cela même encourroient[1] toute la haine de cette junte et de l'Espagne entière. Alberoni, que rien ne pouvoit détourner de son unique affaire, avoit soin de faire dire au Pape qu'il ne craignoit aucune opposition à son chapeau de la part de la France ; et, comme les mensonges les plus grossiers ne coûtoient rien là-dessus ni à lui ni au P. Daubenton, il se vanta au Pape de toute l'estime du Régent, dont il le faisoit assurer souvent, et même lui avoit fait mander par le P. du Trévou que Son Altesse Royale desiroit entretenir directement avec lui une secrète correspondance de lettres. La confiance du Pape et de la cour de Rome en Daubenton, sûre de son abandon à son autorité et à ses maximes par les effets, ne put être obscurcie par les efforts de Giudice[2], qui ne craignoit pas d'assurer le Pape que ce fourbe le trompoit, et qu'il étoit capable de sacrifier son baptême à la conservation de sa place. Ce jésuite ne laissoit pas d'avoir moyen de faire passer à Rome ses sentiments particuliers, et par là ne craignoit point qu'il lui fût rien imputé de[3] ce que Rome trouvoit contre ses maximes dans ce que le roi d'Espagne le chargeoit d'y écrire. Ainsi le Pape insistant sur l'entière exemption de toute imposition de tous les biens patrimoniaux des

1. Écrit *encoureroient*.
2. La partie des Mémoires de Torcy, où Saint-Simon prend le sujet de tout ce qui va suivre, jusqu'à la fin du paragraphe, est écrit de la main du ministre dans le manuscrit de la Bibliothèque nationale.
3. Ce *de* surcharge l'abréviation de *que*.

ecclésiastiques d'Espagne[1], Aubenton lui fit savoir nettement que cet article ne s'obtiendroit jamais, non pas même avec aucun équivalent, parce que l'intention du roi d'Espagne n'étoit pas d'augmenter par là ses revenus, mais de soulager ses sujets à supporter les taxes qui grossissoient, et qui retomboient sur eux, à mesure que les ecclésiastiques, exempts d'en payer aucune, acquéroient des biens laïques. Aubenton revenoit après à dissuader le Pape de mettre aucunes de ces choses convenues à Madrid avec Aldrovandi en congrégation, et à le menacer de les voir renvoyer à une junte en Espagne, dont il verroit le terrible effet. Il ajoutoit que le retour d'Aldrovandi en Espagne étoit nécessaire, mais avec la grâce si instamment demandée[2], le chapeau d'Alberoni, si le Pape vouloit obtenir toute sorte de satisfaction, qui ne lui seroit donnée qu'à ce prix ; que la reine, irritée de tant de délais, étoit capable de se porter à toutes sortes d'extrémités ; que le ressentiment de se croire amusée et méprisée alloit en elle jusqu'à la fureur, sans qu'Alberoni, qui la voudroit calmer au prix de son sang, osât plus lui ouvrir la bouche, surtout depuis que, ayant osé lui faire un jour[3] quelque représentation, elle l'avoit fait taire et lui avoit dit qu'elle voyoit bien que six mois et un an de retardement ne lui faisoit rien, mais qu'un moment de retardement faisoit beaucoup à sa dignité et blessoit son honneur[4]. C'étoit par de tels artifices qu'Alberoni comptoit persuader le Pape de sa tranquillité sur le moment de sa promotion ; qu'il ne la desiroit prompte que pour l'intérêt du Pape, et que tout sujet qu'il enverroit à Madrid seroit sûr d'y réussir, s'il y trouvoit contente du Pape la reine qui pouvoit tout. Il est vrai qu'elle étoit altière et qu'elle s'offensoit fort aisément.

La reine d'Espagne altière,

1. Ci-dessus, p. 335-336.

2. « Mais il falloit qu'il revînt avec la grâce, etc. », disait Torcy.

3. Après *jour*, Saint-Simon a biffé un second *luy faire*.

4. Ceci est au style direct dans le manuscrit de Torcy.

Elle[1] le fit vivement sentir à la duchesse de Parme sa mère, qui de son côté ne l'étoit pas moins ; il ne s'agissoit néanmoins que de bagatelles; mais la parfaite intelligence ne revint plus. Le duc de Parme, son oncle et son beau-père, en sentit un autre trait pour ne l'avoir pas avertie à temps du sujet de l'envoi du secrétaire Ré[2] de Londres à Hanovre. Il se trouva plus flexible que la duchesse sa femme; il s'excusa et dissipa cette aigreur.

et le fait sentir au duc et à la duchesse de Parme.

Alberoni[3], qui avoit un commerce direct de lettres avec Stanhope, vouloit traiter avec l'Angleterre et la Hollande, laisser à Beretti le soin de débrouiller le plus difficile avec les États-Généraux, et se réserver la gloire d'achever à Madrid le traité avec Ripperda. Beretti sentoit le poids de ce qu'on exigeoit de lui, et en représentoit toutes [les] difficultés. Il savoit par le Pensionnaire même qu'il croyoit de l'intérêt de ses maîtres de traiter avec l'Empereur avant de traiter avec l'Espagne, et Beretti le soupçonnoit de ne vouloir remettre la négociation à Madrid que pour la retarder, et parce[4] qu'il seroit plus maître de donner ses ordres à Ripperda, que d'une négociation qui se traiteroit à la Haye; mais l'Empereur ne répondoit point à l'empressement de ce même Heinsius, et ne faisoit aucune réponse aux propositions que les États-Généraux lui avoit faites[5]. La première étoit de modérer le nombre de troupes qu'ils devoient fournir pour la défense des Pays-Bas catholiques, s'ils étoient attaqués. Ils étoient engagés par le traité de Barrière à fournir en ce cas huit mille hommes de pied et quatre mille chevaux; ils vouloient plus de proportion entre ces assistances et leurs forces, et des secours conformes aux

Peines de Beretti. Heinsius veut traiter avec l'Empereur avant de traiter avec l'Espagne.

Conditions proposées par la Hollande à l'Empereur, qui s'opiniâtre au silence.

1. Cette phrase relative au différend de la reine avec sa mère est prise à un autre passage antérieur des Mémoires de Torcy; voyez ci-dessus, p. 262.

2. Ci-dessus, p. 277.

3. Mémoires de Torcy, p. 969-973. — 4. *Parce* est en interligne.

5. Ci-dessus, p. 339.

conjonctures sans spécification[1]. En second lieu, ils demandoient qu'il plût à l'Empereur de spécifier les princes qu'il prétendoit comprendre dans l'alliance, et, en troisième lieu, l'observation exacte de la neutralité d'Italie. Enfin ils refusoient de s'engager dans ce qui pourroit arriver au delà des Alpes et dans la guerre contre les Turcs. Nonobstant le silence de l'Empereur sur ces propositions, ses ministres étoient fort inquiets de l'alliance prête à conclure entre la France, l'Angleterre et la Hollande, et ils n'oublioient rien à la Haye ni même à Paris pour la traverser. Hohendorff continuoit à voir Bentivoglio, et, quoique encore sans ordre de Vienne, il pressoit ce nonce d'insinuer au Prétendant de ne point sortir d'Avignon, dans l'opinion que cela dérangeroit ce qui avoit été concerté, et causeroit une rupture. Le nonce l'espéroit de même, et goûtoit avec plaisir tous les avis qu'on lui donnoit des difficultés qui s'opposoient à la signature du traité, et sa rupture comme un moyen infaillible de ranger le Régent au bon plaisir du Pape sur l'affaire de la Constitution.

Manèges des Impériaux et de Bentivoglio pour empêcher le traité entre la France, l'Angleterre et la Hollande.

1. Par l'article III du traité de Barrière, les États-Généraux s'étaient engagés à fournir les deux tiers des troupes nécessaires à la défense du pays ; mais il n'y avait pas eu de chiffre spécifié pour le cas de guerre, chacune des deux parties contractantes devant agir suivant les circonstances. On ne comprend donc pas la réclamation dont parle Saint-Simon, copiant Torcy.

APPENDICE

PREMIÈRE PARTIE

ADDITIONS DE SAINT-SIMON

AU *JOURNAL DE DANGEAU*

1338. *Raisons qui poussent le Régent à rechercher l'alliance de l'Angleterre.*

(Page 6.)

13 mars 1716. — Dès les premiers jours de la Régence, le duc de Noailles, Canillac, à qui le premier faisoit croire ce qu'il vouloit à force de servitudes et de louanges, et l'abbé Dubois, lors joint à eux, avoient mis dans la tête de M. le duc d'Orléans que le roi Georges, étant usurpateur d'Angleterre, étoit aussi de tous les potentats celui dont il devoit le plus rechercher l'amitié pour en être assisté, en cas de mort du Roi, pour la succession à la couronne, dont il seroit usurpateur aussi, et M. le duc d'Orléans, qui aimoit les voies obliques et se laissoit aisément entraîner, se livra tellement à cette idée, qu'elle le mena bien loin depuis, et son abbé au but où il commençoit dès lors à avoir l'audace de tendre. Le roi Georges, qui sentoit sa foiblesse et de quel poids étoit à l'Angleterre la position de la France pour y exciter et y soutenir une révolution, n'oublioit rien par Stair, son ambassadeur et le plus audacieux des hommes, pour faire sur le Régent et sur ceux qui l'approchoient le plus toutes les impressions de terreur, et d'autre part lui montrer tous les avantages de son amitié et d'une union personnelle intime, mais dont, par la constitution du gouvernement de l'Angleterre, ce roi ne pouvoit l'aider fortement qu'en conséquence de celles d'État à État, et des convenances de l'Angleterre. L'adresse fut que, la France n'ayant rien de présent à tirer de Georges, celui-ci exigea de fortes arrhes de cette naissante liaison, qui le missent au large et en pleine autorité. Le premier lui fut aisément accordé comme une suite de ce qui avoit été commencé sous le feu Roi, c'est-à-dire l'expulsion du roi Jacques et de tous ses adhérents, et on verra

peut-être dans ces Mémoires[1] jusqu'à quel excès ce premier pas fut porté par M. le duc d'Orléans. Le second suivit bientôt, par la rupture ouverte avec tout le parti de la reine Anne, si favorable à Jacques, et dont Georges, sûr de la France, devint le persécuteur à découvert. C'étoit pourtant ce parti qui avoit sauvé la France par la séparation de l'Angleterre d'avec ses alliés, par sa paix particulière et par l'influence prompte et entière qu'elle eut à la paix générale, de laquelle jusque là nous nous étions trouvés si éloignés, même aux conditions les plus dures. De ces engagements pris avec l'Angleterre, en résultèrent incessamment et successivement d'autres plus forts. On empêcha d'ici, par deux fois, l'invasion du roi Jacques soutenue de l'Espagne et du Nord; on anéantit ce qui nous restoit de marine; on abandonna le commerce et on le fit abandonner à nos sujets qui le faisoient pour leur compte par de puissants armements; enfin, on rompit avec l'Espagne pour brûler sa marine naissante, et la réduire à recevoir la loi de l'Angleterre dans le Nouveau Monde. De là les traités de mutuelle garantie des Renonciations d'une part, et de la succession dans la ligne protestante de l'autre, et tant d'autres mystères d'État qui nous éloignèrent de toute union avec l'Espagne pour un temps, après l'avoir tant maltraitée, et qui nous rendirent funestement sourds aux desirs si vivement continués de la Moscovie naissante et brûlante de nous avoir pour amis, par la jalousie que son commerce, qui commençoit à fleurir, donna à l'Angleterre, et par la haine personnelle des deux monarques, depuis l'insigne perfidie du roi Georges au czar Pierre. Tout le fruit que la France en retira fut le chapeau du cardinal Dubois, procuré par la protection personnelle du roi Georges auprès de l'Empereur, qui en fit à Rome son affaire, et qui l'arracha; après quoi, tout-puissant premier ministre, il devint l'esclave de l'Anglois pour une pension comme de quarante mille livres sterling, dont l'excès marquoit bien l'excès des besoins. Dubois, mort trois mois seulement avant son maître, et Monsieur le Duc devenu le maître de l'État en apparence, et la trop fameuse Mme de Prye en effet, elle eut à l'instant la même pension que touchoit le cardinal, et ne la mérita pas moins, tant que dura sa funeste toute-puissance. C'est en est assez pour montrer, une fois ici pour toutes, l'enchaînement de notre déplorable aveuglement pour l'Angleterre, que par d'autres moyens elle a su prolonger longtemps encore sous un ministère incapable de concevoir, mais qui excèdent trop loin les bornes de ces Mémoires pour que ces Notes ne soient pas dispensées d'y entrer.

1339. *Le cardinal de Noailles bénit la chapelle des Tuileries.*

(Page 66.)

30 mars 1716. — Le cardinal de Noailles avoit béni la nouvelle chapelle de Versailles par décision du feu Roi, contre le cardinal de Jan-

1. Le Journal de Dangeau.

son, grand aumônier, présent à la cour et fort bien avec le Roi. La dispute étoit donc jugée; mais c'étoit leur temps et celui de toutes espèces de prétentions.

1340. *Prétentions du Grand Prieur pendant la Régence.*
(Page 68.)

10 avril 1716. — On a vu dans le courant de ces Mémoires quel étoit ce Grand Prieur, ses diverses et vilaines aventures, et les deux dernières qui l'achevèrent de déshonorer et de le brouiller avec le duc de Vendôme son frère, avec lequel il avoit toujours été si uni, et qui le perdirent enfin sans retour auprès du feu Roi, après le combat de Cassan, où sa poltronnerie fut si étrangement mise au net par lui-même, comme sa friponnerie l'avoit été par son pillage du bien de son frère, qu'il avoit ruiné de concert avec l'abbé de Chaulieu, auxquels M. de Vendôme se fioit de tout. Ce Grand Prieur étoit habitant à Lyon lorsque le Roi mourut, et tout aussitôt compta venir faire une grande figure. Il ne vouloit pas moins que le rang et la parité des princes du sang, et entrer au conseil de régence dans toutes les affaires. Il ne se trompoit pas beaucoup. C'étoit le plus effréné débauché de son temps, le plus égal, le plus persévérant, le plus à découvert, et comme il avoit le corps aussi bon que l'âme et le cœur pervers, il étoit parvenu à être le doyen de tous, et à pouvoir se vanter, avec vérité, qu'il y avoit plus de quarante ans qu'il ne s'étoit couché qu'ivre. Qui le croiroit et qui ne frémiroit de ce que peut l'habitude de la mauvaise compagnie et le fanfaronisme de débauche? C'étoit, et à ces titres, l'homme qui imposoit le plus à M. le duc d'Orléans. Il le respectoit comme un grand évêque respecte un Père de l'Église, auquel il voudroit bien pouvoir ressembler, mais dont il sent avec humilité toute sa dissimilitude, qu'il essaye de diminuer, sans pourtant oser lever les yeux qu'avec admiration sur un modèle si disproportionné. Tel à la lettre étoit le Régent sur le Grand Prieur, à qui il pardonnoit jusqu'à la lâcheté, qu'il haïssoit et qu'il méprisoit tant en tout autre, en faveur de l'uniformité et de la rare continuité de sa débauche tête levée. Un trait du Grand Prieur que M. le duc d'Orléans racontoit volontiers, et qu'il ne racontoit jamais sans vénération, achèvera ce coup de pinceau. Dans un de ses exils, car il en avoit essuyé plusieurs en sa vie, il s'en alla en Angleterre; il étoit jeune et un des hommes de son temps des mieux faits et du visage le plus agréable. Il donna dans la vue de la duchesse de Cleveland, maîtresse déclarée de Charles II, qui en avoit des enfants reconnus; elle plut aussi au Grand Prieur, et leurs affaires se menèrent bon train. Le roi d'Angleterre en fut jaloux; le Grand Prieur n'en fit que rire, et affecta de mener les choses tambour battant. Tant fut procédé que le roi lui défendit son palais; c'est en Angleterre tout ce que les rois peuvent en genre d'exil. Le Grand Prieur, qui le savoit bien, obéit; mais il ne manqua aucune occasion de se présenter partout ailleurs devant le roi d'Angleterre, et

surtout de se mettre à la comédie toujours vis-à-vis de lui. Cette insolence le piqua d'autant plus qu'il étoit trop amoureux de sa maîtresse pour la chasser. Il fit parler au Grand Prieur sur tous les tons par ses amis en manière de conseil, par d'autres en menaces, enfin jusqu'à lui faire offrir de l'argent pour s'en aller: rien ne put faire quitter prise à l'insolent Grand Prieur, jusqu'à ce que le roi d'Angleterre, poussé à bout, et qui personnellement fut toujours ami du feu Roi, le pria tout franchement d'envoyer au Grand Prieur un ordre positif et précis de repasser en France, et de la sorte il s'en délivra. M. le duc d'Orléans ne se lassoit point de rire du dépit du roi d'Angleterre et d'admirer la hardiesse du Grand Prieur. M. de Saint-Simon, qui ne pensoit pas de même, lui répondit un jour qu'il croyoit entendre un bourgeois de quelque république, et non pas un prince, petit-fils et neveu de deux grands rois, et qui étoit moins éloigné de la couronne que Henri IV lorsqu'il y étoit parvenu. Le prince, qui sentoit tout avec beaucoup d'esprit et de finesse, demeura sans repartie et ne lui en reparla plus. Les ducs, qui virent le Grand Prieur de retour et prendre au Palais-Royal les plus grands airs, surent que non seulement il vouloit entrer au conseil de régence et les y précéder, mais qu'il en avoit parole. Ils en parlèrent deux ou trois au Régent, lui déclarèrent qu'ils sortiroient du Conseil à l'instant, et paraphrasèrent si bien et le choix et le troc, que le Régent n'osa passer outre et qu'il le déclara même au Grand Prieur, qui le trouva bien mauvais, mais qui s'en avantagea par toutes les entreprises hardies qu'il tenta, que le Régent souffrit tant qu'il put, mais qu'à chaque usurpation telle que celle-ci, tantôt les princes du sang et quelquefois les ducs lui firent retrancher pour l'avenir, et dont il sut se dédommager par l'argent immense qu'il sut tirer de ses adresses et de ses bassesses auprès de Law, dont il devint bientôt le meilleur ami, et de la facilité pour lui de M. le duc d'Orléans.

1341. *La duchesse de Béthune, née Foucquet.*

(Page 71.)

14 avril 1716. — Cette duchesse de Béthune, mère du duc de Charost qui fut depuis gouverneur de Louis XV, et fille du malheureux surintendant Foucquet, étoit une personne de mérite et de beaucoup de vertu, mais de peu d'esprit, et qui toutefois étoit devenue un personnage parmi le petit troupeau de la fameuse Guyon. dont elle fut la disciple la plus favorite, et qui pour cela fut considérée d'eux tous avec une vénération singulière, et des soins, des attentions infinies pour eux tous, et une liaison la plus étroite. M. Colbert avoit perdu son père; mais, par ce recoin de doctrine commune, les filles de M. Colbert étoient ses plus intimes amies et l'archevêque de Cambray leur directeur. On a vu en son lieu, dans ces Notes, quels établissements grands et solides la disgrâce de M. Foucquet valut à MM. de Charost en échange de la compagnie des gardes du corps, et on a vu ensuite

que le rang que la famille tenoit dans cette gnose leur valut le retour de cette même charge, sans que le Roi y eût d'autre part que sa complaisance pour Mgr le duc de Bourgogne. Ainsi cette femme pieuse à sa mode, et malheureuse en père et en prophétesse, fit par l'un et par l'autre la plus grande fortune à la maison où elle étoit entrée, sans bouger de sa chambre et de son oraison.

1342. *L'abbé de Vassé.*

(Page 72.)

11 avril 1716. — Cet abbé de Vassé étoit fort vieux, considéré, grand homme de bien et qui avoit refusé d'être évêque.

1343. *Diminution de la durée des deuils.*

(Page 77.)

10 juin 1716. — Mme la duchesse de Berry, lasse à son âge d'un nombre de grands deuils qui s'étoient succédé les uns aux autres sans presque aucun intervalle, fut cause de cette ordonnance, prétextée de l'intérêt du commerce et des marchands. On a depuis diminué encore les deuils, parce qu'en France on aime les extrêmes. La vanité qui fait porter des deuils infiniment éloignés et de parentés souvent inconnues, a soutenu ceux-là, et, comme très courts par leur nature, on a pu les abréger quand on auroit dû les supprimer ; d'où il arrive qu'on ne porte plus le deuil des véritables parents, ou du moins avec une légèreté fort indécente, et qu'on le porte religieusement de tous ceux qui ne le sont plus, et de bien des gens qui n'ont jamais été parents. Le rare est que cette ordonnance des deuils venue de la régence de M. le duc d'Orléans est peut-être la seule observée qui en vienne.

1344. *Les dames d'honneur des princesses du sang sont admises dans la loge de la duchesse de Berry à l'Opéra.*

(Page 78.)

24 avril 1716. — Jamais dame d'honneur de princesse du sang n'avoit mangé avec une fille de France, ni mis le pied dans son carrosse, même de suite, ni dans sa loge ; mais c'étoit le temps des entreprises : un roi enfant, sans frères ni sœurs, sans fils ni filles de France, un régent timide à certains égards, facile sur tout, ennemi de toute dignité et qui n'en gardoit aucune, même pour soi, qui n'avoit qu'un fils unique qui ne pouvait être que premier prince du sang. Mlle de Charolois, faite exprès pour les entreprises, fit celle-ci, commencement de bien d'autres, et y réussit. On a vu depuis ces dames des princesses du sang disputer comme telles aux dames du palais de la reine et à sa suite les places en plus d'une occasion.

1345. *Les comédiens italiens rappelés en France.*

(Page 81.)

18 mai 1716. — Rouillé du Coudray, conseiller d'État, rustre fort débauché, mais avec de l'esprit et de la capacité, ami de plaisir du feu maréchal de Noailles, et que son fils avoit mis à la mode auprès de M. le duc d'Orléans pour les finances, lui persuada de faire venir une troupe d'Italiens, que leur impudente pièce, qui jouoit Mme de Maintenon à découvert, avoit fait chasser par le feu Roi, il y avoit fort long temps, depuis lequel il n'y avoit point eu à Paris de comédie italienne. Rouillé, sous M. le duc d'Orléans, fut le protecteur et le modérateur de celle-ci, qui d'abord fut à la mode, mais dont les ordures dégoûtèrent bientôt les honnêtes gens. Elle tomba fort, malgré ses appuis, et toutefois elle nous est demeurée jusqu'à présent.

1346. *Le Régent corrige la fatuité du maréchal de Montrevel.*

(Page 83.)

19 avril 1716. — Ces sortes de fatuité destituées de tout mérite, quand comme celle-ci elles l'étoient de tout en tout, n'alloient point au Régent, qui d'un mot de réponse, comme en cette occasion, les mettoit au net dans tout leur ridicule.

1347. *Le maréchal de Berwick refuse d'être sous les ordres du comte d'Eu en Guyenne.*

(Page 85.)

29 juin 1716. — Toujours usurpations ou du moins tentatives les plus nouvelles et les plus fortes et des princes du sang, et de ceux qui le vouloient être, plus que de qui que ce fût, et presque toutes les autres à leur instigation et à leur profit.

1348. *La banque de Law; Saint-Simon la désapprouve.*

(Page 92.)

13 novembre 1716. — Cette banque de Law, son système, ou Mississipi, ou, comme depuis on le nomma, Compagnie des Indes, a fait tant de bruit dans le monde et un renversement si général, qu'on ne croit pas devoir des notes sur ce qui compose une véritable histoire. Plusieurs de la Régence, qui y étoient contraires par rapport au Régent, qu'ils vouloient contredire en s'acquérant de la réputation, et les ennemis de ce prince n'osèrent, au fait et au prendre, s'y opposer ouvertement, et la plupart après en profitèrent à pleines mains. Le maréchal de Villeroy céda, mais n'en prit point, et le duc de Saint-Simon ne céda ni ne prit. Il tint, en opinant au conseil de régence, le

même discours qu'il avoit tenu au Régent, et dont il ne put jamais le faire départir : que la banque avoit bien du bon et de l'utile, en se tenant aux bornes exactes d'avoir toujours autant d'argent que de billets pour faire hardiment et sûrement face, ce qui doubloit tout l'argent de l'État ; qu'il en seroit d'avis dans une république ou dans un pays comme l'Angleterre, où le commerce, les subsides, la monnoie et tout ce qui est finance est pleinement républicain, mais qu'il n'en pouvoit jamais être d'avis en France, sous un pouvoir despotique, où un ministère détruit l'ouvrage du précédent, et où les goûts, les intrigues, les besoins de jeter, et l'avarice d'un favori ou d'une maîtresse renversent en un instant, et pour leur unique intérêt, ce qui ne peut être utile que par une administration sage et uniforme et une confiance publique que rien ne puisse ni tromper ni altérer.

1349. *Séjour à Paris du prince Emmanuel de Portugal.*

(Pages 99-100.)

16 mai 1716. — Le roi de Portugal étoit un prince dont la conduite étoit fort peu mesurée et qui avoit frappé ce frère, lequel, outré de ce traitement et ne croyant plus être en sûreté, prit le parti de voyager. Il ne fut recueilli en aucune sorte en notre cour, soit que, esclave de celle d'Angleterre, qui dominoit le Portugal et pour cela même flattoit ce roi dans toutes ses fantaisies particulières, on ne voulût pas le choquer ici en y traitant bien ce frère, soit que le Régent s'en sentît importuné et embarrassé pour le cérémonial et encore pour la dépense, si on s'étoit mis à le recevoir comme il convenoit, malgré l'incognito qui, depuis l'exemple de l'électeur de Bavière, étoit devenu un voile trop transparent. Le prince de Portugal fut donc à Paris avec peu de décence, tout comme un autre particulier ; aussi s'en lassa-t-il bientôt, ne vit le Roi, ni le Régent, ni les personnes royales. Je pense même qu'il ne vit point les princes du sang ni la bonne compagnie, et il partit soudainement malgré l'ambassadeur pour aller voir Vienne et faire quelques campagnes en Hongrie, où la guerre avec le Turc étoit sur le point de se déclarer.

1350. *Le jeune Roi fait visite au chancelier de Pontchartrain.*

(Pages 102-103.)

10 juin 1716. — Le Roi s'étant promené à l'Observatoire, et se remettant en chemin pour retourner aux Tuileries passoit nécessairement devant l'Institution [1]. Le maréchal de Villeroy, ami du chancelier de Pontchartrain, imagina fort dignement de faire voir au Roi un homme qui avoit su quitter une si grande fortune pour la retraite et la

1. L'Institution de l'Oratoire, où le chancelier de Pontchartrain était retiré.

soutenir si hautement, et d'honorer la vertu en faisant un honneur extraordinaire à celui qui en donnoit un exemple si nouveau. Il se souvint que, pour beaucoup moins, et pour une retraite toute domestique et dans un état ordinaire, le feu Roi avoit voulu que les enfants de France qui venoient se promener à Paris y vissent le vieux Beringhen, et que le duc de Beauvillier les y mena par son ordre. Le maréchal manda donc au chancelier de Pontchartrain que le Roi le vouloit aller voir, et qu'il alloit arriver. Le reclus, qui l'étoit fidèlement, sentit tout l'honneur; mais il n'en redouta pas moins l'importunité. Sa vraie et rare modestie, d'accord avec son parfait renoncement, le fit aller attendre le Roi sur sa porte dans la rue ; il ne put empêcher le Roi de mettre pied à terre ; mais il fit tant, à force de respects, que tout se passa sans entrer chez lui. Au bout d'un bon quart d'heure, il trouva moyen de remettre le Roi en carrosse, de le voir partir, et de se rendre en paix à sa chère solitude.

1351. *Châtiment de Langalerie.*

(Page 116.)

28 juin 1716. — On a vu en son lieu les désertions de Langalerie et de Bonneval des troupes de France et leur cause peu honorable. Langalerie, incapable de se contenter de rien et de vivre avec personne, et croyant mériter tout, quoique très simple gentilhomme et de capacité fort bornée, ne put durer chez l'Empereur. Il traita avec les Turcs; il fut pris sur le fait et traité selon ses mérites[1]....

1352. *L'archevêque de Tours Ysoré d'Hervault.*

(Page 151.)

9 juillet 1716. — Cet archevêque étoit un des plus estimés de France pour son savoir et pour sa vertu. Il avoit été auditeur de rote longtemps pour la France, et toujours dans Rome même très attaché aux libertés de l'Église gallicane; il le fut toujours étroitement à M. le cardinal de Noailles et aux prélats qui étoient unis dans l'affaire de la Constitution, qui perdit en lui un grand appui. Il étoit de bonne maison, ancienne et bien alliée, et qui avoit eu en divers temps des emplois distingués; c'étoit en un mot un excellent et courageux évêque, un vrai gentilhomme droit et vrai. Il étoit issu de germain du feu duc de Beauvillier et fort bien avec lui.

1353. *Le Parlement prétend précéder le Régent à la procession de Notre-Dame.*

(Page 167.)

15 août 1716. — L'exposition du fait dispense des réflexions, entre

1. La fin de cette Addition, relative au comte de Bonneval se trouvera ci-après, n° 1383.

un petit-fils de France et régent du royaume, le premier et sans égal même en rang après le Roi, et le parlement de Paris, cour de justice bornée comme les autres à son ressort, dont le conseil privé casse les arrêts, et qui ne peut s'assimiler ni prétendre représenter en rien les États généraux du royaume : aussi les présidents à mortier avoient-ils par degrés usurpé la préopinion d'abord sur les pairs, puis sur les princes du sang, après sur les fils de France, enfin sur Anne d'Autriche, lors reine mère et régente du royaume, lorsqu'en 1664 ils furent contradictoirement remis par le Roi à n'opiner qu'après les pairs et les officiers de la couronne, ce qui a toujours subsisté depuis. Le rare est que, en jouissant de cette préopinion, ils étoient restés en bas, découverts et à genoux pour opiner, tandis que les officiers de la couronne, les pairs et au-dessus, étoient en haut, assis et couverts pour opiner.

1354. *Ce que c'est que les pensions de Pontoise.*

(Page 181.)

23 août 1716. — Lorsque, dans la minorité du feu Roi, le Parlement se divisa pour et contre la cour, et le marqua, les uns par leur désobéissance en continuant de le tenir à Paris, les autres obéissant aux ordres de la cour et l'allant tenir à Pontoise, les principaux de ces derniers eurent six mille livres de pension, que le feu Roi continua assez ordinairement dans leurs familles, et c'est ce qui s'appelle des pensions de Pontoise.

1355. *Pouvoirs religieux ôtés aux jésuites par le cardinal de Noailles.*

(Page 183.)

18 août 1716. — Ce fut à un petit nombre de jésuites à qui les pouvoirs avoient été personnellement laissés qu'ils furent ôtés ; car leur interdit général étoit plus anciennement fait et du temps du feu Roi.

1356. *Le comte d'Évreux entre au conseil de guerre.*

(Page 184.)

19 août 1716. — Le comte d'Évreux vouloit faire sa charge, acquérir par là de l'autorité dans la cavalerie et se pousser par là plus loin. Cet intérêt lui parut mériter de l'emporter sur la chimère ; mais, pour lui ménager toujours un petit recoin, il imagina cette dernière place sans appointements ni titre de conseiller du conseil de guerre, pour y entrer au seul titre de sa charge, et point de son grade, et cacher sous le voile de la dernière place affectée celle dont sa vanité eût souffert encore plus. Rien d'uni dans ces Messieurs-là, et toujours des refuites en attente, faute de mieux.

1357. *M. de Coigny admis au conseil de guerre grâce à Saint-Simon.*

(Page 185.)

21 août 1716. — Coigny étoit mal sur les papiers du Régent. Il le lui fit sentir par le refus d'entrer au conseil de guerre; en cela plus malheureux qu'un autre. Au désespoir jusqu'aux larmes, il voulut vendre sa charge, et il en fit le marché. Il connoissoit peu le duc de Saint-Simon, dont la femme étoit parente proche de la sienne, qu'elle n'en voyoit pourtant pas plus souvent; mais, dans cette situation, des amis communs en parlèrent à Saint-Simon, et Mme de Coigny alla le trouver. Il voulut bien s'intéresser pour eux; Coigny l'alla voir et lui conter amèrement ses peines; Saint-Simon en eut beaucoup à l'empêcher de vendre, en lui remontrant ce qu'il deviendroit après s'être défait de ce qui étoit toute son existence pour le présent et son espérance pour l'avenir, et à la fin il lui persuada un mois de patience et de le laisser faire. Il entreprit la chose auprès de M. le duc d'Orléans, et en quinze jours il le fit entrer au conseil de guerre. Coigny ne l'oublia pas dans d'autres temps, et de ce moment critique dépendit sa fortune, qu'il a faite telle qu'on la voit, et en lui et en son fils tout à la fois.

1358. *Requête des princes du sang contre les bâtards.*

(Pages 190-191.)

18 août 1716. — Cette affaire, imprimée dans une suite de factums et de pièces de part et d'autre, est si connue et a fait tant de bruit qu'on n'en grossira ces Notes que pour des éclaircissements rares, qui ne se trouveroient peut-être pas ailleurs.

1359. *L'évêque de Noyon obtient l'abbaye de Saint-Riquier.*

(Page 195.)

5 novembre 1717. — Rochebonne, évêque-comte de Noyon, étoit un très pauvre homme de conduite, d'esprit et de biens; il n'avoit pas laissé de se comporter bien dans les affaires des ducs; mais, quand il fut question de la requête contre les bâtards, il saigna du nez tout plat. Le duc de Saint-Simon, n'en pouvant venir à bout, s'avisa enfin de lui promettre une grosse abbaye. L'évêque, qui le connoissoit homme vrai et sûr, se rendit et signa. Saint-Riquier en fut la récompense, et ce ne fut pas sans peine qu'il l'obtint pour ce pauvre prélat.

1360 et 1361. *Les duchés-pairies de Valentinois, de Villars-Brancas et de la Feuillade.*

(Page 197.)

3 septembre 1716. — On a vu ci-dessus que l'engagement étoit pris

par le feu Roi de faire duc et pair, par lettres nouvelles avec nouveau rang, le fils aîné de Matignon, sur la démission de M. de Monaco, son beau-père, qui n'avoit point de garçons, et ce n'en fut ici que l'accomplissement nécessaire. On a vu aussi en même temps quel étoit l'état des ducs de la Feuillade et de Brancas; on va voir ici comment ils furent élevés à la pairie. Le duc de Brancas étoit de ces hommes légers, à traits que rien n'arrête, non pas eux-mêmes[1], sans but que de se divertir, sans méchanceté, d'une imagination ravissante et quelquefois folle, qui ne se refusoit rien, aimable et plaisant, mais à qui il échappoit souvent de faire justice, à soi tout le premier, puis aux autres. Une débauche outrée et vilaine l'avoit séparé de presque tous les honnêtes gens, et, quoique ce ne fût pas celle de M. le duc d'Orléans, ce prince s'étoit toujours plu avec lui, et, devenu le maître, l'admettoit dans ses soupers et dans sa familiarité. Brouillé avec sa femme, qui étoit la vertu même, et que la misère avoit faite dame d'honneur de Madame, brouillé souvent avec ses enfants, brouillé surtout avec l'argent, dont il prenoit où il en pouvoit attraper, il étoit charmant avec qui ne le voyoit guères, et surtout avec qui n'avoit que faire à lui. Il avoit cédé son duché à son fils pour un très riche mais très vil mariage; sa belle-fille avoit infiniment d'esprit et d'intrigue. Ils se réunirent, et elle lui mit en tête de rendre leur état certain par des lettres nouvelles de duc et pair. Ils captèrent le procureur général Daguesseau, et le duc de Brancas, dont la faveur ne passoit guères la table, crut trouver une protection sûre dans celle de Canillac, son ami de tout temps et de toutes les heures. Canillac, de bonne maison assurément et qui jusqu'à la Régence n'avoit pas cru mieux, imagina depuis d'être d'une naissance au-dessus de tout, et la bonne opinion que de tout temps il avoit eue de lui-même crût alors au point le plus insupportable. De tout temps, il avoit été bien avec M. le duc d'Orléans, dont il prétendit à la mort du Roi devenir le Mentor, et le fut en effet à plus d'une reprise, jusqu'à ce qu'à la fin l'orgueil le rendit ingrat et insolent pour le Régent comme pour les autres, et le perdit ainsi, aidé par son ami le cardinal Dubois, qui le tint exilé à Blois, d'où il ne revint qu'après la mort de M. le duc d'Orléans. Il y gagna le mal caduc de rage, qui s'augmenta par n'être de rien à force d'avoir changé de camps, avec ce masque de probité, qui malgré lui ne dura guères, et il mourut dans le désespoir comme son ami la Feuillade, et le même jour que lui, après une longue reprise d'obscurité. C'est de lui que le duc de Brancas disoit que, comme les femmes ont des pertes de sang, Canillac en avoit une continuelle de morale; et en effet c'étoit un babil doctrinal intarissable et qui lassoit, quoiqu'il parlât très bien et avec beaucoup d'esprit, mais sans jamais laisser un moment le temps de parler à personne, pas même en affaires, ce qui l'en rendoit lui-même tout à fait incapable, et fort souvent ridicule. Comme il n'estimoit que

1. Même pas leur propre considération.

soi, qu'il prétendoit mettre tout à son point et donner le ton aux choses avec une hauteur, un mépris pour autrui, une haine pour ce qui le primoit, et une jalousie qui le rongeoit sans cesse; on en faisoit aussi tout ce qu'on vouloit à force de bassesses, d'admiration et de louanges, jusqu'à lui casser le nez avec l'encensoir. C'est à quoi le duc de Brancas ne put pas se ployer, par l'impétuosité de son imagination et la légèreté de son esprit; quelque résolution qu'il eût prise, il ne pouvoit lui passer bien des choses. Lui-même se donnoit pour un homme sans secret et incapable d'affaires, et fatigué un jour d'en être plaisanté par Canillac du haut de son mérite devant le Régent : « Cela peut être vrai, lui répondit-il ; mais la différence qu'il y a entre toi et moi, c'est que je suis une caillette gaie, et que tu es une caillette triste. » Voilà toute la compagnie à rire aux éclats, M. le duc d'Orléans plus que pas un, et Canillac dans une fureur qui ne lui sortit que par les yeux et lui mastiqua la bouche; aussi ne l'a-t-il jamais pu pardonner à Brancas. M. le duc d'Orléans ne fut pas si colère : des gens de province pressèrent le duc de Brancas de demander quelque chose qu'ils desiroient à M. le duc d'Orléans ; Brancas, ou pressé aussi d'un bon mot ou impatienté de tout ce qu'ils lui disoient de sa faveur pour l'exciter et le forcer : « J'en conviens, leur répondit-il, il a toutes sortes de bontés pour moi, et j'obtiens tout ce que je veux de M. le duc d'Orléans ; mais il a si peu de crédit auprès du Régent, mais si peu, si peu, que vous en serez étonnés et qu'on n'en peut rien espérer par cette voie. » M. d'Orléans sut ce sarcasme, il en rit le premier et ne le trouva point du tout mauvais. C'est encore le même duc de Brancas qui disoit de M. le duc d'Orléans, qu'il menoit les affaires en espiègle ; cela n'étoit pas mal vrai, et le prince en rit le premier. Mais en voilà assez pour caractériser deux hommes qui, chacun de différente facon, ont été comptés dans cette Régence : Canillac en personnage important et qui entroit dans les affaires et les conseils, et qui fut longtemps assez avant dans la confiance de M. le duc d'Orléans; l'autre par être dans sa plus grande et plus libre familiarité et dans ses plaisirs, et s'y faire craindre sans être méchant, mais par des traits fréquents et uniques qui le saisissoient, qu'il n'étoit pas le maître de retenir, qui réjouissoient le prince, et qui par les assistants se répandoient après dans le monde aux dépens de qui il appartenoit. Parlons maintenant de son affaire.

Revenu d'espérer en Canillac, qui le trompa toujours pour réserver tout son crédit pour son ami la Feuillade, et dont il découvrit le manége et la fausseté, qui les brouillèrent, n'espérant pas de pouvoir emporter une si grande affaire par lui-même, sa belle-fille se tourna vers le seul homme qu'elle y craignoit, et qui, s'il étoit favorable, étoit le plus capable de l'emporter et par son poids et son crédit auprès du prince, et par celui que lui donnoit en ce genre de grâce l'opposition à les voir faire, dont il ne s'étoit jamais caché. C'étoit le duc de Saint-Simon, dont la liberté étoit entière, même du temps du feu Roi, et qui avoit beau jeu contre celle-ci sur le mérite du père et du fils et sur la naissance de la belle-fille; toutefois elle essaya par la maréchale de Chamilly, la plus intime amie de sa belle-mère et qui l'étoit aussi de la duchesse de Saint-Simon, et par conséquent de son mari, qui n'étoient et ne furent jamais qu'un. La maréchale, qui à une vertu peu commune et toujours également soutenue joignoit toutes les qualités aimables et sûres de l'esprit et du cœur, se chargea d'en parler au mari et à la femme, et le fit efficacement. Saint-Simon considéra que M. de Brancas n'en étoit pas moins duc pour l'être d'une manière bizarre, que son ancienneté pouvoit embarrasser, qu'il valoit mieux s'en défaire une fois pour toutes par de nouvelles lettres et un nouveau rang de duc et pair qui le remît dans l'ordre commun et naturel, que de laisser des prétentions et une exclusion de tout éternelles. Il convint donc d'y travailler à cette condition; mais il voulut s'en bien assurer par celui-là même qu'elle regardoit; c'étoit le fils, parce que, le père s'étant démis de son duché, il n'y avoit que le fils qui fût susceptible de la pairie et non plus le père, comme il étoit arrivé au maréchal de Tallard. On prit donc rendez-vous chez la maréchale de Chamilly, où les ducs et duchesses de Villars et de Saint-Simon se trouvèrent. Là se fit l'explication et la convention nette et précise que, le duc de Villars étant fait pair et nouvellement duc parce que le parlement de Paris ne l'avoit point enregistré, et parce qu'on vouloit couper toute prétention d'ancienneté par ces lettres nouvelles. il prendroit la queue de tous, non-seulement dans tout ce qui regardoit la pairie qu'il n'avoit pas, et qui simplement enregistrée à Aix étoit une chimère inutile, mais même pour tout ce qui concernoit le rang de duc, c'est-à-dire dans toutes les cérémonies de la cour en général, et spécialement de l'ordre du Saint-Esprit, où les ducs non pairs même, mais vérifiés, précèdent les ducs et pairs moins anciens qu'eux. Cela fut nettement expliqué par le duc de Saint-Simon au duc et à la duchesse de Villars, répété par la maréchale de Chamilly, pour marquer qu'elle l'entendoit de même, et que c'étoit de cela précisément dont elle s'étoit chargée de faire la proposition et à cette condition expresse, enfin repris en mêmes termes par le duc de Villars, qui en convint, réitéra cette même condition, et donna à la maréchale et au duc sa parole positive de s'en contenter et de ne faire jamais en aucun temps, occasion, cérémonie quelconque, rien de contraire à cet engagement, qu'il acceptoit et promettoit, et dont il donnoit sa foi et sa parole. Il ajouta, comme il avoit été convenu entre eux par la maréchale, qu'il se chargeoit et répondoit de son père là-dessus; qu'il prioit M. de Saint-Simon d'expliquer cette condition à M. le duc d'Orléans, que lui et son père lui répéteroient, et qu'il trouvoit bon qu'elle devînt publique en même temps de l'enregistrement des nouvelles lettres de duc et pair auxquelles, à cette condition, M. de Saint-Simon vouloit bien s'intéresser. Après une convention si nette, si claire et si précise, M. de Saint-Simon ne crut pas devoir exiger rien par écrit. Il[1] fut la dupe de sa

1. Ici se trouve dans le manuscrit un assez long passage que les édi-

droiture et de sa franchise, et le fut encore de l'appui de la raison, des règles et du droit qui, indépendamment de cette convention et de cette parole si nette, si expliquée, si positive, ne laissoient aucune ressource de prétention à M. de Villars. M. de Saint-Simon n'avoit aucune habitude avec lui ni avec son père avant qu'il fût question de ceci. Le père le vint voir deux ou trois fois et dîner chez lui ensuite; le fils y vint encore moins. Sa vie n'avoit pas été meilleure que celle du père du côté de la débauche, quoique moins affichée, et, s'il n'avoit pas poussé la guerre loin, il avoit bien fait; mais, en jouant gros jeu, il n'y étoit pas soupçonné, et ne passoit pas pour manquer de parole. Saint-Simon, content de la sienne donnée à lui et à la maréchale de Chamilly en leur présence, et des deux duchesses de Saint-Simon et de Villars, ne songea plus qu'à tenir la sienne. Il représenta au Régent la convenance de mettre à flot des gens dont il aimoit le père et dont la mère méritoit ses grâces et sa considération, les tirer de prétentions et d'exclusions perpétuelles, et les remettre dans l'ordre ordinaire par une grâce très grande à la vérité, mais de l'extérieur de laquelle ils jouissoient depuis un siècle dans la vie commune et qui ne blessoit personne, en prenant la queue suivant de nouvelles lettres, et, pour ne rien omettre, suivant la condition dont il avoit parole et qu'il lui expliqua. Il ne fallut pas de moindres raisons et appuyées par Saint-Simon pour persuader à la fin le Régent, qui, bien que porté à cette grâce, en sentoit le ridicule par rapport au sujet; mais enfin M. de Saint-Simon l'emporta. Les lettres nouvelles de duc et pair, comme si Villars n'eût jamais été duc, furent expédiées et vérifiées, et lui reçu au Parlement en ce rang nouveau, du jour de cette réception, et de plus la convention pour les cérémonies de cour rendue publique et avouée pour augmentation de droit qui, de sa nature, devenoit hors d'atteinte par ces nouvelles lettres qui étoient pour le duché comme pour la pairie.

Quoique les suites en dépassent ces Mémoires, elles méritent de n'être pas omises ici, en s'y resserrant sur tout ce qui n'est pas précisément de ce sujet. La duchesse de Villars, élevée, nourrie, mariée par M. et Mme du Maine, dont elle fut la plus favorite, et fille et longtemps depuis, et elle et son mari ne bougeant de chez eux nombre d'années de suite, un peu devant et après la mort du Roi, ils sentirent le cadavre et s'en éloignèrent; c'est-à-dire que, voyant l'éclat s'augmenter entre les princes du sang et les bâtards, et s'apercevant de l'orage qui se formoit de loin contre M. du Maine, ils commencèrent à s'intriguer sourdement chez Madame la Duchesse, puis chez Monsieur le Duc, et, quand il en fut temps, passèrent d'un camp à l'autre. Le jeu, les coiffures et les ajustements, où le duc de Villars primoit, les bijoux et les autres misères donnèrent tant de mérite à sa désertion auprès de Madame la Duchesse, qu'il fut l'un des trois qu'elle arracha à son fils

teurs du *Journal de Dangeau* avaient cru devoir rejeter à la fin du paragraphe et que nous rétablissons à sa place.

pour le faire chevalier de l'Ordre en 1724, lorsque, après la mort de M. le duc d'Orléans, il fut devenu premier ministre, et celui des trois pour lequel elle eut le plus de besoin de son crédit. Le père de Lassay ne lui put être refusé, et les intrigues secrètes de leur Mississipi, ou comme on l'appeloit alors de leur Compagnie des Indes, aidèrent fort à Madame la Duchesse à obtenir Silly, qui se jeta depuis par la fenêtre de son château et mourut de la sorte, peu d'années après. Mais ce ne fut pas assez au duc de Villars d'être chevalier de l'Ordre ; il vouloit y avoir le rang de sa première érection vérifiée à Aix. M. de Saint-Simon, craint par la trop fameuse Mme de Prye, qui gouvernoit Monsieur le Duc et l'État, étoit écarté, et ne fut pas même de cette promotion. Il étoit hors de toute portée de faire valoir une parole dont Monsieur le Duc seroit le juge, qui montra en plein ce qu'il étoit pour les ducs, et dans cette promotion et dans tout ce qui put les regarder d'ailleurs. Ils firent des représentations vaines, et le duc de Villars triompha de son manque de foi et du mépris et de l'ignorance de toutes règles. M. de Saint-Simon en rit, et le conta à qui voulut l'entendre sans chercher à le faire et sans l'éviter aussi, avec toute la naïveté de la vérité, qui ne put être niée ni affoiblie ; mais ce fut tout. Lorsque, après l'éloignement de Monsieur le Duc des affaires, Monsieur de Fréjus, qui lui succéda, fut devenu premier ministre et cardinal, et M. de Saint-Simon nommé chevalier de l'Ordre le premier jour de 1728, il expliqua au cardinal le fait du duc de Villars, qui le trouva tel qu'il est en effet, et qui offrit à Saint-Simon de remettre la chose en jugement ; mais celui-ci dédaigna d'y consentir. Il se réputoit mort au monde, et il se contenta de continuer à estimer le duc de Villars ce qu'il valoit et d'en user en conséquence.

La Feuillade fit son affaire à l'étonnement général et à l'indignation publique. Son intérêt, qui en plus d'une manière avoit en tout prévalu à celui de l'État, avoit coûté l'Italie, et en particulier à M. le duc d'Orléans la perte de la bataille de Turin. Il s'y étoit joint tant de sujets des plus griefs mécontentements, que ce prince s'en étoit déclaré ouvertement et avoit toute l'armée pour témoin combien il avoit de fortes raisons de s'en plaindre. A la mort de nos princes, qui ouvrit le champ à la plus effrénée licence contre M. le duc d'Orléans, la Feuillade, qui en sentoit bien la source et l'appui, et qui n'avoit pu se relever de sa chute, en tenta la voie, et tâcha de se la frayer par des propos sans exemple comme sans aucun ménagement, et alloit prenant congé tout haut de tout le monde comme n'ayant plus que peu de jours à vivre, par la liberté dont il ne pouvoit s'empêcher de parler. C'est le seul homme qui, par cette conduite en effet unique, ait pu porter M. le duc d'Orléans à des extrémités, et le duc de Saint-Simon n'eut pas peu à faire pour l'empêcher de faire donner cent coups de bâton à la Feuillade. Avec tous ses grands airs il n'en réussit pas mieux où il tendoit, et n'osoit de plus se trouver nulle part vis-à-vis de M. le duc d'Orléans. Il en étoit là lorsque ce prince arriva à la régence, et la Feuillade n'étoit pas, comme César, le mari de toutes les femmes et la femme de tous les maris; mais il se piquoit de l'un et de l'autre, et ce dernier goût l'avoit uni de tout temps à Canillac. La prise sur ce dernier étoit sûre à force d'encens, et celui de la Feuillade, toujours galant, toujours brave, toujours brillant, et dont la vie avoit coulé parmi les hauts et les bas continuels, d'ailleurs hardi avec beaucoup d'esprit et de grâces, étoit pour Canillac le plus odoriférant encens. Du fond de sa maison dans Paris, et de ce mépris de la cour qu'affectoit un orgueil qui n'y avoit jamais pu atteindre, et que les dégoûts en avoient éloigné, il s'applaudissoit de dominer un courtisan souvent si à la mode et d'être le confident et le directeur d'un ambitieux parmi tant de fortunes diverses. Il se piqua aisément de l'honneur de devenir son protecteur dans un moment où il avoit moins de ressources, et sa vanité s'en fit un capital. Il connoissoit le prince à qui il avoit affaire, qui ne se pouvoit donner la peine de haïr, ni guère d'aimer, et dont cette vertu si dure, si prodigieuse, si distinctive des chrétiens étoit le propre par nature et par la douceur du sang qui couloit dans ses veines. Il savoit de plus que M. le duc d'Orléans se conduisoit souvent par des égards de crainte, et il en profita pour son ami. Il le lui représenta trompé par des gens avec qui il étoit en liaison, puis désespéré de l'avoir été et de s'être perdu sans ressource; il lui vanta ses talents, ses amis, sa réputation parmi le grand monde, son esprit dangereux à pousser à bout et duquel on pouvoit tirer mille partis utiles; enfin, il lui exténua les aventures de Turin par le désespoir d'une si terrible chute et de fortune et de réputation militaire qui l'avoit aveuglé pour se prendre à des fers rouges, et il parvint de la sorte en lui répondant de la Feuillade pour toujours, et de l'applaudissement public de tant de clémence, qui le feroit adorer des plus indifférents et ramèneroit ses ennemis, qu'il obtint la pairie avant qu'on se pût douter que la Feuillade eût seulement osé penser à obtenir son pardon. On ne peut se représenter quel fut le cri public à la nouvelle de cette grâce; et qui en effet eût pu imaginer que le premier homme que le Régent fit pair fût celui-là même qui avoit si démesurément mérité d'être immolé à sa réputation et à sa trop juste vengeance, sans que qui que ce soit eût osé l'en blâmer! Le prélude n'eut pas le succès qu'en avoit promis la sirène enchanteresse; les serviteurs se crurent en proie aux réconciliés, et les ennemis en prirent courage de tout oser en assurance. Ce fut une très dangereuse influence, que l'expérience accrut tous les jours, et qui régna toute la vie de ce prince, qui lui donna bien des embarras, qu'il reconnut souvent et à laquelle il n'eut jamais la force de se soustraire. Cela me fait souvenir d'un fait qui caractérise et qui par cela même mérite de trouver place ici. M. de Saint-Simon, de même âge que M. le duc d'Orléans, et son ami dès l'enfance, qui ne fut jamais de ses plaisirs, qui demeura seul fidèle et publiquement à cette amitié réputée si dangereuse, et si longtemps le seul homme de la cour qui le vît, le seul dans sa confiance la plus intime et qui la conserva dans tous les temps sans crainte et sans ménagement comme sans soupçon aucun de pas un des nuages qui furent à plus d'une fois répandus sur ce prince, qui le poussèrent au bord du précipice et qui l'obscurcirent si longtemps; M. de Saint-Simon, dis-je, étoit en possession de lui tout dire, et en usoit avec toute la franchise de l'amitié et toute la liberté que lui avoit acquise la longue habitude et plusieurs services les plus décisifs et les plus essentiels qu'il lui avoit rendus dans les temps les plus critiques de sa vie[1].....

....Pour[2] revenir à la Feuillade, on trouvera dans ces Mémoires d'autres grâces considérables qu'il reçut du Régent, aux soupers duquel il fut même admis quelquefois; mais ce n'étoit pas une âme sur qui les bienfaits pussent quelque chose. Ils ne firent que le décréditer dans les liaisons qu'il avoit prises avec les ennemis de M. le duc d'Orléans. Il s'éloigna de lui pour les regagner; mais ils ne s'y fièrent pas, et il passa ainsi flottant et décrié le reste du temps de la vie de ce prince, à la mort duquel il fit éclater la plus scandaleuse ingratitude. Elle l'introduisit dans la confiance de ceux qui gouvernoient Monsieur le Duc, maître alors de l'État; il se prostitua à tout pour servir leur vengeance personnelle. Il entraîna au Parlement les ducs de Richelieu et de Brancas pour y être juges de M. le Blanc, et n'y put entraîner qu'eux; M. le duc d'Orléans et M. le prince de Conti y allèrent dans des vues tout opposées, et on admira d'y voir en face contre M. le duc d'Orléans deux pairs faits par son père, et un troisième, qui lui devoit la vie, contre un opprimé public à qui les deux avoient des obligations les plus essentielles et de qui le moteur des trois n'avoit jamais reçu aucun déplaisir; aussi l'indignation publique éclata-t-elle à tel point, qu'à la troisième séance Monsieur le Duc leur manda de s'en abstenir et de n'y plus retourner. La Feuillade, devenu tout à coup maréchal de France sans avoir servi depuis son déplorable siége de Turin, ne songeoit plus qu'à faire passer Monsieur le Duc des mains de celle qui le gouvernoit dans les siennes, et pour devenir ainsi l'arbitre de l'État, répondit sur son crédit au Parlement de la perte de M. le Blanc, et empêcha qu'on ne lui donnât des commissaires. Voyant ses espérances en hasard, il crut les rétablir en se rendant juge lui-même, et en menant avec lui en son point[3]. Il fut donc outré de s'y être si honteusement mécompté et avec une imprécation si générale; mais l'arrêt qui tôt après déclara si solennellement M. le Blanc innocent, avec un applaudissement si général et si grand qu'il ressembla à un triomphe, désespéra la Feuillade. Il ne put soutenir les reproches de Mme de Prye, ni ceux de Monsieur le Duc,

1. Ici vient l'anecdote du Débonnaire, qui a formé l'Addition n° 1231 dans notre tome XXVI.

2. Cette phrase a été assez modifiée par les éditeurs du *Dangeau*.

3. Ce dernier membre de phrase a été supprimé par les éditeurs du *Dangeau*. Il veut dire : en menant avec lui des juges de son opinion.

ni l'infâme avortement de ses vastes espérances, et en trois ou quatre jours il mourut, à Marly, en forcené.

1er juin 1716. — On ne comprend rien à ce que veulent dire les Mémoires en ce lieu et encore ci-dessous [et] en d'autres, sur ces trois hommes prétendant à la pairie et y trouvant des oppositions juridiques. Le feu Roi avoit agréé le mariage du fils unique de Matignon, chevalier du Saint-Esprit, frère aîné du maréchal, avec la fille aînée de M. de Monaco, avec toutes ses conditions, et promis de lui donner de nouvelles lettres de duc et pair de Valentinois, comme on l'a vu en son lieu. Nulle difficulté donc à cette grâce, qui, en façon du monde; ne pouvoit tomber en litige, puisqu'elle ne dépendoit que du Roi seul, qui l'avoit promise et qui ne l'avoit pas consommée, parce que le mariage ne s'étoit pas accompli à temps qu'il le pût faire ; il l'étoit maintenant, ainsi plus de difficulté. M. de Brancas, duc à Aix, puis pair à Aix, n'avoit point été enregistré à Paris de l'un ni de l'autre. Les pères n'avoient jamais paru dans aucune cérémonie de la cour, parce qu'aucun duc ne reconnoissoit leur ancienneté ; et, quant à la pairie enregistrée à Aix, c'étoit une chimère qui tout au plus lui donnoit séance en cet unique parlement, où aucun autre pair qui s'y fût trouvé avec lui moins ancien ne lui eût cédé. Nulle matière donc à prétention juridique ni à opposition de personne : c'étoit au Roi à le laisser comme il étoit, et comme avoient été ses pères, ou à lui accorder de nouvelles lettres de duc et pair à faire enregistrer au parlement de Paris, avec le rang nouveau de ces lettres nouvelles, comme à tout autre homme que le Roi veut faire duc et pair. M. de la Feuillade fait duc lors de son mariage, par des lettres nouvelles sur la démission du duc de Roannez, son beau-frère, comme on l'a vu en son lieu, et avec rang nouveau, n'avoit point eu de lettres de pairie. Celles de Gouffier n'avoient jamais été enregistrées ; il n'y avoit donc là nulle matière à question, à prétention juridique, à opposition ni à jugement ; c'étoit encore au Roi seul à laisser M. de la Feuillade comme avoit été son père, ou à lui faire la grâce de le faire pair par une érection expresse, et à la faire enregistrer au Parlement.

1362. *Le Régent empêche les princes d'assister à la réception du duc de Villars-Brancas.*

(Pages 210-211.)

5 septembre 1716. — M. le duc d'Orléans, dans la crainte de commise et de ses grandes suites pour le traversement du parquet entre les princes du sang et les légitimés, obtint des uns et des autres qu'ils ne se trouveroient point au Parlement.

1363. *Mort de l'abbé de Brancas.*

(Page 212.)

13 octobre 1716. — Cet abbé de Brancas avoit la cervelle mal tim-

brée, et se jeta dans la rivière. Des bateliers l'en retirèrent en vie; mais il mourut quelques heures après.

1364. *Le comte de Beuvron et ses charges.*

(Page 215.)

18 septembre 1716. — Le comte de Beuvron avoit reporté en Espagne le collier de la Toison que son oncle Sézanne y avoit reçu, et l'y avoit obtenu. La disposition de ses charges données à son père, déjà hors de combat par ses apoplexies, marque de plus en plus combien le Régent étoit sans fiel.

1365. *Mort de l'abbé Servien.*

(Page 216.)

6 octobre 1716. — On a parlé de l'abbé Servien, de sa famille, de sa personne et de sa vie, ailleurs dans ces Notes, et assez pour en dispenser ici. On dira seulement que sa fin fut semblable à sa vie, et qu'il mourut chez Marcel, danseur de l'Opéra et maître à danser, où il avoit soupé et où il tomba en apoplexie.

1366. *Te Deum chanté pour la guérison des princes.*

(Page 219.)

18 octobre 1716. — Avant cette régence on n'avoit jamais ouï parler de feux de joie chez personne, quelle qu'elle fût, ni de *Te Deum* dans aucune église de Paris que pour les choses publiques ou pour le rétablissement de la santé du Roi, de la Reine, et fort rarement de leurs enfants après un grand péril; mais tout sans exception vint en ces temps au pillage, et des princes du sang, pour qui ces feux de joie et ces *Te Deum* commencèrent d'être entrepris, ils tombèrent bientôt après jusqu'à des particuliers.

1367. *Mort du maréchal de Montrevel et sa cause ridicule.*

(Page 220.)

11 octobre 1716. — Le maréchal de Montrevel est un homme qui se trouve aussi dans ces Notes, mais qui sûrement ne se rencontrera dans aucune histoire de son temps. Sa mort mérite d'être racontée. Ce favori des sottes, des modes, du maréchal de Villeroy et presque de Louis XIV, et qui ne pouvoit être nommé que pour ce à quoi il avoit la moindre part, sa naissance distinguée et sa valeur brillante, mourut pourtant d'un saisissement de peur. Plus femme que les femmelettes qu'il avoit courtisées toute sa vie et aux dépens desquelles il avoit vécu, il en avoit les misères, et entre autres il ne craignoit rien tant qu'une salière renversée, qui selon lui pronostiquoit les derniers

malheurs. Dînant chez Biron, devenu enfin duc-pair à la majorité, et longtemps après maréchal de France, la salière fut renversée et tout le sel répandu sur lui. Il pâlit ; à l'instant il se trouva mal. Il se tint pour mort; il le dit. Il fallut sortir de table et l'emmener chez lui ; personne ne put lui ôter cette opinion, et la frayeur qui s'empara de lui fut telle que le soir même la fièvre le prit, et quatre ou cinq jours après le mit au tombeau. Ce fut une perte pour ses créanciers, qui ne fut pleurée d'aucun autre. Il ne laissa point d'enfants d'une femme qu'il avoit sucée, puis fort mal traitée et délaissée, et qui l'avoit épousé par amour.

1368. *Mission de Louville en Espagne, qu'Alberoni rend inutile.*

(Pages 223-224.)

20 juillet 1716. — On a vu en son lieu dans ces Notes quel étoit Louville, quelle place de la plus intime confiance il avoit tenue en Espagne, et comment la princesse des Ursins s'en étoit su défaire, par la soif de régner seule sans aucun contredit. M. le duc d'Orléans, entraîné vers l'Angleterre, avoit trop d'esprit et de sens pour ne pas sentir combien l'Espagne à se conserver lui étoit personnellement nécessaire, et de plus importante à sa gestion ; il se servit donc habilement de sa position avec le roi d'Angleterre pour en tirer de sa main la cession actuelle de Gibraltar à l'Espagne, à des conditions qui n'importoient point à cette monarchie ni au commerce, mais qui tendoient à une liaison qui la rapprochoit de l'Empereur et à l'affermissement de la paix de l'Europe. Alberoni, qui exerçoit dès lors, sans en avoir encore le nom ni la pourpre romaine, la fonction et toute la puissance de premier ministre en Espagne, et qui en avoit chassé la princesse des Ursins et mis hors de gamme tout ce qui tenoit à elle, n'avoit jamais vu Louville, et la face de cette cour avoit changé bien des fois et en entier depuis qu'il n'y étoit plus. Le Régent espéra donc qu'il ne prendroit point de jalousie d'un homme qui n'alloit là qu'en passant et sans aucune volonté de troubler personne. Il crut seulement que l'intime connoissance qu'il avoit du roi d'Espagne le lui feroit manier plus adroitement que personne, et que l'ancienne amitié et confiance en lui, réveillée par la présence, seroit plus susceptible de persuasion par l'ancienne habitude que par le ministère d'un homme tout neuf. Il soupçonna toutefois que la clôture, exacte jusqu'à la dernière indécence, où Alberoni avoit su renfermer LL. MM. CC., et qui n'étoit pénétrable qu'à lui et au très petit nombre de valets de sa confiance, lui rendroit Louville assez suspect, dans la crainte des anciennes liaisons et de l'ascendant de Louville sur le roi d'Espagne, pour l'engager à prévenir ce prince contre lui : ce fut pour ne lui en pas donner le temps que le voyage de Louville fut tenu secret, qu'il eut ordre d'entrer en Espagne par le pays de Foix et des chemins détournés, et de tâcher de tomber à Madrid comme une bombe, parce qu'Alberoni ne

craignoit rien tant pour son pouvoir que les offices et l'influence de notre cour sur celle qu'il dominoit et qu'il vouloit dominer pour sa fortune, sans concert avec la nôtre, pour en éviter mieux toute influence et régner plus en paix et plus absolument avec une totale indépendance à tous égards. Tout cela étoit sagement concerté; mais on ne connoissoit pas encore toute l'audace d'Alberoni ni tout le poids des chaînes dont il avoit lié le roi d'Espagne. Louville, tombé plutôt qu'arrivé chez le duc de Saint-Aignan, notre ambassadeur à Madrid, eut à l'instant défense d'aller au palais ni de se présenter nulle part devant LL. MM. CC. Il eut beau déclarer qu'il étoit chargé d'ordres et de lettres du Régent pour le roi, Alberoni lui en fit demander la communication. Sur ce qu'il répondit qu'il avoit défense, comme il étoit vrai, de s'ouvrir qu'au roi seul et de remettre à nul autre ses dépêches, il eut ordre de sortir de Madrid et incessamment du royaume. Un procédé si étrange entre deux puissances si proches et amies n'abattit ni Louville ni le duc de Saint-Aignan; mais ils n'empêchèrent point aussi la réitération de ces mêmes ordres. Il n'y avoit plus après cela à reculer, si une attaque de néphrétique n'eût arrêté Louville, dont même il fallut donner avis. Là-dessus arriva Alberoni en personne et qui voulut absolument pénétrer jusqu'à Louville, qu'il trouva dans le bain. Malgré un si fâcheux état, il fallut soutenir toutes les questions et les circonvallations du tout puissant ministre, qui n'en put rien trouver et qui lui déclara que, quelque chose dont il fût chargé, quelques ordres qu'il pût avoir, rien ne pénétreroit immédiatement au roi d'Espagne ni ne changeroit rien aux ordres qui lui avoient été signifiés de partir; que le roi donnoit deux ou trois jours à sa santé, à condition qu'il ne vît personne, et que lui, Alberoni, étoit prêt à l'écouter de tout ce qu'il voudroit lui dire ou lui communiquer. Louville avoit défenses expresses de le faire; ainsi Alberoni s'en alla comme il étoit venu. Louville partit deux jours après, rapportant ses dépêches, et il en coûta Gibraltar et d'autres choses à l'Espagne, dont elle a lieu de se repentir depuis. Belle leçon entre cent mille autres pour les rois et premiers ministres.

1369. *Le duc de Popoli.*

(Page 232.)

4 avril 1713. — Ce duc de Popoli a fait tant de figure que la curiosité veut qu'on en dise un mot. Son nom est Cantelmi, ancienne maison parmi les barons napolitains, et illustre. Il avoit épousé la fille de son frère aîné avec de grands biens, et son autre frère étoit cardinal et archevêque de Naples. Quand Philippe V vint à la couronne et à son voyage à Naples, ils s'attachèrent fort à lui, ce qui fit le duc de Popoli chevalier de l'Ordre et grand d'Espagne fort promptement, où il suivit bientôt le roi d'Espagne. C'étoit un homme fait à peindre, avec un fort beau visage, et majestueux, également avare et glorieux, avec toutes les manières du maréchal de Villeroy à s'y méprendre, comme

le marquis de Bedmar par toutes les siennes, et celui-ci de plus par sa taille et son visage, faisoit souvenir sans cesse du maréchal d'Humières. Mais Popoli étoit grand comédien et avoit beaucoup d'esprit; grand poltron d'ailleurs, comme il le parut dans les armées d'Espagne, où il ne laissa pas de parvenir à être capitaine général de provinces, capitaine général d'armée et capitaine général de l'artillerie, et il eut aussi la Toison. Sa femme étoit charmante de figure et d'esprit, dame du palais, favorite de la reine, et contribua fort à soutenir et à augmenter la fortune de son mari, qui par jalousie très mal fondée ne laissa pas de l'empoisonner, avec l'indignation publique; car cela fut bientôt su, et il ne s'en cacha pas trop. La fortune ne lui en fut pas moins favorable, et il fut enfin gouverneur du prince des Asturies, qui est mort roi Louis Ier. La reine, seconde femme de Philippe V, lui reprochoit quelquefois en face l'empoisonnement de sa femme. Il ne laissa pas d'avoir beaucoup de considération; lié avec tous les Italiens et avec les partisans anciens de l'Archiduc, fort mauvais François, fort méprisé malgré sa considération, mais craint par son esprit et ses intrigues, fourbe à l'excès et méchant de même. Le prince ne l'aimoit point. Il vécut fort vieux et laissa des trésors en argent comptant, en pierreries, en meubles précieux, en toutes sortes d'effets et de biens à un fils unique, dont il y aura lieu de parler dans la suite.

1370. *Aventure du policier Pommereuil.*
(Page 284.)

25 septembre 1716. — Ce Pommereuil étoit une âme damnée d'Argenson, contre lequel le Parlement avoit un dépit extrême de l'autorité indépendante de ce corps que ce lieutenant de police exerçoit dans Paris et des usages fréquents que le Régent en faisoit. Ravi d'avoir trouvé de quoi mettre ce Pommereuil en justice et de l'espérance d'y embarrasser, par ses défenses et par l'instruction du procès, d'Argenson lui-même, et d'arrêter par la terreur ce qu'il appeloit ses entreprises et celles de la cour, il fut outré de voir échapper cette proie et montra par des plaintes, des menaces et l'interruption des fonctions de la chambre de justice, dont le Régent avoit la prompte expédition fort à cœur, tout ce que ce corps méditoit. Le Régent tira l'homme de prison par autorité, le mit en sûreté, et tout ce qui pouvoit avoir trait à cette affaire, puis manda à la chambre de justice de courre après; c'étoit bien s'en tirer en espiègle, comme disoit le duc de Brancas[1].

1371. *Les honneurs du Louvre accordés à Dangeau et à la comtesse de Mailly.*
(Pages 287-288.)

24 octobre 1716. — On le répète, tout tomba en pillage. Le chevalier d'honneur de la reine, sa dame d'honneur et sa dame d'atour

1. Ci-dessus, p. 199.

avoient usurpé les honneurs du Louvre, c'est-à-dire d'entrer en carrosse dans la cour réservée même du palais où étoit le Roi. La date, on ne la donnera point ici, parce qu'on l'ignore, mais toujours est-il vrai que cela s'est souffert ainsi pendant la vie des deux dernières reines espagnoles ; il n'y avoit que cette entrée de carrosse et de chaise à porteurs avec les porteurs de livrée, sans aucun autre honneur ni distinction quelconque. A la mort de la Reine, ces trois charges auprès de Madame la Dauphine se trouvèrent remplies par le duc de Richelieu, la duchesse de Richelieu, puis la duchesse d'Arpajon et la maréchale de Rochefort, qui par eux-mêmes avoient les honneurs du Louvre et plus. La Dauphine, qui lui succéda et qui ne vit jamais de belle-mère, du moins reconnue, eut la duchesse du Lude pour dame d'honneur, qui n'avoit pas besoin des honneurs du Louvre par sa charge, la comtesse de Mailly pour dame d'atour, et Dangeau pour chevalier d'honneur, à qui cette charge fut rendue et qui l'avoit achetée de l'autre Dauphine chèrement du duc de Richelieu. Dangeau n'avoit osé prétendre du temps de l'autre Dauphine ce qui n'étoit attaché qu'au chevalier d'honneur de la reine, et n'osa par conséquent y songer sous la seconde, ni Mme de Mailly non plus, quoique nièce de Mme de Maintenon, et qui pour sa charge en sut bien profiter. Ce fut donc un réchauffé étrange que ces honneurs du Louvre qui furent donnés à l'un et à l'autre pour avoir eu des charges qui ne les leur avoient pas acquis : ils prétextèrent que cette Dauphine dernière étoit la mère du Roi. Le Régent, large de tout et qui aimoit à confondre toutes les distinctions, leur donna celle-ci d'autant plus facilement que Mme de Mailly, enterrée à sa campagne et très rarement à Paris, n'en pouvoit faire usage, ni Dangeau guères plus à son âge et hors de toute mesure.

1372. *Dangeau n'aime pas le Régent.*

(Page 290.)

31 mars 1716. — Cette remarque de la prolongation de trois jours de spectacle, comme toutes celles qui se trouvent fréquemment dans ces Mémoires, des nuits percées au bal par M. le duc d'Orléans, avec quelques autres encore que ces Notes ont négligées parce qu'elles n'instruisent de rien, font sentir que la politique et l'affectation ne sont pas d'accord, et que Dangeau n'aimoit pas le Régent, mais sur parole et sans savoir pourquoi, sinon que Mme de Maintenon et d'autres encore l'avoient persécuté dans les dernières années du Roi, et qu'il avoit retenu du bon air et de la politique d'alors de n'être pas de ses amis.

1373. *Il n'y a pas de sermon devant le Roi pendant l'Avent.*

(Page 295.)

13 décembre 1716. — Cette indécence fut également scandaleuse pour la cour et pour la religion.

1374. *Le P. de la Ferté ; il prêche devant le Roi.*

(Page 295.)

31 octobre 1716. — Ce P. de la Ferté, qui s'étoit fait jésuite malgré le maréchal son père, n'étoit pas à se repentir depuis longtemps de s'être laissé duper et enlever dans la sottise et l'ignorance de sa première jeunesse. Il n'étoit point du tout fait pour être jésuite, et sans ses vœux auroit succédé depuis longtemps à la dignité de duc et pair, éteinte dans sa maison par la mort du duc de la Ferté, son frère, sans garçons. Il ne s'étoit pas même toujours bien accordé avec les jésuites, qui à la fin le malmenèrent et le retirèrent à la Flèche, où il vécut et mourut enfin tristement. De cette étrange entreprise, et encore plus étrangement soutenue contre les droits de l'ordinaire[1], on en laisse les réflexions qui se présentent d'elles-mêmes et qui appartiennent à l'affaire de la Constitution ; entreprises de toutes parts, de toutes couleurs et de toutes espèces.

1375. *L'amiral de Coëtlogon ; sa magnanimité.*

(Page 298.)

18 novembre 1716. — Coëtlogon étoit un des plus braves hommes qui portât épée, un des meilleurs hommes de mer que le Roi eût eus, et un des plus capables et des plus heureux capitaines qui aient été à la mer, après les Turennes de la marine. Sa douceur, sa justice, sa probité et sa vertu ne furent pas moindres dans tous les degrés de cette milice par où il passa jusqu'aux premiers avec une haute estime dans la marine, et beaucoup de réputation chez les étrangers et les ennemis. Il acquit, comme on le voit ici, le grade de vice-amiral avec une délicatesse et une pureté singulières ; il le conserva encore avec plus de désintéressement. On se fût passé en 1724 de le faire chevalier de l'Ordre, ainsi que beaucoup d'autres de cette étrange promotion, et on acheva de rendre ridicule celle des maréchaux de France faite le même jour en ne l'y comprenant pas. Sa piété, sa modestie, le murmure de toute la marine, le cri public, même des étrangers, lui firent porter cette injustice sans plaintes ; mais quelque temps après il se retira dans une des maisons de retraite du Noviciat des Jésuites pour ne penser plus qu'à son salut, qu'il préparoit de plus en plus depuis longtemps par de grandes aumônes et par toutes sortes de bonnes œuvres. Là, d'Antin et M. le comte de Toulouse firent tout ce qu'ils purent pour obtenir de lui, à force d'argent, sa charge de vice-amiral pour le second fils que Mme la comtesse de Toulouse avoit de son premier mariage avec le fils de d'Antin, et qu'il a eue depuis du maréchal d'Estrées ; on passa même jusqu'à lui montrer le bâton de maréchal de France, mais Coët-

1. C'est-à-dire de l'évêque diocésain.

logon fut inflexible. Il répondit constamment qu'il ne vendroit point ce qui ne lui avoit point coûté d'argent, et qu'il ne feroit point ce tort au corps de la marine, de priver ainsi de leur fortune ceux que leur ancienneté et leurs services devoient faire arriver après lui à l'état de vice-amiral. On sut cette belle et généreuse action, moins par lui que par les gens qui lui furent détachés, et par les plaintes du peu de succès. La marine en fut comblée, et le public y applaudit. Malade de la maladie dont il mourut dans un âge fort avancé, son neveu, car il n'étoit point marié, touché avec raison de voir son nom privé de l'illustration qu'il avoit si bien méritée en la personne de son oncle, fit tant que M. le comte de Toulouse obtint, pour l'honneur de la marine, le bâton dont le mourant ne pouvoit plus jouir. Son confesseur lui annonça cet honneur; il répondit qu'autrefois il y auroit été fort sensible, mais qu'il lui étoit entièrement indifférent dans ces moments, où il voyoit plus que jamais le néant du monde qu'il falloit quitter, et il pria son confesseur de ne lui parler plus que de Dieu et de ce qu'il convenoit à une âme qui alloit paroître devant lui, et dont il s'occupa uniquement en effet, sans penser un moment depuis à son bâton, qu'il ne posséda pas quatre jours. Une promotion si singulière rappela celle de M. de Castelnau, mortellement blessé devant Dunkerque, que le cardinal Mazarin ne fit maréchal de France que six semaines avant sa mort et après s'être bien assuré par tous les médecins et les chirurgiens qui le voyoient, qu'il n'en pouvoit jamais revenir.

1376. *Le comte de Castelnau fait maréchal de France sur son lit de mort.*

(Page 301.)

18 juillet 1696. — La maréchale de Castelnau s'appeloit Girard. Son mari, extrêmement distingué et avancé à la guerre, commanda l'aile gauche à la bataille des Dunes près de Dunkerque, le 14 juin 1658, fut blessé à mort deux jours après au siége de cette place, et fut porté à Calais où le cardinal Mazarin étoit, qui, pressé de le faire maréchal de France, fit une grande consultation de chirurgiens pour savoir ce qui en arriveroit; ils le condamnèrent tous, sur quoi le cardinal lui donna le bâton, qu'il reçut avec l'indifférence que méritoit une récompense si peu à temps, et mourut trois semaines après à trente-huit ans. Il n'a eu qu'une fille, mariée au duc de Gramont, mère du dernier maréchal duc de Gramont et de la maréchale de Boufflers, et un fils tué de bonne heure à la guerre d'Hollande, qui n'a laissé que des filles. Il avoit épousé la fille du maréchal Foucault.

1377. *La duchesse d'Orval.*

(Page 301.)

17 novembre 1716. — Mme d'Orval étoit sœur de Palaiseau et d'Har-

ville, duchesse à brevet et veuve du duc d'Orval, chevalier de l'Ordre en 1633, premier écuyer de la Reine et second fils du fameux Maximilien de Béthune, premier duc de Sully, à laquelle dignité son arrière-petit-fils a depuis succédé par l'extinction de la branche directe; mais de ce second mariage il n'y eut point d'enfants.

1378. *Le conseiller d'État Daguesseau.*

(Page 302.)

17 novembre 1716. — M. Daguesseau, père du procureur général qui devint tôt après chancelier, étoit un magistrat de l'ancienne roche, qui, sans le moindre orgueil, sans opinion de soi-même, qu'il laissoit toute entière aux autres, étoit magistrat depuis les pieds jusqu'à la tête, sans la moindre pédanterie; doux, juste, religieux, très capable et très éclairé, avec beaucoup d'esprit et de connoissance, souverainement modeste et représentant les temps purs et anciens de ceux de son état, dans ses meubles, dans son ordinaire, dans son équipage gris à deux chevaux pour aller à Versailles. Il avoit exercé l'intendance de Languedoc avec l'amour des peuples, l'utilité du Roi et une [si] belle probité, qu'il y laissa les regrets et une vénération générale. Ses dépêches étoient écrites avec tant de netteté et de précision, qu'on n'en put jamais faire d'extraits. Son mérite le fit donc conseiller d'État de bonne heure, le fit charger des économats, et le porta très promptement à la place de conseiller au conseil royal des finances, avec l'acclamation publique, qu'il mérita de plus en plus. Sa femme étoit de la même trempe et avoit aussi beaucoup d'esprit, et comme lui un désintéressement et une modestie singulière.

1379. *Le Guerchoys fait conseiller d'État grâce à Saint-Simon.*

(Page 303.)

26 juillet 1717. — Le Guerchoys avoit parole de la première place de conseiller d'État dès la mort de Daguesseau, son beau-père. Ce fut le duc de Saint-Simon qui l'obtint, après avoir disputé avec M. le duc d'Orléans, la liste des maîtres des requêtes à la main, plus d'une grosse demi-heure, et qui arracha que cette parole seroit de plus donnée au procureur général, beau-frère de Guerchoys, depuis chancelier. Saint-Simon avoit gagné autrefois un procès considérable au parlement de Rouen contre le duc de Brissac, son beau-frère, et ses créanciers, où le Guerchoys, procureur général, père de celui-ci, et sa famille l'avoient fort servi, et l'amitié avoit toujours subsisté depuis. On rapporte ce fait, tout léger qu'il est, parce qu'il sert à montrer que le Régent, avec toute facilité, donnoit souvent moins qu'il ne se laissoit arracher. Le rare est qu'alors Saint-Simon, mécontent du procureur général sur les affaires des ducs et du Parlement, le saluoit à peine et ne lui parla même jamais à cette occasion.

1380. *Mme de Mauny grand mère de M. d'Estampes.*
(Page 305.)

3 octobre 1697. — Cette Mme de Mauny étoit Brûlart, fille de Puyzieulx, secrétaire d'État. Son mari étoit fils du maréchal d'Estampes.

1381. *Grâce étrange au comte de Hanau.*
(Page 309.)

7 décembre 1716. — Ces fiefs étoient en Alsace ou dans le pays Messin, à la nomination du Roi faute de mâles quelques-uns, et quelques autres à celle de l'évêque de Metz, mais qui, faute de foi et hommage de ce prélat par des difficultés qui s'étoient trouvées à la rendre, tomboient à la nomination du Roi. Ce fut un très gros présent, et qui auroit mieux sié[1] à des sujets du Roi qu'à des Allemands. Il est vrai qu'il n'y avoit point alors d'ouverture de fief, puisque le comte d'Hanau vivoit; mais il n'y avoit qu'à attendre, sans faire cette grâce anticipée à ce comte vivant delà le Rhin, pour marier sa fille à un prince aussi sujet de l'Empire.

1382. *Broglio fait augmenter la paye des troupes; son caractère.*
(Page 312.)

15 décembre 1716. — Broglio l'aîné, fils et frère des deux Broglio maréchaux de France en 1724 et en 1734, étoit un homme de beaucoup d'esprit, d'aucune mesure et déshonoré sur toutes sortes de chapitres, qui à force d'intrigues, d'audace et d'esprit avoit arraché une direction de Voysin, beau-père de son frère et le maître de la guerre et de bien d'autres choses dans les derniers temps du feu Roi; et ce même Broglio, par les mêmes voies et par une débauche propre au temps, s'étoit initié aux soupers du Régent, puis dans son cabinet, et lui fit faire cette augmentation pour se gagner les troupes plus qu'à M. le duc d'Orléans, et se rendre par là un personnage nécessaire. Tous deux s'y trompèrent lourdement: le prince, par une augmentation fort pesante aux finances, qui ne tint lieu de rien, et dont le gré des troupes ne s'aperçut seulement pas; l'autre en demeurant dans l'opprobre qu'il méritoit à tant de titres, avec cet odieux de plus. Il fut enfin tout à fait noyé depuis, sous le ministère du cardinal de Fleury, et sa direction ôtée sans récompense et en pur châtiment de ses audacieux propos et de son insolence. Il finit par marier son fils à la fille de Besenval, colonel du régiment des gardes suisses, et longtemps employé dans le Nord, à condition expresse que son fils ne serviroit point, et que lui ni sa femme ne verroient jamais ni le Roi, ni la Reine, ni la cour.

1. Sié, convenu.

1383 et 1384. *Le comte de Bonneval; sa désertion; il obtient sa grâce du Régent.*

(Page 316.)

28 juin 1716. — .....Pour[1] Bonneval, d'une naissance fort supérieure et d'un mérite de guerre beaucoup plus étendu, [il] ne put subsister non plus avec ceux à qui il s'étoit livré ; il se brouilla si personnellement et si outrageusement avec le prince Eugène, qui s'étoit déclaré son protecteur, et qui le logeoit et défrayoit chez lui, qu'il quitta les Impériaux et se voulut donner aux Moscovites, qui n'osèrent l'accepter dans la crainte d'offenser le prince Eugène, lequel au lieu de le mépriser, eut la petitesse de pique de le barrer partout. Après avoir tâté bien des lieux et bien des partis, il se retira à Venise, d'où il fit son traité avec les Turcs ; il leur livra les plans, qu'il avoit adroitement ramassés, des principales places de leurs frontières tenues par l'Empereur, et toutes les connoissances qu'il avoit acquises dans son service, puis passa à Constantinople et se fit circoncire. Tel fut le fruit du pardon qu'il obtint ici du Régent, par l'entremise de Biron, qui lui donna sa fille, avec laquelle il ne demeura pas un mois, et ne la revit jamais depuis. Cet affreux parti, et si fort inouï dans un homme de cette naissance, dépasse fort l'étendue du temps de ces Mémoires ; mais son horrible nouveauté a fait estimer qu'elle méritoit d'être insérée dans ces Notes, même en anticipant le temps.

28 décembre 1716. — Ce fut un pernicieux exemple que cette grâce accordée à M. de Bonneval. Sa naissance est connue ; sa valeur l'étoit aussi, et il avoit de la capacité à la guerre ; mais tout le reste en étoit bien étrange, ainsi que les causes et la manière de sa désertion aux ennemis en pleine guerre. Ils ne s'en trouvèrent pas mieux que nous. Longtemps favori du prince Eugène, à qui il dut tout, et logé chez lui, il lui manqua tellement pour des misères de femmes, qu'il fit des vers cruels contre lui, les avoua, et signala son ingratitude en toutes les manières qu'il put. Il espéra se soutenir malgré lui ; mais cette lutte ne put durer longtemps : il fut obligé de sortir de tous les Pays héréditaires. Il s'offrit à qui en voulut, jusqu'aux Moscovites, et partout le prince Eugène se fit un point capital de le faire refuser. Retiré à Venise, muni de tous les meilleurs plans qu'il avoit pu avoir des places d'Hongrie, il fit son traité avec les Turcs, passa de Venise à Constantinople, s'y fit circoncire, et donna le premier exemple d'un renégat d'un nom connu. Il fut méprisé et fort surveillé, et a eu de quoi dans ce monde se repentir amèrement d'une démarche si désespérée. Il avoit épousé à Paris une fille de Biron, longtemps depuis duc et pair et maréchal de France, qui avoit été la raison de sa grâce ; il s'en alla en Allemagne trois semaines après, et n'est jamais revenu depuis.

1. Le commencement de cette Addition a été placé ci-dessus, nº 1351.

1385. *Le maréchal de Villeroy prétend suppléer auprès du Roi les grands officiers.*

(Page 318.)

29 décembre 1716. — L'exemple de ce qui étoit demandé étoit aussi récent qu'il pouvoit l'être, puisque le père du maréchal de Villeroy, gouverneur du feu Roi, s'étoit trouvé dans le même cas; mais tout étoit tourné en prétentions et en disputes, qui par des *mezzo termine* devenoient toujours favorables à qui avoit tort, par la facilité du Régent et peut-être sa politique. Il ne put pourtant, à cette fois, donner au maréchal ce qu'il prétendoit.

APPENDICE

SECONDE PARTIE

I

LA POLITIQUE ÉTRANGÈRE DE LA RÉGENCE EN 1716

Extraits des procès-verbaux du conseil de régence.

Nous continuons ces extraits, où sont résumées les lettres les plus importantes des divers ambassadeurs, qu'il nous serait impossible de donner in-extenso ; ils viennent des mss. Franç. 2367 à 23669 de la Bibliothèque nationale. On remarquera que les affaires les plus considérables échappent en général au conseil et sont traitées en dehors par le duc d'Orléans et par Torcy.

Séance du 8 janvier 1716.

Espagne. — « A été lue une lettre de M. le duc de Saint-Aignan du 23 décembre, qui marque que les négociations des ministres d'Angleterre et de Hollande avec l'abbé Alberoni, se sont terminées à un traité de commerce avantageux pour les deux nations, dont il envoie le détail... »

Séance du 12 janvier.

Angleterre. — « A été lue une lettre de M. d'Iberville du 30 décembre qui marque que Mylord Stair a écrit que le Prétendant étoit en Normandie, ce qu'on regarde à Londres comme une infraction aux traités ; que, sur cela, on avoit résolu d'envoyer des vaisseaux croiser sur les côtes de France, avec ordre de visiter de gré ou de force tous les bâtiments qui en partiroient, et même de saisir et de couler bas celui où pourroit se trouver le Prétendant... »

Séance du 22 janvier.

Espagne. — « A été lue une lettre de M. le duc de Saint-Aignan du 6 janvier, qui marque qu'il n'a point demandé communication du traité de commerce fait avec les ministres d'Angleterre et de Hollande, attendant de nouvelles instructions sur la manière dont il se doit conduire par rapport à la situation du gouvernement de la cour d'Espagne ; mande qu'on dit qu'il a été donné beaucoup d'argent par le roi d'Angleterre pour parvenir à ce traité, et qu'on ne doute pas que l'abbé Alberoni n'en ait la bonne part... »

Séance du 2 février.

Espagne. — « ....Il a été décidé d'écrire une lettre circulaire aux consuls françois qui sont dans les ports d'Espagne, que, dans les affaires qui leur seroient suscitées, ils eussent à se soumettre aux vice-rois et commandants, sauf à en porter leurs plaintes et faire sans éclat des protestations, les mémoires des privilèges des François étant actuellement devant l'ambassadeur... »

Séance du 9 février.

Espagne. — A été lue une lettre de M. le duc de Saint-Aignan du 28 janvier, qui marque n'avoir pas cru devoir perdre de temps à faire savoir le nouveau système que prend le gouvernement d'Espagne, assurant que la faction espagnole a fait entendre à l'abbé Alberoni qu'il falloit qu'il songeât à se faire premier ministre, pour perdre entièrement le cardinal del Giudice ; — qu'il s'est tenu une assemblée dans laquelle il a été résolu de faire une grande réforme ; que ce projet met la cour dans une grande agitation ; que les Autrichiens s'en réjouissent et les fidèles sujets du roi s'en alarment, craignant qu'il n'y ait un complot secret avec l'Empereur ;.... que les officiers des gardes ont parlé très fort sur la réforme qu'on fait dans leur corps, demandant d'être déchargés du serment qu'ils ont fait de garder le roi, en ce qu'ils ne le pourront, dès que leur nombre sera diminué.....

« Décidé de lui répondre de faire une représentation mesurée sur les inconvénients de cette réforme, après toutefois en avoir parlé à l'abbé Alberoni, en lui marquant ce que l'on veut dire au roi d'Espagne sur cela, sans pourtant lui donner à penser qu'on puisse le regarder pour suspect en cette occasion, et, après tout, les laisser faire, s'ils persistent ; — marquer aussi à M. le duc de Saint-Aignan que, dès lors que la faveur se détermine absolument pour M. l'abbé Alberoni, il est nécessaire qu'il songe à se mettre bien avec lui. »

Séance du 12 février.

Angleterre. — « A été lue une lettre de M. d'Iberville du 3 février, par laquelle il parle du traité de commerce fait avec l'Espagne, dans lequel il lui paroît qu'il n'y a rien de plus avantageux pour l'Angleterre que pour les autres nations ; qu'ainsi il est surpris de la joie qu'on a témoignée à Londres de sa conclusion..... Mande qu'on a reçu un secrétaire de Mylord Stair, qui a assuré que Monseigneur le Régent continuoit de donner toute sorte de secours au Prétendant ; que ces avis ont irrité les whigs, de manière qu'ils jettent feu et flamme... »

Séance du 19 février.

Espagne. — « A été lue une lettre de M. le duc de Saint-Aignan du 3 février, qui .... mande qu'il a été trouver M. l'abbé Alberoni pour lui communiquer ce qu'il avoit dit au roi d'Espagne par rapport aux desseins de l'Empereur sur l'Italie, lui donnant à entendre qu'il pourroit être de conséquence de différer la réforme ; que cet abbé lui avoit répondu que ces desseins de l'Empereur dont on parloit n'étoient que des visions ;..... qu'au surplus il étoit étonné des représentations qu'il lui faisoit sur cela, et de ce qu'on vouloit se mêler en France des affaires d'Espagne, quand on ne s'y embarrassoit point des résolutions qui se prenoient en France ; qu'ensuite, s'étant un peu radouci, il lui avoit dit que la réforme ne diminuoit point les forces du roi d'Espagne, mais les dépenses inutiles ; que, comme S. M. Catholique pensoit à la succession du Grand Duc, les épargnes qu'elle faisoit étoient pour pouvoir établir une marine. »

Séance du 1er mars.

Hollande. — « A été lue une lettre de M. de Châteauneuf du 21 février, par laquelle il mande que M. Walpole a pressenti les États Généraux pour savoir s'ils vouloient se joindre à la Grande-Bretagne pour faire la guerre à la France ; qu'ils ont témoigné qu'ils n'y étoient pas disposés ;.... marque par une lettre particulière.... que le mémoire de Mylord Stair fait toujours un très mauvais effet et que M. Buys l'atteste ;...

« Il a été résolu à cette occasion d'écrire à M. d'Iberville de demander le rappel de Mylord Stair, en faisant connoître que, voulant bien vivre avec l'Angleterre, son caractère brouillon, dont il a donné des marques par toutes les faussetés qu'il a écrites, est capable d'aigrir les esprits ; qu'on n'a point voulu en parler tant que l'affaire du Prétendant n'a point été finie, de crainte qu'on pût s'imaginer qu'on vouloit ôter un pareil surveillant, mais que, présentement qu'il n'est plus question de troubles en Angleterre, on fait cette demande pour le bien de la tranquillité. »

Séance du 11 mars.

Angleterre. — « Monseigneur le Régent a donné à lire un mémoire qui lui a été présenté par Mylord Stair, auquel ce ministre demande une réponse par écrit. Ce mémoire contient quatre articles : le premier que le Prétendant ne puisse rester en France ; le second qu'il soit écrit au duc de Lorraine de ne le point recevoir dans ses États ; le troisième que les rebelles ne puissent être souffert en France, et le quatrième que les officiers anglois qui sont dans les troupes du Roi et qui ont été servir le Prétendant soient cassés.

« Il a été décidé, après une longue discussion, qu'on donneroit une réponse par écrit, ainsi qu'elle est demandée, mais qu'elle ne seroit point remise à Mylord Stair, avec qui on a déjà mandé qu'on ne vouloit point traiter, mais qu'elle seroit envoyée à M. d'Iberville pour la présenter dans une audience au roi d'Angleterre, après qu'il l'auroit communiquée à M. Stanhope ; qu'il seroit répondu sur le premier article qu'il étoit déjà exécuté, puisque le Prétendant étoit hors de France ; qu'à l'égard du second on ne pouvoit pas être persécuteur de ce malheureux prince, mais qu'on n'écriroit rien en sa faveur à M. le duc de Lorraine, qui, étant souverain, pouvoit recevoir ou chasser de chez lui qui il estimoit à propos ; pour le troisième article, que la demande que l'on faisoit n'étoit point portée par les traités ; que la France étoit un lieu de franchise où tout le monde pouvoit être reçu et qu'on n'avoit point fait cette demande à l'Angleterre quand elle avoit reçu les réfugiés françois et ceux qui avoient voulu exciter des troubles dans les Cévennes ; que cependant on seroit toujours prêt à entrer dans les expédients convenables pour conserver la bonne intelligence ; que, pour ce qui est du quatrième article, il avoit été expédié une ordonnance qui cassoit les officiers qui iroient servir avec le Prétendant, et que, ayant son exécution, ce que l'on demandoit à cet égard étoit rempli. »

Espagne. — « A été lue une lettre de M. le duc de Saint-Aignan du 24 février, par laquelle il marque.... que le cardinal del Giudice lui a dit qu'il étoit persuadé que l'abbé Alberoni trahit le roi d'Espagne, étant en commerce avec ses ennemis, et étant de plus certain qu'il reçoit de l'argent de l'Angleterre et de la Hollande ; mande que l'abbé Alberoni n'est pas si bien avec le roi d'Espagne depuis quelque temps qu'il y a été, la reine paroissant n'avoir plus la même confiance en lui et le roi ne l'ayant jamais estimé.... »

Séance du 25 mars.

Angleterre. — « A été lue une lettre de M. d'Iberville du 14 mars, par laquelle il mande que, Mylord Stair ayant écrit depuis peu qu'on armoit en France une flotte considérable et que le Prétendant étoit encore à Saint-Germain, cela avoit fort réveillé les discours de ceux qui desirent la guerre.... ; qu'on assuroit que, dans un conseil qui s'étoit tenu, on avoit résolu de déclarer la guerre à la France et qu'on attendoit pour cela la réponse que l'on feroit au mémoire que Mylord Stair devoit avoir présenté au Régent....

« M. d'Iberville marque dans une lettre particulière que, suivant les ordres qu'il a reçus, il met en usage différents canaux pour persuader le roi de rappeler Mylord Stair, mais que, comme cela ne se pouvoit guère faire sans la participation des ministres, qui le protègent, il craint de ne pouvoir en venir à bout, ou que, si on le rappeloit, on n'envoyât, dans le dessein de le faire valoir, quelqu'un qui seroit encore pire... »

Séance du 1er avril.

Hollande. — « A été lue une lettre de M. de Châteauneuf du 27 mars, par laquelle il mande qu'il paroît que le Pensionnaire veut maintenant faire réussir la proposition d'une alliance entre la France, l'Angleterre et la Hollande, la regardant à présent comme nécessaire ; qu'il sait que trois des principaux députés, dans une conférence qu'ils ont eue ensemble, sont convenus de l'utilité de cette alliance.... »

Séance du 3 mai.

Espagne. — Lettre de M. le duc de Saint-Aignan du 19 avril : ... « L'arrivée du marquis Scotti fait tenir beaucoup de discours, les politiques étant persuadés que le motif de compliment sur l'heureux accouchement de la reine n'est qu'un prétexte et que le séjour de ce ministre en Espagne pourroit bien opérer quelque changement dans la forme du gouvernement ; il paroît même que l'abbé Alberoni est inquiet. »

Séance du 6 mai.

Angleterre. — Lettre de M. d'Iberville du 30 avril : « Il a vu M. de Duyvenwoorden ; ....lui ayant parlé des dispositions où l'on étoit en France pour une alliance avec l'Angleterre et la Hollande, conformément aux ordres qu'il en a reçus, il a discuté avec lui tous les articles du mémoire répondu. M. de Duyvenwoorden a pris par écrit toutes les propositions et toutes les réponses, l'assurant qu'il les communiqueroit au Pensionnaire à son arrivée en Hollande. Ce ministre lui a témoigné que le séjour du Prétendant à Avignon étoit une des choses à laquelle on s'aheurtoit le plus et que, à l'égard des autres articles, on pourroit trouver des expédients.... »

Séance du 17 mai.

Espagne. — Lettre d'Aranjuez de M. le duc de Saint-Aignan du 3 mai : « Il rend compte d'une conversation fort extraordinaire qu'il a eue avec M. l'abbé Alberoni, ce dernier lui ayant tenu des discours d'un emportement si effréné qu'on a peine à se le persuader. »

Séance du 17 juin.

Angleterre. — Lettre de M. d'Iberville du 8 juin : « Il a vu le mylord Townshend. Après l'examen qu'il a fait des articles du traité proposé, il est convenu que la principale difficulté étoit le séjour du Prétendant à Avignon, et qu'il falloit absolument qu'on s'engageât à lui faire passer les Alpes ; il lui avoit répondu sur cela ce qu'il devoit, en lui faisant connoître qu'on ne pouvoit exiger pareille chose comme un préliminaire. Il a été voir M. Stanhope, de qui il a été fort bien reçu, et avec qui il a parlé dans les mêmes principes. Sachant les liaisons qu'il a avec M. de Monteleon, il a cru devoir aller chez ce ministre, en sortant de chez M. Stanhope, pour l'informer de tout ce qui s'étoit passé. Le lendemain, M. de Monteleon lui a dit qu'effectivement M. Stanhope lui avoit rendu toute la conversation qu'ils avoient eue ensemble. M. de Monteleon l'a assuré qu'il avoit fait convenir M. Stanhope de l'impossibilité qu'il y avoit de faire passer les Alpes au Prétendant avant l'échange des traités.... »

Séance du 21 juin.

Angleterre. — Lettre de M. d'Iberville du 14 juin : « ....M. Stanhope lui a dit que le roi d'Angleterre n'étoit pas moins porté que le Roi à conclure le traité que l'on proposoit, mais que, préalablement à toute signature, il falloit faire passer les Alpes au Prétendant. Après des discours fort hauts de la part de ce ministre, il lui a dit qu'il falloit de nécessité opter de rester comme on étoit ou de faire sortir le Prétendant avant toutes choses ; qu'à l'égard des autres articles on les passeroit, à quelques explications près, faciles à accommoder, et qu'aussitôt le préalable fini, on concluroit en peu de jours et avant le départ du roi. Il a été ensuite chez M. Townshend, qui lui a parlé encore plus vivement, l'assurant que sans le préalable il n'y auroit rien de fait. M. de Gœrtz, ministre hanovrien, lui a dit le lendemain en secret qu'il savoit qu'on n'insisteroit pas sur la proposition préalable, et qu'il y auroit seulement quelque difficulté sur l'article qui regarde le canal de Mardyck, dont il falloit absolument qu'on ôtât l'entrée aux gros vaisseaux... »

Séance du 5 juillet.

Espagne. — Lettre de M. de Saint-Aignan du 22 juin : « Il a eu une longue conférence avec M. l'abbé Alberoni, dont ils sont sortis amiablement. Il attribue la douceur dont il a trouvé cet abbé à la diminution de sa faveur et aux ordres qu'on dit qu'il a reçus du duc de Parme de ne se mêler que des choses dont il le chargeroit. »

Séance du 19 juillet.

Angleterre. — Lettre de M. d'Iberville du 13 juillet : « L'on a enfin vu éclore une partie des changements dont on parle depuis longtemps, M. le duc d'Argyle, qui étoit une des personnes principales, ayant eu ordre de se démettre de tous ses emplois, à l'exception de celui de premier gentilhomme de la chambre du prince de Galles, qu'il avoit voulu lui-même abdiquer ; mais le prince n'a pas voulu recevoir la clef d'or qu'il lui a voulu rendre. Ce prince a paru fort piqué de tous ces changements en la personne de gens qui lui étoient fort attachés. Le départ du roi d'Angleterre paroît différé jusqu'au lundi de la semaine suivante, quoique les bagages soient déjà partis.... »

Séance du 22 juillet.

Espagne. — Lettre de M. le duc de Saint-Aignan du 12 juillet, arrivée par un courrier extraordinaire : « Il donne la nouvelle de la disgrâce entière du cardinal del Giudice, à qui on a ôté l'emploi de gouverneur du prince des Asturies pour le donner au duc de Popoli. On a pris le prétexte, pour dépouiller le cardinal del Giudice, de dire qu'il lui falloit donner plus de loisir pour travailler aux affaires de l'Inquisition. Dès qu'il reçut le soir le billet qui lui apprenoit ce nouvel arrangement, il quitta aussitôt son appartement du palais, dont M. le duc de Popoli s'est mis dès le lendemain en possession. M. le duc de Saint-Aignan croit que ce changement pourra être utile pour les affaires du Roi, par rapport aux oppositions qui étoient entre le cardinal del Giudice et l'abbé Alberoni, qui le mettoient toujours dans l'incertitude de savoir à qui s'adresser. Depuis quelque temps cet abbé a fait des démarches pour rechercher son amitié, ce qui lui fait présumer qu'il pourra traiter commodément avec lui. Le P. Daubenton est fort lié maintenant avec l'abbé Alberoni.... »

Séance du 12 août.

Hollande. — Lettre de M. de Châteauneuf du 7 août : « Les députés des États-Généraux ayant fait prier M. Walpole de se rendre à leur assemblée, ils lui dirent qu'ils avoient à lui proposer un expédient qui pourroit déterminer le roi d'Angleterre à traiter avec la France conjointement avec les États-Généraux, qui étoit de convenir de toutes les conditions du traité et de ne le signer qu'après que le chevalier de Saint-Georges seroit sorti d'Avignon. M. Walpole leur répondit qu'il ne pouvoit rien faire sur cela qu'il n'eût des ordres de son maître, à qui il alloit écrire. Ce ministre parut embarrassé, ce qui donne lieu de présumer que les Anglois n'ont point envie de traiter. »

Séance du 4 octobre.

Angleterre. — Lettre de M. d'Iberville du 30 septembre : « Il arrive d'Hamptoncourt d'où il a rapporté l'écrit signé qu'il envoie de ce qui regarde le canal de Mardyck, ledit écrit devant faire la principale partie du traité qui doit être passé avec l'Angleterre et la Hollande. Il espère qu'on en sera content, ne s'étant pas relâché jusques où on lui avoit permis. Le prince de Galles lui a paru très satisfait de l'alliance que l'on est près de conclure. Il paroît maintenant que MM. Cadogan et Walpole, qui ont reçu des pouvoirs pour signer le traité d'alliance, y vont de bon pied. »

Séance du 11 octobre.

Angleterre. — Lettre de M. d'Iberville du 1er octobre : « Il a adressé à M. l'abbé Dubois le même écrit qu'il avoit envoyé au Roi l'ordinaire précédent, pour mettre par là ce ministre en état de signer le traité d'alliance. »

Lettre de M. d'Iberville du 5 octobre : « ....Les tories se répandent en injures, non seulement contre lui, mais même contre Monseigneur le Régent, le traité, qui commence à devenir public, leur ôtant toute espérance de prompt rétablissement du Prétendant.... »

Espagne. — Lettre de M. de Saint-Aignan du 28 septembre : « Il envoie un mémoire des caractères de différents seigneurs qui pourroient être choisis pour ambassadeurs en France, en cas que M. de Cellamare soit rappelé. Si l'on veut jeter la vue sur quelques-uns, il tâchera de faire tomber le choix sur l'un d'entre eux. On avoit publié que l'abbé Alberoni avoit des assurances pour un chapeau de cardinal.... »

Séance du 18 octobre.

Hollande. — Lettres de M. de Châteauneuf des 9 et 13 octobre : « M. Burmania est surpris de voir la parfaite disposition qu'il y a dans tous les esprits à terminer la conclusion du traité. Il sait de bonne part que les Hollandois voudroient bien obtenir quelques avantages pour leur commerce, qui leur avoient été refusés par la paix d'Utrecht. Il a vu le Pensionnaire et le président de semaine, qui lui ont dit n'avoir pas reçu encore d'ordre de rien finir. »

Rome. — Lettre du cardinal Gualterio du 29 septembre : « Il y a grande apparence que M. Aldrovandi réussira dans sa commission et que l'indult que le roi d'Espagne demande sur les biens ecclésiastiques des Indes lui sera accordé pour six ans. M. Aldrovandi fait tous ses efforts pour obtenir le chapeau de cardinal pour l'abbé Alberoni.... »

Séance du 25 octobre.

Hollande. — Lettre de M. de Châteauneuf du 20 octobre : « Il marque l'arrivée de M. l'abbé Dubois à la Haye avec le traité d'alliance tout dressé en latin et en françois, pour que rien n'en puisse retarder la signature. Il a été informé que le Pensionnaire étoit maintenant dans de très bonnes dispositions; mais, ayant été en même temps averti que les Hollandois vouloient faire quelques demandes au sujet du commerce, il a pris des mesures pour l'empêcher, en faisant entendre que, si l'on agitoit cette question, les Anglois feroient les mêmes demandes, ce qui ne convenoit point aux intérêts de la République.... »

Lettre de la même date de l'abbé Dubois : « Le traité avec les Anglois étant en état d'être signé, il n'attend plus que les ordres pour le faire. Quoiqu'il lui paroisse de favorables dispositions dans les Hollandois d'y entrer, il croit qu'on ne doit point les attendre, et qu'il faut toujours signer avec l'Angleterre, crainte de changement de la part de cette nation, sujette plus que jamais à des variations par rapport aux différents partis qui la divisent.

« Sur cette lettre, ayant été mis en délibération si on préféroit la signature d'Angleterre sans attendre la Hollande, il a été décidé de mander à M. l'abbé Dubois que, le Roi s'étant avancé jusqu'à présent autant qu'il le pouvoit, il ne falloit point presser davantage les Anglois de finir, mais les engager à déterminer les Hollandois pour leurs propres intérêts ; que cependant, si les Anglois vouloient absolument finir sans les Hollandois, comme il paroîtroit de la mauvaise foi à refuser, il falloit signer. »

Séance du 15 novembre.

Hollande. — Lettre de l'abbé Dubois du 6 novembre : « M. de Cadogan lui ayant fait voir son plein pouvoir, dont il envoie copie, il ne l'a pas trouvé dans les formes, attendu qu'il est général et qu'il n'y est pas fait mention du Roi, ni spécialement du nouveau traité d'alliance. Sur ce qu'il a représenté à M. de Cadogan à cet égard, il est convenu que c'étoit une faute et a dépêché un courrier en Angleterre pour le faire changer. »

Séance du 29 novembre.

Russie. — Lettre de Berlin de M. de Rottembourg du 14 novembre : « Le czar a paru surpris de l'alliance que l'Angleterre fait avec la France. Il a dit à cette occasion qu'il voyoit bien qu'il avoit été trompé, et que, s'il avoit pu prévoir qu'on eût pris ce parti, il auroit bien su lier des engagements avec la France. »

Séance du 13 décembre.

Hollande. — Lettre de M. de Châteauneuf du 5 décembre : « Il a été informé que tous les députés étoient prêts à signer l'alliance, à l'exception de celui de Leyde, qui formoit encore des difficultés, ce qui avoit déterminé à proroger encore l'assemblée jusqu'au lundi ensuivant. Il étoit persuadé que, ce jour-là, il se détermineroit et que dans la semaine tout seroit fini.

« Comme on a été instruit qu'on vouloit encore former de nouvelles difficultés et qu'on a lieu de juger qu'il n'y a eu rien de déterminé ce lundi-là, dès qu'il n'est point arrivé ici de courrier, il a été décidé que, s'il n'en venoit point entre ci et après-demain mardi, on en enverroit un à M. l'abbé Dubois pour lui mander de revenir, M. de Châteauneuf suffisant pour finir, si l'envie leur en prend, et il a été résolu que, s'ils ne se déterminoient bientôt, on feroit aussi revenir M. de Châteauneuf, ne convenant point à la dignité du Roi d'avoir un ambassadeur en Hollande, quand les États-Généraux n'en ont point en ce pays-ci. »

Séance du 20 décembre.

Hollande. — Lettres de M. l'abbé Dubois et de M. de Châteauneuf du 11 décembre : « Le 7 du mois la province de Hollande prit la résolution de signer le traité d'alliance ; le 8, on étoit toujours dans les mêmes intentions ; mais, le 9, ayant été informés qu'il y avoit quelque sorte de difficulté, ils crurent devoir prendre des mesures pour conclure cette affaire, et, ayant pressé l'assemblée de finir, elle a répondu que, tout étant conclu, on ne devoit avoir aucune inquiétude, mais qu'il falloit attendre les derniers pouvoirs de quelques provinces, qui arriveroient incessamment.... »

Lettre particulière de l'abbé Dubois du 11 décembre : « Il informe de tous les mouvements que les ministres de l'Empereur se sont donnés contre l'alliance prétendue ; il envoie en même temps un journal de tout ce qui s'est passé dans la négociation. »

Séance du 3 janvier 1717.

Hollande. — Lettre de M. l'abbé Dubois du 29 décembre : « ....Il a vu le Pensionnaire, à qui il a signifié le mécontentement qu'avoit Monseigneur le Régent des longueurs qu'on apportoit à signer un traité dont les conditions étoient réglées depuis longtemps. Le Pensionnaire en a fait rapport aux États-Généraux, qui se sont assemblés ; après quoi on l'a assuré qu'on finiroit le jeudi suivant, s'il le vouloit absolument. On espéroit qu'il voudroit bien donner jusqu'à lundi pour avoir des nouvelles des quatre provinces qui avoient fait quelques difficultés ; mais ce seroit le dernier délai, les États-Généraux étant résolus de finir, quand même les provinces dont on attendoit des nouvelles ne signeroient pas. M. l'abbé Dubois assure donc que tout sera signé lundi ; il seroit seulement à desirer que les députés des sept provinces pussent tous signer.... »

II

SAINT-SIMON ET LE MARÉCHAL DE MONTREVEL À BLAYE[1]

Ordonnance du Roi servant de règlement entre le commandant de la province de Guyenne et le gouverneur de Blaye[2].

« A Versailles, le 19 mars 1713.

« De par le Roi.

« Sa Majesté étant informée des contestations survenues entre le sieur maréchal de Montrevel, commandant pour son service dans la province de Guyenne, et le sieur duc de Saint-Simon, pair de France, gouverneur de la ville, citadelle et étendue du gouvernement du comté de Blaye, au sujet de diverses fonctions, autorités, pouvoirs et prééminences, et voulant les terminer et prévenir celles qui pourroient naître à l'avenir, afin d'empêcher les inconvénients qui en pourroient arriver, Sa Majesté, en expliquant en tant que besoin seroit ses intentions, a ordonné et ordonne, veut et entend :

« I. Que le gouverneur ou commandant général dans la province de Guyenne, se trouvant à Blaye, pourra sans difficulté y donner le mot au gouvernement particulier et paroître, tant dans la ville que dans la citadelle avec les marques de l'autorité qu'il a dans la province ; mais il ne pourra envoyer commander qui que ce soit dans la citadelle, dans la ville ni dans l'étendue du gouvernement de Blaye, sans un ordre exprès signé de Sa Majesté, ni augmenter, diminuer ou changer la garnison de la citadelle ou de la ville sans un pareil ordre aussi signé de Sa Majesté.

« II. Le gouverneur de Blaye aura la disposition de toute la police, discipline, détail, et l'autorité entière dans toute l'étendue de son gouvernement, bien entendu toutefois qu'il rendra compte au gouverneur général, et en son absence au commandant général dans la province, de tout ce qui pourra survenir d'important concernant le service de Sa Majesté pour exécuter ensuite les ordres qu'il lui envérra.

« III. L'hôtel de ville de Blaye en tout et en partie sera sous l'autorité unique et entière du gouverneur de Blaye pour toutes les affaires concernant la jurade, sans que le gouverneur ou le commandant général en Guyenne s'en puisse mêler, Sa Majesté maintenant le gouverneur

1. Ci-dessus, p. 84.
2. Bibliothèque du ministère de la marine, Manuscrits, n° 73, tome V, fol. 134-136, copie.

de Blaye dans le droit qu'il lui a confirmé par les arrêts du conseil d'État de nommer les jurats de la ville de Blaye.

« IV. Le gouverneur ou commandant général de la province ne donnera ses ordres concernant le gouvernement de Blaye et ses dépendances qu'au gouverneur seulement de Blaye, ou à celui qui le représentera en son absence, sans entrer dans les détails, qu'ils leur laisseront, quand même ils seroient présents dans ledit gouvernement de Blaye.

« V. Quant aux traitements particuliers de personne à personne, comme les caractères sont indélébiles, ils les conserveront réciproquement selon leurs dignités, sans que la dépendance dans laquelle est le gouverneur de Blaye puisse donner atteinte à sa qualité personnelle, et à ce qui peut être dû à son rang.

« VI. Le gouverneur ou commandant général ne pourra commettre personne pour faire des fonctions dans le gouvernement de Blaye, si ce n'est un officier général pour commander les troupes, au cas qu'il soit nécessaire d'y en envoyer, qui sera toutefois muni d'une lettre de service de Sa Majesté, et en ce cas cet officier général pourra commander les milices du gouvernement, si elles sont assemblées, et ce pour les mouvements de guerre seulement; mais cet officier général ne commandera point à l'état-major, à la garnison de la citadelle et de la ville ni aux habitants du gouvernement.

« VII. Si cet officier général entre dans la citadelle, il ne pourra y donner le mot, et ne prétendra nul honneur ni aucune prééminence au-dessus de l'état-major, de quelque grade qu'il soit, et ne pourra non plus allumer les feux de joie dans la ville en cas de réjouissance publique.

« VIII. La levée, le lieu de l'assemblée, la séparation et la répartition des milices appartiendront au gouverneur de Blaye, qui recevra néanmoins les ordres en général du gouverneur de la province ou du commandant en icelle au sujet des milices.

« IX. Si le gouverneur ou commandant général n'a point envoyé l'ordre au gouverneur de Blaye pour disposer de ces milices, il pourra les assembler toutes ou en telles parties qu'il voudra les voir, et les faire marcher dans tel endroit de l'étendue de son gouvernement qu'il jugera à propos, même s'en servir dans les choses pressantes qui concerneront le service de Sa Majesté, et en ce cas il en rendra compte au gouverneur ou commandant général; mais Sa Majesté n'entend point que le gouverneur de Blaye puisse faire assembler ces milices sans nécessité, et que, pour en faire des revues, il puisse les faire convoquer plus souvent qu'une fois par mois, Sa Majesté remettant à sa discrétion de choisir des jours de fêtes ou de dimanches pour n'interrompre leur travail que le moins qu'il se pourra.

« X. Lorsque le gouverneur ou commandant général se voudra servir de ces milices, il donnera ou enverra ses ordres au gouverneur de Blaye pour le temps de leur assemblée et le nombre qu'il en desirera, et après l'assemblée lesdites milices obéiront à l'officier général ayant une lettre de service de Sa Majesté, et, s'il n'y en a point, au gouverneur de Blaye, qui suivra et exécutera pour leur destination les ordres qu'il recevra du gouverneur ou du commandant général.

« XI. Lorsque le gouverneur ou commandant général voudra faire sortir les milices du gouvernement de Blaye, il donnera pour cela ses ordres au gouverneur de Blaye, qui y obéira, et en conséquence donnera les siens particuliers, et il l'avertira lorsqu'il voudra les renvoyer dans son gouvernement, et lui mandera de même lorsqu'il n'en aura plus besoin après s'en être servi, ou après les avoir fait assembler, afin que le gouverneur de Blaye donne ses ordres pour leur séparation, marche et répartition dans l'étendue de son gouvernement.

« XII. Le gouverneur de Blaye étant absent de son gouvernement, il en sera usé à l'égard de ceux qui y commanderont en son absence dans tous les cas ci-dessus énoncés de la même manière qu'il le seroit à l'égard dudit gouverneur, s'il étoit présent dans ledit gouvernement, et, pour le surplus des fonctions, autorités, pouvoirs, et prééminences non contestées, il en sera usé à l'avenir comme il a été fait jusqu'à présent ; et, en cas qu'il en survînt de nouvelles, Sa Majesté se réserve d'expliquer alors ses intentions, et cependant leur enjoint d'observer et exécuter ponctuellement la présente ordonnance en forme de règlement, laquelle sera enregistrée partout où il appartiendra pour y avoir recours en cas de besoin.

« Fait à Versailles le 19e jour de mars 1713. »

III

LA BANQUE DE LAW[1]

Extraits des procès-verbaux du conseil des finances.

Nous donnons le compte-rendu des deux séances du conseil des finances où la banque proposée par Law fut d'abord rejetée, et ensuite acceptée après qu'il eut modifié complètement ses premières propositions. Il est extrait des procès-verbaux du conseil conservés dans les papiers de Noailles à la Bibliothèque nationale, ms. Franç. 6930, fol. 46 et 272; il se trouve aussi dans un autre exemplaire de ces procès-verbaux, aux Archives nationales, carton G7 1849.

« *Conseil extraordinaire tenu par S. A. R. le 24 octobre 1715 pour la banque proposée par le sieur « Lasse »,*

« Où étoient, outre Messieurs du conseil ordinaire, MM. [le] Peletier, Daguesseau, Amelot, Bignon, prévôt des marchands, d'Argenson, conseillers d'État, MM. le Blanc et de Saint-Contest, maîtres des requêtes, et Daguesseau, procureur général, extraordinairement appelés.

« M. Fagon a proposé le projet du sieur « Lasse » d'établir une banque à Paris. Il en a exposé la nature et la constitution; il a fait voir d'un côté tous les avantages, et de l'autre tous les inconvénients, par objections et par réponses.

« L'idée de cette banque est de faire porter tous les revenus du Roi à la banque; de donner aux receveurs généraux et fermiers des billets de dix écus, cent écus et mille écus, poids et titres de ce jour, qui seront nommés *billets de banque;* lesquels billets seront portés ensuite par lesdits receveurs et fermiers au Trésor royal, qui leur expédiera des quittances comptables. Tous ceux à qui il est dû par le Roi ne recevront au Trésor royal que des billets de banque, dont ils pourront aller sur-le-champ recevoir la valeur à la banque, sans que personne soit tenu ni de les garder, ni de les recevoir dans le commerce. Mais le sieur Lasse prétend que l'utilité en sera telle que tout le monde sera charmé d'avoir des billets de banque plutôt que de l'argent, par la facilité qu'on aura à faire les payements en papier, et par l'assurance d'en recevoir le payement toutes les fois que l'on voudra. Il ajoute qu'il sera

1. Ci-dessus, p. 90.

impossible qu'il puisse jamais y avoir plus de billets que d'argent, parce qu'on ne fera de billets qu'au prorata de l'argent qui entrera, et que par ce moyen on évitera les frais de remise, le danger des voitures, la multiplicité des commis, etc.

« Son Altesse Royale a jugé à propos d'entendre sur ce sujet des négociants et banquiers qu'elle a fait entrer pour avoir leurs avis. Ces négociants étant entrés au nombre de treize avec le sieur Lasse, ils se sont expliqués et ont proposé trois avis :

« Le premier, que l'établissement de la banque seroit utile dès à présent. — Fénelon, Tourten, Guygner et Piou.

« Le second, que cet établissement pouvoit être utile dans un autre temps que celui-ci; mais qu'il seroit nuisible dans la conjoncture présente. — Anisson.

« Le troisième, que cela devoit être entièrement rejeté. — Bernard, Heusch, Mouras, Le Couteulx et quatre autres.

« Ces négociants retirés, Son Altesse Royale a pris les voix.

« M. le Pelctier a été d'avis d'établir la banque en donnant quelque profit sur les billets pour les accréditer ; mais il a ajouté que la conjoncture n'étoit pas propre, et qu'il falloit attendre.

« Dodun croit la banque bonne sans donner un profit aux billets, parce que cela chargeroit l'État, mais qu'il faut attendre que la confiance dans le gouvernement soit rétablie.

« M. de Saint-Contest ne croit pas que la banque puisse jamais avoir de solidité dans le royaume, parce que l'autorité y règne toujours et que le besoin y est souvent ; ainsi il n'y auroit jamais de sûreté ni de solidité.

« M. Gilbert est persuadé que l'établissement de la banque est avantageux en soi par la circulation et la multiplication des espèces ; mais il ne pense pas qu'on puisse présentement l'établir sans de grands inconvénients, et il ajoute que l'incertitude du succès va à décréditer le gouvernement, et qu'il seroit fâcheux présentement de hasarder un projet qui pourroit ne pas réussir.

« M. de Gaumont, qu'on ne doit pas risquer cet établissement dans le présent, et que cela influeroit sur le gouvernement.

« M. Baudry croit cet établissement bon, mais ne croit pas que, dans les circonstances présentes, le public y puisse donner sa confiance ; que c'est cependant ce qui doit l'accréditer, sans quoi la banque tomberoit d'elle-même. Ainsi il juge qu'il faut attendre, pour ne pas donner comme un remède ce qui seroit visiblement un mal.

« M. d'Argenson ne regarde la banque que comme la caisse des revenus du Roi, ne trouve aucun inconvénient à l'établir, en supposant que la fidélité en sera toujours exacte, et croit qu'on doit tenter cette voie innocente pour rattraper la confiance.

« M. d'Effiat en croit l'établissement utile, mais non pas à présent, et que cela feroit présentement resserrer l'argent encore plus qu'il ne l'est.

« M. le duc de Noailles est persuadé de l'utilité d'une banque, mais que le temps ne convient pas, la défiance étant générale ; que, de plus, l'opposition des négociants, dont la confiance est essentielle pour l'accréditement de la banque, la feroit échouer ; qu'il faut la leur faire desirer avant que de l'établir, et commencer par supprimer toutes les dépenses inutiles pour payer les dettes de l'État ; que rien ne sera plus propre à regagner la confiance, par l'attention qu'on verra à Son Altesse Royale pour le bien public, dont on est déjà très persuadé par les premiers arrangements qu'elle a faits ; et, afin que l'on ne soit pas plus longtemps dans l'incertitude, qu'on doit déclarer dès aujourd'hui que la banque n'aura point lieu.

« M. Fagon, de même avis ; ajoute que le papier répandu dans le public est ce qui cause le discrédit, et que, en arrangeant le papier, on regagnera la confiance.

« M. Daguesseau, que pour rétablir la confiance Son Altesse Royale n'a qu'à continuer à travailler comme elle le fait pour le bien public, et de l'avis de M. de Noailles en tout.

« M. le procureur général : deux questions. La banque est-elle utile en soi ? Prouve que non. L'est-elle dans le temps présent ? Tout le monde est persuadé du contraire ; de l'avis de M. de Noailles en tout.

« M. le Blanc, de l'avis de M. de Noailles en tout.

« M. Rouillé, que l'on doit prendre l'avis du public sur ce qui le concerne, et que le public y est opposé ; qu'il n'y a qu'à persévérer dans le bien pour faire revenir la confiance.

« M. d'Ormesson, tout comme M. de Noailles.

« M. Amelot, que le public a parlé par la bouche des banquiers ; de l'avis de M. de Noailles.

« M. des Forts, fronde les propositions de M. le duc de Noailles en elles-mêmes ; en tout de l'avis de M. de Noailles.

« M. le maréchal de Villeroy, qu'on n'en pourroit tirer présentement aucun profit, et que l'arrangement des rentes et des troupes, suivi de l'arrangement des billets, ramènera la confiance ; au reste, de l'avis entier de M. le duc de Noailles.

« Son Altesse Royale a dit qu'elle étoit entrée persuadée que la banque devoit avoir lieu, mais que, après ce qu'elle venoit d'entendre, elle étoit de l'avis entier de M. le duc de Noailles, et qu'il falloit annoncer à tout le monde dès aujourd'hui que la banque étoit manquée. »

Conseil du 1er mai 1716.

M. le marquis d'Effiat, président.

. . . .

« S. A. R. Mgr le duc d'Orléans est entrée au conseil et a fait elle-même le rapport d'une proposition faite par le sieur Law d'établir une banque dans le royaume pour le compte particulier du sieur Law et de sa compagnie, en leur permettant de stipuler en écus de banque.

« Tous Messieurs ont été d'avis de l'accepter.

« S. A. R. a donné ensuite le projet de déclaration à lire à M. le duc de Noailles, et il a été généralement approuvé. »

En se reportant au procès-verbal du conseil de régence du 2 mai dont nous avons donné un extrait, ci-dessus, p. 92, note 1, on se rendra compte de la différence essentielle qu'il y avait entre les deux propositions successives; la première regardait l'institution d'une banque d'État dont le fonds social aurait été le produit des impôts ; l'autre n'était plus qu'une entreprise particulière.

IV

LES ASSEMBLÉES DES PAIRS DE FRANCE SOUS LA RÉGENCE[1]

Extraits des minutes des Procès-verbaux.

Nous avons dit ci-dessus, p. 192, qu'il existait aux Archives nationales, dans le carton K 648, n°s 6-56, une grosse liasse de documents intitulés « Registre des délibérations de Messeigneurs les ducs et pairs de France, commençant le 15 décembre 1715 ». Ce sont en réalité les notes prises par l'avocat Lancelot, secrétaire des pairs, pour la rédaction des procès-verbaux des assemblées des pairs. Ces notes ont servi à la confection d'une sorte de Journal qui contient le sommaire des séances, la mention des décisions prises et le récit des incidents qui en naquirent, et ce Journal se trouve joint au dossier de l'assemblée du 12 février 1716 (K 648, n° 21). Il forme un cahier in-folio de vingt-cinq feuillets, qui porte comme titre « Extraits des assemblées de MM. les ducs et pairs de France ». Ce Journal va du 15 décembre 1715 au 25 mai 1716 ; il contient plus de renseignements que les notes rapides prises par Lancelot pendant les séances ; mais celles-ci sont souvent plus vivantes, parce que plus primesautières. Dans les extraits qui vont suivre, nous utiliserons les deux catégories de documents, en ne donnant toutefois que les passages qui présenteront quelque intérêt.

Entre les deux dates indiquées ci-dessus, il y eut quarante-huit réunions des pairs. Dès la première on avait désigné six commissaires permanents pour agir au nom du corps tout entier et six « conseillers » pour les assister de leurs avis (voyez ci-après, séance du 15 décembre). Ils devaient en cas de besoin convoquer des assemblées générales. Sur les quarante-huit séances, il y en eut onze générales et trente-sept de commissaires et conseillers. Saint-Simon, qui était un de ces derniers, fut toujours parmi les plus assidus. Il ne manqua que cinq réunions : le 16 mars, où il est porté comme indisposé, les 11, 18 et 20 avril, où il est absent pour son voyage habituel de chaque année à Pâques à sa terre de la Ferté, et la dernière assemblée générale du 25 mai, dont il semble bien s'être abstenu de propos délibéré (voyez ci-après). Son rôle fut certainement important, mais surtout à cause de sa situation de membre du conseil de régence. Quoique son intervention dans les délibérations soit fréquemment notée, il ne semble pas que ses collègues eussent en lui une confiance entière ni suivissent ordinairement

1. Ci-dessus, p. 192.

les avis énergiques qu'il émettait; ils redoutaient certainement les exagérations auxquelles l'entraînait son tempérament vif et passionné. Aussi ne fait-il presque jamais partie des délégations fréquentes envoyées au Régent. Ces extraits nous feront donc mieux connaître son rôle ; mais aussi ils nous permettront de faire ressortir, comme conclusion, les contradictions qui existent au sujet de ces assemblées entre les récits de nos Mémoires et les faits eux-mêmes tels qu'ils ressortent des documents authentiques. Notons enfin que Saint-Simon avait dans ses Papiers (vol. 68, aujourd'hui *France* 223, fol. 71-128) un bon nombre des mémoires, requêtes, lettres, mémoriaux, etc., que produisirent ces assemblées des pairs.

Assemblée générale du dimanche 15 décembre 1715, en l'hôtel de l'évêque-duc de Laon.

[Nous résumons les notes du procès-verbal. — On désigna comme « préposés aux affaires » ou commissaires l'évêque-duc de Langres et les ducs de Sully, de la Force, de Charost, de Villars et de Chaulnes ; comme « conseillers » l'évêque-duc de Laon et les ducs d'Uzès, de Saint-Simon, de Luxembourg, de Tresmes et d'Antin. On approuva et on signa deux requêtes au Roi et une au Régent sur les usurpations du Parlement et des présidents à mortier à l'égard des pairs et sur l'illégalité de l'arrêt rendu par le Parlement avant la séance solennelle du 2 septembre précédent (voyez notre tome XXIX, p. 471-472). On désigna ceux des pairs qui iraient présenter les requêtes au Régent et les communiquer aux divers princes du sang; Saint-Simon fut chargé de cette mission près du duc du Maine et du prince de Dombes, son fils. Enfin on choisit l'avocat Lancelot pour être le secrétaire de ces assemblées.]

Mardi 17 décembre, chez l'évêque de Laon.

« Le lundi 16 décembre, sur l'avis que M. le duc de Noailles donna à M. le duc d'Orléans que l'on faisoit imprimer les mémoires signés, M. le maréchal de Villars, qui travailloit avec S. A. R., en reçut ordre d'écrire à M. le duc de Saint-Simon sur le champ que l'on en arrêtât l'impression[1]. ...M. le duc de Saint-Simon fit réponse au maréchal et lui marqua qu'il falloit de l'obéissance et que jamais S. A. R. ne se plaindroit à cet égard des pairs, qu'il souhaitoit qu'il en trouvât autant de la part des présidents, qu'il ne pouvoit cependant se dispenser de remontrer, etc... M. le duc de Saint-Simon adressa cette

1. L'original du billet de Villars est dans le dossier; en voici le texte : « S. A. R., à qui vous avez parlé ce matin, Monsieur, nous a dit qu'elle ne montreroit pas les mémoires signés comme vous l'en avez prié. M. de Noailles lui a dit dans ce moment que l'on devoit faire imprimer, et j'ai ordre (?) de vous écrire de son cabinet pour défendre que l'on imprime. VILLARS. »

réponse au maréchal et en chargea celui qui lui avoit apporté la lettre. Il lui ajouta que, si M. le maréchal de Villars n'étoit plus au Palais-Royal, il pouvoit remettre sa lettre à M. le duc d'Orléans et le prier de sa part de l'ouvrir et de la lire. Cela arriva de la même façon. S. A. R. lut la lettre et ce fut en réponse qu'il fit le billet suivant écrit de sa propre main[1] : « Tout ce que je veux est non la supression « mais la suspention de l'impression. Les presidens à mortier ne « craignent point lecriture ils y trouueroient mieux leux conte estant « du metier et ce n'est en nule façon pour eux mais pour les ducs ce « que j'en fais. »

« Pour lui marquer une obéissance entière, on suspendit l'impression, et cependant on fit un mémoire pour lui être présenté, dans lequel on lui répétoit les raisons que l'on avoit d'imprimer les requêtes. M. le duc de la Force fit ce mémoire, que l'on lut le mardi 17 dans l'assemblée tenue chez M. l'évêque de Laon. Il y fut approuvé, et M. le duc de Saint-Simon se chargea de le lui remettre, ce qu'il fit le mercredi. La lecture de ce mémoire[2] détermina M. le duc d'Orléans à permettre que l'on continuât l'impression ; il exigea seulement qu'on ne le publiât pas sans lui en avoir parlé. »

Vendredi 27 décembre, chez le duc de Tresmes.

« ...On délibéra sur ce qu'il y avoit à faire. Tout le monde convint qu'il falloit presser M. le duc d'Orléans de juger l'affaire, que le jugement ne pouvoit être qu'avantageux, vu la justice des demandes et la force des raisons que l'on discuta, en un mot que les délais étoient à craindre. Ainsi il passa à la pluralité de dix voix contre une seule que, dès le soir, deux de Messieurs les pairs iroient prier S. A. R. de vouloir bien juger la question, que les pairs lui demandoient en grâce une décision... On nomma MM. de Sully et de la Force pour cette députation. Il fut ajouté que, tous les jours et toutes les fois que quelques-uns de Messieurs les pairs se trouveroient près de M. le duc d'Orléans, ils lui répéteroient cette même demande de justice...

« Après cette délibération, on parla du contingent que chacun de Messieurs les ducs et pairs devoit donner, tant pour les frais ordinaires que pour les extraordinaires ; il fut réglé à vingt louis, et MM. de Chaulnes et de Charost chargés de faire la collecte. »

Vendredi 3 janvier 1716, chez le duc d'Uzès.

« Compte de la députation du vendredi passé ; — nouvelle députation pour demander de les publier [les requêtes] ; — délibéré qu'on recevra à signer MM. d'Albret et d'Harcourt, en cas qu'ils s'y présen-

1. L'original du billet est dans le dossier ; nous en conservons l'orthographe.

2. Saint-Simon avait le texte de ce mémoire dans ses Papiers, vol. 68 (aujourd'hui *France* 223), fol. 72, et Prosper Faugère l'a imprimé dans les *Ecrits inédits,* tome IV, p. 245, comme étant de Saint-Simon.

tent ; quant à M. le duc Mazarin, il y sera aussi reçu, mais avec plus de marques de repentir ; — demander que M. le duc d'Orléans, avant de faire droit sur les autres demandes, casse l'arrêté du 2 septembre. »

Jeudi 9 janvier 1716, chez l'archevêque de Reims.

« M. le duc de Saint-Simon rendit compte de ce que M. le duc d'Orléans lui avoit dit de la députation du Parlement faite le mercredi précédent. » [On adopte la teneur d'un court mémorial à remettre au Régent.]

Dimanche 19 janvier, chez le duc d'Antin.

« M. le duc de Charost a proposé de faire un mémoire, en cas qu'ils [les présidents] ne voulussent pas répondre, pour persuader M. le duc d'Orléans et encore plus le public. Il a passé à la pluralité des voix que non et que l'on attendroit la réponse de S. A. R. M. le maréchal de Villars, qui devoit travailler avec elle demain lundi, a été prié de la faire ressouvenir de la parole qu'elle avoit donnée. M. le duc d'Antin, qui devoit y travailler mardi, et M. le duc de Saint-Simon, qui devoit se trouver au conseil de régence mercredi, ont été chargés de faire les mêmes instances.

« M. le duc de Saint-Simon a dit que, par des notions qu'il avoit, il étoit sûr que, si on tenoit ferme, on emporteroit l'affaire. »

Vendredi 24 janvier, chez le duc de Luxembourg.

« M. le duc de Saint-Simon a rendu compte de ce qu'il a demandé mercredi à M. le duc d'Orléans s'il avoit donné ordre au premier président de répondre. A répondu qu'il l'alloit faire. Le premier président entra lorsque M. le duc de Saint-Simon venoit de sortir.

« M. le duc de Charost lui parla hier. S. A. R. lui dit qu'il l'avoit fait et, sur ce que M. de Charost le pressoit encore, il lui dit que, comme il y avoit des affaires qu'il ne falloit pas mener trop vivement, il pouvoit répondre qu'il ne s'endormiroit pas sur celle-ci.

« Délibéré sur ce qu'il y a à faire. Après être convenu qu'il ne falloit pas faire des députations si fréquentes ni accoutumer M. le duc d'Orléans à en voir pour des riens, il a été résolu que ceux de Messieurs les pairs qui parlent le plus souvent à M. le duc d'Orléans lui demanderoient des nouvelles de la réponse du premier président...

« M. le duc de Saint-Simon prit ensuite la parole et dit que personne ne doutoit que M. le comte de Torigny n'eût obtenu des lettres de duc et pair de Valentinois en conséquence d'un brevet du feu Roi du 24 juillet 1715 et de son mariage avec Mlle de Monaco ; qu'il les avoit présentées au Parlement et qu'elles y étoient arrêtées par une opposition qu'y avoit formé M. le duc de Villars-Brancas, qui prétend aussi se faire recevoir pair au parlement de Paris en vertu des lettres de pairie obtenues en 1657 et enregistrées au parlement d'Aix en 1658;

que le même M. le duc de Villars, ayant voulu demander permission à M. le duc d'Orléans de poursuivre ce prétendu droit, s'étoit adressé à M. le marquis de C[anillac] pour l'obtenir, et, lui ayant remis ses lettres pour justifier ses prétentions, bien loin que cette confidence lui eût facilité ce qu'il demandoit, au contraire, il avoit eu pour réponse que son droit ne valoit rien, que l'on s'étonnoit qu'il se présentât, et que M. le duc de la Feuillade avoit des prétentions beaucoup plus justes et mieux fondées pour la pairie de Roannez ; que cette réponse ne lui avoit été faite ainsi que pour favoriser M. de la Feuillade ; que lui, M. le duc de Saint-Simon, savoit à n'en pouvoir douter que ce dernier faisoit beaucoup de mouvements pour être reçu pair ; qu'il s'agissoit actuellement d'opiner sur ce qu'il y avoit à faire ; que, si on laissoit passer ainsi tous les brevets et toutes les lettres du feu Roi qui n'avoient pu être enregistrées de son vivant, il y alloit avoir un déluge de pairs. »

[Suit une longue délibération sans conclusion, avec l'exposé des droits de chacun des trois requérants.]

Lundi 27 janvier matin, chez le duc de Saint-Simon.

« M. le duc de Saint-Simon a parlé d'une conversation qu'il eut hier dimanche avec M. le duc d'Orléans sur la permission obtenue par M. le duc de la Feuillade de poursuivre sa pairie au Parlement ; elle fut longue. Il trouva dans l'arrière-cabinet M. le duc de la Feuillade et M. le premier président[1]. Il parla au premier, auquel se joignit M. le duc de Villars-Brancas, et leur dit ce qu'il venoit de dire à S. A. R. M. d'Effiat y vint aussi.

« M. le duc d'Antin parla ensuite de ce qu'il avoit dit à S. A. R. et l'intérêt qu'elle avoit pour sa propre autorité d'agir vivement.

« Il fut ensuite proposé ce qu'il y avoit à faire sur la réponse du Parlement. On résolut de députer à M. le duc d'Orléans les quatre pairs qui y allèrent la dernière fois... qui seront chargés de demander la réponse du premier président, [etc.]... MM. les députés partirent... »

Lundi 27 janvier soir, chez le duc de Saint-Simon.

« Mgr l'évêque-duc de Langres a rendu compte de la députation faite ce matin à M. le duc d'Orléans. Il a dit que S. A. R. les avoit interrompus dès les premiers mots qu'il avoit voulu prononcer pour dire : « Je vous avois bien dit qu'il auroit fallu que vos requêtes fussent plus modérées et qu'il n'y eût pas de certains termes trop vifs. » M. le duc de Charost ayant les requêtes sur lui, S. A. R. a lu la seconde pour y trouver les termes en question. Il a fait attention sur le terme d' « attentat », sur celui de « violer les lois du royaume », sur ces termes « les seuls juges », etc., et sur ce que l'on demande

1. C'est alors que Saint-Simon injuria le premier président comme il a été raconté dans notre tome XXIX, p. 220, note 5, et p. 541.

que l'arrêt soit rayé et biffé. Il a insinué qu'on lui donnât une autre requête plus modérée, qu'il pût communiquer au Parlement. Les pairs députés répondirent qu'ils en rendroient compte à l'assemblée. Sur ce qu'on lui a demandé précisément si le Parlement répondroit par écrit, M. le duc d'Orléans dit : « Oh ! pour cela oui, ils répondront par « écrit. Ils s'assembleront mercredi, et je ne recevrai rien de leur part « que par écrit. »

« Il a été délibéré sur ce que M. le duc d'Orléans a insinué qu'il faudroit donner une nouvelle requête plus modérée... Il a passé à la pluralité des voix qu'on ne pouvoit point changer les requêtes, qu'il y auroit en cela une indécence qui ne convient point, que les pairs chanteroient par cette conduite une palinodie dont le Parlement triompheroit, que les prétendues injures dont il feint vouloir se plaindre sont les raisons mêmes sur lesquelles les pairs se fondent, que, pour marquer cependant le respect que l'on a pour ce que S. A. R. semble desirer, il falloit relire la requête. M. le duc d'Uzès la relut. L'assemblée, tout d'une voix, convint qu'il n'y avoit rien à y changer...

« L'assemblée alloit se séparer, vers sept heures et demie du soir, lorsqu'on vint donner à M. le duc de Saint-Simon un billet imprimé que M. le duc de la Feuillade, faisant ses visites d'invitation, ...avoit laissé à son suisse...

« Toute l'assemblée fut surprise de ce que M. le duc de la Feuillade, qui avoit déjà vu la veille M. de Saint-Simon, repassât ce jour-là chez lui pour lui laisser ce billet ; que c'étoit une invitation dans les formes, quoique M. le duc d'Orléans eût promis, la veille dimanche à M. de Saint-Simon et le matin du même jour lundi aux députés, qu'il feroit surseoir toute affaire de pairie au Parlement jusqu'à ce que l'affaire des pairs fût terminée ; qu'il y avoit à craindre qu'il n'y eût quelque surprise...

« Toutes ces raisons engagèrent l'assemblée à prier M. le duc de Saint-Simon d'écrire sur le champ à M. le duc d'Orléans l'étonnement où elle étoit, ... ; que l'assemblée supplioit S. A. R. de donner de nouveaux ordres pour suspendre ce jugement, si elle ne vouloit pas exposer les pairs à s'aller présenter au Parlement pour y insulter les présidents.

« M. le duc de Saint-Simon fit la lettre [1], la lut à l'assemblée et l'envoya sur le champ avec ordre de la faire rendre à S. A. R. en quelque endroit qu'elle fût... L'homme de M. de Saint-Simon étant revenu rapporta qu'on ne pouvoit rien faire rendre à M. le duc d'Orléans, qu'il étoit enfermé, que sa porte étoit défendue pour toute sorte de personnes et d'affaires [2].

« On remit en délibération ce qu'il y avoit à faire. Il fut conclu que

1. Nous n'en avons malheureusement pas le texte.
2. Voir ce qui a été dit sur les soirées du duc d'Orléans dans le tome XXIX, p. 385.

l'on enverroit le lendemain dès le grand matin quelqu'un au Parlement pour savoir ce qui s'y passeroit ; que, si l'on vouloit travailler à l'affaire de MM. de la Feuillade et de Torigny, sans que les pairs y fussent, ils seroient toujours à portée de s'y opposer, ... L'on se sépara vers onze heures du soir.

« Le lendemain matin, un agent des affaires de M. de Saint-Simon, qui alla au Parlement, y apprit que l'affaire de MM. de la Feuillade et de Torigny... devoit être rapportée jeudi 30. »

Vendredi 31 janvier, chez le duc de Chaulnes.

« M. l'évêque-duc de Langres a rendu compte de la députation faite mardi dernier à M. le duc d'Orléans.

« ... S. A. R. a dit ...qu'il alloit donner ordre qu'on sursît toute affaire de pairie au Parlement et qu'il alloit en charger M. de la Vrillière. Il rentra dans son cabinet et envoya sur le champ M. Doublet, son secrétaire des commandements, dire à MM. les députés des pairs qu'il étoit chargé d'aller porter cet ordre à M. le procureur général. Mais M. le duc d'Orléans ayant trouvé sur le champ M. le procureur général, il le lui dit lui-même...

« M. le duc de Saint-Simon a parlé ensuite de la conversation qu'il eut hier avec M. le duc d'Orléans... »

Mercredi 5 février, chez le maréchal de Villars.

« M. le duc de Saint-Simon a rendu compte de ce qu'il a fait pour avoir l'ordre à M. de Sacy[1]. M. le Chancelier point de corps (*sic*). Il parla à M. le duc d'Orléans.

« M. de Sacy reçut un billet d'un M. d'Iers (*sic*) samedi au soir, par lequel on lui donna rendez-vous pour le lendemain dimanche. Il y alla et reçut ordre, verbal seulement, vit M. le premier président et M. le président Portail. Compliments. Ce dernier lui dit en partant : « C'est « dommage qu'on ait choisi un homme qui sait écrire et parler pour « écrire contre des muets... »

. . . .

Assemblée générale du mercredi 12 février 1716,
en l'hôtel de l'archevêque de Reims.

[Vingt-sept pairs présents. Lancelot lut un résumé de tout ce qui avait été fait depuis le 15 décembre ; on l'approuva. L'avocat de Sacy lut un projet de requête au Régent ; approuvé. On chargea les douze commissaires et conseillers de la présenter.]

. . . .

1. Louis de Sacy avait été désigné par le Régent comme avocat-conseil pour les pairs (notre tome XXIX, p. 220, note 5).

Samedi 15 février, chez le duc d'Antin.

« M. le duc de Saint-Simon a fait le rapport. »

[En l'absence de notes claires, nous donnons un passage de ce journal des assemblées des ducs et pairs dont il a été parlé en commençant :]

« Les pairs commissaires se trouvèrent [ce jour] à l'entrée du conseil de régence, vers trois heures après midi, et demandèrent le rapport de leur requête. C'est par là que se fit l'ouverture du conseil. Les pairs qui en sont se retirèrent. M. le duc d'Orléans la rapporta. Il fut délibéré que M. le Chancelier communiqueroit la requête aux présidents et sauroit d'eux s'ils vouloient répondre ou non ; qu'au dernier cas ils y seroient forcés par un arrêt que l'on seroit obligé de rendre contre eux [1]. »

. . . .

Vendredi 28 février, chez le duc d'Antin.

« M. le duc de la Force rendit compte de ce qu'il avoit appris de ce qui s'étoit passé hier au Parlement [2]. M. le duc de Saint-Simon rendit compte de sa conversation avec M. le duc d'Orléans hier jeudi sur la réponse du Parlement, premièrement seul, ensuite en présence de MM. de Guiche et de Villars...

« Opiné sur ce qu'il y a à faire. Il faut se plaindre de la nouvelle insulte, aller tous au Palais-Royal... Il faut à présent serrer l'affaire et les assemblées. »

. . . .

[Le duel du duc de Richelieu et du marquis de Gacé ayant eu lieu sur ces entrefaites et le Parlement ayant émis la prétention de le juger,

1. Voici l'extrait du procès-verbal du conseil de régence (ms. Franç. 23665, fol. 22) et le texte même de la décision prise, qui est un peu différent de ce qu'en disaient les pairs : « M. le Chancelier a rapporté extraordinairement, dans la séance du conseil de régence tenue le 15 février 1716 pour la finance, après que les ducs présents à la séance ont été retirés, leur requête tendant à obtenir un arrêt qui ordonne que Messieurs les présidents à mortier seront obligés de répondre à la requête qu'ils ont présentée concernant l'arrêt du 2 septembre dernier, et que les mémoires et pièces dont Messieurs les présidents à mortier prétendront se servir pour leurs défenses soient respectivement remises par les parties dans huitaine entre les mains de telle personne qu'il plaira à S. M. de commettre, pour, ce temps passé, être fait droit par S. M.

« Il a été décidé que, comme les premières requêtes n'avoient point été données judiciairement, cette dernière seroit remise, de l'ordre du Conseil, par M. le Chancelier entre les mains de M. le premier président du Parlement pour y fournir incessamment ses réponses. »

2. Le Parlement avait décidé de ne donner au Régent qu'une réponse verbale et non par écrit.

cette affaire tint dès lors une place importante dans les délibérations des pairs. Nous laisserons de côté tout ce qui y a rapport.]

. . . .

Vendredi 20 mars, chez le duc d'Antin.

« M. le duc de Saint-Simon a rendu compte d'une conversation avec S. A. R., dont il étoit très content. On aura un arrêt [du conseil] qui cassera [l'arrêt du Parlement du 2 septembre 1715]. Le fond de l'affaire ne sera point renvoyé à la majorité [du Roi]. »

Dimanche 22 mars, chez le duc de Chaulnes.

« M. le duc de la Force a rendu compte du mémorial qu'il porta hier matin à M. le duc d'Orléans[1], qui promit un arrêt pour aujourd'hui ou pour mardi au plus tard...

« A la fin du conseil de régence, MM. les pairs qui se trouvèrent au Conseil parlèrent à M. le duc d'Orléans d'une manière vive et respectueuse. M. le duc d'Orléans promit... qu'il rendroit aujourd'hui dimanche un arrêt qui annuleroit celui du 2 septembre... »

[Le conseil de régence rendit en effet ce jour-là un arrêt, dont Saint-Simon n'a pas parlé dans ses Mémoires, ce qui semble incroyable, puisque Dangeau l'a mentionné à cette date, et que cet acte marquait une victoire pour les ducs sur le Parlement[2]. En voici le dispositif[3] :

« Sa Majesté, étant en son Conseil, de l'avis de M. le duc d'Orléans, régent, a ordonné et ordonne que toutes choses en ce qui concerne lesdites contestations demeureront au même état qu'elles étoient au 1er septembre de l'année dernière 1715, sans que ce qui s'est fait de part et d'autre depuis ledit jour puisse être tiré à conséquence, ni qu'il puisse être rien innové, jusqu'à ce que, sur les mémoires qui seront remis, tant par les pairs de France que par les officiers de sa cour de Parlement, entre les mains de M. le chancelier, et sur le rapport qui en sera fait à Sa Majesté, il lui plaise juger diffinitivement leurs demandes et prétentions, — et demeurera ledit arrêté du 2 septembre 1715 comme non fait et non avenu. »]

Mercredi 25 mars, chez le duc de Chaulnes.

« M. le duc de Saint-Simon a parlé d'un ordre donné hier de ne laisser entrer personne à la Bastille en épée (*tome XXIX, p. 361*)...

« Je lus ensuite l'arrêt du Conseil du 22. M. de la Force fit ses réflexions : « Non fait, non avenu ; plus que cassé, puisque tout ce que « le Parlement fit le 2 septembre est déclaré zéro. »...

1. Imprimé dans les *Écrits inédits*, tome IV, p. 250-252.

2. On trouvera dans le ms. Franç. 23665, fol. 34, le procès-verbal de la séance du conseil de régence.

3. Archives nationales, K 648, n° 36 ; voyez aux Additions et Corrections.

Assemblée générale du vendredi 27 mars,
chez l'archevêque de Reims.

« ...Opiné d'une voix commune qu'il [l'arrêt du Conseil] sera signifié [au Parlement]... On signa un original de la sommation et deux copies, l'une pour M. le procureur général, l'autre pour M. Dongois [greffier en chef]. On les remit au sieur Boivin, doyen des huissiers à la chaîne, pour les aller signifier. Il partit aussitôt... »

Extrait du Journal des assemblées des ducs et pairs.

« A peine M. Dongois avoit-il reçu cet acte qu'il avoit été le porter à M. le premier président, chez qui vint aussitôt M. le procureur général et M. Joly de Fleury, avocat général. Fâchés de la vivacité de cette sommation, ils résolurent de s'en aller plaindre à M. le duc d'Orléans. MM. l'avocat général et le procureur général partirent sur le champ pour le Palais-Royal, demandèrent audience et représentèrent à S. A. R. qu'une pareille démarche de la part des pairs étoit sans exemple, qu'ils ne lui pouvoient répondre de l'effet qu'elle feroit, qu'elle étoit capable de mettre tout le Parlement, et peut-être Paris, en feu, etc., qu'il n'y avoit point d'autre moyen que de retirer l'original de la signification, afin qu'il n'y eût aucune marque d'un pareil attentat contre l'honneur et l'autorité de la Compagnie. »

[La suite est expliquée d'une façon plus pittoresque par la lettre suivante du duc d'Antin au duc de la Force, qui se trouve dans le dossier de la séance du 28 mars :]

« Ce vendredi à minuit et demi.

« Voici, Monsieur, de bonnes affaires. M. le procureur général et M. Joly de Fleury se sont venus plaindre ce soir à Monsieur le Régent de notre signification et de beaucoup de choses injurieuses contre le Parlement qu'elle contient. M. de Canillac nous a servi sur les deux toits, à ce que m'a dit M. d'Aumont, qui y étoit présent. S. A. R. a envoyé chercher le duc de Noailles et moi. Le premier étoit malade et n'y a point été. On m'a cherché dans tout Paris ; j'étois chez le maréchal d'Estrées. Je n'ai été averti qu'à onze heures et demie. J'ai couru au Palais-Royal ; mais, las de m'attendre et accablé, il s'étoit couché et avoit chargé le duc d'Aumont de m'attendre pour me dire le contenu, et qu'il venoit d'envoyer un ordre au procureur général de retirer l'original de notre signification et de ne la pas montrer à la grande chambre. Voilà le fait.

« Trouvez-vous ici à sept heures du matin avec ladite signification et tout ce que vous jugerez à propos, pour être à son lever et le faire juger lui-même de tout sur les pièces, et faire ce qu'il faudra. Communiquez ceci à M. de Saint-Simon, puisqu'il lui a parlé sur la signification, et voyez ensemble s'il ne seroit pas à propos qu'il fût à l'entrevue. Si nous sommes toujours condamnés sans être entendus, je me démettrai de ma duché, car cela est insupportable.

« Je vous attends à sept heures. Bonsoir, Monsieur.

« Le duc d'Antin. »

[Les pairs résistèrent tant qu'ils purent, mais durent céder à la fin.]

Extrait du Journal.

« M. le duc d'Orléans persista à vouloir avoir l'original de la signification, et sur ce qu'il sembloit que personne ne voulût dire qu'il en fût saisi, il s'emporta et dit qu'il l'auroit. Messieurs les gens du Roi, qui étoient aussi au Palais-Royal, protestoient qu'ils n'oseroient se présenter au Parlement qu'ils ne le rapportassent, qu'ainsi ils ne sortiroient point qu'ils ne l'eussent. On envoya chercher l'huissier au Conseil et on le menaça de la prison s'il ne remettoit cet original. Il eut beau protester, comme il étoit vrai, qu'il ne l'avoit point, on le traita durement et on lui dit qu'il eût à le trouver... Enfin M. le duc d'Antin revenant encore lui-même dire que S. A. R. ne vouloit point révoquer cet ordre, il fallut obéir. Les pairs qui avoient signé la lettre ...allèrent reporter cet original vers une heure après midi, que les gens du Roi attendoient depuis sept heures du matin. S. A. R. leur dit qu'elle n'avoit pu se dispenser de redemander cette pièce, mais qu'elle la remplaceroit par des lettres patentes qui ordonneroient l'enregistrement de l'arrêt. C'est ainsi que se termina cette affaire de laquelle le Parlement a tiré tant d'avantage et si peu avantageuse aux pairs...

« Cependant M. le duc d'Orléans eut plusieurs conférences avec M. le Chancelier, le premier président et le procureur général... M. le Chancelier y dit que les pairs demandoient des lettres patentes pour l'enregistrement de l'arrêt... M. le premier président au contraire... demandoit que, si S. A. R. vouloit par des lettres patentes ordonner de nouveau ce qui avoit été réglé par l'arrêt du 22 mars, il n'y fût fait aucune mention de cet arrêt. Cette prétention venue à la connoissance de M. le duc de la Force, à qui M. le Chancelier le dit, l'on fit un mémorial... pour prouver qu'il falloit que l'arrêt du conseil de régence fût rapporté tout entier dans les lettres patentes; sans quoi il seroit inutile qu'il eût été rendu et encore plus que les pairs eussent la permission de le signifier. Cela n'eut aucun effet. Au contraire, le Parlement dressa un projet de déclaration qui fut porté le mardi [28 avril] à la régence et donné par M. le duc d'Orléans à M. le Chancelier. Ce dernier en fit part à M. le duc de la Force et lui protesta qu'il n'y avoit nulle part. Il y étoit dit que le Parlement ne devoit point tomber dans l'indécence et dans l'irrégularité d'être la partie des pairs; la provision y étoit décidée en faveur du Parlement et il n'y étoit pas dit un mot de l'arrêt du Conseil... »

[Les pairs demandèrent une audience au Régent; elle eut lieu le 1er mai] :

« Les vingt-six pairs étant arrivés l'on entra dans l'appartement de S. A. R., lequel s'y étant rendu dit : « Messieurs, voilà bonne com« pagnie ! » Monsieur de Châlons fit son discours. Plusieurs pairs s'y joignirent et demandèrent justice. M. le duc d'Orléans répondit qu'ils ne pouvoient pas douter, tant par l'amitié qu'il avoit pour eux tous que par leur dignité, qui étoit la première de tout l'État, qu'il ne fût très disposé à leur faire plaisir et à leur rendre la justice qui leur étoit due; que la déclaration dont ils se plaignoient n'étoit que projetée; qu'ils voyoient bien qu'il la leur avoit fait communiquer avant que de s'y arrêter; ...qu'il croyoit qu'il étoit nécessaire qu'il y eût de l'union entre les pairs et le Parlement; qu'il ne demandoit pas mieux que d'écouter les raisons des pairs; qu'il falloit prendre un jour... »

[Cette audience eut lieu le 3 mai ; le 4, il y eut une conférence entre les délégués des pairs et ceux du Parlement devant le Régent ; l'on ne put convenir de rien. Le Régent prit le parti d'en finir.]

« Le dimanche 10 mai la déclaration toute dressée fut portée au conseil de régence. M. le duc de Saint-Simon, qui savoit ce qui alloit se passer, prit le parti, avant de se retirer comme lui et les autres pairs y étoient obligés, de parler de l'arrêt [du conseil] de régence... Il exposa les raisons des pairs et sortit ensuite du Conseil avec MM. de Villeroy et d'Harcourt. M. le duc d'Orléans prit alors la parole et dit qu'il y avoit assez longtemps que l'affaire des pairs et du Parlement duroit, qu'il croyoit qu'il falloit la finir et qu'il n'y avoit pas d'autre moyen de le faire que par la déclaration qu'il avoit fait apporter ; elle fut lue et passa sans autre examen [1]. »

[Les pairs tinrent encore quelques réunions. On y agita la question de savoir s'il leur conviendroit de retourner aux séances du Parlement. Saint-Simon émit l'avis, le 14 mai de « n'y aller jamais qu'aux lits de justice » ; il ne fut point suivi. On décida aussi de faire une protestation ; mais aucun notaire n'ayant voulu la recevoir, il fallut se résigner à la faire secrète. Elle fut signée par quatorze pairs dans une assemblée générale tenue le 20 mai chez le duc d'Uzès. On en fit quatorze copies que tous signèrent et qui furent distribuées entre les présents, qui les cachetèrent et les déposèrent chez des notaires comme leur testament [2]. — Il y avait encore à examiner si l'on irait au Parlement pour le jugement du duc de Richelieu. Une réunion des commissaires eut lieu le 23 mai chez le duc de Chaulnes ; elle décida de soumettre la question à une assemblée générale.]

1. Un exemplaire imprimé s'en trouve dans le dossier du 11 mai : K 648, n° 46.
2. Un de ces originaux signé est dans le dossier du 20 mai.

Samedi 23 mai, chez le duc de Chaulnes [1].

« ...M. le duc de Saint-Simon parla du dessein de l'assemblée de ce jour, qui est de faire en sorte qu'on ne se désunisse point. On s'est jusqu'à présent tenu à la pluralité ; [il ne faut pas s'en écarter. Il serait bon] que l'assemblée soit fort nombreuse, [mais surtout] uniforme, et qui se rende à la pluralité... »

[L'assemblée générale se tint le lundi 25 mai chez le duc de la Trémoïlle ; vingt-deux pairs y assistèrent, et l'avis d'aller au Parlement passa à la pluralité. Mais Saint-Simon ne se trouvait point à la réunion. Le matin, il s'était excusé par la lettre suivante, qui est dans le dossier :]

« Je suis très fâché de ne pouvoir me trouver à l'assemblée, et j'espère qu'elle sera persuadée que la fièvre que j'ai eu cette nuit me peine moins que l'empêchement qu'elle met en moi à remplir le devoir d'aujourd'hui.

« Mon avis est de ne retourner au Parlement qu'avec le Roi, jusqu'à ce que nous y ayons le traitement que nous prétendons si justement.

« En cas que l'avis d'y retourner sans cela prévaille, le mien est de n'y aller que pour l'affaire de M. de Richelieu et non auparavant, pour en couvrir du moins la honte par le spécieux de la convocation et de la fonction nécessaire.

« Enfin, à quelque prix que ce soit, de ne nous point désunir, de considérer notre union et uniformité comme notre ressource unique, et d'y être d'autant plus affermis que cela même c'est ce que le Parlement et ses amis cherchent le plus à détruire par toutes sortes de voies.

« Le duc de Saint-Simon. »

On remarquera combien l'exposé de cette dernière séance, où Saint-Simon n'assista pas, est en contradiction avec ce qu'il a dit au tome XXIX, p. 219-220, dans le récit de cette dernière assemblée. Il dit qu'elle se tint chez le cardinal de Mailly, archevêque de Reims ; ce fut chez le duc de la Trémoïlle ; — qu'il avait résolu de n'y pas aller, et qu'il céda aux instances de ses amis et de Mme de Saint-Simon, et qu'il fut reçu « avec de grands témoignages de satisfaction » ; il n'y alla pas et s'en excusa sur un accès de fièvre ; — que le duc de Rohan y déclama fort contre les ducs rénégats ; celui-ci n'assista pas non plus à la séance, et sa lettre d'excuses est au dossier. Une seule chose est authentique, les appels désespérés que notre auteur fit à l'union entre les pairs ; il y en a des traces dans plusieurs des derniers procès-verbaux. — Quant à l'histoire de la trahison du duc de Noailles, des virulentes invectives de Saint-Simon contre lui, qui le forcèrent à s'absenter des

1. Nous complétons les notes sommaires de la minute du procès-verbal par le Journal des assemblées.

assemblées des ducs (tome XXIX, p. 208-211), tout cela semble être du roman. Pas un mot n'en est dit, pas une allusion n'y est faite dans les notes de Lancelot. Bien loin de ne plus paraître aux assemblées, M. de Noailles, qui, n'étant pas commissaire, n'était convoqué que pour les assemblées générales, s'il manqua à celle des 2 mars, 20 et 30 avril, 17 et 20 mai 1716, assista par contre aux réunions des 15 décembre 1715, 12 février, 27 mars, 1er et 14 mai 1716, et se trouva notamment à cette dernière du 25 mai, dont Saint-Simon nous a laissé un récit si touchant, quoique lui-même en fût absent[1]. De même, aucune mention n'est faite dans les notes de Lancelot des assemblées des ducs dissidents ; au contraire tous ceux que Saint-Simon désigne comme étant de ce parti, la Rochefoucauld, Sully, Villeroy, Aumont, Luxembourg sont présents aux assemblées générales des pairs, et notamment à la dernière du 25 mai, jour où notre auteur prétend qu'il y eut en même temps une réunion de ces dissidents chez le maréchal d'Harcourt. Ce dernier, il est vrai, ne figure jamais parmi les présents ; mais son état de santé l'explique.

Devant toutes ces précisions contraires au récit dramatique de Saint-Simon, on reste confondu de l'état d'esprit dans lequel il devait se trouver lorsqu'il écrivit ses Mémoires, pour avoir ainsi travesti, embelli, dénaturé les faits, souvent même dit tout le contraire de leur réalité, et l'on est encore une fois de plus mis en garde contre ses assertions et ses récits.

1. Noailles vint même à l'assemblée des commissaires du 22 mars, quoique n'étant pas commissaire.

V

LETTRE DE L'ABBÉ DUBOIS AU MÉDECIN CHIRAC[1]

Tandis qu'il négociait à Hanovre le traité entre la France et l'Angleterre, l'abbé Dubois crut le moment favorable pour obtenir du Régent une grosse abbaye. C'est alors qu'il écrivit à Chirac, premier médecin du duc d'Orléans, la lettre suivante, dont la minute autographe, mais non signée, a passé en vente chez Étienne Charavay le 26 novembre 1890, n° 146 de la collection Gourio de Refuge, division Académie française. On verra par la reproduction que nous donnons de cette minute, avec toutes les additions et corrections qui la chargent, combien la rédaction de la missive fut laborieuse. L'abbé en effet ne voulait pas paraître rien demander; mais il souhaitait qu'on demandât pour lui. Ce M. de Mauny, dont il sollicite l'intervention en même temps que celle de Saint-Simon, était le capitaine des gardes du Régent et devait mourir quelques mois plus tard. L'abbé avait déjà deux abbayes : celle d'Airvault, de l'ordre de Saint-Augustin, au diocèse de la Rochelle, que le Roi lui avait donnée à la Noël de 1690 à la sollicitation de Monsieur, mais qui était de peu de revenu, et celle de Saint-Just-en-Chaussée, au diocèse de Beauvais, ordre de Prémontré, qui rapportait de sept à huit mille livres et qu'il avait eue en septembre 1693 comme récompense de son intervention dans le mariage de son élève.

« M. de Chirac.

« Ce 31 août 1716.

« Les fatigues et la contention d'esprit m'avoient attiré une espèce de dysenterie, c'est-à-dire un dévoiement avec du sang, qui m'a extrêmement affoibli, mais qui s'est apaisée, de sorte que je ne m'en ressens presque plus. J'espère que M. le D. d.[2] aura lieu d'être content de moi, et il seroit juste que cette occasion servît à m'attirer quelque grâce qui me mît en état de soutenir non seulement la dignité de conseiller d'État, qui demanderoit que je vécusse honorablement dans cette compagnie et[3] donnasse à manger aux conseillers d'État[4] et aux maîtres des requêtes, mais aussi l'extérieur[5] qui doit acc[ompagner] les empl[ois] dont il m'h[onore], afin d'être plus propre à en ren-

1. Ci-dessus, p. 251.
2. *M. le D. d.* en interligne au-dessus de *S. A. R.*
3. Les six derniers mots ont été ajoutés en interligne.
4. Ces trois mots en interligne au-dessus de *à mes collègues*, biffés.
5. Ces quatre mots en interligne sur : *mais les emplois dont il m'honore après lesquels il ne faut pas croupir dans la poussière. L'air et la considération,* et *doit* corrige *doivent.*

dre de semblables, quand l'occasion se présentera. Le moyen le plus simple de me rendre un peu plus considérable est d'augmenter mes facultés, qui sont beaucoup au-dessous de ce qu'on croit, en me donnant une ab[baye] considérable, si je suis assez h[eureux] pour lui rendre quelque service qui soit considérable et le[1] paroisse aux yeux du public[2]. S. A. R. s'acquitteroit par là d'une ancienne dette, sur laquelle le public lui fait encore des reproches[3], et personne ne porteroit envie à une récompense publique méritée et qui a été donnée plusieurs fois en pareilles occasions[4]. Peut-être seroit-il ravi de me donner cette marque de satisfaction, si il s'en avisoit ; mais il n'y pensera pas, si personne ne lui en fait venir la pensée[5]; ce qui m'a fait croire que je ne devois pas négliger de vous proposer de prier M. de Mauny[7], sur l'amitié et sur la sagesse[6] de qui je compte, de lui en dire un mot[8], quand il en trouvera l'occasion, et de vous donner la peine[9] de prier de ma part M. le duc de Saint-Simon de lui faire aussi cette ouverture comme de lui-même. Mais si il veut me faire une grâce de cette espèce, je la demande, pour sa gloire et pour son service, considérable et telle qu'elle me[10] mette un peu au large et que réellement j'aie la moitié de ce qu'on lui a fait accroire que j'avois. Si vous voulez bien entrer dans ces petits soins, je vous prie d'avoir la bonté de le faire avec suite et d'une manière que S. A. R. ne puisse pas savoir que j'y ai aucune part[11], et pour cet effet il faut qu'il ne sache pas, ni personne hors ces Messieurs, que je vous ai écrit : et, si vous me faites réponse, faites la donner chez moi, afin qu'on me la fasse tenir à la première occasion qui se présentera. Et en même temps je vous prie de tirer de l'abbé de Tressan une liste des principales abbayes vacantes et de leur valeur, sans qu'il puisse deviner qne c'est pour moi, et joignez la à votre lettre. Vous voyez, mon cher docteur, la confiance que j'ai en vous ; jugez par là de celle que vous devez avoir en moi. »

1. Les quatre derniers mots en interligne, et après *paroisse* il a biffé *considérable.*

2. Le dernier membre de phrase, depuis *si je suis*, est en renvoi.

3. Les sept derniers mots en interligne au-dessus de *on a quelque chose à lui reprocher*.

4. Le dernier membre de phrase depuis *et personne* est en renvoi, et Dubois a biffé à la place : *et si je suis assez heureux pour faire quelque chose qui paroisse considérable aux yeux du public, il me donneroit une réc*[*ompense*] *que le feu roi a donnée à de pareils emplois et qui n'attirent pas d'envie quand elles sont méritées aux yeux du public.*

5. Les six derniers mots en interligne sur *l'y fait penser* biffés.

6. Dubois écrit *Mony.*

7. Les quatre derniers mots en interligne.

8. Ce qui précède depuis *croire* est en renvoi, et à la place Dubois a biffé ; *prendre la résolution de vous prier d'en dire un mot de ma part à M. de Mony.*

9. Les quatre derniers mots en interligne.

10. Avant ce mot, Dubois a biffé *change un peu ma condition.*

11. Ces six mots en interligne sur *que je les ai demandés*, biffés.

VI

L'ARRESTATION DU POLICIER POMMEREUIL[1].

[Cette affaire restera mystérieuse. Pommereuil semble avoir été inculpé, non seulement de trafic sur les billets de monnaie, mais d'abus de pouvoir, de sévices et d'incarcérations arbitraires. Les dépositions des plaignants compromirent même gravement le lieutenant de police lui-même, et la Chambre de justice fut sur le point de le décréter d'arrestation. Elle ne céda que sur la demande formelle du Régent, qui lui donna beaucoup de bonnes paroles, et finalement fit comprendre aux magistrats qu'il y avait lieu de laisser tomber l'affaire. — Les textes qu'on va trouver ci-après sont extraits du Journal de la chambre de justice tenu par Henri Lefèvre d'Ormesson, un de ses membres. Ce journal, en trois volumes, est conservé à la Bibliothèque nationale, ms. Franç. 10961 à 10963 ; les extraits qui suivent sont pris dans le second volume, p. 351, 357-368, 416, 456 et 532.]

« Le mercredi 23e septembre 1716.

« M. d'Ormesson a rapporté la plainte du procureur général sur les exactions et violences de plusieurs inspecteurs de police, et notamment contre les nommés Millet et Pommereuil ; Millet accusé de s'être fait payer des droits non dus par violence et emprisonnement comme pour les propres deniers du Roi ; Pommereuil pareillement accusé d'avoir, sous prétexte de veiller sur le commerce illicite des papiers royaux, tendu des pièges à plusieurs particuliers pour pouvoir les en accuser ; que sur cela il les avoit emprisonnés chez lui, les y avoit détenus pendant plusieurs mois, les avoit consumés en frais et fait payer jusqu'à quinze et vingt livres par jour.

« Arrêt qui décrète Millet de prise de corps, commet MM. d'Ormesson et Nicolay pour apposer les scellés chez lui, l'information continuée tant contre Pommereuil que contre les autres inspecteurs de police par M. d'Ormesson, le récolement et les confrontations par M. le Boistel. »

« Le jeudi 24e septembre 1716.

« Lecture de l'information faite contre Pommereuil, vu la déposition des témoins, arrêt qui le décrète de prise de corps et commet MM. d'Ormesson et Nicolay pour apposer les scellés chez lui.

1. Ci-dessus, p. 284.

« Ces messieurs se rendirent de relevée chez Pommereuil et chez Millet, décrété la veille, et y exécutèrent leur commission.

« Ils commencèrent par Pommereuil, où ils trouvèrent une prisonnière, qu'ils firent conduire à la Conciergerie, et, sur ce qu'il leur représenta qu'il étoit chargé de papiers et ordres secrets de M. le Régent, MM. les commissaires les mirent dans la cassette après en avoir fait un paquet qui fut ficelé et sur lequel étoit écrit *Papiers secrets* ; après quoi Pommereuil fut aussi conduit à la Conciergerie. A l'égard de Millet, il n'y eut rien de particulier.

« M. d'Argenson, ayant appris la capture faite de Pommereuil, se rendit sur le champ au Palais-Royal et obtint de M. le duc d'Orléans une lettre de cachet pour faire élargir le prisonnier. Elle eut son exécution à minuit.

« Le vendredi 25e septembre 1716.

« M. le président de Lamoignon et M. d'Ormesson sont allés de grand matin chez M. le duc de Noailles et lui ont porté l'information. MM. de Noailles et de Lamoignon l'apportèrent peu après à M. le Régent, pendant que M. d'Ormesson se rendit à la Chambre pour y continuer l'information.

« Ils lurent le commencement de l'information à S. A. R., qui promit de faire remettre le prisonnier à la Conciergerie.

« M. le président, de retour à la Chambre, fit son rapport de tout ce qui s'étoit passé... La Chambre résolut de ne rien faire que Pommereuil ne fût réintégré, et elle pria M. le président de Lamoignon et M. le procureur général de l'aller dire à S. A. R.

« Cependant M. d'Ormesson continua l'information toute la journée et demeura à la Chambre jusques à onze heures du soir... L'information se trouva toute des plus fortes et chargeoit beaucoup M. d'Argenson. On travailla toute la nuit à la mettre en grosse.

« Le samedi 26e.

« M. le président de Lamoignon alla au Palais-Royal à huit heures du matin pour porter l'information à S. A. R. Elle étoit faite sur les dépositions de quinze témoins. Il la lut devant M. le Régent et en présence de M. d'Argenson, qui étoit survenu et que S. A. R. avoit fait entrer. Ce prince promit derechef qu'il feroit réintégrer Pommereuil. M. de Lamoignon dit que la Chambre demandoit cette satisfaction. M. le Régent donna en même temps l'ordre à M. de la Vrillière, secrétaire d'État, pour lever la lettre de cachet. S. A. R. dit aussi que la cassette contenant les papiers secrets trouvés chez Pommereuil et cachetés en sa présence par MM. d'Ormesson et Nicolay seroit remis par ces commissaires, procédant à la levée du scellé, entre les mains de MM. d'Armenonville, secrétaire d'État, et d'Argenson, qui lui en feroient leur rapport...

« Le lundi 28 septembre 1716.

« De Lorne, commis de M. d'Armenonville, vint à la Chambre trouver M. le président de Lamoignon, qui étoit dans son cabinet, et lui dit que MM. d'Armenonville et d'Argenson venoient apporter un arrêt du Conseil qui les commettoit pour faire lever les scellés mis sur les papiers de Pommereuil et enlever ceux qui étoient secrets. M. le président lui répondit que les commissaires... ne pouvoient rien faire que le prisonnier ne fût réintégré. De Lorne eut l'insolence de répliquer que, si les commissaires de la Chambre ne vouloient pas venir reconnoître leurs scellés, l'on enverroit chercher un graveur.

« La Chambre, avertie de cette démarche, s'assembla et manda le procureur général pour aller trouver M. le duc d'Orléans et le supplier... de se ressouvenir de sa parole touchant la réintégration de Pommereuil et en même temps lui représenter que l'on étoit venu parler d'un arrêt du Conseil que la Chambre ne sauroit exécuter, les scellés ne pouvant être levés qu'en présence de l'accusé; qu'elle le regardoit plutôt comme un piège que l'on lui tend pour causer quelque nullité dans une procédure exactement régulière; ...que, si elle n'est soutenue, la Chambre prie M. le Régent de trouver bon qu'elle remette sa commission...

« Le procureur général s'acquitta de sa commission auprès de S. A. R., qui lui répondit que la Chambre auroit toute la satisfaction possible; qu'il la prioit de continuer ses séances... et qu'il lui enverroit M. le duc de Noailles...

« Peu après M. le duc de Noailles arriva. Il entra au parquet et... pria M. le président de dire à la Chambre que S. A. R. la prioit de ne point décréter M. d'Argenson de prise de corps, à quoi elle se seroit portée si on lui avoit lu toute l'information; car, dès les jours précédents, avant que cette information fût avancée et sur les cinq premières dépositions, elle vouloit s'y porter.

« M. le président rendit compte à la Chambre assemblée par petits pelotons de ce que M. le duc de Noailles venoit de dire par rapport à M. d'Argenson. Il s'y trouva différents avis. Plusieurs étoient de celui que l'on insérât dans les registres de la Chambre ce que M. de Noailles avoit charge de lui dire de la part de S. A. R. touchant M. d'Argenson; d'autres estimoient qu'il ne falloit pas se lier les mains, mais au contraire écouter toutes les plaintes et ne rien faire par rapport à M. d'Argenson qu'après en avoir rendu compte à M. le Régent.

« M. le président alla retrouver M. le duc de Noailles et lui fit connoître les sentiments de la Chambre. M. de Noailles dit qu'il ne parleroit pas de M. d'Argenson.

« Là-dessus la Chambre se mit en place et M. le duc de Noailles entra... Il dit en substance : que S. A. R. l'envoyoit pour expliquer à la Chambre combien elle étoit satisfaite de la manière en laquelle elle s'appliquoit sans relâche à travailler au bien public ; que la libération de l'État dépendoit absolument de ce travail, et qu'il seroit triste qu'à la veille d'en sentir les effets la Chambre se rebutât ; que, pour lui donner une marque de sa considération particulière, S. A. R. l'avoit chargé de lui dire qu'elle étoit fâchée de ce qui s'étoit passé à l'occasion de Pommereuil ; qu'elle avoit été surprise, et qu'elle envoyoit une lettre de cachet qui levoit celle du 24 en vertu de laquelle Pommereuil avoit été élargi ; qu'elle avoit donné des ordres très précis pour faire reprendre cet accusé ; que cependant l'exempt que M. de la Vrillière en avoit chargé l'avoit jusqu'ici cherché inutilement ; qu'enfin elle ne négligeroit rien pour maintenir la dignité et l'autorité de la Chambre...

« M. le président répondit que la Chambre étoit très sensible, etc... Ensuite on opina sur ce que l'on feroit... par rapport à la cassette. Il passa de l'avis de toute la Chambre... qu'on rapporteroit la cassette à S. A. R...

« En exécution de cet arrêt, MM. d'Ormesson et de Nicolay se rendirent au Palais-Royal. Ils trouvèrent MM. de Lamoignon et Portail dans la salle des gardes. M. le duc d'Orléans étoit à dîner. Dès qu'il sut que les députés de la Chambre étoient là, il sortit de table et vint les recevoir dans son appartement, accompagné de M. le duc de Noailles. M. le président de Lamoignon... dit que la Chambre venoit témoigner à S. A. R. sa reconnoissance... ; que, sur ce qu'elle avoit appris que MM. d'Armenonville et d'Argenson avoient été députés commissaires pour, conjointement avec ceux de la Chambre, procéder à la levée des scellés apposés chez Pommereuil, examiner ses papiers et retirer ceux qu'ils prétendroient être papiers d'Etat, la Chambre avoit cru, pour éviter tout nouvel embarras, devoir remettre la cassette qui renfermoit ces papiers réputés secrets entre les mains de S. A. R., afin qu'elle eût la bonté d'en faire l'ouverture, en tirer ceux qu'elle jugeroit à propos et renvoyer à la Chambre ceux qu'elle trouveroit pouvoir servir de conviction contre Pommereuil...; qu'enfin elle supplioit S. A. R. de vouloir bien soutenir son autorité contre les personnes malintentionnées.

« M. le Régent... assura les députés qu'il chercheroit toutes les occasions où il pourroit marquer à la Chambre combien il étoit content d'elle ; ...qu'il étoit fâché de ce qui s'étoit passé et de ce que l'on n'eût point repris Pommereuil ; que, l'heure peu convenable et ses affaires ne permettant pas que l'on fît présentement l'ouverture de la cassette, il la feroit enfermer dans son cabinet et feroit avertir MM. les commissaires pour enlever leurs scellés et être présents quand on l'ouvriroit ; que cependant il croyoit qu'il seroit à propos d'attendre ou que Pommereuil fût réintégré, ou que son procès lui fût fait par coutumace... Après quoi le greffier Amiot a porté la cassette dans le cabinet de S. A. R. et MM. les députés se sont retirés.

« Sur le soir du même jour, on a été chez Pommereuil pour le prendre, et, ayant fait la perquisition de sa personne sans l'avoir trouvé, le greffier de la Chambre... en a dressé son procès-verbal en la manière accoutumée... »

[Le 15 octobre, le procureur général déposa requête « en évocation de l'instance criminelle du Châtelet contre Pommereuil, exempt de M. d'Argenson. » La Chambre rendit un arrêt évoquant l'instance.]

Du 20 : « On a fait la perquisition de la personne de Pommereuil, inspecteur de police, pour instruire la contumace en la manière ordinaire ; à l'effet de quoi il a été trompetté dans les lieux et places accoutumés de cette ville par le juré-crieur Pasquier. »

Du 25 novembre : Arrêt qui ordonne l'arrestation des « nommés Fossier et Le Roy, soi-disant huissiers en la cour des monnoies, ...pour avoir voulu enlever Marie Richard de la Chambre et la détourner de déposer dans l'information contre Pommereuil... »

L'affaire en resta là. — Nous donnons pour terminer une note prise sur cet incident et qu'on retrouve dans les papiers du greffier Delisle, Archives nationales, reg. U 359, *in fine* :

« En la Chambre de justice. Du vendredi 25 septembre 1716. Ce jour, sur les sept heures du matin, la Chambre, avertie qu'hier sur les dix heures du soir, le sieur de Pommereuil, officier du lieutenant criminel de robe courte, constitué prisonnier ès prisons de la Conciergerie, en vertu de l'arrêt de ladite Chambre, ledit jour sur les deux heures après-midi, et scellé apposé en conséquence sur ses papiers et effets, avoit été mis hors desdites prisons de l'ordre du Roi, sans connoissance de cause et sur le simple exposé du compte que lui en avoit rendu M. d'Argenson, conseiller d'État et lieutenant général de police de cette ville, a arrêté que Messieurs les présidents et plusieurs de Messieurs de ladite chambre, avec le procureur général, iront présentement vers M. le duc d'Orléans, régent du royaume, pour le supplier d'ordonner que le prisonnier soit réintégré dans lesdites prisons, pour son procès être instruit et jugé selon les édits et déclarations du Roi qui en donnent pouvoir à ladite chambre, le procès étant de sa compétence. Messieurs les députés partirent en même temps et trouvèrent au Palais-Royal ledit sieur d'Argenson. Ils exposèrent à M. le duc d'Orléans le fait du procès et lui rendirent compte de ce que la Chambre avoit fait, et, après plusieurs remontrances et supplications, la chose fut remise après midi, M. le duc d'Orléans n'ayant rien décidé. — Et, sur les trois à quatre heures de relevée, Messieurs les députés y étant retournés, et remontré de nouveau la conséquence de l'affaire pour l'honneur et la dignité des juges, même de l'autorité royale, M. le duc d'Orléans ordonna que le prisonnier seroit réintégré dans les prisons ; mais, comme il se trouva sauvé, après en avoir fait toute recherche et perquisition, la Chambre ordonna le lendemain que son procès seroit instruit et jugé par coutumace, ce qui se fait actuellement. — Cette affaire a fait beaucoup de bruit et fait parler contre M. d'Argenson, par rapport au procès de Gruet et autres, qui étoient ses croupiers et gens dont il se servoit du vivant du feu Roi pour faire beaucoup de vexations et de friponneries. »

VII

L'AFFAIRE DU COMTE DE HANAU[1]

Extraits des Procès-verbaux du conseil de régence[2].

« Du lundi 7e jour de décembre 1716, le matin, à Paris aux Tuileries.

« Le conseil de régence s'est assemblé, et la séance a été composée à l'ordinaire, à l'exception de M. le maréchal d'Harcourt et de M. le maréchal de Villars ; M. le maréchal d'Huxelles y a été admis.

« M. le duc d'Antin, président du conseil du dedans du royaume, a rapporté les demandes de M. le comte de Hanau, consistant en quatre chefs :

« 1° Qu'il plaise au Roi de lui accorder l'investiture de plusieurs fiefs qu'il possède en Alsace, tant pour lui que pour ses descendants mâles, et à leur défaut les femelles.

« Pour prouver que ces fiefs peuvent être possédés par des filles; il a rapporté des lettres patentes par lesquelles Rodolphe, roi des Romains, a accordé ces mêmes fiefs aux filles de Simon de Lichtenberg, au cas qu'il vînt à décéder sans enfants mâles. Il en a joint encore plusieurs, par lesquelles les empereurs qui ont succédé ont confirmé ces lettres de Rodolphe, mais entre autres celles de Frédéric III de l'an 1476, par lesquelles la maison des comtes de Lichtenberg, premiers acquéreurs de ces fiefs, étant éteinte, les filles du dernier ayant été mariées aux comtes de Hanau et des Deux-Ponts, ils furent investis de ces fiefs au nom de leurs femmes; et celles de Maximilien II de l'an 1575[3], qui réunit pour lors en sa personne la totalité de ces fiefs, ne se trouvant point de mâles de la maison des Deux-Ponts.

« De plus, M. le comte de Hanau a prétendu que, suivant le sentiment de tous les jurisconsultes qui ont traité des fiefs, dès lors qu'un fief, quoique masculin dans son origine, a passé à une fille, il devient féminin et peut être possédé par une fille toutes les fois qu'il ne se trouve point de mâle, et que ce droit s'acquiert par trente ans; et a soutenu que, dans l'espèce présente, la possession est presque immémoriale.

1. Ci-dessus, p. 309-310.
2. Bibliothèque nationale, ms. Franç. 23665 fol. 104, 107 v°, 120 et 127.
3. Il semble qu'ici le copiste du registre a dû passer plusieurs mots, sans doute « *en faveur de N., comte de Hanau* » ou autres analogues.

« Il s'est servi encore de l'exemple du duché de Brabant, qui, quoique fief masculin, appartient présentement à la maison d'Autriche, Maximilien Ier l'ayant acquis par son mariage avec la fille du dernier duc de Brabant.

« Que d'ailleurs il a mérité quelque grâce, ayant reconnu volontairement la souveraineté de S. M., et que depuis, se confiant en sa bonté, il n'a député personne aux congrès de Baden et de Rastadt pour soutenir ses intérêts, comme ont fait plusieurs autres qui étoient dans un cas semblable au sien.

« Qu'enfin il espéroit que S. M. la lui accorderoit pour se disculper envers les princes et états de l'Empire, qui peuvent trouver à redire à son attachement à la cour de France.

« 2° M. le comte d'Hanau a demandé qu'il plaise au Roi lui accorder l'investiture de plusieurs fiefs qu'il possède dans l'ancienne mouvance de l'évêché de Metz, lesquels relevoient de cet évêché quand il faisoit partie des états de l'Empire et que, dans les lettres d'investiture, ces fiefs soient qualifiés de féminins et héréditaires, en ce qu'ils ont toujours été regardés de cette manière, depuis leur origine jusqu'à présent, dans toutes les investitures qui en ont été données par les évêques de Metz, et, pour soutenir cette prétention, il se sert de toutes les raisons ci-dessus alléguées. Et, sur ce que l'on pourra lui demander pourquoi il souhaite avoir cette investiture, il répond que cela s'est ainsi pratiqué pour ses prédécesseurs dans ces fiefs, lorsqu'ils se sont vus à la veille de mourir sans hoirs mâles.

« Que d'ailleurs il lui paroît que cela est de règle à l'avènement du Roi à la couronne, qui a intérêt de faire revivre sa souveraineté dans ces lieux après les traités de Rastadt et de Baden, d'autant plus que l'Empereur et l'Empire croient cette directe absolument éteinte.

« 3° M. le comte de Hanau alléguoit qu'il possède encore d'autres fiefs en Alsace qui relèvent des seigneurs de l'Empire et dont ils pourront investir qui bon leur semblera à défaut d'enfants mâles de M. le comte de Hanau.

« Il a demandé que S. M. trouvât bon qu'il s'accommodât avec ces seigneurs directs pour faire déclarer ces fiefs féminins et héréditaires dans sa maison, sans objecter à ces seigneurs qu'ils doivent la foi et hommage à S. M., et qu'elle veuille bien lui en accorder des lettres patentes, dans lesquelles on insérera la clause sans que cela puisse nuire aux intérêts de S. M.

« 4° Il supplioit S. M. d'interpréter et de confirmer par les lettres patentes dont il vient d'être parlé celles qu'il a obtenues du feu Roi aux mois d'avril 1701 et de novembre 1707, qui le maintenoient dans plusieurs droits. En conséquence, a proposé plusieurs articles pour être insérés d'augmentation dans lesdites lettres patentes.

« Il a été décidé à l'égard du premier article d'accorder à M. le comte de Hanau l'investiture des fiefs qu'il possède en Alsace, tant pour lui que pour sa fille et les hoirs mâles qui descendront d'elle.

« A l'égard du second article, qui regarde les fiefs anciennement mouvants de l'évêché de Metz, il a été décidé d'écrire au procureur général de ce parlement d'éclaircir et rendre compte de quelle manière les fiefs en question ont été donnés depuis le traité de Munster, et qu'il seroit demandé à M. le comte de Hanau s'il n'avoit point eu d'investiture du feu Roi, pour la produire.

« Quant au troisième article, par lequel M. le comte de Hanau demanda de pouvoir traiter des fiefs qu'il a en Alsace relevant de quelques seigneurs de l'Empire, il a été décidé de lui accorder la permission qu'il demande, aux conditions de communiquer au Roi les traités qu'il voudra faire, avant que de les conclure.

« Pour ce qui est de l'article quatrième, il a été décidé de renouveler les lettres patentes qu'il a eues du feu Roi, et de faire même quelques augmentations qui ont été réglées et qu'on trouvera insérées dans la minute de ces lettres patentes. »

« Du lundi 14e jour de décembre 1716.

« M. le duc d'Antin, président du conseil du dedans du royaume, a rapporté la demande que fait M. le comte d'Hanau qu'il soit imposé silence au procureur général du parlement de Metz, par rapport aux fiefs qu'il possède dans ce ressort, jusqu'à ce que ce procureur général ait pu donner les éclaircissements qui lui ont été demandés. »

. . . .

« Du lundi 25e jour de janvier 1717.

« M. le duc d'Antin.... a rapporté des preuves que donne M. le comte d'Hanau que, suivant les lois de l'Empire, les fiefs qu'il possède en Alsace sont féminins et qu'on le traitoit plus mal que n'auroit fait l'Empereur, s'il s'étoit adressé à lui, en mettant la restriction, dans l'investiture qu'on vouloit bien lui accorder, que ces fiefs ne pourroient appartenir qu'aux mâles descendants de sa fille. Il a été décidé que, faute de mâles, ils reviendroient aux femelles. Et, comme M. le comte d'Hanau demandoit qu'on rappelât aussi M. le comte de Linange faute d'hoirs, on n'a pas jugé à propos de rien faire sur cela quant à présent, mais de lui donner lieu de l'espérer par la suite. Comme M. le comte d'Hanau demandoit encore quelque explication sur les articles suivants, il lui a été répondu :

1° Qu'à l'égard de l'extension qu'il demandoit pour la régence de ces fiefs, on répéteroit seulement les lettres patentes données par le feu Roi en 1707.

« 2° Qu'à l'égard de l'exemption des droits de péage qu'il demandoit pour les denrées qu'il fait venir de chez lui, qui est de l'autre côté du Rhin, on s'informeroit de M. de la Houssaye de quelle manière il en avoit été usé jusqu'à présent, et si la noblesse d'Alsace jouissoit de ce droit.

« 3° Comme il demandoit la jouissance des dîmes novales, prétendant que l'usage d'Alsace n'étoit point qu'elles appartinsent aux curés, il a été décidé que cette affaire seroit encore éclaircie avec M. de la Houssaye. »

« Du lundi 22e jour de février 1717.

« A été rapporté un mémoire d'éclaircissements sur deux articles qui restoient à finir des prétentions de M. le comte d'Hanau, l'un consistant à l'affranchissement du péage des denrées qui viennent de ses terres, et l'autre dans la jouissance des dîmes novales dont il est en possession.

« Il a été décidé pour le premier article qu'on le laisseroit dans les mêmes droits du reste de la haute noblesse, sans qu'il en fût fait mention ; qu'il seroit seulement écrit au préteur royal de se contenter de ses certificats quand les denrées passent, sans exiger de lettres particulières, comme il le vouloit, et, à l'égard du second article, qui concerne les dîmes novales, la demande a été accordée. »

VIII

LETTRE DE L'ABBÉ DUBOIS AU DUC D'ORLÉANS[1]

Ch. Aubertin, dans *l'Esprit public au dix-huitième siècle*, p. 68 et suivantes, et Capefigue dans *le Cardinal Dubois et la Régence du duc d'Orléans*, p. 97-109, ont publié les plus importantes des lettres que l'abbé adressa au Régent pendant ses négociations à la Haye et à Hanovre. Celle qu'on va lire, écrite huit jours avant la signature du traité, est restée inédite ; elle a fait partie de la collection Sensier, vendue en 1878 (*Catalogue*, n° 105).

« A la Haye, le 21 de novembre 1716.

« Je supplie Votre Altesse Royale de se faire lire la lettre que j'écris aujourd'hui à M. le maréchal d'Huxelles, avec les pièces qui y sont jointes, et de faire une attention particulière de la lettre secrète de M. Stanhope du 14. Je voulois envoyer toutes ces lettres par la poste ; mais, n'ayant pu être chiffrées avant le départ du courrier et croyant qu'il est utile qu'Elle en ait connoissance sans différer davantage, j'envoie un exprès.

« Comme c'est à ma prière et pour vous rendre service que M. Stanhope a signé avec moi les conventions faites à Hanovre, si on l'attaquoit sur cette signature, comme il en est grand bruit, il seroit de sa gloire et de la bonne politique d'employer tout le crédit de la France pour le soutenir ; mais Votre Altesse Royale verra par la résolution du roi d'Angleterre, qu'il n'aura besoin d'aucun secours étranger. Mais, pour faire sur cela une démonstration honorable, qui soit de bon augure au roi d'Angleterre, qui l'excite à être ferme dans le temps qu'on fait de nouveaux mouvements autour de lui pour l'ébranler, je crois qu'il seroit très a propos que Votre Altesse Royale lui écrivît une lettre conformément au papier ci-joint. Ce sera une preuve de ce que dis et écris tous les jours.

« Votre Altesse Royale verra par la fin de la lettre du 14 qu'il ne faut plus espérer de faire accepter à M. Stanhope ce qu'elle lui avoit fait offrir, puisqu'il l'a dit au Roi ; mais il faudra tâcher de suppléer cela par les menus[2].

1. Ci-dessus, p. 341.
2. Le Régent avait fait offrir à Stanhope une somme considérable ; Ch. Aubertin, *L'Esprit public au dix-huitième siècle*, p. 74-76, a reproduit une curieuse lettre de Dubois à ce sujet.

« Quand le vin dont j'ai eu l'honneur d'écrire à Votre Altesse Royale sera prêt, je la supplie de m'en faire avertir, afin que je m'informe du contrôleur général de la maison du roi s'il faudra l'envoyer en Angleterre ou à Hanovre, et dans quel temps. Comme le roi paye les entrées à Londres comme les particuliers, je crois que, pour faire élégamment, Votre Altesse Royale voudra faire payer les droits, qui sont assez considérables, et faire remettre ce vin dans les caves du roi et dans celle de M. Stanhope[1], à moins qu'Elle ne voulût qu'on se serve de l'occasion de l'ambassadeur qu'Elle doit envoyer en Angleterre, dont les provisions ne payent aucuns droits d'entrée la première fois.

« Le Magistrat de Rotterdam a interdit le gazetier pour l'insolence qu'il avoit mis dans le supplément de la gazette du 22 octobre[2]. On doit me l'envoyer pour me prier d'obtenir son rétablissement. Sans interrompre ceux que j'ai chargés de tirer de lui qui lui a suggéré cette folie, si il vient, je tâcherai moi-même de le faire parler et je prendrai des mesures pour être averti de tous ceux qui s'adresseront à lui à l'avenir pour faire mettre des sottises dans la gazette. Il y a ici une coquine appellée Desnoyers qui a de l'esprit, qui fait ce qu'on appelle *La Quintessence*[3]; elle est si méchante et si impudente, que presque tous les princes de l'Europe lui font donner quelque chose, pour lui fermer la bouche. Elle se regarde comme l'Arétin : *Pietro Aretino flagello dei Principi,* qui avoit des pensions de tous ceux de son temps. Je ne m'en retournerai pas sans m'être assuré de cette folle dans un pays où on n'oseroit prendre des mesures d'autorité contre l'insolence de ces écrits.

« Il y a la Haye une sœur et une nièce de M. [de] Dangeau réfugiées pour la religion. La nièce appelée Mlle du Percy est actuellement a Paris. Ces deux demoiselles sont des exemples de vertu ; elles couchent sur la dure, passent leur vie à servir les pauvres et sont l'admiration dans ce genre de toute la ville. On prétend que cette Mlle du Percy a laissé en France deux cent mille francs de bien, dont M. [de] Dangeau jouit, pendant que cette pauvre fille vit ici d'aumônes et en fait de celles quelle reçoit. Elle est allée à Paris pour tâcher de porter M. [de] Dangeau à lui donner une pension viagère de trois mille livres. Cinq ou six des principaux de la République m'ont prié de recommander

1. C'était quarante-cinq pièces de vin de Champagne et quinze de vin de Bourgogne, d'après une lettre de l'abbé de Thésut, secrétaire des commandements du Régent, au lieutenant de Roi à Calais (Archives nationales KK 1324, fol. 13).

2. Il avait rapporté qu'on disait en France que, en traitant avec l'Angleterre, le Régent « sacrifioit l'honneur et l'intérêt de la nation à ses vues particulières » et qu'il « lui faisoit plus de tort en quinze mois de régence que le feu roi Louis XIV en plus de soixante-dix ans de règne ».

3. Marguerite Petit, dame Dunoyer, et non Desnoyers, connue surtout par les *Lettres historiques et galantes* qu'elle publia en 1720 à Amsterdam.

cette demoiselle à Votre Altesse Royale, mais particulièrement M. Duyvenwoorden et M. Obden, du conseil d'État, jeune homme de la première condition de ce pays-ci et d'une grande considération. Ils sont venus me chercher trois ou quatre fois pour cela. Tous ces gens-là ne peuvent comprendre qu'il n'est pas possible à Votre Altesse Royale d'entrer dans ces détails et s'imaginent qu'elle peut faire toute sorte de bien. Comme il s'agit dans votre situation de gagner le cœur des nations, il ne faut pas dédaigner les petits soins qui y contribuent souvent autant que les grandes choses. Ainsi je prends la liberté de vous exhorter à charger quelqu'un de dire de votre part à M. [de] Dangeau que les États-Généraux vous ont fait recommander Mlle du Percy, sa nièce, et qu'il vous fera plaisir de lui faire un bon traitement, et de vouloir bien m'en écrire un mot qui marque que vous seriez bien aise de faire plaisir à M. Duyvenwoorden et à M. Obden. Il n'en faut pas davantage pour acquérir deux hommes dont vous ne viendrez pas à bout pour deux cent mille écus dans quelque occasion importante.

« Votre Altesse Royale a oublié de me renvoyer la lettre du roi d'Angleterre et celle de M. Stanhope que je lui ai envoyées le 10 d'octobre, ou seulement des copies, parce que j'en ai besoin ; je la supplie de les faire chercher ; plus on attendra, plus elles seront difficiles à trouver. Je persiste, Monseigneur, à croire que, si Votre Altesse Royale peut, sans de grands inconvénients, exempter les marchandises appartenantes aux Hollandois des 4 sous pour livre, du jour de la ratification de l'alliance et sans attendre un an, elle nous donnera une grande facilité pour finir et nous tirer des bourbiers où nous sommes.

« Votre Altesse Royale ne juge-t-elle pas qu'il faut qu'il y ait en Angleterre un parti bien considérable contre notre alliance et à qui il importe beaucoup d'en éloigner la signature, puisque Mylord Townshend, depuis même que le roi s'est plaint avec colère de la première supercherie qu'il avoit faite en expédiant le premier plein pouvoir, en a fait une nouvelle sur le deuxième plein pouvoir et s'est exposé par cette nouvelle friponnerie à irriter le roi ?

« Ce n'est que par art que nous empêchons que le pouvoir et l'opiniâtreté de cette cabale d'Angleterre ne se répande ici et n'y porte son venin. Si il gagnoit Mr Salingelan [1] et M. Fagel et qu'ils reprissent leurs anciennes vues, ils renverseroient tout ce que nous avons fait. On n'a pas pu écrire prudemment à Votre Altesse Royale tous les fossés que nous trouvons à notre chemin. Quand elle sera informée, elle sera étonnée du succès.

« Si tous les membres de la République étoient touchés de son bien et de son intérêt, nous n'aurions aucune peine, et rien ne seroit si assuré que le succès de cette négociation qui y conduit ; mais il n'y a pas trois hommes peut-être qui soient déterminés par ce motif, et ici comme ailleurs le plus grand nombre se gouverne par l'intérêt parti-

1. C'est Slingerland.

culier, par l'envie, par la haine et par les autres passions, et la tête tourne, lorsqu'on est bien au fait ici, au nombre prodigieux de choses qu'il faut combiner pour assurer quelque chose, si plausible et si bonne qu'elle soit.

« Il n'y a plus aucune puissance de l'Europe qui n'ait ici présentement quelque acteur qui travaille pour ou contre l'alliance. Le prince Kourakine, qui se tue de me faire des compliments et de me dire que son maître est ravi de l'alliance, parce qu'il espère qu'elle lui donnera la paix, a ordre positif de son maître de la traverser à sa manière, c'est-à-dire en hypocrite ; car le czar fait toujours le piteux et le bien intentionné, lors même qu'il pense à faire la plus grande malice. Tous les vieux ministres qui sont ici disent sur ce mouvement, qui ressemble à celui d'un essaim d'abeilles effarouché, que c'est la plus belle négociation qu'il y ait eu depuis longtemps. Je leur réponds que je voudrois qu'elle fût moins belle et qu'elle fût plus courte ; je pourrois ajouter : et plus sûre. Si vous pouvez, Monseigneur, nous donner encore cette facilité, en avançant d'un an cette exemption, cela pourra abréger. Si vous ne le pouvez pas, vous pouvez être assuré au moins que je mourrai sur la brèche. N'ayant pas pris de mesures avec Votre Altesse Royale avant mon départ de Paris pour pouvoir lui faire savoir directement ce que je croirois ne devoir confier qu'à elle, j'ai réservé plusieurs choses pour mon retour ; mais, comme il s'en trouvera qui ne souffrent pas de délai, j'adresse mes lettres à M. de Mauny, dont je connois la droiture.

« Il y avoit deux articles dans la lettre du 14 de M. Stanhope que je n'ai pas fait mettre dans la copie que j'envoie aujourd'hui dans ma dépêche, et que j'ai réservés pour Votre Altesse Royale seule, aussi bien que le mémoire touchant la paix entre l'Empereur et le roi d'Espagne, suivant l'intention de M. Stanhope.

« Je crois que Votre Altesse Royale peut ne communiquer ces deux papiers à personne jusqu'à mon retour. Cependant, si Elle souhaite que je fasse savoir quelque chose à M. Stanhope sur ce projet, deux mots dans une de ses lettres suffiront. Il regarde cette première idée comme une ébauche qu'il faut hasarder pour commencer, et qui, si informe qu'elle soit, se perfectionnera peu à peu sur ce que chacun y ajoutera ou y retranchera, lorsqu'elle passera par les différentes mains par où il faut qu'elle passe. Je supplie Votre Altesse Royale d'être exacte sur le secret de ce que j'ai l'honneur d'écrire à elle seulement et de ne me nommer ni désigner.

« Dubois. »

ADDITIONS ET CORRECTIONS

Page 14, note 2. On peut rapprocher de la locution « la médaille avait tourné » cette définition du *Dictionnaire de l'Académie*, édition 1718 : « On dit proverbialement, quand quelqu'un a parlé avantageusement d'un homme ou d'une affaire, *Tournez la médaille*, pour dire Regardez-en le mal. »

Page 29, note 1. La guinée était une pièce d'or qui avait cours en Angleterre et qu'on appelait ainsi à cause de la provenance de l'or avec lequel on la frappait. Équivalente à l'origine à la livre sterling de vingt shellings, on admettait au dix-huitième siècle qu'elle en valait vingt-et-un. Au regard de la monnaie française, on la comptait à vingt-deux livres, un peu plus d'un louis d'or.

Page 32, note 8. François Pio de Savoie y Cortereal appartenait à la maison des comtes de Carpi, princes de San-Gregorio, qui, en 1450, avait été agrégée à la maison de Savoie par le duc Louis, en récompense des grands services que lui avait rendus Albert Pio. Le père de François était passé en Espagne et y avait épousé une fille du marquis de Castel-Rodrigo. François, qu'on appelait couramment le prince Pio, alla servir en Italie et fut fait gouverneur de Novare et colonel du régiment de Lombardie en mars 1702, maréchal de camp en avril 1705 et lieutenant général en novembre 1706 ; il eut la Toison d'or en avril 1708 et fut envoyé pour commander à Naples. Il hérita de la grandesse et du titre de marquis de Castel-Rodrigo, du chef de sa mère, fut nommé capitaine général et gouverneur de Madrid en février 1714, puis de Catalogne en mai 1715, et devint en octobre 1721 grand écuyer de la princesse des Asturies. Il périt noyé le 15 septembre 1723, dans une inondation soudaine, comme notre auteur le racontera dans la suite des *Mémoires*, tome XVIII, p. 63-69, où il fera aussi son portrait.

Page 66, note 1. Saint-Simon, qui fait un étalage si fréquent et si marqué de sa raideur et de son insolence à l'égard du duc de Noailles, savait cependant à la même époque recourir aux bons offices de celui-ci. On lit en effet dans les Procès-verbaux du conseil de régence au 17 octobre 1716 : « M. le duc de Noailles, président du conseil de finances, a rapporté la demande que fait M. le duc de Saint-Simon d'être confirmé dans le don qui a été fait à son père et à lui du domaine de Blaye et aux mêmes conditions que par les rois Louis XIII et Louis XIV. Cela a été accordé. » L'arrêt rendu en conséquence et daté du 24 octobre lui confirme ce don pour neuf ans (Archives nationales, reg. E 1987). Le conseil des finances avait donné un avis favorable le 13 octobre (carton G⁷ 1849).

Page 82, note 1. A propos d'un des comédiens italiens venus en 1716, le Régent écrivit au duc de Parme la lettre suivante le 9 avril 1717 (Archives nationales, KK 1324, fol. 91 v°) : « La lettre que vous m'avez fait l'amitié de m'écrire le 3 du mois passé m'a été rendue par le Scaramouche, connu autrefois sous le nom de Pascariello, que vous avez eu la bonté d'envoyer ici, et j'ai un véritable chagrin de vous dire que le goût françois n'a pas répondu à l'idée qu'on a de lui en Italie. Il n'a point plu du tout en ce pays-ci, et on l'y verroit avec trop de peine pour pouvoir l'y garder. Je ne suis pas moins sensible à l'attention que vous avez bien voulu avoir de le choisir et de me l'adresser, et je souhaite de tout mon cœur avoir des occasions de vous faire connoître l'amitié, etc. »

Page 84, note 1. On trouve dans un carton des Papiers du Contrôle général des finances, G⁷ 141, aux Archives nationales, une dénonciation anonyme envoyée à Chamillart contre les abus d'autorité du maréchal de Montrevel en Guyenne ; il y est parlé aussi de Mme de Léglise : « Monseigneur, on est bien persuadé dans la province que, si vous étiez éclairci de la mauvaise conduite de Mgr le maréchal de Montrevel, votre bonne justice y mettroit ordre. On a donc recours à vous, Monseigneur, pour vous la demander. Vous trouverez bon que je vous informe que c'est le plus violent de tous les hommes : il emprisonne, il fait maltraiter, il dit qu'il ne craint rien, et, dans ses fougues, il n'en exempte pas même le Roi de hauteur. Il a séduit une femme d'un conseiller au Parlement, et lui a fait quitter son mari, qui en est au désespoir. Je vous dirai qu'il doit craindre de ce mari un mauvais quart d'heure. Ce mari ressent tous les jours des coups de poignard. Ses amis lui disent : « Tiens, Léglise, voilà ta femme « dans le carrosse du maréchal ; elle s'en va le trouver dans sa maison « de campagne. » On lui dit : « Si c'étoit ma femme, je les poignar- « derois tous les deux, dans son carrosse, et, si je ne pouvois les joindre, « je leur tirerois un coup de mousquet au travers de la portière ; ce « seroit pour son compte. Pourquoi s'y expose-t-il ? » Vous n'entendriez d'autre murmure dans la ville. Cela joint à toutes ses bassesses ; la ferme des jeux qu'il prend secrètement ; il ne laisse jouer qu'à deux ou trois maisons dont il en tire de grands profits. Il croit cela fort secret ; mais il se trompe. Il attire aussi, autant qu'il le peut, la partie chez lui ; il ruine tous les pauvres gentilshommes ; car, pour être de sa cour, ils vont jouer là leur dernier sou, et la plupart sont sans pain dans leur maison ; mais, pour faire leur cour, il faut jouer chez lui, parce que les cartes lui donnent un gros profit. Il les souffre chez lui pour le jeu ; il n'y a point de bonté pour eux ; car il dit hautement qu'il n'aime pas les Bordelois, que ce sont tous des gueux, et qu'avant de mourir il en veut faire pendre la moitié ; qu'il sera content après, comme aussi de faire sortir le parlement de Bordeaux ; qu'il lui tendra un piège à quoi il ne s'attendra pas. Il parle toujours avec tant de hauteur et avec tant d'aversion pour cette province, qu'il éclate hautement, ce qui fait qu'on le haït comme un diable, par ses vilaines manières. Il prend connoissance de toutes affaires, et on ne s'en tire que par argent, et il renverse les jugements de messieurs les lieutenants des maréchaux de France, et cela, pour son profit, et ses gardes sont si hautains qu'ils menacent les bourgeois et les marchands de leur passer l'épée au travers du corps. Mais ce qui est encore plus cruel, et qui fait murmurer le public, c'est qu'il traite extrêmement mal Monsieur l'intendant et les personnes de la province à qui S. M. confie ses ordres et ses secrets. On n'ose éclater hautement, parce qu'on craint son mauvais esprit en cour ; il parle avec tant de violence et d'emportement au public, qu'il lui veut bien persuader qu'il est maître, et qu'il ne craint personne au monde. Pardonnez, si je dis que tout le public dit qu'il a bien des chambres à louer qui sont pleines de gros rats ; ses fougues obligent le public à parler ainsi de lui. Il est trop vindicatif pour un gouverneur de province, bien qu'il y ait de meilleures têtes que la sienne. Il ne s'attache qu'à faire sa cour à tous les grands qui passent, pour qu'ils parlent en sa faveur à S. M., et c'est là son point de vue. Je reviens à Mme de Léglise, au scandale public que cela fait dans cette ville, et au désespoir qu'il peut porter son mari. Les personnes qui l'approchent lui ont voulu représenter ; il en rit et dit que le Roi lui sert d'exemple, et Mme de Maintenon, ce qui a donné lieu à une personne qui a l'honneur de lui écrire, et celui de recevoir de ses lettres, de lui en donner avis, et lui faire tenir la lettre en mains propres, depuis le dernier courrier. Nous sommes amis, et parlons souvent du vilain procédé du maréchal, il mérite que l'on soit éclairci en cour de son vilain procédé. Mme de Maintenon est savante de la lettre que l'on vous écrit, et comme aussi à M. Desmaretz et à M. de la Vrillière et à Monseigneur le Chancelier. Dieu vous éclaire à tous trois ; il m'est à témoin de ce que j'ai l'honneur de vous écrire ; il y en a cent fois plus. »

Page 99, note 1. Voici, à propos du changement de nom d'Arouet le passage de Dangeau du 18 novembre 1718 (tome XVII, p. 418), qui en indique clairement l'époque et le motif. : « Les comédiens jouèrent sur leur théâtre la nouvelle comédie d'*Œdipe* faite par Arouet, qui a changé de nom parce qu'on étoit fort prévenu contre lui à cause qu'il a offensé beaucoup de gens dans ses vers. » La dédicace de la pièce à Madame est en effet signée : Arouet de Voltaire. Dans une lettre à Jean-Baptiste Rousseau du 25 mars 1719, qui a fait partie de la collection Benjamin Fillon, n° 1066, Voltaire écrivait : « J'ai été si malheureux sous le nom d'Arouet que j'en ai pris un autre, surtout pour n'être plus confondu avec le poëte Roy. Si vous me faites l'honneur de m'écrire, adressez votre lettre à M. de Voltaire, chez M. Arouet, cour du Palais. »

Page 100, note 5. A propos de la conversion du marquis de Courtomer ou plutôt de la sincérité de ses sentiments et de ceux de sa femme, le maréchal de Bellefonds écrivait la lettre suivante au secrétaire d'État Pontchartrain (Archives nationales, G^{7} 543[1]) : « Au camp de Morsalines, ce 6 juillet 1692. — J'apprends, Monsieur, avec étonnement que l'on a rendu à M. le comte de Courtomer de méchants offices auprès de vous, que l'on accuse de n'être pas sincèrement converti, et d'avoir fait des démonstrations contraires à celles que doit faire un bon sujet. Je dois vous dire que son curé est fort homme de bien et habile, qu'il se tient dans son église une grande conférence d'ecclésiastiques, qu'il demeure à une lieue de chez moi, et encore plus près de la maison de Cepoy (?) où l'on juge très rigidement sur cette matière, et que nous pouvons tous rendre témoignage que sa conduite est telle qu'on la peut desirer. Il est vrai que Madame sa femme, dans les commencements, eut peine à se rendre ; mais il est vrai aussi qu'elle ne cachoit point ses sentiments, que depuis le moment qu'elle a été persuadée, elle n'a point fait de pas en arrière. Tout le monde leur rend cette justice, et j'espère que vous la leur rendrez aussi, d'autant plus que nous connoissons les familles de tout ce canton, et que l'on pourroit vous rendre compte de celles qui ne marchent pas dans ce même chemin. Je n'ai pas cru qu'il fût du service du Roi de les persécuter ; j'aurois seulement souhaité que l'on eût voulu prendre plus de mesures du côté de la cour pour l'éducation des enfants. Ce seroit le sujet d'une conversation plutôt que d'une lettre. Je finis celle-ci, Monsieur, vous priant de me croire votre très humble et très obéissant serviteur. Le Maréchal de Bellefonds. »

Page 151, note 5. Le dernier descendant de cette vieille famille angevine, Louis-Marie-Antoine Ysoré d'Hervault, qui portait encore le titre de marquis de Pleumartin, est mort pour la France le 11 juillet 1917, à l'âge de trente-trois ans, ne laissant pour héritière qu'une sœur, mariée au marquis de Triquerville.

Page 168, note 2. Voici comment l'affaire de la procession du 15 août fut mentionnée dans les minutes du Parlement (Papiers du greffier Delisle, Archives nationales, U 359) : « Du vendredi 14 août 1716. Ce jour, environ une heure après midi, M. le duc d'Orléans, régent du royaume, ayant envoyé le sieur Des Granges, maître des cérémonies, vers M. le premier président l'avertir qu'il iroit demain à la procession et se rendroit à Notre-Dame à l'heure ordinaire pour y assister, il fut fait recherche des exemples qui se trouveroient dans les registres des processions ou autres cérémonies, où Messieurs les régents du royaume pouvoient avoir assisté et quel rang ils y avoient tenu ; s'ils y avoient marché avant les Compagnies, comme représentant la personne du roi ou en son lieu et place, ou même en qualité de princes du sang. Mais, comme il ne s'en trouva aucuns exemples, l'on fit seulement des mémoires de plusieurs processions où les rois, reines et princes avoient assisté, entre autres une de l'année 1551 bien décrite au long, et une dernière du jour de l'Assomption en 1672, où le feu roi Louis XIV assista ; — de celles où MM. les princes du sang avoient assisté et autres grands seigneurs ; — de M. le duc de Montpensier, prince du sang, en 1567 (22 juin), à la procession de la châsse de sainte Geneviève, où il marcha à la gauche de M. le premier président, personne ne marchant au-dessus du Parlement que le Roi seul, qui en est le chef ; — d'une autre procession en 1570 (9 et 10 septembre), où ledit sieur duc de Montpensier, suivant l'ordre du Roi à lui donné pour y assister en son lieu et place et une lettre de cachet envoyée à la Compagnie à cet effet, il y assista marchant devant le Parlement comme y étant au lieu et place de S. M. ; — des exemples des années 1589, 1591 et 1593 du duc de Mayenne, lieutenant général de l'État et couronne de France pendant les guerres civiles, qui marcha à gauche du président de Neuilly qui précédoit la Compagnie, et après lui deux pairs de France ; — qu'en l'année 1620 (8 février), M. le duc d'Orléans, frère unique du Roi, et MM. les princes du sang étoient résolu de se mettre dans une cérémonie à Notre-Dame au-dessus du Parlement, qui en fut averti ; il envoya à Notre-Dame voir si M. le duc d'Orléans et les princes y étoient, et il fut arrêté que la Compagnie n'y assisteroit point, et, comme ils n'y furent point, le Parlement y fut et assista à la cérémonie ; — et enfin qu'en 1642 (7 mars et 24 avril) M. le prince de Condé, comme lieutenant général et commandant pour le Roi, ayant pris place à Notre-Dame à un Te Deum au-dessus du Parlement, quoiqu'il lui en fût fait plaintes et remontrances, le Roi l'ayant appris et reçu les plaintes du Parlement à ce sujet, envoya une lettre de cachet à M. le premier président et une à la Compagnie, qui porte un réglement, et qu'aucune personne ne pourra prendre place au-dessus du Parlement que le Roi seul, et en même temps pour le gouverneur de Paris, qui prendra place après celui qui préside la Compagnie.

« Et le lendemain 15, jour de la procession, M. le premier président et M. le procureur général furent ensemble sur les midi au Palais-Royal porter ces mémoires à M. le duc d'Orléans, lequel, après une conférence de près d'une heure sur plusieurs difficultés que lui firent ces Messieurs, se détermina à ne point assister à la procession, comme en effet il n'y assista pas, ce qui trompa grand nombre de peuple, qui le crut ainsi sur le bruit qui s'en étoit répandu dans le public. »

Page 210, note 1. Lorsque Saint-Simon rédigea en 1725 ou 1726 son « Abrégé de tous les ducs pairs et vérifiés de France existant en 1725 », il écrivit à propos du duché de Villars-Brancas (Affaires étrangères, vol. Saint-Simon 51, aujourd'hui *France* 206, fol. 81 v°) : « N'a rang que de 1716 pour sa pairie, dont la date de l'enregistrement de 1657 au parlement d'Aix demeure caduque, comme cette pairie n'a pu recevoir nul effet jusqu'à son enregistrement en la cour des pairs, 1716, ni la fixation de son rang d'ancienneté que du jour de sa réception première en icelle. Par la même raison non contestée pour la pairie, la fixation de l'ancienneté du rang de duc ne pouvoit pas recevoir d'autre date, puisque le duché n'étoit reconnu tel qu'au seul parlement d'Aix, que nul exemple étranger ni domestique ne faisoit au contraire et que les honneurs se donnent sans enregistrement. Néanmoins la question s'étant présentée lors de la promotion de l'ordre du Saint-Esprit de 1724 et ayant été décidée sur le rang de duc en faveur de la date de 1628, à quoi on protestoit bien de ne pas prétendre en 1716, on n'examinera pas une telle décision, son équité ni sa validité... »

Page 214, note 7. Les instructions données à l'abbé Chevalier sont dans le *Recueil des instructions aux ambassadeurs de France à Rome*, tome II, p. 463 et suivantes.

Page 218, note 2. « *Couleur* se dit aussi des altérations qui surviennent au visage par les mouvements intérieurs de l'âme » (*Dictionnaire de Trévoux*). « A cette nouvelle il devint de toutes les couleurs » (*Académie*, 1878).

Page 219, note 2. M. l'abbé Dudon a bien voulu nous communiquer la notice nécrologique suivante sur le Frère du Soleil ; elle est extraite du *Nécrologe de la Compagnie de Jésus*, par le P. Élesban de Guilhermy, Assistance de France, tome I, 1892, p. 638-639 : « Le dix-septième jour de mai de l'an 1720, mourut au collège Louis-le-Grand, où il remplissait depuis quarante ans l'emploi d'infirmier, le Frère coadjuteur François du Soleil, homme d'un dévouement, d'une habileté, d'une dévotion consommés. C'est l'éloge que lui donnait, après avoir reçu son dernier soupir, le P. Honoré Gaillard, l'émule et le successeur de Bourdaloue, ajoutant que la mort du F. François pouvait justement être regardée comme une perte publique. Les soins qu'il donnait aux malades, comme aux membres souffrants de Jésus-Christ, n'avaient d'autres bornes ou d'autres règles que la charité ou l'obéissance. Et, s'il les prodiguait plus volontiers aux pauvres, aux religieux du collège et aux écoliers, son humble soumission ne lui permit pas de les refuser à des personnages « dont la santé, dit le P. Gaillard, précieuse à toute la France, ayant été dans le péril confiée à ses soins, a été sauvée[1] ». Mais toujours et partout, « il fut tout-à-fait irrépréhensible », et « en singulière vénération », ne perdant rien, parmi les dangers de dissipation et les louanges, de son rare degré d'esprit intérieur et d'humilité. « Enfin, dit la relation de sa mort, après avoir tout à fait épuisé ses forces » à ce pénible service de tant de malades, se traînant encore à leur chevet, lorsqu'il ne le pouvait plus « sans grandes souffrances », il passa quatre mois entiers, qui furent « le dernier état de sa vie », dans des douleurs aiguës et continuelles, épreuve de son invincible patience. On ne pouvait sans

1. Allusion évidente à la guérison du jeune duc de Chartres en 1716.

compassion le voir tant souffrir, ni sans admiration le voir souffrir avec tant de douceur et de soumission aux ordres de Dieu. A chaque moment, il en produisait les actes et les animait de la plus fervente charité. Toujours en garde contre les plaintes, les impatiences, les dégoûts, les ennuis d'une nature accablée et défaillante, car l'expérience lui avait appris combien peu de mourants savent s'en garantir, le F. François du Soleil ne témoignait d'autre desir que d'être avec Jésus-Christ et de jouir de sa bienheureuse présence. « Plusieurs fois, il en a reçu le gage. » Et ce fut un spectacle de grande et touchante édification pour tous ses frères, que cette persévérance et simplicité de patience, « à mourir lentement », uni de cœur à Jésus crucifié, le priant sans cesse et le « bénissant du bonheur d'avoir vécu et d'expirer dans la Compagnie qui portait son nom » (*Lettre circulaire du P. Honoré Gaillard sur la mort du Fr. François du Soleil.*)

Page 304, note 4. M. Hyrvoix de Landosle veut bien me faire connaître, d'après les documents qu'il a recueillis sur le congrès de Baden, que M. de la Houssaye avait d'abord accepté très volontiers de se rendre à ce congrès et d'y être le second du comte du Luc ; il en avait même remercié le roi. C'est le doyen du conseil, Henri Daguesseau, qui lui fit des représentations et l'obligea à se désister, ce second rang ne lui semblant pas compatible avec sa dignité de conseiller d'État.

Page 308, note 3. Dès le commencement de 1716, le nouveau grand prévôt avait sollicité du Régent (sans doute pour faire face aux réclamations de ses créanciers) le don d'un droit sur la foire Saint-Germain, celui de visiter la viande vendue pendant le carême, enfin la connaissance des délits commis à Paris par les officiers du Roi pendant le séjour de S. M. Le conseil de régence avait renvoyé ces demandes au Grand Conseil le 19 février (ms. Franç. 23665, fol. 28-29), en lui accordant toutefois la jouissance de quelques-unes d'entre elles « par provision et sans préjudicier au principal ».

Page 340, note 3. Jean de Welderen était député de la province de Gueldre. Né en 1659, il présida deux fois les États-Généraux en 1716 et mourut le 24 juillet 1724. C'est son fils, et non pas lui, qui fut fait comte du Saint-Empire. Il portait le titre de burgrave de Nimègue.

Page 341, note 4. C'est le 25 octobre 1716 que le traité fut discuté au conseil de régence (ms. Franç. 23 669, fol. 35 v°). Saint-Simon rédigea, probablement très peu de temps après, un compte rendu très détaillé de cette séance qui existe dans le volume du Dépôt des affaires étrangères coté *France* 418 ; Prosper Faugère l'a imprimé dans le tome IV des *Écrits inédits de Saint-Simon*, p. 263 et suivantes. Notre auteur insiste surtout sur les raisons que lui-même apporta contre la signature du traité avec l'Angleterre séparément de celui qu'on négociait avec la Hollande, et il les a exposées très longuement. La même idée est exprimée dans la lettre que Saint-Simon écrivit le 11 novembre « à un inconnu », qui doit être l'abbé Dubois ; elle a été publiée dans le tome XXI et supplémentaire de l'édition de nos *Mémoires* de 1873, p. 395-396.

Page 367, note 2. Il y a une note assez longue et précise sur la chambre de la contractation de Séville et sur l'indult dans la *Relation du voyage d'Espagne de la comtesse d'Aulnoy*, édition Carey, tome I, p. 556-558.

Page 428, note 3. Sur l'arrêt du conseil de régence du 22 mars 1716, qui annula l'arrêt rendu par le Parlement contre les prétentions des pairs le 2 septembre 1715 et que le Régent fut contraint de révoquer presque aussitôt, on peut voir divers mémoires et documents dans le manuscrit Joly de Fleury n° 3, à la Bibliothèque nationale, fol. 261 et suivants.

TABLES

I

TABLE DES SOMMAIRES

QUI SONT EN MARGE DU MANUSCRIT AUTOGRAPHE.

Suite de 1716.

Pages.

Cabale qui, par intérêts particuliers, attache pour toujours le Régent à l'Angleterre.. 1

M. le duc d'Orléans n'a jamais desiré la couronne, mais le règne du Roi et par lui-même.. 8

Je propose au Régent l'indissoluble et perpétuelle union avec l'Espagne comme le véritable intérêt de l'État, dont la maison d'Autriche et les Anglois sont les ennemis essentiellement naturels. 10

Stralsund pris ; le roi de Suède échappé et passé en Suède. 17

Traité de commerce avantageux à l'Angleterre signé à Madrid. 18

Alberoni a seul la confiance du roi et de la reine d'Espagne, fait la réforme des troupes. Revenus de la couronne d'Espagne.. 20

Lenteurs de l'échange des ratifications du traité de la Barrière et du rétablissement des électeurs de Cologne et de Bavière. 21

Semences de mécontentement entre l'Espagne et l'Angleterre. 23

Alberoni tient le roi et la reine d'Espagne sous sa clé. Sa jalousie sur le cardinal del Giudice, qu'il veut perdre, et du P. Daubenton, qu'il veut subjuguer. Quel est ce jésuite. Alberoni pointe au cardinalat et se mêle des différends avec Rome. 23-24

Aubrussel, jésuite françois, précepteur du prince des Asturies. Dégoût del Giudice. Fâcheux propos publics sur la reine et Alberoni, qui prend un appartement dans le palais et se fait rendre compte en premier ministre. 27-28

Anglois et Hollandois veulent chasser les François des Indes. Brocards sur Alberoni. 28

Friponneries de Stair. Haine des Anglois pour la France. L'Empereur tenté d'attaquer l'Italie. Crainte de l'Italie de l'Empereur et des Turcs. 29

Traité de la Barrière conclu. Le Régent propose la neutralité des Pays-Bas, les Anglois un renouvellement d'alliance aux Hollandois dangereux à la France, et veulent y attirer le roi de Sicile. 30-31

Le Pape implore partout du secours.. 31

Situation et ruses d'Alberoni. Plaintes et disgrâces que cause sa réforme des troupes. 32

Le duc de Saint-Aignan s'en mêle mal à propos. 33

Hersent père, son caractère, son état. 34

Le Prétendant échoue en Écosse et revient. L'Espagne lui refuse tout secours. Caressée par l'Angleterre, aigrie contre la France. Impostures de Stair pour l'aigrir encore plus. Soupçons réciproques des puissances principales. Adresse de Stanhope pour brouiller la France et l'Espagne et pour gagner le roi de Sicile à son point.. 36-37

Triste opinion générale de l'Espagne. Ombrages d'Alberoni; promet un grand secours au Pape. 40

Triste et secrète entrevue du Prétendant et de Cellamare. Berwick et Bolingbroke mal avec le Prétendant, qui prend Magny. Quel est Magny. Violents offices de l'Angleterre partout contre tout secours et retraite à ce prince. Fausses souplesses à l'Espagne jusqu'à se liguer avec elle pour empêcher l'Empereur de s'étendre en Italie, et secourir le roi d'Espagne en France, si le cas d'y exercer ses droits arrivoit. 41-42

But du secours d'Espagne au Pape. Le roi et la reine d'Espagne ne perdent point l'esprit de retour, si malheur arrivoit en France. Alberoni les y confirme ; ses ombrages, ses manèges, son horrible duplicité. 43-44

Inquiétude de Ripperda.. 45

Crainte du roi de Sicile. Liberté de discours du cardinal del Giudice. . . . . »

Étrange scélératesse de Stair confondue par elle-même. . . . 46

Faux et malin bruit répandu sur les Renonciations. 47

Propositions très captieuses contre le repos de l'Europe faites par l'Angleterre à la Hollande, qui élude sagement. . . . 48

Frayeur égale du Pape de l'Empereur et des Turcs. 49

Stanhope propose nettement à Trivié de céder à l'Empereur la Sicile pour la Sardaigne. 49
Stanhope emploie jusqu'aux menaces pour engager la Savoie contre la France. But et vues de Stanhope. Préférence du roi Georges de ses états d'Allemagne à l'Angleterre cause de ses ménagements pour l'Empereur. Conseil de Vienne et celui de Constantinople divisés sur la guerre.. 50
Escadres angloise et hollandoise vont presser le siège de Wismar.. 52
Nouvelles scélératesses de Stair. Intérêt du ministère anglois de toujours craindre la France pour tirer des subsides du Parlement.. 52
Continuation d'avances infinies de l'Angleterre à l'Espagne. Monteleon en profite pour s'éclaircir sur la triple alliance proposée par l'Angleterre avec l'Empereur et la Hollande. Souplesse de Stanhope. 53
Crainte domestique du ministère anglois, qui veut rendre les parlements septénaires. 54
Le Régent ne peut être dépris de l'Angleterre. Scélératesse de Stair et de Bentivoglio. Sa foiblesse à leur égard; comment conduite.. 55-56
Le parti de la Constitution n'oublie rien pour me gagner, jusqu'à une tentation horrible. 58
Conduite du duc de Noailles avec moi, et de moi avec lui. . 60
Le cardinal de Noailles bénit la chapelle des Tuileries. . . . 66
Mort du duc d'Ossone.. . . . . »
Entreprises du Grand Prieur à la fin arrêtées; se plaint de moi inutilement. Je l'empêche d'entrer dans le conseil de régence. 68
Mort de la duchesse de Béthune; son état.. 71
Mort de l'abbé de Vassé, du chevalier du Rozel et de Fiennes, lieutenants généraux. 72
Mort de Valbelle et de Rottembourg, et du duc de Perth. . . 73
La Vieuville se remarie.. 75
Forte scène entre le prince et la princesse de Conti. . . . . »
Mme la duchesse de Berry mure les portes du jardin du Luxembourg et fait abréger les deuils. Elle est la première fille de France qui souffre dans sa loge les dames d'honneur des princesses du sang, et fait la Haye gentilhomme de la manche du Roi. 77
Vittement sous-précepteur du Roi.. 78
Elle achète la Meute d'Armenonville, qui en est bien récom-

pensé. Mme la princesse de Conti première douairière achète Choisy. 79

M. le duc d'Orléans achète pour le chevalier d'Orléans la charge de général des galères, donne au comte de Charolois 60 000lt de pension, fait revenir les comédiens italiens. 81

Berwick va commander en Guyenne au lieu de Montrevel, qui va en Alsace et s'en prend à moi. Berwick fait réformer sa patente et n'est sous les ordres de personne, contre la tentative du duc du Maine. 83

Le Parlement s'oppose au rétablissement des charges de grand maître des postes et de surintendant des bâtiments. Ses vues, sa conduite, ses appuis; vues et intérêts de ses appuis. Je me dégoûte d'en parler au Régent; je lui en prédis le succès et je reste là-dessus dans le silence. . . . 86

Law dit Las. Sa banque; mon avis là-dessus, tant au Régent en particulier qu'au conseil de régence. Elle y passe et au Parlement. 88-89

Le Régent me met malgré moi en commerce avec Law, qui dure jusqu'à sa chute. Vue de Law à mon égard. 93

Évêchés et autres grâces. 96

Arouet poète, depuis Voltaire, exilé. 98

Un frère du roi de Portugal à Paris; va servir en Hongrie. . 99-100

Mort de Mme de Courtomer et de Mme de Villacerf. 100-101

Mort de la comtesse d'Egmont de Flandres; sa famille. . . . 101

Mort de la maréchale de Bellefonds et de la marquise d'Harcourt. Le maréchal d'Harcourt en apoplexie, perd la parole pour toujours. 102

Le Roi, revenant de l'Observatoire, visite en passant le chancelier de Pontchartrain. 102-103

Mme de Nassau remise en liberté. 104

Messieurs les Duc et prince de Conti ont la petite vérole. . . »

Mort de l'électeur palatin. 105

Soupçons et propos publics contre la reine d'Espagne et Alberoni. Dégoût et licence d'Alberoni. Triste état et emploi des finances. Dégoût d'Alberoni sur Hersent. . . . 106-107

Incertitudes d'Alberoni au dehors. Le Prétendant tire quelque secours de lui; se retire à Avignon faute d'autre asile. . . 109

Les puissances maritimes offrent des vaisseaux à l'Espagne; leur intérêt. Indiscrète réponse d'Alberoni. Plaintes. Frayeur de l'Italie du Turc et de l'Empereur. Alberoni trompe Aldrovandi, attrappe les décimes et se moque de lui. Ses vues. Offres de l'Angleterre à l'Espagne contre la grandeur de l'Empereur en Italie. 110

L'Angleterre se plaint d'Alberoni et le dupe sur l'Empereur. 112
Le roi d'Angleterre veut aller à Hanovre. Wismar rendu. . . 113
Frayeur des Hollandois de l'Empereur. . . . . »
Hauteurs partout des Impériaux. Vues et adresses des Hollandois. 114
Hardiesse et scélératesse de Stair. Imprudence du Régent, sagesse de Cellamare. »
Canal de Mardyck. 115
Naissance d'un fils à l'Empereur. 116
Folle catastrophe de Langalerie. . . . . »
Scélératesse ecclésiastique et temporelle de Bentivoglio. Situation et inquiétudes d'Alberoni. 117
Parlements d'Angleterre rendus septénaires. Vue et conduite des ministres anglois et de la Hollande à l'égard de la France et de l'Empereur. 118
Alberoni, inquiet, se prête un peu à l'Angleterre ; ses haines, ses fourberies, ses adresses, son insolence. 119
Alberoni veut savoir à quoi s'en tenir avec l'Angleterre ; ne tire de Stanhope que du vague, dont Monteleon voudroit que l'Espagne se contentât. Souplesses de l'Angleterre pour l'Espagne. Friponnerie et faussetés de Stanhope pour se défaire de Monteleon, qu'il trouvoit trop clairvoyant. Alberoni, dupe de Stanhope et même de Ripperda, ne songe qu'au chapeau. Triste état du gouvernement d'Espagne. Scandaleux pronostics du médecin Burlet sur les enfants de la feue reine.. 120-121
L'Angleterre tâche de détourner la guerre d'Hongrie. Artifices contre la France.. 122
Ligue défensive signée entre l'Empereur et l'Angleterre, qui y veulent attirer la Hollande. Conditions. Prié gouverneur général des Pays-Bas. Juste alarme du roi de Sicile. Souplesses et artifices de l'Angleterre pour calmer l'Espagne sur cette ligue. Alberoni change subitement d'avis et ne veut d'aucun traité. 123-124
Alberoni flatte le Pape, promet et montre. Envoie Aldrovandi subitement à Rome ajuster les difficultés entre les deux cours, en effet pour presser son chapeau. 125
Bentivoglio et Cellamare, l'un en méchant fou, l'autre en ministre sage, avertissent leurs cours du détail de la ligue traitée entre la France et l'Angleterre. 126
Confidences de Stair à Pentenrieder. Quel étoit ce secrétaire impérial.. 127

Considérations diverses. 128
Manège infâme de Stair. 129
Dure hauteur de l'Empereur sur l'Espagne et la Bavière aux Pays-Bas. . . . . »
Le roi de Prusse à Clèves. »
Aldrovandi mal reçu à Rome, pénétré, blâmé. Avis au Pape sur le chapeau d'Alberoni. 130
Cour d'Espagne déplorable. Jalousies et craintes d'Alberoni. Rassure la reine. Ce qu'il pense de son caractère. Bruits à Madrid fâcheux sur le voyage d'Aldrovandi. Demandes du roi d'Espagne au Pape. 131
Courte réflexion sur le joug de Rome et du clergé. 132
Vues et mesures de l'Espagne sur ses anciens domaines d'Italie. Sage avis du duc de Parme. Fol et faux raffinement de politique d'Alberoni. 133
Manèges étranges du ministère anglois sur le traité à faire avec la France. Horreurs de Stair. Rare omission au projet communiqué de ce traité par les Anglois. 135
Fâcheuse situation intérieure de la Grande-Bretagne et de la cour d'Angleterre.. 136
Vues du roi de Prusse. 137
Mauvaise foi de Stair. 138
Intrigues de la cour d'Angleterre. . . . . »
Assemblées d'huguenots dissipées. Le Régent tenté de les rappeler; me le propose.. 140
Aveuglement du Régent sur l'Angleterre. 143
Je détourne le Régent de rappeler les huguenots. 144
Mort de Breauté dernier de son nom.. 148
Mort de la Caunelaye, de Chalmazel et de Greder. 149
Mort de l'archevêque de Tours ; sa naissance et son mérite. . 151
Mort de la Porte, premier président du parlement de Metz, à qui Chasot succède. 152
Anecdote curieuse sur Mlle de Chausserais. 153
Mort de Cany ; sa charge de grand maréchal des logis et son brevet de retenue donnés à son fils enfant. Mort de la duchesse de la Feuillade. 162-163
Mort de la jeune Castries et de son mari.. 164
Mort d'une bâtarde non reconnue de Monseigneur. . . . . . »
Mariage du comte de Croÿ avec Mlle de Millendonk. Hardies prétentions de cette veuve. 164-165
Mariage de Rothelin avec Mlle de Clères. 165

Le Parlement continue à s'opposer au rétablissement de la charge des postes et de celle des bâtiments. Motifs de sa conduite et ses appuis.. 166

Il dispute la préséance au Régent à la procession de l'Assomption et l'empêche de s'y trouver. Audace de cette prétention, qui se détruit d'elle-même par droit et par fait ; expliquée même à l'égard de seigneurs particuliers. . 167

Comment le terme de gentilshommes doit être pris. 174

Conduite du Régent avec le Parlement, du Parlement avec lui, et la mienne avec ce prince à l'égard du Parlement. . 177

Pension de 6 000tt donnée à Maisons et un régiment de dragons à Rions. 180

Pensions dites de Pontoise, dont une donnée au président Aligre.. 181

Bataille de Salankemen gagnée sur les Turcs par le prince Eugène. 182

Jésuites encore interdits.. 183

Comte d'Évreux entre singulièrement au conseil de guerre. . 184

Coigny mal avec le Régent ; se bat avec le duc de Mortemart ; refusé d'entrer au conseil de guerre ; veut tout quitter. Je le raccommode. Il entre au conseil de guerre ; il ne l'oublie jamais. 185

Les princes du sang présentent une requête au Roi contre le rang, le nom et les honneurs de prince du sang et l'habileté de succéder à la couronne donnés par le feu Roi à ses bâtards. 190-191

Les pairs présentent une requête au Roi pour la réduction des bâtards au rang, honneurs et ancienneté de leurs pairies parmi les autres pairs. 192

Bout-de-l'an du Roi à Saint-Denis.. 196

Le duc de Berwick établit son fils aîné en Espagne, qui y épouse la sœur du duc de Veragua et prend le nom de duc de Liria.. . . . . »

Valentinois de nouveau enregistré au Parlement, lequel se réserve des remontrances en enregistrant un nouvel édit pour la chambre de justice, et refuse une seconde fois les deux charges des bâtiments et des postes.. 197

Caractère du duc de Brancas. 199

Caractère de son fils et de sa belle-fille. 200

Ils desirent de nouvelles lettres de duché-pairie à faire enregistrer au parlement de Paris.. 202

État de leur dignité. 203

Brancas trompé par Canillac, à qui il s'étoit adressé; s'en venge en bons mots et a recours à moi. 205

Condition dont Villars me donne toute assurance, sa foi et sa parole, sous laquelle je m'engage à le servir. J'y réussis avec peine. Longtemps après il me manque infâmement de parole et en jouit. 207

Parlement enregistre enfin l'édit de création des charges de surintendant des bâtiments et de grand maître des postes. Les princes du sang et bâtards n'assistent point à la réception du duc de Villars-Brancas. 210-211

Mort de l'abbé de Brancas. 212

Mort de la princesse de Chimay. . . . . »

Abbé de Pomponne chancelier de l'Ordre par démission de Torcy. 213

Arrivée des galions richement chargés. Voyage de Lafitau; quel étoit ce jésuite.. . . . . »

Mort du fils unique de Chamarande et du comte de Beuvron. 215

Mort de Mme de Lussan et de l'abbé Servien. 216

Mort de Mme de Manneville.. . . . . »

Mort d'Augennes; mort de la duchesse d'Olonne. 216-217

M. le duc de Chartres malade de la petite vérole cause un dégoût de ma façon au duc de Noailles.. 217

Te Deum au pillage. 219

Mort du maréchal de Montrevel, de peur d'une salière renversée sur lui. 220

Mort du prince de Fürstenberg. 222

Mort du prince de Robecq; le régiment des gardes wallonnes donné au marquis de Richebourg.. 222-223

La duchesse d'Albe épouse le duc de Solferino. 223

Louville envoyé secrètement en Espagne; sa commission très importante et très secrète.. 223-224

Incapacité surprenante du duc de Noailles. 227

Jalousie extrême du maréchal d'Huxelles. 228

Craintes et manèges intérieurs d'Alberoni en Espagne. . . . 229

Insolence de l'Inquisition sur les deux frères Macanaz. . . . 230

Cardinal Acquaviva chargé au lieu de Molinès des affaires d'Espagne à Rome. 231

La peur qu'Alberoni et Aubenton ont l'un de l'autre les unit. Giudice ôté d'auprès du prince des Asturies et du conseil. »

Popoli fait gouverneur du prince des Asturies; sa figure et son caractère. 232

Mécontentement réciproque entre l'Espagne et l'Angleterre ; fourberie d'Alberoni pour en profiter. 234

Les Anglois, en peine du chagrin du roi d'Espagne sur leur traité avec l'Empereur, le lui communiquent, et en même temps les propositions que leur fait la France et leur réponse. Malignité contre le Régent pour le brouiller avec le roi d'Espagne. Adresse de Stanhope pour se défaire de Monteleon en Angleterre et gagner Alberoni, qui passe tout aux Anglois. 235-236

Alberoni, gagné par la souplesse de Stanhope, donne carte blanche aux Anglois pour signer avec eux une alliance défensive. 237

Embarras et craintes diverses de Bubb, secrétaire et seul ministre d'Angleterre à Madrid. 238

Prétention des Anglois insupportable pour le commerce qu'Alberoni ne leur conteste seulement pas. Bassesses et empressement pour les Anglois. Craintes d'Alberoni des Parmesans, qu'il empêche de venir en Espagne. 239

Louville à Madrid ; en est renvoyé sans pouvoir être admis. Il en coûte Gibraltar à l'Espagne. 241-242

Impostures d'Alberoni sur Louville. 245

Traité de l'assiento signé à Madrid avec l'Angleterre. Monteleon dupe de Stanhope, jouet d'Alberoni. Le roi d'Angleterre à Hanovre.. 247

L'abbé Dubois va chercher Stanhope passant à la Haye ; revient sans y avoir rien fait ; repart aussitôt pour Hanovre.. 248-249

Jugement des Impériaux sur la fascination du Régent par l'Angleterre.. 251

Chétive conduite du roi de Prusse ; il attire chez lui les ouvriers françois. 252

Aldrovandi, d'abord très mal reçu à Rome, gagne la confiance du Pape. Nuage léger entre lui et Alberoni, lequel éclate contre Giudice, dont il ouvre les lettres et en irrite le roi d'Espagne contre ce cardinal. 253-254

Étranges bruits publiés en Espagne contre la reine. Alberoni les fait retomber sur Giudice. La peur en prend à Cellamare, son neveu, qui abandonne son oncle.. 255-256

Alberoni invente et publie une fausse lettre flatteuse du Régent à lui et se pare de ce mensonge. Inquiétudes et jalousies d'Alberoni sur les François qui sont en Espagne. 256-257

Il amuse son ami Monti, l'empêche de quitter Paris pour Madrid, lui prescrit ce qu'il lui doit écrire sur la reine, pour le lui montrer et s'en avantager.. 257-258

Son noir manège contre le Régent auprès du roi d'Espagne ; son extrême dissimulation ; il veut rétablir la marine d'Espagne ; ses manèges. 258

Belle leçon sur Rome pour les bons et doctes serviteurs des rois. 259

Attention de l'Espagne pour l'Angleterre sur le départ de la flotte pour les Indes, et des Hollandois pour l'Espagne sur leur traité à faire avec l'Angleterre et la France. Difficultés du dernier renvoyées aux ministres en Angleterre, scélératesses de Stair, perfidie de Walpole. 260

Frayeurs et mesures d'Alberoni contre la venue des Parmesans. Il profite de celles du Pape sur les Turcs et redouble de manèges pour son chapeau, de promesses et de menaces. 262

Giudice publie des choses épouvantables d'Alberoni, bien défendu par Aubenton et Alberoni. 264-265

Molinès fait grand inquisiteur d'Espagne. 265

Quel étoit le duc de Parme à l'égard d'Alberoni. Idées bien confuses de ce prince.. 265-266

Le Pape s'engage enfin à donner un chapeau à Alberoni. Impossibilité présente peu durable. Avis d'Aldrovandi à Alberoni. 266-267

Aventure de sbires, qui suspend d'abord, puis confirme l'engagement en faveur d'Alberoni. Art et bassesse d'Acquaviva.. 270

Raison de tant de détail sur Alberoni. 272

Acquaviva, sur ordre d'Espagne, transfuge à la Constitution.. 273

Promesses, menaces, manèges d'Alberoni et d'Aubenton pour presser la promotion d'Alberoni. Invectives atroces de Giudice et d'Alberoni l'un contre l'autre. 274

Fanfaronnades d'Alberoni ; sa frayeur de l'arrivée à Madrid du mari de la nourrice de la reine et de leur fils capucin. Quelles ces trois personnes.. 275-276

Alberoni craint mortellement la venue d'un autre Parmesan ; écrit aigrement au duc de Parme.. 276

Il compte sur l'appui de l'Angleterre ; reçoit avis de Stanhope d'envoyer quelqu'un de confidence veiller à Hanovre à ce qu'il s'y traitoit avec l'abbé Dubois, et y envoie.. . . 277

Pensée des étrangers sur la négociation d'Hanovre. Les Impériaux la traversent de toute leur adresse, et la Suède s'en alarme. Affaires de Suède. 278

Pernicieuse haine d'Alberoni pour le Régent. Esprit de retour en France, surtout de la reine d'Espagne. Sages réflexions d'Alberoni sur le choix, le cas arrivant. 280
Quel étoit M. le duc d'Orléans sur la succession à la couronne. 281
Affaire du nommé Pommereuil. 282
Mme de Cheverny gouvernante des filles de M. le duc d'Orléans. 286-287
Livry obtient pour son fils la survivance de la charge de premier maître d'hôtel du Roi. 287
Effiat quitte le conseil des finances et entre dans celui de régence. . . . . »
Honneurs du Louvre accordés à Dangeau et à la comtesse de Mailly par leurs charges perdues. Origine de cette grâce à leurs charges. Ce que c'est que les honneurs du Louvre. Style de la république de Venise écrivant au Dauphin; d'où venu.. 287-288
Entreprise de la nomination du prédicateur de l'Avent devant le Roi.. 291
Monsieur de Fréjus officie devant le Roi sans en dire un seul mot au cardinal de Noailles.. 293
Abbé de Breteuil en tabouret, rochet et camail près du prie-Dieu comme maître de la chapelle; condamné de cette entreprise comme n'étant pas évêque. 294
Quel fut le P. de la Ferté jésuite. 295
L'abbé Fleury confesseur du Roi. 296
Mort de la duchesse de Richelieu et de Mme d'Armenonville.. 297-298
Mort et caractère du maréchal de Châteaurenault. 298
Belle anecdote sur le maréchal de Coëtlogon. . . . . »
Mort de la duchesse d'Orval.. 301
Mort de Daguesseau, conseiller d'État; son éloge 302
Saint-Contest fait conseiller d'État. 303
L'Empereur prend Temeswar; perd son fils unique. La duchesse de Saint-Aignan va trouver son mari en Espagne avec 30 000^{tt} de gratification. Mort, caractère et famille de M. d'Estampes. 304-305
Mort de la comtesse de Roucy.. 306
Mort de Mme Foucquet; sa famille. 307
Force grâces au maréchal de Montesquiou, au grand prévôt, aux ducs de Guiche, de Villeroy, de Tresmes, et au comte de Hanau. 308

Le duc de la Force vice-président du conseil des finances.. . 310
Augmentation de la paye de l'infanterie. Caractère de Broglio, fils et frère aîné des deux maréchaux de ce nom. 312
Le duc de Valentinois reçu au Parlement, où les princes du sang ni bâtards n'assistent point. 315
Mariage du fils unique d'Estaing avec la fille unique de Mme de Fontaine-Martel, et la survivance du gouvernement de Douay.. . . . . »
Bonneval obtient son abolition en épousant une fille de Biron. 316
Dispute entre les grands officiers de service et le maréchal de Villeroy, qui, comme gouverneur du Roi, prétend faire leur service et le perd.. 318
Grande aigreur entre les princes du sang et bâtards sur les mémoires publiés par les derniers. Étonnante apathie de M. le duc d'Orléans. Ma façon d'être avec le duc du Maine et le comte de Toulouse.. 319
Alberoni continue ses manèges de menaces et de promesses au Pape pour hâter son chapeau ; y fait une offre monstrueuse. Sa conduite avec Aubenton ; souplesse du jésuite. Réflexion sur les entreprises de Rome. 322-323
Alberoni se soumet Aubenton avec éclat, qui baise le fouet dont il le frappe, et fait valoir à Rome son pouvoir et ses menaces.. 324
Gesvres, archevêque de Bourges, trompé par le Pape, qui est moqué et de plus en plus menacé et pressé par Alberoni, qui fait écrire vivement par la reine d'Espagne jusqu'à se prostituer. 325
Triste situation de l'Espagne. Abattement et politique du P. Daubenton, qui sacrifie à Alberoni une lettre du Régent au roi d'Espagne. Audacieux et pernicieux usage qu'en fait Alberoni. Il fait au Régent une insolence énorme. Réflexion. 327-328
Alberoni, dans l'incertitude et l'embarras des alliances du Régent, consulte Cellamare.. 330
Efforts des Impériaux contre le traité desiré par le Régent. Conduite des Hollandois avec l'Espagne. Conférence importante avec Beretti. Caractère de cet ambassadeur d'Espagne.. 330-331
Sentiment de Cadogan, ambassadeur d'Angleterre à la Haye, sur l'Empereur. 332
Étrange réponse du roi d'Espagne au Régent dictée par Alberoni, qui triomphe par des mensonges. 333

Alberoni profite de la peur des Turcs et de l'embarras du Pape sur sa constitution Unigenitus pour presser sa promotion par menaces et par promesses. 334

Offres du Pape sur le clergé des Indes et d'Espagne. Monstrueux abus de la franchise des ecclésiastiques en Espagne. Réflexion. 335

Le Pape, ébranlé sur la promotion d'Alberoni par les cris des Espagnols, raffermi par Aubenton. Confiance du Pape en ce jésuite. Basse politique de Cellamare et de ses frères à Rome. Cardinal de la Trémoïlle dupé sur [la] promotion d'Alberoni, pour laquelle la reine d'Espagne écrit de nouveau. 336-337

Sentiment d'Alberoni sur les alliances traitées par le Régent. Il consulte Cellamare. Réponse de cet ambassadeur. 338

Manèges des Impériaux contre les alliances que traitoit le Régent. Altercations entre eux et les Hollandois sur leur traité de la Barrière, qui ouvrent les yeux à ces derniers et avancent la conclusion des alliances.. 339

Beretti abusé. L'Espagne veut traiter avec les Hollandois. Froideur du Pensionnaire, qui élude. 341

Le traité entre la France et l'Angleterre signé à la Haye, qui effarouche les ministres de Suède.. 341-342

Intrigues des ambassadeurs de Suède en Angleterre, en France et à la Haye entre eux pour une révolution en Angleterre en faveur du Prétendant. 342-343

Lettre importante d'Erskine au duc de Mar sur le projet inconnu du czar, mais par lui conçu. Médecins britanniques souvent cadets des premières maisons. 345

Adresse de Spaar à pomper Canillac et à en profiter. 346

Gœrtz seul se refroidit.. 349

Précaution du roi d'Angleterre; peu instruit. Il fait travailler à la réforme de ses troupes et diffère de toucher aux intérêts des fonds publics.. 350

Artifices du ministère d'Angleterre secondés par ceux de Stair. 351

Fidélité de Gœrtz fort suspecte. . . . . »

Le roi d'Angleterre refuse sa fille au prince de Piémont par ménagement pour l'Empereur.. 352

Scélératesse de Bentivoglio contre la France.. 353

Nouveaux artifices pour presser la promotion d'Alberoni. . . 355

Acquaviva fait suspendre la promotion de Borromée au moment qu'elle s'alloit faire, et tire une nouvelle promesse pour Alberoni dès qu'il y auroit trois chapeaux vacants. 357

Défiance réciproque du Pape et d'Alberoni, qui arrêtent tout pour quelque temps.. 357-358

Le duc de Parme élude de faire passer à la reine d'Espagne les plaintes du Régent sur Alberoni; consulte ce dernier sur ce qu'il pense du Régent. Sentiment du duc de Parme sur le choix à faire par le roi d'Espagne en cas de malheur en France.. 359

Insolentes récriminations d'Alberoni, qui est abhorré en Espagne, qui veut se fortifier par des troupes étrangères. »

Crainte et nouvel éclat d'Alberoni contre Giudice. Imprudence de ce cardinal. 361

Avidité du Pape. Impudents et hypocrites artifices d'Alberoni et ses menaces.. 362

Réflexion sur le cardinalat.. 365

Alberoni veut sacrifier Monteleon à Stanhope et laisser Beretti dans les ténèbres et l'embarras; veut traiter avec les Hollandois à Madrid; fait divers projets sur le commerce et sur les Indes; se met à travailler à la marine et aux ports de Cadix et du Ferrol. 365-366

Abus réformés dans les finances, dont Alberoni tire avantage pour hâter sa promotion, et redouble de manèges, de promesses, de menaces, d'impostures et de toutes sortes d'artifices pour y forcer le Pape ; bien secondé par Aubenton; son adresse. 368-369

La reine d'Espagne altière, et le fait sentir au duc et à la duchesse de Parme. 370-371

Peines de Beretti. Heinsius veut traiter avec l'Empereur avant de traiter avec l'Espagne. 371

Conditions proposées par la Hollande à l'Empereur, qui s'opiniâtre au silence. . . . . »

Manèges des Impériaux et de Bentivoglio pour empêcher le traité entre la France, l'Angleterre et la Hollande. 372

II

TABLE ALPHABÉTIQUE

DES NOMS PROPRES

ET DES MOTS OU LOCUTIONS ANNOTÉS DANS LES *MÉMOIRES*

N. B. Nous donnons en italique l'orthographe de Saint-Simon, lorsqu'elle diffère de celle que nous avons adoptée.

Le chiffre de la page où se trouve la note principale relative à chaque mot est marqué d'un astérisque.

L'indication (Add.) renvoie aux Additions et Corrections.

A

ACQUAVIVA (François, cardinal), 107-108, 231, 232, 265, 268, 270-273, 325, 327, 334, 335, 337, 355-358, 362.

ACUNA Y GIRON (la maison), 68.

AGRIGENTE (l'évêque d'), 20.

AIX (l'archevêque d'). Voyez COSNAC (Daniel de).

AIX (le parlement d'), 203, 205.

ALBANI (Alexandre), *355, 356.

ALBANI (Annibal, cardinal), *267, 356.

ALBANI (Charles), prince de Soriano, *269. Voyez SORIANO.

ALBE (Isabelle-Zacharias Ponce de Léon, duchesse d'), 223.

ALBERONI (Jules, abbé, puis cardinal), 16, 20, 23-29, 32-36, 40, 41, 44, 45, 106-112, 118-125, 130, 131, 134, 135, 225, 226, 229-231, 233-248, 254-256, 258-260, 262-278, 280, 322-330, 332-338, 341, 355-371.

ALDROVANDI (Pompée), nonce en Espagne, 26, 27, 40, 110, 111, 125, 130, 132, 133, 253, 263-268, 271-275, 322, 324, 325, 334, 337, 338, 355, 356, 361, 362, 369, 370.

ALIGRE (Étienne IV, président d'), 181.

ALLEMAGNE (l'), 6, 15, 51, 52, 137, 143, 222, 247.

ALLEMANDS (les), 6, 316, 352, 357.

ALPES (les), 249, 372.

ALSACE (l'), 22, 74, 220.

ALSACE (le commandement d'), 83.

ALSACE (l'intendance d'), 304.

Ambassadeurs de France (les), à l'étranger, 15.

Ambassadeurs (les), à Rome, 271.

AMELOT DE GOURNAY (Michel-Jean), 90.

AMÉRIQUE (l') ou le Nouveau Monde, 143, 334.

AMSTERDAM (la ville d'), 48, 117, 336, 345.
ANDIGNÉ (Louis-Henri, abbé d'), *160-162.
ANGENNES (Pierre-Charles Renauld, comte d'), 216.
ANGLAIS (les), 6, 7, 13, 15, 21, 29, 37, 45, 53, 100, 106, 107, 112, 115, 118, 123, 137, 143, 144, 234, 237, 239, 240, 247, 278-280, 334, 339, 340, 349-351, 360.
ANGLETERRE (l') ou la Grande-Bretagne, 2, 4, 6, 10, 13-19, 21, 23, 28-31, 33, 37, 39-43, 45-57, 91, 100, 109, 111-129. 133-139, 142, 143, 196, 218, 223, 234, 237-240, 247-252, 258-262, 277, 278, 280, 282, 331, 332, 338, 339, 341-345, 348, 350, 351, 353, 360, 366, 371, 372.
ANGLETERRE (les rois d'), 15. Voyez CHARLES Ier, CHARLES II, GEORGES Ier, GEORGES II, GUILLAUME III, JACQUES II, JACQUES III.
ANGLETERRE (les reines d'). Voyez ANNE, BRANDEBOURG-ANSPACH (Wilhelmine-Dorothée-Charlotte de), ESTE (M.-B.-É. d'), FRANCE (Henriette de).
ANGLETERRE (l'envoyé d'), à Madrid. Voyez BUBB, METHUEN.
ANJOU (le duc d'). Voyez HENRI III.
ANNE, reine d'Angleterre, 14, 15, 54, 228.
ANNE D'AUTRICHE, reine de France, 169, 177, 204, 288, 301, 306.
ANTIN (le duc d'), 166, 192, 300, 315.
ANTIN (Louis de Pardaillan, duc d'), 300.
ARAGON (l'), 229.
Archevêché (le palais de l'), à Paris, 158.
ARCO (Alphonse Manrique de Lara, duc del), 24, 25.
ARCOS (Joachim Ponce de Léon, duc d'), 33.
ARCY (René Martel, marquis d'), 215.
ARENBERG (Léopold, duc d'), 101.
ARENBERG (Philippe-Charles, duc d'), 101.
ARENBERG (Marie-Henriette del Caretto, duchesse d'), 101.
ARÉOPAGE (l'), à Athènes, *363.
ARGENSON (Marc-René de Voyer de Paulmy, marquis d'), 283-285.
ARGYLL (Jean Campbell, duc d'), 138, 139, 248.
ARMENONVILLE (Joseph-Jean-Baptiste Fleuriau d'), 79, 80.
ARMENONVILLE (Jeanne Gilbert, dame d'), 297.
AROUET (Francois), *98.
AROUET (François-Marie), dit Voltaire, *98, 99 (Add.). — *Arouet* et *Aroüet*.
ASSIENTO des nègres (l'), *23, 106, 112, 119, 134, 239, 247.
ASSOMPTION (la fête de l'), 167, 168.
ASTURIES (Louis, prince des), 25, 27, 107, 132, 230-233, 237, 241, 256, 356, 357, 361, 364.
AUBRUSSELLE. Voyez LAUBRUSSEL.
AUGSBOURG (l'évêque d'). Voyez BAVIÈRE-NEUBOURG (Alexandre-Sigismond de).
AUGUSTE, électeur de Saxe et roi de Pologne, 222.
AUMALE (Claude de Lorraine, duc d'), *171, 172.
Aumônier du Roi (les charges d'), 294.
AUMONT (Françoise-Angélique de la Motte-Houdancourt, duchesse d'), 303.

AUTRICHE (Léopold-Joseph-Jean-Antoine d'), *116, 304, 305, 361.
AUTRICHE (don Juan d'), fils de Philippe IV, 364.
AUTRICHE (Marie-Anne d'), reine d'Espagne, 364.
AUTRICHE (la maison d'), 10, 12, 13, 51, 113, 116, 230, 252, 339, 361, 364.
AUVERGNE (François de Bourbon, dauphin d'), *171, 172, 176.
AUVERGNE (Frédéric-Maurice de la Tour, comte d'), 184.
AUVERGNE (Marie-Anne d'Arenberg, princesse d'), 101.
AVAUGOUR, bâtards de Bretagne (les), 164.
AVAUGOUR (Antoine-Érard, marquis d'), 164.
AVAUGOUR (Mlle de Fleury, marquise d'), 164.
AVENT (le temps de l'), 291, 295.
AVIGNON (la ville d'), 42, 53, 109, 123, 126, 127, 129, 260, 279, 353, 354, 372.

B

BADE (le prince Louis de), 183.
BADEN (le congrès et le traité de), 22, 303.
BAILLET (René), président au Parlement, *173, 176.
BALTIQUE (la mer), 350.
Banque de Law (la), 90-96.
BARBARESQUES (les), 224.
Barbes (rire dans ses), *177.
BARBEZIEUX (Louis-François-Marie le Tellier, marquis de), 217.
BARCELONE (la ville de), 32, 41, 232.
BARRIÈRE (le traité de la), 21, 30, 31, 37, 114, 118, 339, 371.
BASTILLE (la), à Paris, 104.
Bâtards du Roi (les) ou princes légitimés, 85, 86, 185, 186, 190-195, 197, 198, 211, 253, 315, 319, 321, 322.
BAVIÈRE (Maximilien-Emmanuel, électeur de), 21-23, 129.
BAVIÈRE (Charles-Albert-Cajétan, prince électoral de), 276.
BAVIÈRE (Joseph-Clément de), électeur de Cologne, 21-23.
BAVIÈRE-NEUBOURG (Alexandre-Sigismond de), évêque d'Augsbourg, 106.
BAVIÈRE-NEUBOURG (François-Louis de), grand maître de l'ordre Teutonique, 106.
BAVIÈRE-NEUBOURG (Éléonore-Madeleine-Thérèse de), impératrice, 105.
BAVIÈRE-NEUBOURG (Marie-Anne de), reine d'Espagne, 105.
BAVIÈRE-NEUBOURG (Marie-Sophie-Élisabeth de), reine de Portugal, 105.
BAVIÈRE-NEUBOURG (la maison de), 252.
BAVILLE (Nicolas de Lamoignon, marquis de), 303.
BAYONNE (la ville de), 105, 230.
BEAUFORT (François de Vendôme, duc de), 87.
BEAUVILLIER (Paul, duc de), 72, 103, 152.
BEAUVILLIER (Henriette-Louise Colbert, duchesse de), 72.
BEDMAR (Isidore-Jean-Joseph-Dominique de la Cueva y Benavidès, marquis de), 32.
BELLEFONDS (Madeleine Foucquet de Chalain, maréchale de), 102.
BELLEGARDE (Gabriel-François-Balthazar de Pardaillan d'Antin, marquis de), 315.
BELLE-ISLE (Charles-Louis-Auguste Foucquet, comte, puis duc et maréchal de), 307.
BELLE-ISLE (le gouvernement de), *149, 150.

BENDER (la ville de), 17.
BENTIVOGLIO (Corneille), nonce du pape, 31, 57, 58, 117, 126, 353, 354, 372.
BERETTI-LANDI (Laurent Versuzo, marquis), *277, 331, 332, 340, 341, 365, 366, 371.
BERG (le duché de), 137.
BERGEYCK (Jean de Brouchoven, comte de), 21.
BERINGHEN (Henri de), 103.
BERNSTORFF (André-Gottlieb de), *249.
BERRY (le duc de), 79.
BERRY (la duchesse de), 75, 77-79, 181.
BERTAU (l'abbé), 71.
BERWICK (le maréchal-duc de), 41, 42, 83, 86, 114, 120, 196, 232.
BESENVAL (Jean-Victor de), 314. — *Bezwald*.
BÉTHUNE (Armand Ier, duc de Charost, puis de), 71.
BÉTHUNE (Marie Foucquet, duchesse de), 71-72.
BEUVRON (Louis-Henri d'Harcourt, comte de), 215.
BEZONS (le maréchal de), 87, 178, 292.
Bilan (un), *95.
BIRON (Charles de Gontaut, maréchal de), 203.
BIRON (Charles-Armand de Gontaut, duc de), 84, 220, 316, 317.
BIRON (Louis-Antoine de Gontaut, comte, puis duc et maréchal de), *316.
BISSY (Henri de Thiard, cardinal de), 57-59, 155, 269, 292, 357.
BLAYE (le gouvernement de), 84.
BLOUIN (Louis), 154.
BOIS-LE-DUC (la ville de), 148, 149.
BOLINGBROKE (Henri Saint-John, vicomte), 2, 41, 228.
Bond (du second), *225.
BONNEVAL (Claude-Alexandre, comte de), 316-318.
BONNEVAL (Judith-Charlotte de Gontaut-Biron, comtesse de), *317.
BORDAGE (René-Amaury de Montbourcher, marquis du), 187.
BORDAGE (Élisabeth de Goyon-Matignon, marquise du), 187.
BORDEAUX (la ville de), 83.
BORDEAUX (le parlement de), 83.
BORROMÉE (Gilbert, cardinal), *269, 357.
BOSSUET (Jacques-Bénigne), évêque de Meaux, 153.
BOTHMAR (Jean-Gaspard, comte de), *248.
BOUILLON (Henri de la Tour d'Auvergne, maréchal-duc de), 145.
BOUILLON (le cardinal de), 101.
BOULOGNE (le Bois de), 41, 79, 153, 160.
BOURBON (la maison de), 10, 320.
BOURBONNE (les eaux de), 150.
BOURGES (l'archevêque de). Voyez GESVRES (Léon Potier de).
BOURGOGNE (Louis de France, duc de), 282, 289.
BOURGOGNE (la duchesse de), 101, 184, 288.
BOURGOGNE (l'hôtel de), à Paris, *82, 83.
BOURNONVILLE (la maison de), 165.
Boussole (faire changer quelqu'un de), *57.
BOUTHILLIER DE CHAVIGNY (François), ancien évêque de Troyes, 58, 61, 62.
BRANCAS (André-Baptiste, amiral de), 203.
BRANCAS (Charles, comte de), 204.
BRANCAS (Georges, duc de Villars-), 203, 204.
BRANCAS (Louis, duc de Villars-), 199-209.
BRANCAS (Louis, abbé de), *212.

BRANCAS (Louis-Antoine, duc de Villars-), 199-210, 212.
BRANCAS (Louis-François, duc de Villars-), 204, 205.
BRANCAS (Julienne-Hippolyte d'Estrées, duchesse de Villars-), 203.
BRANCAS (Marie de Brancas, duchesse de), 205-209.
BRANCAS (Marie-Angélique Fremin de Moras, duchesse de Villars-), 200-209.
BRANCAS (Marie-Madeleine Girard de Villetaneuse, duchesse de), 205.
BRANCAS (Suzanne Garnier, comtesse de), *204.
BRANDEBOURG (le), 253.
BRANDEBOURG-ANSPACH (Wilhelmine-Dorothée-Charlotte de), princesse de Galles, puis reine d'Angleterre, *139.
BREAUTÉ (Adrien de), *148.
BREAUTÉ (Alexandre-Charles, marquis de), 148, 149.
BREAUTÉ (Charles-Claude de), *149.
BREAUTÉ (François, marquis de), 148.
BREAUTÉ (Pierre Ier de), 148, 149.
BREAUTÉ (la maison de), 148.
BREINER (Siegfried-Christophe, comte), *182. — *Breuner.*
BREMEN (le duché de), 15, 262, 279, 348.
BREST (la ville de), 344.
BRETAGNE (la), 1, 2.
BRETAGNE (le commandement de), 308.
BRETAGNE (la lieutenance générale de), 298.
BRETAGNE (les États de), 308.
BRETAGNE (les Avaugour, bâtards de), 164.
BRETEUIL (Claude le Tonnelier de), *75.
BRETEUIL (Charles-Louis-Auguste le Tonnelier, abbé de), 294.
BRETEUIL (Marie-Thérèse de Froullay, dame de), puis marquise de la Vieuville, *75.
BRIHUEGA (la ville de), 4.
BRISSAC (Artus-Timoléon-Louis de Cossé, duc de), 303.
BROGLIE (Charles-Guillaume, marquis de), 87, 312-314.
BROGLIE (Charles-Guillaume-Louis, marquis de), *314.
BROGLIE (François-Marie, maréchal de), 312.
BROGLIE (Victor-Maurice, maréchal de), 312.
BROGLIE (Théodora-Élisabeth-Catherine de Besenval, marquise de), *314.
BRUXELLES (la ville de), 101, 331, 339.
BUBB (Georges), dit Dodington, envoyé d'Angleterre à Madrid, 234, *235, 236-240, 329.
BURLET (le médecin), *107, 122, 255, 256.
BUSANCY (Ange-François d'Ornaison, comte de), *215.

C

Cadavre (sentir le), *201.
CADIX (la ville de), 121, 125, 213, 325, 326, 338, 366, 367.
CADIX (l'évêque de), *108.
CADOGAN (Guillaume), 139, 248, 332.
CAEN (l'intendance de), 42.
CALAIS (la ville de), 170.
CALAIS (le gouvernement de), 306.
CAMALDULES (le couvent des), à Grosbois, 114.
CAMBRAY (l'archevêque de). Voyez FÉNELON.
CAMPÊCHE (le bois de), *334.
CANILLAC (Philippe de Montbois-

sier-Beaufort, marquis de), 1-3, 5, 6, 56, 57, 87, 139, 142-144, 167, 178, 180, 202-206, 346, 347.
CANTELMI (Jacques, cardinal), archevêque de Naples, 232.
CANY (Michel II Chamillart, marquis de), 162, 163.
CANY (Marie-Françoise de Rochechouart, marquise de), 162.
Capitaine des chasses de Boulogne (la charge de), 79, 80.
Cardinaux (les), 26.
CARLOS, infant d'Espagne, 256.
CARLOWITZ (la paix de), 114.
CARTHAGÈNE DES INDES (la ville et la province de), 368.
CASTELNAU (Jacques II de Castelnau-Mauvissière, maréchal de), 301.
CASTIGLIONE (l'abbé de). Voyez SOLFERINO (le duc de).
CASTILLE (Pierre de), 307.
CASTILLE (Charlotte Jeannin, dame de), 307.
CASTRIES (Jean-François-Joseph de la Croix, comte de), 164.
CASTRIES (Joseph-François de la Croix, marquis de), 164.
CASTRIES (Marie-Élisabeth de Rochechouart-Vivonne, marquise de), 164.
CASTRIES (Marie-Marguerite du Monceau de Nollent, comtesse de), 164.
CATALOGNE (la), 20, 33, 119, 232.
CATELAN (Théophile), 79.
CATHERINE DE MÉDICIS, reine de France, 170-172.
CATINAT (le maréchal), 152.
CAUNELAYE (François-Hyacinthe Thomas de la), 149.
CAVOYE (Louis d'Oger, marquis de), 163.
CELLAMARE (le prince de), 21, 33, 34, 40-42, 115, 117, 126, 242, 256, 275, 330, 333, 337-339.
Cérémonial français (le), par Théodore Godefroy, *170, 174, 176.
CHALAIS (Louis-Jean-Charles de Talleyrand-Périgord, prince de), 283.
CHALMAZEL (Claude-Gabriel de Talaru, marquis de), *149.
CHALMAZEL (Louis II de Talaru, marquis de), *149, 150.
CHAMARANDE (Louis d'Ornaison, comte de), 215.
CHAMBÉRY (le parlement ou sénat de), 152.
Chambre des comptes (la), à Paris, 170-176.
Chambres des Enquêtes (les), au Parlement, 211.
Chambre de justice de 1716 (la), 198, 284-286, 311.
Chambre des communes (la), en Angleterre, 30, 55.
Chambre des lords (la), en Angleterre, 55.
CHAMILLART (Michel), 81, 162-164.
CHAMILLART (Élisabeth-Thérèse le Rebours, dame), 163.
CHAMILLY (Élisabeth du Bouchet de Villeflix, maréchale de), 206-208.
CHARLES QUINT, empereur, 12, 13.
CHARLES VI, empereur, 6, 10, 15, 17, 19, 21-23, 27, 29-33, 37, 39, 43, 45, 48-54, 109, 110, 113-118, 122-129, 133, 134, 137, 138, 142, 234-236, 238, 240, 247, 249, 252, 255, 266, 267, 269, 270, 277, 278, 282, 304, 316, 317, 330-332, 339-341, 346, 351-354, 357, 365, 371, 372.
CHARLES Ier, roi d'Angleterre, 14, 178.
CHARLES II, roi d'Angleterre, 14, 15.

Charles II, roi d'Espagne, 12, 105, 364.
Charles IX, roi de France, 171, 172.
Charles XII, roi de Suède, 17, 113, 261, 279, 280, 342-349, 351.
Charolais (Charles de Bourbon-Condé, comte de), 81, 190, 196.
Charost (Armand II de Béthune, duc de), 60, 71, 72.
Chartres (Louis Ier d'Orléans, duc de), 217, 219, 287.
Chasot (Bénigne), premier président du parlement de Metz, *152, 153. — *Chaseaux* et *Chazeaux*.
Chartre (Claude, maréchal de la), 306.
Chastre (Élisabeth d'Estampes, maréchale de la), 306.
Châteauneuf (Balthazar Phélypeaux, marquis de), 308.
Châteauneuf (Pierre-Antoine de Castagner, marquis de), ambassadeur de France en Hollande, 135, 248, 249, 262, 340, 365.
Châteaurenault (Emmanuel Rousselet, marquis de), 298.
Châteaurenault (Louis-François Rousselet, maréchal de), 298, 299, 308.
Châteaurenault (Marie-Émilie de Noailles, marquise de), 298, 299.
Chatouillement, au figuré, *282.
Chausserais (Henri-Marc-Antoine le Petit de Verno, marquis de), 160.
Chausserais (Anne-Ursule de Cossé-Brissac, marquise de la Porte-Vezins, puis de), 160.
Chausserais (Marie-Thérèse le Petit de Verno, demoiselle de), 153-162.
Chavigny (François le Roy, seigneur de), *172, 176. — *Chauvigny*.
Chevalier (Hyacinthe, abbé), *214 (Add.).
Chevalier d'honneur de la Reine (la charge de), 289.
Chevalier d'honneur de la Dauphine (la charge de), 288-290.
Cheverny (Louis de Clermont-Monglat, comte de), 286, 287.
Cheverny (Marie de Johanne de la Carre de Saumery, comtesse de), 286, 287.
Chevreuse (Charles-Honoré d'Albert, duc de), 72, 85.
Chevreuse (Jeanne-Marie Colbert, duchesse de), 72.
Chien dans un jeu de quilles (être reçu comme un), *228.
Chimay (Charles-Louis-Antoine de Hennin d'Alsace, prince de), 35, 212.
Chimay (Diane-Gabrielle-Victoire Mazzarini-Mancini, princesse de), 212.
Choiseul (Claude, maréchal de), 97, 98.
Choiseul-Beaupré (Gabriel-Florent, abbé de), évêque de Saint-Papoul, puis de Mende, *97, 98.
Choisy (le château de), 80.
Christiern-Frédéric V, roi de Danemark, 279.
Civita-Vecchia (la ville de), *41.
Clément XI, pape, 26, 27, 31, 41, 43-45, 49, 53, 107, 110, 111, 114, 117, 125, 126, 130, 132, 133, 156, 223, 231, 232, 253, 254, 262-274, 322-327, 334-338, 353-358, 362, 363, 365, 369, 370, 372.
Clères (Suzanne d'Orléans-Rothelin, comtesse de), *165.
Clermont-Chaste (Louis-Anne de), évêque-duc de Laon, 192.

Clèves (la ville de), 129.
Coëtlogon (Alain-Emmanuel, maréchal de), 299-301.
Coëtlogon (Charles-Élisabeth, marquis de), *300, 301.
Coigny (François de Franquetot, marquis de), 185-190.
Coigny (Jean-Antoine-François de Franquetot, comte de), 190.
Coigny (Henriette de Montbourcher du Bordage, marquise de), 186-190.
Colbert (Jean-Baptiste), ministre, 72, 307.
Cologne (l'électeur de). Voyez Bavière (Joseph-Clément de).
Colonel général de la cavalerie (la charge de), 184.
Colonel général des dragons (la charge de), 185.
Comédiens italiens (les), 82 (Add.), 83.
Commercy (la ville de), 109.
Commise (une), *212.
Compagnie du Levant (la), à Londres, 247.
Compagnie de la Mer du Sud (la), à Londres, 239.
Comparution, *294.
Conciergerie du Palais (la), à Paris, 285.
Condé (Louis Ier, prince de), 170, 175.
Condé (l'hôtel de), à Paris, 77.
Conflans (le château de), près Charenton, 155.
Conseil de régence (le), 10, 61-65, 69, 70, 91, 92, 217, 287, 317, 321.
Conseil des finances (le), 287, 310, 311.
Conseil de guerre (le), 184-186, 189, 304, 313, 316.
Conseil de marine (le), 348.
Conseil d'état (le), en Espagne, 323.
Conseil des Indes (le), en Espagne, 368.
Conseillers d'État (les), en France, 284, 304.
Constantinople (la ville de), 122, 248.
Constitution (la). Voyez *Unigenitus* (la constitution).
Constitution (la), nom de danseuse, *58.
Conti (Louis-Armand II de Bourbon, prince de), 75, 76, 104, 190, 219.
Conti (Marie-Anne de Bourbon, légitimée de France, princesse de), 80, 164.
Conti (Louise-Élisabeth de Bourbon-Condé, princesse de), 75, 76.
Conti (Louise-Diane d'Orléans, princesse de), 104, 105.
Contractation (le tribunal de la), en Espagne, *367 (Add.).
Copenhague (la ville de), 279, 350.
Corfou (l'île et la ville de), 352.
Cosnac (Daniel de), archevêque d'Aix, 102.
Cosnac (Marie-Angélique de). Voyez Egmont (la comtesse d').
Couleurs (devenir de toutes les), 218 (*Add.).
Couper la gorge (se), au figuré, *187.
Courcelles (le château de), 163.
Courson (Guillaume-Urbain de Lamoignon, comte de), 303.
Courtomer (Jeanne de Caumont, marquise de), *100 (Add.).
Courtray (le gouvernement de), 246.
Crasse (une), personne de basse naissance, *201.
Crèvecœur (Louis-Gaston, marquis de), 75, *76.

Crèvecœur (Henriette de Lancy-Raray, marquise de), *76.
Croÿ (Emmanuel de Croÿ-Solre, prince de), 165.
Croÿ (Philippe-Alexandre-Emmanuel de Croÿ-Solre, prince de), 164, 165.
Croÿ (Angélique-Adélaïde d'Harcourt, princesse de), 165.
Croÿ (Marie-Marguerite-Louise de Millendonk, princesse de), 165.
Cruzade (l'impôt de la), en Espagne, *132.

D

Dadvisard (Claude), avocat, *191, 319. — *Davisard* et *Davisart*.
Daguesseau (Henri), 302, 303.
Daguesseau (Henri-François), 203, 302.
Daguesseau (Claire-Eugénie le Picart de Périgny, dame), 303.
Dalmatie (la), 114.
Dame d'atour de la Dauphine (les charges de), 288-290.
Dames d'honneur des princesses (les), 78.
Danemark (le), 279.
Danemark (les rois de). Voyez Christiern-Frédéric V, Frédéric IV.
Dangeau (Philippe de Courcillon, marquis de), 287-290.
Dangeau (Sophie de Bavière-Levenstein, marquise de), 289, 290.
Daniel (le P. Gabriel), 319.
Danois (les), 17.
Daubenton (le P. Guillaume), 25-28, 40, 130, 131, 231, 259, 260, 263-265, 267, 273, 274, 323-328, 333-335, 337, 355, 356, 358, 362, 369, 370.
Dauphine (Marie-Anne-Christine-Victoire de Bavière, dauphine de France, dite Madame la), 288, 289.
Dauphines de France (les), 288.
Déconfiture (une), *94.
Desmaretz (Nicolas), 89.
Deuils (les), 77, 78.
Deux-Ponts (la ville et le duché de), 348.
Dévoiement (un), au figuré, *287.
Diable vieux qui se fait ermite, *160.
Diaz (don Juan), agent d'Espagne à Rome, *272, 336.
Dillon (Arthur, comte), 261.
Directeur de l'infanterie (la charge de), 314.
Dodington. Voyez Bubb.
Dombes (Louis-Auguste de Bourbon, prince de), 196.
Douay (le gouvernement de), 315.
Doullens (la ville de), 203.
Dreux (Thomas III), marquis de Brezé, 163.
Dubois (Guillaume, abbé, puis cardinal), 1, 2, 4-6, 47, 56, 57, 87, 89, 139, 142, 143, 249-251, 260, 279, 365.
Duc (Louis-Henri de Bourbon-Condé, duc de Bourbon, dit Monsieur le), 62, 77, 104, 190, 194, 196, 202, 219, 299.
Duchesse (Louise-Françoise, légitimée de France, duchesse de Bourbon, dite Madame la), 63, 202.
Ducs et pairs (les), 69, 70, 169, 192-195, 205, 207-209, 253, 321, 322.
Dunkerque (la ville de), 2, 115.
Duras (Élisabeth de la Tour d'Auvergne, marquise de), 187.
Dusseldorf (la ville de), *105. — *Dusseldorp*.
Duyvenwoorden (Adrien, baron

de Wassenaer de), *54, 113, 135, 249. — *Duywenworde.*

E

Écosse (l'), 1, 2, 17, 30, 36, 37, 42, 74, 144, 343, 349.
Écosse (les rois d'), 288.
Effiat (Antoine Coiffier-Ruzé, marquis d'), 1, 57, 87, 167, 178, 210, 287, 292, 311, 321, 329.
Église gallicane (l'), 151.
Egmont (Louis-Ernest, comte d'), 101.
Egmont (Procope-François, comte d'), 101, 102.
Egmont (Marie-Angélique de Cosnac, comtesse d'), 102.
Egmont (Marie-Thérèse d'Arenberg, marquise de Grana, puis comtesse d'), 101.
Egmont (la maison d'), 101.
Elbeuf (René de Lorraine, marquis d'), *171, 172.
Électeurs de l'Empire (les), 22.
Emmanuel de Portugal (le prince), *99, 100.
Empereur d'Allemagne (l'). Voyez Charles-Quint, Charles VI, Ferdinand III, Léopold.
Empereur (l'ambassadeur de l'), à Paris. Voyez Pentenrieder. — à la Haye. Voyez Heems.
Empire d'Allemagne (l'), 12, 17, 22, 52, 128, 137, 232, 309, 310.
Engravé, au figuré, *208.
Entrebattre (s'), *157.
Erskine (le médecin), *345, 346, 349. — *Eréskins.*
Escurial (le palais de l'), 107.
Espagne (l'), 4, 6, 10-12, 14-20, 23, 25, 27, 29-32, 34, 36-38, 40-47, 49-51, 53, 66, 85, 102, 106, 109-112, 115, 116, 120, 121, 124, 125, 128-130, 132-134, 136, 143, 196, 197, 215, 223, 224, 230-239, 245-248, 254, 255, 257, 258, 260, 262, 263, 265, 266, 268-270, 272-274, 278, 280, 281, 322-328, 330, 332, 335, 337, 340, 341, 355, 356, 358-362, 364-367, 369-371.
Espagne (les rois d'), 10, 33, 259. Voyez Charles II, Philippe II, Philippe III, Philippe V.
Espagne (les reines d'). Voyez Autriche (M.-A. d'), Bavière-Neubourg (M.-A. de), Farnèse (Élisabeth), France (Élisabeth de), Savoie (M.-L.-G. de).
Espagne (le clergé d'), 111, 335, 336, 358, 370.
Espagne (l'ambassadeur d'), à Londres. Voyez Monteleon.
Espagne (l'ambassadeur d'), à Turin. Voyez Villamayor.
Espagne (la place et le palais d'), à Rome, *270, 271.
Espagnols (les), 18, 33, 124, 203, 230, 238, 259, 267, 272, 277, 280, 334, 336, 361, 364.
Estaing (Charles-François-Marie, comte d'), *315.
Estaing (François III, comte d'), 315.
Estaing (Henriette-Madeleine-Julie de Fontaine-Martel, comtesse d'), 315.
Estaires (Anne-Auguste de Montmorency, comte d'), 223.
Estampes (Charles d'Estampes, marquis de Mauny, dit le marquis d'), 73, 305.
Estampes (Jacques, maréchal d'), 305.
Estampes (Jean d'), conseiller d'État, 305.
Estampes (Catherine-Blanche de Choiseul, maréchale d'), *305.
Estampes (Jeanne de Hautemer, dame d'), *305.

ESTAMPES-VALENÇAY (Léonor d'), archevêque de Reims, 306.
ESTE (Marie-Béatrice-Éléonore d'), reine d'Angleterre, 183, 184, 354.
ESTRÉES (César, cardinal d'), 246.
ESTRÉES (François-Annibal Ier, maréchal d'), 203.
ESTRÉES (Jean, abbé d'), 246.
États-Généraux des Provinces-Unies (les), 48, 53, 114, 115, 123, 129, 249, 261, 340, 365, 371.
États généraux (les), en France, 169.
Étendard (lever l'), au figuré, *59.
EU (Louis-Charles de Bourbon, comte d'), 85, 86, 196.
EUGÈNE (Eugène-François de Savoie-Carignan, dit le prince), 47, 52, 182-183, 252, 261, 265, 270, 278, 304, 316, 331.
EUROPE (l'), 9, 10, 12, 13, 42, 48, 125, 132, 136, 142, 143, 147, 213, 258, 277, 332, 334, 338, 351.
ÉVREUX (Henri-Louis de la Tour d'Auvergne, comte d'), 184-186, 189.

F

FABRONI (le cardinal), 25, 268.
FARNÈSE (Élisabeth), reine d'Espagne, 10, 11, 15, 16, 18, 20, 23-28, 40, 44, 45, 48, 105, 106, 122, 131, 132, 226, 229-231, 238, 241, 254-256, 258, 259, 262, 263, 265, 268, 272, 274-276, 280, 322, 324-328, 338, 355-358, 361-366, 368, 370, 371.
Fausse prude (la), comédie, 82.
FÉNELON (François de Salignac de la Mothe-), archevêque de Cambray, 72, 297.
FERDINAND III, empereur, 105.
FERRARI (Thomas-Marie, cardinal), *212.
FERROL (le port du), *338, 367.
FERTÉ (Henri II de Senneterre, maréchal de la), 295.
FERTÉ (Henri-François de Senneterre, duc de la), 291, 295.
FERTÉ (Louis-Joseph de Senneterre, dit le P. de la), 291-296.
FERTÉ (Marie-Isabelle-Gabrielle-Angélique de la Motte-Houdancourt, duchesse de la), 291, 293, 294.
Férule (une), au figuré, *284.
FERVACQUES (Guillaume de Hautemer, maréchal de), *305.
FEUILLADE (Louis d'Aubusson, duc de la), 81, 164, 203.
FEUILLADE (Marie-Thérèse Chamillart, duchesse de la), 164.
FIENNES (Maximilien-François, comte de), 72, 73.
FIENNES (la maison de), *73.
FLANDRE (la), 73, 114, 165.
FLAVACOURT (Marie-Marguerite Rouxel de Médavy, marquise de), *222.
FLÈCHE (la maison des Jésuites, à la), 295.
FLEURY (André-Hercule, cardinal de), 165, 293, 296, 301, 313.
FLEURY (Claude, abbé), 296, 297.
FOIX (le pays de), 229.
FONTAINEBLEAU (le château de), 228.
FONTAINE-MARTEL (Antoinette-Madeleine de Bordeaux, comtesse de), 315.
FONTARABIE (la ville de), 328.
FORCE (Jacques de Caumont, maréchal-duc de la), 302.
FORCE (Jacques-Nompar de Caumont, duc de la), 58-60, 100, 101, 192, 310-312.
FOUCAULT (Nicolas-Joseph), 42.

FOUCAULT DE MAGNY. Voyez MAGNY.
FOUCQUET (Nicolas), surintendant, 71, 72, 102, 307, 308.
FOUCQUET (Marie-Madeleine de Castille, dame), 307.
Foule, oppression, *166.
FOULON (Joseph), abbé de Sainte-Geneviève, *172, 173.
FOURNEAUX (Joseph-Bertrand Bigot des), *150.
FRANÇAIS (les), 24, 29, 235, 238, 253, 255, 257, 266, 280, 334, 340.
FRANCE (la), 2, 4, 5, 7, 10-16, 19, 22, 29-39, 43-47, 49-52, 54, 55, 57, 63, 74, 89, 91-93, 95, 102, 106, 109, 113-118, 121-123, 126-130, 133, 135-139, 142, 143, 146, 147, 150-152, 218, 223, 226, 235-237, 240, 245-247, 249, 251-254, 257-262, 266, 268, 269, 278-280, 299, 324, 330, 332, 333, 335, 337-344, 346-348, 350-355, 357, 359, 360, 366, 369, 372.
FRANCE (Élisabeth de), reine d'Espagne, 171.
FRANCE (Henriette de), reine d'Angleterre, 14.
FRANCE (les rois de), 291, 309. Voyez CHARLES IX, FRANÇOIS Ier, FRANÇOIS II, HENRI II, HENRI III, HENRI IV, LOUIS XIII, LOUIS XIV, LOUIS XV.
FRANCE (les reines de), 288. Voyez ANNE D'AUTRICHE, CATHERINE DE MÉDICIS, MARIE STUART, MARIE LECZINSKA.
FRANCE (les fils, filles, petits-fils et petites-filles de), 10, 78, 100, 167-170, 176, 177, 179, 290.
FRANCE (l'ambassadeur de), en Hollande. Voyez CHATEAUNEUF.
FRANCE (l'ambassadeur de), à Londres. Voyez IBERVILLE.
FRANCHE-COMTÉ (la), 303.
FRANÇOIS Ier, roi de France, 13, 288.
FRANÇOIS II, roi de France, 288.
FRÉDÉRIC IV, roi de Danemark, 113.
FRÉDÉRIC-GUILLAUME Ier, roi de Prusse, 129, 130, 137, 252, 253, 351.
FRIAS (Joseph de Velasco, duc de), connétable de Castille, 68.
FRONDE (la), 87.
FROULLAY (Marie-Thérèse de). Voyez VIEUVILLE (la marquise de la).
FURSTENBERG (Antoine-Égon, prince de), 222.
FURSTENBERG (Marie de Ligny, princesse de), 222.

G

GAILLARD (le P. Honoré), 183.
Galions (les), 213.
GALLES (Georges-Auguste de Brunswick-Hanovre, prince de), plus tard Georges II, roi d'Angleterre, 136-139, 247, 248.
GALLES (Wilhelmine-Dorothée-Charlotte de Brandebourg-Anspach, princesse de), puis reine d'Angleterre, *139.
Gardes du corps (la charge de capitaine des), 308.
Gardes françaises (la charge de colonel des), 308.
Gardes bleues (le régiment des), en Angleterre, 138.
GARNIER (Mathieu), *204.
Général des galères (la charge de), 81.
GÊNES (la ville et la république de), 274, 325.
GÊNES (le point de), 306.

Gentilshommes (l'appellation de), *174.
Gentilshommes de la manche du Roi (les), 79.
GEORGES Ier, roi d'Angleterre, 4-6, 10, 14, 15, 18, 19, 23, 36, 37, 39, 42, 43, 46, 48, 50-55, 100, 111, 113, 115, 118, 122-124, 127, 134-138, 143, 224-226, 235-238, 240, 246-248, 253, 260, 262, 277, 279, 339, 346, 350-352, 360.
GEORGES II, roi d'Angleterre. Voyez GALLES (le prince de).
GERSON (Jean Charlier, dit), *259.
GESVRES (François-Joachim-Bernard Potier, marquis de), 308, 309.
GESVRES (Léon Potier de), archevêque de Bourges, 325.
GIBRALTAR (la ville de), 224, 225, 226, 245, 246.
GIOVENAZZO (Dominique del Giudice, duc de), 256.
GIRADELLI (l'auditeur), *362.
GIRARD DE VILLETANEUSE (Louis), *205.
GIUDICE (le cardinal del), 25-28, 45, 46, 108, 230, 231, 237, 240, 254-256, 258, 264, 265, 267, 275, 336, 337, 356, 357, 361, 362, 369.
GIUDICE (le prélat François del), *337.
GOERTZ (Georges-Henri, baron de), *261, 279, 342-351.
GONDRIN (Antoine-François de Pardaillan, marquis de), 300.
GONDRIN (Louis de Pardaillan d'Antin, marquis de), 300.
GONDY (Pierre de), évêque de Paris, *172, 173.
Gorge (se couper la), au figuré, *187.
GRANA (Othon-Henri del Caretto, marquis de), 101.
GRANCEY (François-Bénédict Rouxel de Médavy, comte de), *221.
Grand aumônier de France (la charge de), 291.
Grand chambellan (la charge de), 318, 319.
Grand inquisiteur (la charge de), en Espagne, 230-232, 265.
Grand maître de la garde-robe (la charge de), 318, 319.
Grand maître des postes (la charge de), 86, 166, 198, 210, 211.
Grand maréchal des logis de la maison du Roi (la charge de), 163.
Grand prévôt de France (la charge de), 308.
Grand Seigneur (le), 52.
Grand vizir (le), 52, 122.
GRANDE-BRETAGNE (la). Voyez ANGLETERRE (l').
GRANDE-DUCHESSE (Marguerite-Louise d'Orléans, grande duchesse de Toscane, dite Madame la), 105, 106.
Grands d'Espagne (les), 33, 197, 223, 233.
GREDER (François-Laurent de), *150.
GREDER-ALLEMAND (le régiment de), *150.
Grêler sur le persil, *189.
GRIMALDO (Joseph), 28, 231, 232, 242, 244.
GROBBENDONCK (Antoine Schetz, baron de), 148, *149. — *Grobendunck.*
GUERCHOYS (Pierre-Hector le), 303.
GUICHE (Antoine de Gramont, duc de), 308.
GUICHE (Marie-Christine de Noailles, duchesse de), 72.
GUILLAUME III, roi d'Angleterre, 13, 15, 17.

Guinées (les), monnaie anglaise, 29 (*Add.).
Guise (Charles Ier de Lorraine duc de), 145.
Guise (Henri Ier de Lorraine, duc de), 171, 172.
Guise (Anne d'Este, duchesse de), 171.
Guise (la maison de), *354.
Guyenne (la), 83, 114, 120, 140.
Guyenne (le gouvernement de), 85.
Guyenne (le commandement de), 83-85.
Guyon (Jeanne-Marie Bouvier de la Motte, dame), 71, 72.
Gyllenborg (Charles, comte de), *342, 343, 348, 349, 351. — *Gyllembourg.*

H

Hagardement, *61.
Halles (les), à Paris, 87.
Hanau (Jean-Reinhard, comte de), *309, 310. — *Hannau.*
Hanau (le comté de), *309.
Hanovre (Sophie-Dorothée de Brunswick-Zell, électrice de), 136.
Hanovre (la maison de), 143.
Hanovre (le duché et la ville de), 113, 118, 123, 248-251, 253, 261, 277, 279, 350, 352, 365, 371.
Hanovriens (les), 349.
Harcourt (Marie-Françoise de Brancas d'Oise, princesse d'), 205.
Harcourt (Henri, maréchal-duc d'), 70, 102, 215.
Harcourt (François d'Harcourt-Beuvron, duc d'), 165.
Harcourt (Anne-Pierre, chevalier, puis marquis et duc d'), *215.
Harcourt (Marguerite-Louise-Sophie de Neufville-Villeroy, marquise d'), 102.
Harville (la famille de), *302.
Hautefeuille (Françoise-Élisabeth Rouxel de Médavy, marquise d'), *222.
Havre (la ville du), 345.
Havre (le gouvernement du), 203.
Havré (Jean-Baptiste-François-Joseph de Croy, duc d'), 32, 35, 223.
Havré (Marie-Anne-Césarine Lanti della Rovere, duchesse d'), 35.
Haye (Louis Bérault de la), 79.
Haye (la ville de la), 48, 135, 136, 248-250, 261, 262, 277, 279, 331, 339, 341, 343, 345, 365, 371, 372.
Heems (le baron de), résident de l'Empereur à la Haye, *48.
Heinsius (Antoine), pensionnaire de Hollande, 109, 111, 135, 248, 332, 341, 371, 372.
Hennequin (Pierre), président au Parlement, *173, 176.
Henri II, roi de France, 144, 148, 170.
Henri III, duc d'Anjou, puis roi de France, 171, 173, 178.
Henri IV, roi de France, 144, 145, 203.
Hersent (Gaspard), 34, 36, 109.
Hersent (les fils), 34, *35, 36.
Hervault (Mathieu Ysoré d'), archevêque de Tours, 151, 152.
Hesse-Darmstadt (Louis, prince de), *310.
Hesse-Darmstadt (Charlotte-Christine de Hanau, princesse de), 309, *310.
Histoire ecclésiastique (l'), par l'abbé Fleury, 297.

Histoire de France (l'), du P. Daniel, 319.
HOGGUER (le banquier Antoine), *344, 348, 350. — *Hogguers* et *Hoggers*.
HOHENDORFF (le baron de), *278, 279, 353, 372.
HOLLANDAIS (les), 31, 48, 52, 113, 115, 118, 122, 123, 135, 238, 240, 260, 278, 280, 331, 334, 339, 340, 342.
HOLLANDE (la) ou les Pays-Bas, 15, 17, 19, 21, 28, 31, 37, 41, 45, 51, 53, 66, 109, 114, 118, 123, 128, 137, 138, 142, 143, 218, 234, 259, 261, 279, 331, 332, 338-340, 343, 344, 366, 367, 371, 372.
HOLLANDE (la province de), 365.
HOLLANDE (l'ambassadeur de), à Londres. Voyez DUYVENWOORDEN.
HOLLANDE (l'envoyé de), à Madrid. Voyez RIPPERDA.
HOLSTEIN-GOTTORP (Hedwige-Éléonore de), reine de Suède, 78.
HONGRIE (la), 50, 100, 114, 251, 266, 304, 334, 352.
HOPITAL GÉNÉRAL (l'), à Paris, *161.
HOUSSAYE (Félix le Pelletier de la), 304 (Add.).
HUGUENOTS (les), en France, 117, 140-142, 144-148, 353.
HUXELLES (le maréchal d'), 1, 61, 62, 87, 218, 226, 228, 229.

I

IBERVILLE (Charles-François de la Bonde d'), 38, 51, 113, 261.
Impératrice d'Allemagne (l'). Voyez BAVIÈRE-NEUBOURG (Él.-Mad.-Thér. de).
IMPERIALI (Joseph-René, cardinal), 267.
IMPÉRIAUX (les), 21, 112, 114, 120, 134, 270, 339.
INDES (les), 19, 29, 110, 112, 125, 132, 334, 335, 358, 366, 367.
Indult (l'), en Espagne, *367 (Add.).
INQUISITION (l'), en Espagne, 230, 336.
INSTITUTION DE L'ORATOIRE (l'), à Paris, 102.
Introducteur des ambassadeurs (la charge d'), 42.
IRLANDAIS (les), 33, 360.
ISABELLE-CLAIRE-EUGÉNIE, infante d'Espagne, 145.
ISLAY (Archibald Campbell, comte d'), *139. — *Isla*.
ISLE-ADAM (la terre et le château de l'), *75.
ITALIE (l'), 30, 43, 46, 49, 53, 54, 110, 111, 113, 116, 120-122, 125, 133-135, 238, 252, 265-268, 316, 326, 335, 338, 352.
ITALIE (les princes d'), 30, 31, 133, 255, 266.
ITALIENS (les), 33, 44, 233, 258, 266, 336, 358.

J

JACOBITES (les), 261, 343, 344, 349, 350.
JACQUES II, roi d'Angleterre, 13, 74.
JACQUES III, roi d'Angleterre, dit le Prétendant, 1, 2, 5, 7, 13, 17, 18, 29-31, 36-42, 45-47, 53, 54, 74, 109, 114-118, 123, 124, 126, 127, 129, 136, 138, 143, 249, 252, 260, 261, 279, 343, 345, 346, 348, 351, 353-355, 372.
JAMAIQUE (l'île de la), 124

Jansénistes (les), 354, 355.
Janson (Toussaint de Forbin, cardinal de), 66.
Jarretière (l'ordre de la), 74.
Jarrets bons (avoir les), au figuré, 176, *177.
Jean V, roi de Portugal, 99, 100.
Jean VI, roi de Portugal, 105.
Jean Sobieski, roi de Pologne, 105.
Jeannin (Pierre, président), 307.
Jeannin de Castille de Montjeu (Nicolas), 307, 308.
Jésuites (les), 25, 27, 58, 59, 183, 231, 273, 291, 292, 295, 297.
Jésuites (la maison professe des), à Paris, 296.
Jésuites (le Noviciat des), à Paris, 300.
Jésus-Christ (N.-S.), 133.
Joffreville (François le Danois, marquis de), 184.
Joly (Guy), 86.
Journal de Dangeau (le), 290.
Juliers (la ville et le duché de), 129, 252.

K

Königsmarck (Philippe-Christophe, comte de), 136.

L

Lafitau (Pierre-François), évêque de Sisteron, *213, 214. — *Laffiteau.*
Langalerie (Henri-François de Gentils, marquis de), 116.
Langalerie (Philippe de Gentils, marquis de), 116-117.
Languedoc (le), 114, 120, 140, 148, 303.
Lanti (Louise-Angélique de la Trémoïlle-Noirmoutier, duchesse), 35.
Laubrussel (le P. Ignace de), *27. — *Aubrusselle.*
Lauzun (le duc de), 6, 317.
Law de Lauriston (Jean), 88-96.
Légende (la), nom de danseuse, *58.
Léglise (Jean de), conseiller au parlement de Bordeaux, et sa femme, 83, *84 (Add.).
Lenck (Jean-Gustave de), *343, 347.
Léopold Ier, empereur, 105.
Levant (le), 41.
Lévis (Charles-Eugène, duc de), 184.
Lieutenant général de police (la charge de), 282, *283, 284.
Ligue (la), 13, 144.
Linange (le faux comte de), *117.
Linières (le P. Claude-Bertrand Taschereau de), *183, 184. — *Lignières.*
Liria (Jacques-François Fitzjames, comte de Tynemouth, puis duc de), 196, 197.
Liria (Catherine-Ventura de Portugal y Ayala, duchesse de), 197.
Livry (Louis Ier Sanguin, marquis de), 287.
Livry (Louis II Sanguin, comte de), 287.
Londres (la ville et la cour de), 18, 29, 38, 39, 49, 51, 110, 113, 124, 135, 138, 239, 247, 261, 277, 332, 365, 371.
Longepierre (Hilaire-Bernard de Requeleyne, baron de), 56.
Lorge (l'hôtel de), à Paris, 148.
Lorraine (Léopold, duc de), 42, 109, 110.
Lorraine (Claude de France, duchesse de), 171.
Louis le Débonnaire, empereur, 178.
Louis XIII, roi de France, 8, 106, 144-147, 167, 203, 305.
Louis XIV, roi de France, 2, 3,

5, 13-15, 34, 45, 52, 57, 58, 66, 68, 81-84, 89, 96, 103, 140-142, 146-148, 162-161, 168, 169, 177, 179-181, 185, 192, 194-197, 201, 203, 220, 232, 259, 282-284, 288-290, 292, 293, 302, 304, 306, 307, 312, 313, 318, 319, 321, 322, 330, 333, 354, 357.

Louis XV, roi de France, 7, 9, 15, 16, 34, 44, 66, 69, 74, 78-82, 100, 102-104, 153, 184, 190, 193, 242, 243, 246, 282, 293, 295-297, 310, 313, 314, 317, 318, 329, 330.

Louis-le-Grand (le collège), à Paris, 219, 296.

Louvigny (Louis-Antoine-Armand de Gramont, duc de), 308.

Louville (Charles-Auguste d'Allonville, marquis de), 225-229, 241-247, 256, 258, 267, 328, 333, 360.

Louvois (Anne de Souvré, marquise de), 80.

Louvre (les honneurs du), 287-290.

Lubomirska (Thérèse-Catherine). Voyez Palatine (la princesse).

Luc (Charles-François de Vintimille, comte du), 22, 304.

Lumbres (Maximilien de Fiennes, comte de), *73.

Lussan (Marie-Françoise Raymond, comtesse de), 216.

Luxembourg (le palais et le jardin du), 77.

M

Macanaz (Raphaël-Melchior), 230, 259.

Macanaz (le P.), 230.

Mâchoire (une), en parlant d'un homme, *178.

Madame (Henriette-Anne d'Angleterre, duchesse d'Orléans, dite), 14.

Madame (Élisabeth-Charlotte de Bavière-Neubourg, duchesse d'Orléans, dite), 154, 160, 184, 205, 208, 305.

Madrid (la ville et la cour de), 10, 11, 18, 19, 26-28, 32, 37, 45, 109, 110, 121, 133, 229, 234, 235, 238, 241-243, 247, 255, 259, 266-268, 271, 275, 276, 278, 324, 329, 331-333, 341, 360-362, 366, 369-371.

Madrid (le château de), dans le Bois de Boulogne, 80, 153.

Maggiali (le parmesan), 131, 262.

Magny (Nicolas-Joseph Foucault de), 42.

Mailly (François, cardinal de), archevêque de Reims, 192.

Mailly (Marie-Anne-Françoise de Saint-Hermine, comtesse de), 287-290.

Maine (Louis-Auguste, duc du), 62, 68, 86, 87, 186, 188-196, 200-202, 287, 308, 320-322, 329.

Maine (Anne-Bénédicte de Bourbon-Condé, duchesse du), 192-195, 200, 202, 320, 322.

Maintenon (la marquise de), 82, 194, 216, 246, 288-290.

Maintenon (l'appartement de Mme de), à Versailles, 289.

Maisons (Claude de Longueil, président de), 87, 181.

Maisons (Jean-René de Longueil, marquis de), 180, 181.

Maisons (Marie-Charlotte Roque de Varengeville, présidente de), 87, 180.

Manneville (Bonne-Angélique de Mornay-Montchevreuil, comtesse de), 216.

Mans (l'évêché du), 72.

MAR (Jean Erskine, comte ou duc de), 37, 344-346.
MARCHE (Louis-François-Joseph de Bourbon, comte de la), *105.
MARDYCK (le port et le canal de), 116, 126, 260, 261, 354, 360.
Maréchaux de France (les), 85, 86, 299-301.
MARLBOROUGH (le duc de), 139.
MARIE STUART, reine de France et d'Écosse, 171, 288.
MARIE LECZINSKA, reine de France, 149, 290, 314.
MARINE (le régiment de la), 163.
MARLY (le château de), 230.
Mastiquer la bouche, au figuré, *206.
MATIGNON (Charles-Auguste Goyon, maréchal de), 197.
MATIGNON (la maison de), 187.
MAUNY (François d'Estampes, marquis de), 305.
MAUNY (Charlotte Brûlart de Sillery, marquise de), 305.
MAYENCE (l'électeur de). Voyez SCHÖNBORN (Lothaire-François de).
MAYENCE (l'archevêché de), 106.
MAYENNE (Charles, duc de), 145.
MAYENNE (Henri, duc de), 145.
MAZARIN (le cardinal), 179, 301, 307.
MEAUX (l'évêque de). Voyez BOSSUET (Jacques-Bénigne).
Médaille qui a tourné (une), *14 (Add.).
MEJORADA (Pierre-Gaëtan Fernandez de Angulo, marquis de), 33, 131.
Mémoires du cardinal de Retz (les), *86.
Mémoires de Guy Joly (les), *86.
Mémoires de Saint-Simon (les), 8, 58, 96, 191, 210, 282, 299.
MENDE (l'évêché de), 97. — *Mande*.
MERIDA (la ville de), *36.
MESMES (Jean-Antoine III de), premier président du Parlement, 87, 166, 168, 193, 210.
MESSIN (le pays), 309.
MESSINE (la ville de), 325.
METHUEN (Paul), envoyé d'Angleterre à Madrid, 28, 37, 38, 42, 110, *112, 121, 238, 262. — *Methwin*.
METZ (la ville de), 152, 153.
METZ (les évêques de), 309.
METZ (l'intendance de), 304.
METZ (le parlement de), 152.
MEXIQUE (le) ou la Nouvelle Espagne, 260, 368.
MÉZY (N. de France, seigneur de), 101.
MILLENDONK (Mlle de), 165. Voyez CROŸ (la princesse de).
Ministre de conférence (la charge de), à Vienne, *128.
MINORQUE (l'île de), 138.
MODÈNE (Henriette d'Este, princesse de), puis duchesse de Parme, *277.
MOLINÈS (Joseph), 231, 265, 270, 271.
MONACO (Antoine Grimaldi, prince de), 197.
MONACO (la ville de), 197.
Monseigneur (Louis, Dauphin de France, dit), 164, 288, 296.
Monsieur (Gaston, duc d'Orléans, dit), 106, 168, 179, 180, 305.
Monsieur (Philippe, duc d'Orléans, dit), 14, 305.
MONTCHEVREUIL (Henri de Mornay, marquis de), 216.
MONTCHEVREUIL (Marguerite Boucher d'Orsay, marquise de), 216.
MONTELEON (Isidore Cassado, marquis de), 18, 19, 29, 30, 36, 38, 46, 49, 50, 51, 53, 54, 113, 120, 121, 124, 126, 136, 236, 237, 240, 247, 248, 262, 365.

Montesquiou (Pierre de Montesquiou d'Artagnan, maréchal de), 308.
Monti (Antoine-Félix, marquis), *257, 258, 328.
Montjeu (M. de). Voyez Jeannin de Castille.
Montmartre (le village de), 71.
Montpellier (le gouvernement de), 306.
Montpensier (Louis II de Bourbon, duc de), 172, 173, 176.
Montrevel (Nicolas-Auguste de la Baume, maréchal de), 83, 84 (Add.), 85, 220, 221.
Montrevel (Isabeau de Vayrat de Paulian, comtesse de), *221.
Montrevel (Jeanne-Aimée de Rabodanges, comtesse de Grancey, puis maréchale de), *221.
Montroux (le marquis de), ambassadeur de Sicile à Madrid, 112, 255.
Montsoreau (Louis de Bouschet, comte de), 308 (Add.).
Moras (Mlle de), 200. Voyez Brancas (la duchesse de Villars-).
Morée (la), 30.
Mortemart (Louis II de Rochechouart, duc de), 162, 185, 186.
Mortemart (Marie-Anne Colbert, duchesse de), 72.
Morville (Charles-Jean-Baptiste Fleuriau, comte de), 80.
Moussaye (Amaury de Goyon, marquis de la), 187.
Moussaye (Henriette-Catherine de la Tour d'Auvergne, marquise de la), 187.
Muette (le château de la), 79.
Mufti (le), 52.

N

Nantes (l'édit de) et sa révocation, 141, 145, 147, 148.
Naples (l'archevêque de). Voyez Cantelmi (le cardinal).
Nasiller, *292.
Nassau-Siegen (Emmanuel-Ignace, prince de), 104.
Nassau-Siegen (Charlotte de Mailly-Nesle, princesse de), 104.
Nemours (Jacques de Savoie, duc de), 171, 172.
Nesle (Louis III de Mailly, marquis de), 104.
Nevers (François de Clèves, duc de), 170, 175.
Nevers (Louis de Gonzague, duc de), 173, 176.
Nevers (Philippe-Julien-François Mazzarini-Mancini, prince de Vergagne, puis duc de), 212.
Nithard (Jean-Éverard, cardinal), 364.
Noailles (Adrien-Maurice, duc de), 1, 3, 5, 6, 10, 56, 57, 59-65, 66 (Add.), 71, 87, 90, 95, 139, 142-144, 178, 180, 198, 217, 218, 225, 227-229, 247, 286, 292, 311, 333.
Noailles (le cardinal de), archevêque de Paris, 59, 60, 66, 96, 151, 154-160, 183, 184, 273, 291-299.
Noailles (Jean-Baptiste-Louis-Gaston de), évêque de Châlons, 292.
Noailles (Jean-François, marquis de), 298.
Noailles (Marie-Françoise de Bournonville, maréchale de), 165.
Noblesse (l'ordre de la), 169.
Nocé (Charles de), 1, 87.

Nocturnement, *180.
NONANCOURT (le bourg de), 1, 6.
Nonce du Pape (le), à Paris. Voyez BENTIVOGLIO (Corneille).
NORD (les pays du), 143, 314, 343, 346, 347, 350.
NORMANDIE (la), 2, 143, 186, 203.
NORMANDIE (la charge de lieutenant général de), 203, 215.
NORRIS (Jean, amiral), 350.
NORVÈGE (la), 113, 344.
NOTRE-DAME (l'église), à Paris, 158, 167, 168, 170.
Nourrice de la reine d'Espagne (la). Voyez PISCATORI (Laure).
NOUVEAU MONDE (le), 143, 334. Voyez AMÉRIQUE (l').
NOUVELLE-ESPAGNE (la), 260. Voyez MEXIQUE (le).
NOUVELLE-GRENADE (la province de), *368.
Noviciat des Jésuites (le), à Paris, 300.
NOVION (Nicolas Potier de), premier président, 307, 308.

O

OBSERVATOIRE (l'), à Paris, 102, 103.
OLIVARÈS (Gaspard de Guzman, comte-duc d'), 29.
OLONNE (Charles-Paul-Sigismond de Montmorency-Luxembourg, duc d'), 217.
OLONNE (Anne-Catherine-Éléonore le Tellier de Barbezieux, duchesse d'), 217.
OPÉRA (l'), à Paris, 58, 78, 82.
ORANGE (le prince d'), Voyez GUILLAUME III, roi d'Angleterre.
ORATOIRE (le couvent de l'), rue Saint-Honoré, à Paris, 160.
ORLÉANS (Philippe, duc d'), régent de France, 3-10, 12, 13, 16-18, 21-23, 29-34, 37, 38, 40-42, 45, 48-50, 52, 53, 56, 57, 59, 61, 62, 64, 65, 68-70, 81-97, 100, 114, 115, 117, 118, 120, 121, 123, 126-129, 135, 137, 139, 141-149, 153, 160, 163, 166-168 (Add.), 169, 177-181, 184-197, 199-201, 205-211, 215, 217-219, 223-228, 236, 242, 245-247, 250-252, 256-258, 261, 262, 266, 278-287, 290, 292, 294, 295, 299, 303, 308-321, 328-330, 333, 340, 343, 347-349, 353, 354, 359, 360, 369, 372.
ORLÉANS (Jean-Philippe, chevalier d'), 81.
ORLÉANS (Françoise-Marie de Bourbon, légitimée de France, duchesse d'), 63, 104, 192-194, 217-219, 322.
ORMOND (Jacques Butler, duc d'), 344, 345.
ORVAL (François de Béthune-Sully, comte puis duc d'), *301, 302.
ORVAL (Anne de Harville-Palaiseau, duchesse d'), 301, 302.
ORVAL (Jacqueline de Caumont-la Force, duchesse d'), *302.
OSNABRÜCK (Ernest-Auguste de Brunswick-Hanovre, évêque d'), *137.
OSUNA (François-Marie-de-Paule Acuña Pacheco y Tellez-Giron, duc d'), 66-68.
OSUNA (Joseph Acuña Pacheco y Tellez-Giron, comte de Pinto, puis duc d'), *67, 68.
OSUNA (Marie-Remigilde de Velasco y Benavidès, duchesse d'), 68.
OTTOBONI (la famille), 32.

P

PALAIS (le), à Paris, 210.
PALAIS-ROYAL (le), à Paris, 56, 69, 89, 164, 189, 202, 217, 218.
PALAISEAU (François de Harville des Ursins, marquis de), 302. — *Paloyseau.*
Palatin (Charles-Philippe de Bavière-Neubourg, électeur), 106, 137.
Palatin (Jean-Guillaume-Joseph de Bavière-Neubourg, électeur), 22, 23, 105, 129, 252.
Palatine (Anne-Marie-Louise de Médicis, électrice), 105, *106.
Palatine (Louise-Charlotte Radziwill, princesse), *106.
Palatine (Marie-Anne-Josèphe d'Autriche, électrice), *105.
Palatine (Thérèse-Catherine Lubomirska, princesse), *106.
PALLFY (Jean, comte), 182.
PANAMA (la ville et la province de), *368.
Papes (les), 336. Voyez CLÉMENT XI.
Papiers de quelqu'un (être sur les), *185.
PARIS (les frères), 299.
PARIS (la ville de), 2, 21, 31, 41, 47, 71, 83, 85, 87, 99-104, 135, 151, 157, 162, 165, 180-182, 193, 194, 212, 217, 219, 222, 261, 278, 286, 296, 314, 330, 342, 345, 350, 372.
Parlement d'Aix (le), 203-205.
Parlement de Bordeaux (le), 83.
Parlement de Metz (le), 152.
Parlement de Paris (le), 60, 70, 86-88, 92, 93, 166-168 (Add.), 169-182, 198, 202, 205, 207-214, 253, 281-285, 311, 315, 320, 321.
Parlement de Toulouse (le), 191, 319.
Parlement (les registres secrets du), *168.
Parlement d'Angleterre (le), 36, 46, 47, 52, 54, 55, 118, 135, 137, 240, 350.
PARME (François Farnèse, duc de), 26, 44, 119, 131, 133, 241, 254, 255, 265, 266, 275-277, 324, 359, 371.
PARME (Antoine Farnèse, prince, puis duc de), *277, 278.
PARME (Dorothée-Sophie de Bavière-Neubourg, duchesse de), 105, 262, 371.
PARME (Henriette d'Este-Modène, duchesse de), *277.
PARME (la ville et le duché de), 40, 120, 130, 131.
PARME (l'envoyé de) à Londres. Voyez RÉ (Claudio).
PARME (l'ambassadeur de), à Madrid. Voyez SCOTTI.
PARME (l'envoyé de), à Vienne, 277.
PARMESANS (les), 44, 241, 255.
PAULUCCI (Fabrice, cardinal), *323, 324.
PAYS-BAS (les). Voyez HOLLANDE (la).
PAYS-BAS ESPAGNOLS OU AUTRICHIENS (les), 21, 30, 66, 123, 129, 331, 339, 371.
PELLEVÉ (Nicolas, cardinal de), archevêque de Sens, *171.
PENTENRIEDER (Jean-Christophe, baron de), *127, 128, 138, 278. — *Penterieder* et *Penterrider.*
PÉROU (le), 124, 368.
PERRONE DI SAN-MARTINO (Charles-Philippe, baron), ambassadeur de Sicile à Paris, *31.
Persil (grêler sur le), *189.
PERTH (Jacques Drummond, duc de), 74.

PEZEUX (Clériadus de Prat-Balaiseaux, chevalier de), *97, 98. — *Peseu*.
PEZEUX (Gabrielle de Choiseul, dame de), *98.
PHILIPPE II, roi d'Espagne, 13, 145, 338.
PHILIPPE III, roi d'Espagne, 29.
PHILIPPE V, roi d'Espagne, 2, 7, 10, 12, 15, 16, 18, 20, 23-29, 33-34, 36-49, 52-54, 105, 107-111, 117, 120-122, 125, 129, 131-135, 196, 197, 223, 225-232, 234-238, 240-246, 254-260, 263, 265, 267, 270, 272-274, 276-278, 280, 281, 323-325, 327, 328, 331-335, 338-341, 355-361, 363-370.
PHILIPPINES (les îles), 364.
PICARDIE (la), 203, 290.
PICARDIE (le régiment de), 149.
Pièces de huit (les), monnaie, *343, 344.
PIÉMONT (Charles-Emmanuel de Savoie, prince de), 352.
PIERRE LE GRAND, czar de Moscovie, 113, 117, 253, 279, 345-348.
PIGNEROL (la forteresse de), 307.
PINTO (Joseph Acuña Pacheco y Tellez-Giron, comte de), puis duc d'Osuna, *67, 68. Voyez OSUNA.
PIO (François Pio de Savoie y Cortereal, dit le prince), 32 (*Add.), 119.
PISCATORI (Laure), nourrice de la reine d'Espagne ; son mari et son fils, 40, 44, 241, 276, 277.
PLAISANCE (la ville de), 276.
POITOU (le), 140.
POLIGNAC (Melchior, cardinal de), 294.
POLOGNE (la), 314.
POLOGNE (les rois de). Voyez AUGUSTE, JEAN SOBIESKI.
POMMEREUIL (Odile de), inspecteur de police, *284-286. — *Pomereu*.
POMPONNE (Henri-Charles Arnauld, abbé de), 213.
PONT (Henri de Lorraine, marquis du), *145.
PONTCHARTRAIN (le chancelier de), 102-104.
PONTOISE (la ville de), 181, 182.
PONTOISE (les pensions dites de), *181, 182.
POPOLI (Rostaing Cantelmi, duc de), 32, 232, 233.
POPOLI (Béatrix Cantelmi, duchesse de), *233.
PORTE (Joseph de la), premier président du parlement de Metz, *152.
PORTE OTTOMANE (la), 114, 117.
PORTE-VEZINS (Charles, marquis de la), 160.
PORTE-VEZINS (Henri, marquis de la), 160.
PORT-MAHON (la ville de), 224.
PORTSMOUTH (Louise-Renée de Penancoët de Keroualle, duchesse de), 15.
PORTUGAL (Emmanuel, prince de), *99, 100.
PORTUGAL (le), 31, 36, 41, 100, 129, 248.
PORTUGAL (les rois de). Voyez JEAN V, JEAN VI.
Pot qui bout et qui répand (un), *178.
PRASLIN (Charles de Choiseul, maréchal de), 305.
Premier gentilhomme de la chambre (la charge de), 82, 309; 318, 319.
Premier maître d'hôtel du roi (la charge de), 287.
PRÉTENDANT (le). Voyez JACQUES III, roi d'Angleterre.
PRÉVOST (Bernard), président au Parlement, * 173, 176.

PRIÉ (Hercule-Joseph-Louis de Turinetti, marquis de), 123, 129, 331, 339, 341.
Prince (Louis II de Bourbon, prince de Condé, le Grand Condé, dit Monsieur le), 179.
Prince du sang (le premier), 81.
Princes du sang (les), 68, 69, 75, 85, 86, 100, 177, 185, 190-194, 197, 198, 211, 220, 254, 280, 281, 315, 319, 321, 322.
Princes légitimés (les). Voyez Bâtards du Roi (les).
Princesses du sang (les), 100.
PROVENCE (la), 204.
PROVINCES-UNIES (les). Voyez HOLLANDE (la).
PRUSSE (la), 74.
PRUSSE (le roi de). Voyez FRÉDÉRIC-GUILLAUME Ier.
PRUSSIENS (les), 17.
PRYE (Agnès Berthelot de Pléneuf, marquise de), 299.
Puits (tomber dans un), au figuré, *186.
PUYZIEULX (Louis-Philogène Brûlart, marquis de), *306.
PUYZIEULX (Pierre Brûlart de Sillery, vicomte de), 305.
PUYZIEULX (Roger Brûlart, marquis de), 306.
PUYZIEULX (Charlotte d'Estampes Valençay, vicomtesse de), 305, 306.
PYRÉNÉES (les), 245.

Q

QUITO (la ville et la province de), *368.

R

RABODANGES (la maison de), *221.
RADZIWILL (Louise-Charlotte). Voyez Palatine (la princesse). — *Radzevill.*
RAGOTZI (François-Léopold, prince), 114.
RAISIN (Françoise Pitel de Longchamp, dame), 164.
RAMBOUILLET (le château de), 185.
Ramentevoir, *194.
RAMILLIES (la bataille de), 246.
RASTADT (le traité de), 22.
RÉ (Claudio), secrétaire de Parme à Londres, 277, *371.
RÉGENT (le). Voyez ORLÉANS (le duc d').
REIMS (l'archevêque de). Voyez MAILLY (Fr. de).
Relayer quelqu'un, *156.
RÉMOND (Nicolas-François), 1-3, 5, 56.
Réprouvé (une face de), *312.
RETHEL (la ville de), 104.
RETZ (Albert de Gondy, comte de), 172, 176.
RETZ (Paul de Gondy, cardinal de), 86, 179.
REYNIE (Gabriel Nicolas de la), 282.
RHIN (le), 309, 310.
RIBEYRA-GRANDE (Louis de Camera, comte de), ambassadeur de Portugal, 99, 100.
RICHEBOURG (Guillaume de Melun-Espinoy, marquis de), 223.
RICHELIEU (le cardinal de), 8.
RICHELIEU (Armand-Jean du Plessis, duc de), 289, 298.
RICHELIEU (Louis-Armand-Jean du Plessis, duc de Fronsac, puis de), 298.
RICHELIEU (Anne Poussart de Fors du Vigean, duchesse de), 288.
RICHELIEU (Marguerite-Thérèse Rouillé, marquise de Noailles, puis duchesse de), 298.
RICHELIEU (Anne-Catherine de Noailles, duchesse de), 298.

RIONS (Armand-Auguste-Antoine-Sicaire-Nicolas d'Aydie, comte de), 181.
RIPPERDA (Jean-Guillaume, baron de), envoyé de Hollande à Madrid, 28, 45, 122, 234, 235, 329, 331, 332, 341, 371.
RIVIÈRE (Louis Barbier, abbé de la), 179.
ROBECQ (Charles de Montmorency, prince de), 35, 222, 223.
ROBECQ (Isabelle-Alexandrine de Croy, princesse de), 223.
Robin (un), *87. — *Robbin.*
ROBINET (le P. Pierre), 25.
ROCHEBONNE (Charles-François de Châteauneuf de), évêque-comte de Noyon, 195, 196.
ROCHEFORT (Madeleine de Montmorency-Laval, maréchale de), 289.
ROCHEFOUCAULD (François VII, duc de la), 73, 306.
ROCHELLE (la ville de la), 148.
ROCHE-SUR-YON (Charles de Bourbon, prince de la), *171.
ROCHE-SUR-YON (Philippe de Montespedon, princesse de la), *171.
Rochet (le), vêtement ecclésiastique, 294.
RODEZ (l'évêque de). Voyez TOUROUVRE (l'abbé de).
RODEZ (l'évêché de), *96.
ROHAN (Henri, duc de), 146, 301.
ROHAN (Louis Chabot, duc de), 192.
ROHAN (Hercule-Mériadec de Rohan-Soubise, prince de), 58, 154, 155, 157, 158.
ROHAN (Armand-Gaston, cardinal de), 57-59, 66, 154, 155, 157-159, 214, 291-295.
ROHAN (la maison de), 58.
ROME (la ville et la cour de), 12, 20, 25, 28, 40, 42, 45, 49, 59, 87, 107, 108, 110, 111, 123, 126, 130, 132, 151, 155, 212, 214, 231, 253, 254, 259, 262, 264-268, 270-272, 274, 275, 324, 325, 336, 337, 353-356, 358, 361-364, 368, 369.
ROSEN (Conrad, maréchal de), 74.
ROTHELIN (Alexandre d'Orléans-Longueville, marquis de), 165.
ROTHELIN (Marie-Philippe-Henriette Martel de Clères, marquise de), *165.
ROTTEMBOURG (Conrad-Alexandre, comte de), 74.
ROTTEMBOURG (Nicolas-Frédéric, comte de), *74.
ROTTERDAM (la ville de), 366.
ROUCY (François II de la Rochefoucauld-Roye, comte de), 307.
ROUCY (Catherine-Françoise d'Arpajon, comtesse de), 306, 307.
ROUEN (la ville de), 203, 303.
ROUEN (le gouvernement du Vieux-Palais, à), *215.
Roués du Régent (les), 313, 316.
ROUILLÉ DU COUDRAY (Hilaire), 82, 90, 311.
ROZEL (Alexis-François, chevalier du), 72.
RUE (le P. Charles de la), 183, 184.
RUFFEC (Armand-Jean de Rouvroy-Saint-Simon, marquis de), 219.
RUFFEC (Jacques-Louis de Rouvroy-Saint-Simon, duc de), 219.
RYSWYK (le traité de), 13, 17.

S

SABADINI (le musicien), 131, 276, 277.
SACRIPANTI (Joseph, cardinal), *267.
SAINT-AIGNAN (Paul-Hippolyte de Beauvillier, duc de), 33-35,

112, 119, 121, 241-244, 246, 305.
SAINT-AIGNAN (Marie-Geneviève de Monlezun de Besmaus, duchesse de), 305.
SAINT-ANGE (le château), à Rome, 266.
SAINT-ANTOINE (le faubourg), à Paris, 141.
SAINT-ARNOUL (l'abbaye de), à Metz, *153.
SAINT-CONTEST (Dominique-Claude Barberie de), 303, 304.
SAINT-DENIS (l'abbaye de), 173, 196.
SAINT-ESPRIT (l'ordre du), 73, 74, 165, 174, 208, 232, 299, 305, 306.
SAINT-ESPRIT (la charge de chancelier de l'ordre du), 213.
SAINT-ESPRIT (la charge de greffier de l'ordre du), 308.
SAINT-GERMAIN (le faubourg), à Paris, 77.
SAINT-GERMAIN-EN-LAYE (la ville et la cour de), 6, 74.
SAINT-HERMINE (Élie, marquis de), 289.
SAINT-HONORÉ (la rue), à Paris, 218.
SAINT-LOUIS (l'ordre de), 72.
SAINT-NECTAIRE (la maison de), 101.
SAINT-PAPOUL (l'évêque de). Voyez CHOISEUL-BEAUPRÉ (l'abbé de).
SAINT-PAPOUL (l'évêché de), *97.
SAINT-RIQUIER (l'abbaye de), *195.
SAINT-SIMON (Claude, duc de), 8, 98.
SAINT-SIMON (Louis, duc de), 1, 5, 6, 8-17, 25, 57-66 (Add.), 69, 84, 85, 88-98, 141-149, 159, 162, 177-179, 187-196, 206-210, 214, 217-219, 225-228, 233, 282, 303, 307, 308, 314-313, 316, 317, 321, 322, 329.
SAINT-SIMON (Marie-Gabrielle de Lorge, duchesse de), 187, 207.
SAINTE-AVOYE (la rue), à Paris, 193.
SAINTE-CHAPELLE (la), à Paris, 170, 171.
SAINTE-GENEVIÈVE (l'abbaye de), à Paris, 171-173.
SAINTE-GENEVIÈVE (l'abbé de). Voyez FOULON (Joseph).
SAINTONGE (la), 140.
SALANKEMEN (la bataille de), *183. — *Salankmen*.
SANDWICH (Élisabeth Wilmot, comtesse de), 4.
Sang et eau (suer), au figuré, *161.
SANTA-CRUZ (Alvare-Antoine-Bazan Benavidès y Velasco, marquis de), 24.
SANTA-FÉ (la ville et la province de), *368.
SANTO-BUONO (Carmen-Nicolas Caraccioli, prince de), 367, 368.
SARDAIGNE (la), 50.
Savantasse (un), *56.
SAVOIE (Charles-Emmanuel Ier, duc de), 145.
SAVOIE (le duc de). Voyez VICTOR-AMÉDÉE, roi de Sicile.
SAVOIE (Marie-Louise-Gabrielle de), reine d'Espagne, 24, 107, 122, 242.
SAVOIE (la maison de), 39, 50.
SAVOIE (la), 152.
SAXE (l'électorat de), 222.
SCEAUX (le château de), 200.
SCHONBORN (Lothaire-François de), électeur de Mayence, 22.
SCHONEN (le pays de), 137, 279, 345.
SCHULEMBOURG (le baron de), *352.
SCOTTI (Annibal, marquis), *119-120.

Secrétaire d'État (la charge de), 80.
SEDAN (la ville de), 145.
SÉGOVIE (la ville de), 36.
SÉGUIER (Pierre), président au Parlement, *173, 176.
SENS (l'archevêque de). Voyez PELLEVÉ (Nicolas de).
SERVIEN (Augustin, abbé), 216.
SÉVILLE (la ville de), 367.
SÉZANNE (Louis-François d'Harcourt, comte de), 215.
SFORZA (Louise-Adélaïde Damas de Thiange, duchesse), 322.
SICILE (la), 20, 39, 45, 50, 51, 124.
SICILE (le roi de). Voyez VICTOR-AMÉDÉE.
SICILE (l'ambassadeur de), à Londres. Voyez TRIVIÉ.
SICILE (l'ambassadeur de), à Madrid. Voyez MONTROUX (le marquis de).
SICILE (l'ambassadeur de), à Paris. Voyez PERRONE (le baron).
SILÉSIE (la), 247.
SILLERY (Carloman-Philogène Brûlart, comte de), 306.
SILLERY (Fabio Brûlart de), évêque de Soissons, 306.
SILLERY (Louis-Roger Brûlart, marquis de), 306.
SILLERY (Marie-Catherine de la Rochefoucauld, marquise de), 306.
SINZENDORF (Philippe-Louis-Wenceslas, comte de), 128.
SISTERON (l'évêque de). Voyez LAFITAU (P.-Fr.).
SOBIESKI (Jacques, prince), 105.
SOBIESKA (Élisabeth-Amélie de Bavière-Neubourg, princesse), 105.
SOLEIL (le frère François du), *219 (Add.).
SOLFERINO (François de Gonzague, abbé de Castiglione, puis duc de), 223.
SOLRE (Philippe-Emmanuel-Ferdinand-François de Croy, comte de), 164, 165, 223.
SOLRE (Anne-Marie-Françoise de Bournonville, comtesse de), 165.
SORIANO (Charles Albani, prince de), *269.
SORIANO (Justine-Thérèse Borromée, princesse de), *269, 357.
SOUBISE (Anne de Rohan-Chabot, princesse de), 153.
SPAAR (Charles-Magnus, comte de), *150, 279, 280, 342-348, 350, 351.
SPAAR (Éric-Axelsson, comte de), 150.
STAIR (Jean Dalrymple, comte de), 1-6, 18, 29, 31, 37, 38, 42, 45-47, 49, 53, 55-57, 114, 115, 118, 123, 127, 129, 135, 138, 139, 143, 144, 252, 261, 262, 279, 351.
STANHOPE (Jacques), 4, 5, 18, 19, 29, 36, 38, 39, 44, 46, 50, 51, 53, 54, 111, 120, 121, 124, 136, 235-237, 240, 248-250, 260, 277, 279, 365, 371.
STANHOPE (Guillaume), 4.
STRALSUND (la ville de), 17.
Subsidio y excusado (l'impôt dit), en Espagne, *132, 335.
SUÈDE (la), 15, 17, 111, 113, 143, 240, 262, 279, 342, 343, 346-351.
SUÈDE (le roi de). Voyez CHARLES XII.
SUÈDE (l'ambassadeur de), en Angleterre. Voyez GYLLENBORG.
SUÈDE (l'ambassadeur de), en France. Voyez SPAAR.
SUÉDOIS (les), 52, 342, 350.
Suer sang et eau, au figuré, *161.

SULLY (Maximilien de Béthune, duc de), 301.
SULLY (Maximilien-Pierre-François-Nicolas de Béthune, duc de), 192.
SULLY (Louis-Pierre-Maximilien, marquis de Béthune, puis duc de), 302.
Surintendant des bâtiments (la charge de), 86, 166, 198, 210, 211, 315.
SUZE (Louis-Michel Chamillart, marquis de Courcelles, puis de la), *163.

T

TALLARD (le maréchal de), 207.
TANGER (la ville de), *225.
Te Deum (le), 219, 220.
TELLIER (Michel le), chancelier, 307.
TELLIER (le P. Michel le), 58, 155, 156, 158, 159.
TEMESWAR (la ville de), *304.
TESSÉ (le maréchal de), 81, 331.
TEUTONIQUE (l'ordre), 106.
THOU (Christophe de), premier président, 173, 176.
Toiles peintes (les), 62, 63.
TOISON D'OR (l'ordre de la), 212, 215, 223, 233.
TORCY (le marquis de), 166, 213.
TORIES (le parti des), en Angleterre, 16, 30, 54, 139.
TOSCANE (la), 43, 113.
TOULON (le commandement de), *149.
TOULOUSE (Louis-Alexandre de Bourbon, comte de), 61-64, 185, 186, 190-194, 196, 300, 301, 321, 322.
TOULOUSE (Marie-Sophie-Victoire de Noailles, marquise de Gondrin, puis comtesse de), 300.
TOURAINE (la), 164.
TOUROUVRE (Jean-Armand de la Vove, abbé de), évêque de Rodez, *96.
TOURS (l'archevêque de). Voyez HERVAULT (Mathieu Ysoré d').
TOUSSAINT (la fête de la), 291, 295.
Transport (jusqu'au), au sens d'excès, *16.
TRÉMOILLE (Joseph-Emmanuel, cardinal de la), 213, 337, 357.
TRESMES (Bernard-François Potier, marquis de Gesvres, puis duc de), 308, 309.
Trésorier de l'Épargne (la charge de), 307.
TRESSAN (Louis de la Vergne, abbé de), évêque de Vannes, puis de Nantes, 96.
TRÈVES (l'archevêché de), 106.
TRÉVOU (le P. Pierre du), 183, 292, 328, 369.
Tribunal de la monarchie (le), en Sicile, 45.
TRIVIÉ (le baron de), ambassadeur de Sicile à Londres, 39, 49-51, 123.
TUILERIES (le palais des), à Paris, 103.
TUILERIES (la chapelle des), *66.
TULLE (la ville de), 98.
TURCS (les), 30, 31, 41, 49, 52, 110, 114, 182, 252, 258, 262, 267, 274, 324, 332, 334, 352, 357, 372.
TURENNE (le maréchal de), 187.
TURIN (la ville de), 116, 133.
TYNEMOUTH (Jacques-François Fitz-James, comte de), 196, 197. — *Tinmouth*. Voyez LIRIA (le duc de).
TYROL (le), 106.

U

Unigenitus (la constitution), 25,

58, 87, 96, 126, 151, 155, 156, 183, 253, 268, 273, 282, 292, 293, 297, 324, 355, 372.

URSINS (la princesse des), 23, 25, 35, 102, 242, 245, 246, 263, 356, 357.

UTRECHT (les traités d'), 21, 23, 46, 53, 66, 68, 126, 136, 234-236, 240, 340, 352, 366.

UZÈS (Jacques II de Crussol, duc d'), 172, 176.

V

Vaisseau de permission (le), aux Indes, 112.

VALBELLE (Côme III, marquis de), *73, 74.

VALENÇAY (Achille d'Estampes, cardinal de), 306.

VALENÇAY (Jacques II d'Estampes, marquis de), 306.

VALENCE (le royaume de), 197.

VALENTINOIS (Jacques-François-Léonor Goyon, comte de Torigny, duc de) et prince de Monaco, 197, 198, 315.

VALENTINOIS (Louise-Hippolyte Grimaldi, duchesse de) et princesse de Monaco, 197.

VALENTINOIS (le duché de), 197, 198.

VALERO (Balthazar de Sotomayor Zuniga y Guzman, marquis de), 368.

VALOIS (Marguerite de), reine de Navarre, 171.

VALOUSE (Hyacinthe Boutin, marquis de), 24, 25.

VANNES (l'évêque de). Voyez TRESSAN (l'abbé de).

VANNES (l'évêché de), *96.

VASCONCELLOS (Michel), 364.

VASSÉ (Louis-François, abbé de), 72.

VELASCO (la maison de), *68.

VENDOME (Louis-Joseph, duc de), 247, 329, 333, 334.

VENDOME (Philippe de), grand prieur de France, 68-71.

VENISE (la ville et la république de), 31, 32, 122, 288.

VÉNITIENS (les), 30, 44, 110, 114.

VENTADOUR (C.-É.-M. de la Motte-Houdancourt, duchesse de), 79, 154-158, 291, 294, 318.

Ventiler, discuter, *177.

VERAGUA (Pierre-Nuño III de Portugal-Colomb, duc de), 197.

VERDEN (le duché de), 15, 262, 279. — *Ferden.*

VÈRE (Alexandre-Gabriel-Joseph de Hennin d'Alsace, marquis de la), 35.

VERSAILLES (la ville et le château de), 103, 153, 158, 232.

VERSAILLES (la chapelle de), 66.

Vice-amiral (la charge de), 298-300.

VICTOR-AMÉDÉE, duc de Savoie et roi de Sicile, 31, 37, 39, 45-51, 110, 124, 129, 133, 255, 351, 352.

VIEILLEVILLE (François de Scépeaux, maréchal de), *172, 176.

VIENNE (la ville et la cour de), 11, 17, 21, 22, 29, 33, 50, 100, 110, 114, 116, 122, 128, 129, 252, 316, 318, 332, 355, 356, 372.

VIEUVILLE (René-François, marquis de la), 75.

VIEUVILLE (Marie-Louise de la Chaussée d'Eu d'Arrest, marquise de la), 75.

VIEUVILLE (Marie-Thérèse de Froullay, baronne de Breteuil, puis marquise de la), *75.

VIGO (le port de), 298.

VILLACERF (Pierre-Gilbert Colbert, marquis de), 101.

VILLACERF (Marie-Madeleine de

Senneterre, marquise de), 101.
VILLAMAYOR (le marquis de), ambassadeur d'Espagne à Turin, *133.
VILLARS (le maréchal-duc de), 47, 70.
VILLARS-BRANCAS. Voyez BRANCAS.
VILLARS-BRANCAS (le duché de), 203-210 (Add.).
VILLEROY (Nicolas de Neufville, maréchal de), 318.
VILLEROY (François de Neufville, maréchal-duc de), 57, 58, 62, 64, 69, 70, 83, 86, 91, 102-104, 153, 195, 220, 233, 287, 292, 296, 311, 318, 319.
VILLEROY (Louis-Nicolas de Neufville, duc de), 102, 192, 308.
VILLEROY (Louis-François-Anne de Neufville, marquis de), 308.
VINCENNES (le château de), 66, 102, 193.
VITTEMENT (Jean, abbé), 78.
Vœu de Louis XIII (le), *167.
VOLTAIRE (François-Marie Arouet, dit), *98, 99 (Add.). — *Volterre.*
VOYSIN (Daniel-François), chancelier de France, 80, 287, 312.

W

WALLONS (les), 33.
WALPOLE (Horace), 48, 53, 115, 248, 261.
WELDEREN (Jean, comte de), *340 (Add.).
WHIGS (le parti des), en Angleterre, 14-16, 30, 54.
WISMAR (la ville de), *52, 113.
WOLKRA (Othon-Christophe, comte de), 29, 51.

Y

YSORÉ D'HERVAULT (la famille), *151 (Add.).

III

TABLE DE L'APPENDICE

PREMIÈRE PARTIE

ADDITIONS DE SAINT-SIMON AU *JOURNAL DE DANGEAU*.

(Les chiffres placés entre parenthèses renvoient au passage des *Mémoires* qui correspond à l'Addition.)

Pages.

1338. Raisons qui poussent le Régent à rechercher l'alliance de l'Angleterre (*p.* 6) 373
1339. Le cardinal de Noailles bénit la chapelle des Tuileries (*p.* 66) 374
1340. Prétentions du Grand Prieur pendant la Régence (*p.* 68) 375
1341. La duchesse de Béthune, née Foucquet (*p.* 71) 376
1342. L'abbé de Vassé (*p.* 72) 377
1343. Diminution de la durée des deuils (*p.* 77) . . . . . . »
1344. Les dames d'honneur des princesses du sang sont admises dans la loge de la duchesse de Berry à l'Opéra (*p.* 78) . . . . . . »
1345. Les comédiens italiens rappelés en France (*p.* 81) 378
1346. Le Régent corrige la fatuité du maréchal de Montrevel (*p.* 83) . . . . . . »
1347. Le maréchal de Berwick refuse d'être sous les ordres du comte d'Eu en Guyenne (*p.* 85) . . . . . . »
1348. La banque de Law; Saint-Simon la désapprouve (*p.* 92) . . . . . . »
1349. Séjour à Paris du prince Emmanuel de Portugal (*p.* 99-100) 379
1350. Le jeune Roi fait visite au chancelier de Pontchartrain (*p.* 102-103) . . . . . . »
1351. Châtiment de Langalerie (*p.* 116) 380
1352. L'archevêque de Tours Ysoré d'Hervault (*p.* 151) . . . . . . »
1353. Le Parlement prétend précéder le Régent à la procession de Notre-Dame (*p.* 167) . . . . . . »
1354. Ce que c'est que les pensions de Pontoise (*p.* 181) 381

1355. Pouvoirs religieux ôtés aux jésuites par le cardinal de Noailles (p. 183). . . . . »
1356. Le comte d'Évreux entre au conseil de guerre (p. 184). »
1357. M. de Coigny admis au conseil de guerre grâce à Saint-Simon (p. 185). 382
1358. Requête des princes du sang contre les bâtards (p. 190-191). . . . . »
1359. L'évêque de Noyon obtient l'abbaye de Saint-Riquier (p. 195). . . . . »
1360 et 1361. Les duchés-pairies de Valentinois, de Villars-Brancas et de la Feuillade (p. 197). . . . . »
1362. Le Régent empêche les princes d'assister à la réception du duc de Villars-Brancas (p. 210-211). 390
1363. Mort de l'abbé de Brancas (p. 212). . . . . »
1364. Le comte de Beuvron et ses charges (p. 215). 391
1365. Mort de l'abbé Servien (p. 216). . . . . »
1366. Te Deum chanté pour la guérison des princes (p. 219). »
1367. Mort du maréchal de Montrevel et sa cause ridicule (p. 220). . . . . »
1368. Mission de Louville en Espagne, qu'Alberoni rend inutile (p. 223-224). 392
1369. Le duc de Popoli (p. 232). 393
1370. Aventure du policier Pommereuil (p. 284). 394
1371. Les honneurs du Louvre accordés à Dangeau et à la comtesse de Mailly (p. 287-288). . . . . »
1372. Dangeau n'aime pas le Régent (p. 290). 395
1373. Il n'y a pas de sermon devant le Roi pendant l'Avent (p. 295). . . . . »
1374. Le P. de la Ferté; il prêche devant le Roi (p. 295). . . . 396
1375. L'amiral de Coëtlogon; sa magnanimité (p. 298). . . . . »
1376. Le comte de Castelnau fait maréchal de France sur son lit de mort (p. 301). 397
1377. La duchesse d'Orval (p. 301). . . . . »
1378. Le conseiller d'État Daguesseau (p. 302). 398
1379. Le Guerchoys fait conseiller d'État grâce à Saint-Simon (p. 303). . . . . »
1380. Mme de Mauny grand'mère de M. d'Estampes (p. 305). 399
1381. Grâce étrange au comte de Hanau (p. 309). . . . . . . »
1382. Broglio fait augmenter la paye des troupes; son caractère (p. 312). . . . . »
1383 et 1384. Le comte de Bonneval; sa désertion; il obtient sa grâce du Régent (p. 316). 400
1385. Le maréchal de Villeroy prétend suppléer auprès du Roi les grands officiers (p. 318). 401

SECONDE PARTIE

I

La politique étrangère de la Régence en 1716; extraits des Procès-verbaux du conseil de régence.. 403

II

Saint-Simon et le maréchal de Montrevel à Blaye. 413

III

La banque de Law; extraits des Procès-verbaux du conseil des finances. 416

IV

Les assemblées des Pairs de France sous la Régence. 420

V

Lettre de l'abbé Dubois au médecin Chirac. 434

VI

L'arrestation du policier Pommereuil. 436

VII

L'affaire du comte de Hanau; extraits des Procès-verbaux du conseil de régence.. 442

VIII

Lettre de l'abbé Dubois au duc d'Orléans. 446

TABLE DES MATIÈRES

CONTENUES DANS LE TRENTIÈME VOLUME.

Pages.

MÉMOIRES DE SAINT-SIMON (suite de 1716). 1

APPENDICE.

PREMIÈRE PARTIE. — Additions de Saint-Simon au *Journal de Dangeau* (nos 1338-1385). 373

SECONDE PARTIE. — Notices et pièces diverses. 403

ADDITIONS ET CORRECTIONS.. 451

TABLES.

I. Table des sommaires qui sont en marge du manuscrit. 461

II. Table alphabétique des noms propres et des mots ou locutions annotés dans les *Mémoires*.. 475

III. Table de l'Appendice.. 505

FIN DU TOME TRENTIÈME.

CHARTRES. — IMPRIMERIE DURAND, RUE FULBERT.

www.ingramcontent.com/pod-product-compliance
Ingram Content Group UK Ltd.
Pitfield, Milton Keynes, MK11 3LW, UK
UKHW020151250726
13967UKWH00002B/987

9 782011 938220